DSM-5®を使いこなすための
臨床精神医学テキスト

監訳 澤 明

Director, Johns Hopkins Schizophrenia Center
Director, Johns Hopkins Initiative for Medical Innovation and NeuroDiscovery (iMIND)
Professor, Departments of Psychiatry, Mental Health, Neuroscience, Pharmacology, and Genetic Medicine
Johns Hopkins University School of Medicine and Bloomberg School of Public Health

訳 阿部 浩史
特定医療法人社団千寿会 三愛病院

Introductory Textbook of Psychiatry
6th edition
Donald W. Black, M.D.
Nancy C. Andreasen, M.D., Ph.D.

医学書院

> **謹告** 本書に記載されている医薬品の表記は，本邦で発売されているものは一般名・商品名ともにカタカナで，発売されていないものは英語で記載するよう努めました．また，その用法用量については，出版時の米国の最新の情報に基づき記載されているため，本邦の医薬品添付文書に記載されている内容と異なる場合があります．医薬品の使用に当たっては，ご自身で最新のデータに当たるなど，細心の注意を払われることを要望いたします．
>
> 本書記載の治療法などの情報が，その後の医療の進歩により本書発行後に変更された場合，その治療法などによる不測の事故・不利益に対して，訳者，監訳者ならびに出版社はその責を負いかねます．
>
> 医学書院

First Published in the United States by American Psychiatric Publishing, A Division of American Psychiatric Association, Arlington, VA. Copyright ⓒ 2014. All rights reserved.

First Published in Japan by Igaku-Shoin Ltd. in Japanese. Igaku-Shoin Ltd. is the exclusive publisher of Introductory Textbook of Psychiatry, Sixth Edition, ⓒ 2014 in Japanese for distribution Worldwide.

Permission for use of any material in the translated work must be authorized in writing by Igaku-Shoin Ltd.

本原書はバージニア州アーリントンにある米国精神医学会（American Psychiatric Association; APA）の出版局によって発行されたもので，本書の著作権は APA に帰属する．

株式会社医学書院は "Introductory Textbook of Psychiatry"（2014 年第 6 版発行，邦題：DSM-5 を使いこなすための臨床精神医学テキスト）日本語版の第一発行者（著作権者）であり，世界市場における独占的頒布権を有する．日本語版の内容を使用するには，株式会社医学書院から書面による許諾を得なければならない．

The American Psychiatric Association played no role in the translation of this publication from English to the Japanese language and is not responsible for any errors, omissions, or other possible defect in the translation of the publication.

【免責事項】APA は，本書の日本語訳作成については関与していないため，日本語版における誤字・脱字，その他起こりうる欠陥に関して責任は負いかねる．

※「DSM-5」は American Psychiatric Publishing により米国で商標登録されています．

※本書中の DSM-5 の診断基準や他の資料については "Diagnostic and Statistical Manual of Mental Disorders"（2013 年第 5 版発行，邦題：DSM-5 精神疾患の診断・統計マニュアル）から転載していますが，診断基準のコードおよび「コードするときの注」については割愛しています．コードについての情報については「DSM-5 精神疾患の診断・統計マニュアル」を参照してください．

DSM-5 を使いこなすための臨床精神医学テキスト

発　行　2015 年 6 月 1 日　第 1 版第 1 刷
　　　　2023 年 7 月 1 日　第 1 版第 3 刷

著　者　ドナルド W. ブラック，ナンシー C. アンドリアセン

監　訳　澤　明（さわ　あきら）

訳　　　阿部浩史（あべ　こうし）

発行者　株式会社　医学書院
　　　　代表取締役　金原　俊
　　　　〒113-8719　東京都文京区本郷 1-28-23
　　　　電話　03-3817-5600（社内案内）

印刷・製本　三美印刷

本書の複製権・翻訳権・上映権・譲渡権・貸与権・公衆送信権（送信可能化権を含む）は株式会社医学書院が保有します．

ISBN978-4-260-02116-6

本書を無断で複製する行為（複写，スキャン，デジタルデータ化など）は，「私的使用のための複製」など著作権法上の限られた例外を除き禁じられています．大学，病院，診療所，企業などにおいて，業務上使用する目的（診療，研究活動を含む）で上記の行為を行うことは，その使用範囲が内部的であっても，私的使用には該当せず，違法です．また私的使用に該当する場合であっても，代行業者等の第三者に依頼して上記の行為を行うことは違法となります．

|JCOPY|〈出版者著作権管理機構　委託出版物〉

本書の無断複製は著作権法上での例外を除き禁じられています．複製される場合は，そのつど事前に，出版者著作権管理機構（電話 03-5244-5088，FAX 03-5244-5089，info@jcopy.or.jp）の許諾を得てください．

Preface to the Japanese edition

If you chose to become a doctor because you want to help and heal other human beings, then being a psychiatrist is a perfect choice.

Psychiatry is the most interesting and most clinical specialty in medicine. Although we may lament the fact that we have fewer technologies than cardiologists or surgeons, we should rejoice in the fact that we have other advantages. We work with the most interesting and complex organ in the human body—the brain and its product the mind. We are the only specialty that works with the whole person. Each patient that we see is unique and interesting, because each person is a composite of his or her life experiences. We are the only specialty that emphasizes understanding individual human beings, within the context of a unique environment and a unique life history. Although we may group patients by diagnoses, no two people within those diagnostic categories are alike. Being a psychiatrist is never boring and is always challenging.

Psychiatry is also the most privileged medical specialty...we are entrusted with the most personal and intimate information that people can share with a doctor.

Dr. Black and I have written this book as an introduction to our specialty. Although we have kept it relatively brief and simple, we hope that it will open a door to the exploration of big and complex questions. How does the human mind produce such strange thoughts and behaviors? How do they arise in the brain? What can we do to heal these fascinating and mysterious disturbances of the mind and brain? We hope that studying this book will inspire you to think of more questions…and even try to answer them.

Nancy C. Andreasen MD PhD
Andrew H. Woods Chair of Psychiatry
University of Iowa Carver College of Medicine
2015

日本語版への序

　もし，あなたが医師となって，ほかの人を助け，そしてその人を癒したいのなら，精神科医になることは，完璧な選択である．

　精神科は医学において，最も興味深く，かつ，臨床的な専門分野である．私たちは，循環器科や外科と比べて使いこなせるテクノロジーが少ないことを嘆くこともあるが，ほかの優位な点があることを喜ぶべきである．私たちは，人体において最も興味深くかつ複雑な器官，すなわち脳とその産物である心，についてかかわっているのであり，また，人間というその総体に対して取り組んでいるのである．私たちが診るすべての患者は，それぞれの人生経験のうえにあるがゆえ，いずれの方も独特でかつ興味深い．固有の環境と生活史という文脈の中で，各個人というものを理解することが強調される唯一の診療科でもある．私たちは，診断によって患者をグループ分けするが，たとえ同じ診断カテゴリーにあっても，すべての方々は決して同じではない．精神科医の生活は，決して退屈ではなく，常に刺激の中で新しいものを見いだしていくことができる．

　精神科は，患者が医師と共有する最も個人的でかつ内奥にある情報を託されているという点において，医学の専門分野の中で特別の意味をもっていることは念頭に置くべきである．

　ブラック医師と私は，この本を精神科の入門書として記した．私たちは簡潔に記したが，この本を通して読者が，大きくかつ複雑な疑問に対する探求に向けて，扉を開いてくれることを望んでいる．どのようにして，人の心が異様な思考や行動を生じさせるのか？　どのようにして，それが脳の中で引き起こされるのか？　また，この魅惑的で神秘的な心と脳の不調を癒すために，私たちにできることは何があるのか？私たちは，本書により刺激を受け，勇気づけられることで，日本の読者の皆さんがさらなる数多くの質問を見いだし，それに対する答えを求めていかれることを望んでいる．

ナンシー C. アンドリアセン，MD PhD
Andrew H. Woods Chair of Psychiatry
University of Iowa Carver College of Medicine
2015 年

監訳の序

　2013年にDSM-ⅣからDSM-5に改訂がなされたが，これは，旧来のDSMのカテゴリカルな精神疾患のとらえ方と，近年注目されているディメンジョナルなとらえ方とがせめぎ合う中で行われた．少なくとも米国では，カテゴリカルな分類は，精神科臨床現場での迅速な対応を助け診断の信頼性を保つという点では，ある一定の評価は得てきているように思われる．一方でそれらの分類が，他の診療領域で重視される医学，生物学的な学問的根拠に基づいた「妥当性 validity」があるか，という点では多いに疑問をもたれてきた．そこで米国精神衛生研究所(The National Institute of Mental Health；NIMH)が進めるResearch Domain Criteria(RDoC)をはじめ，精神疾患をディメンジョナルな視点でとらえ直すことが可能か，という分類学的議論が，現在盛んである．その結果，DSM-5の本体をなす第Ⅱ部には，ディメンジョナルなアプローチは全面的には採用されてはいないものの，第Ⅲ部にそれらを含むことで，現在の議論を反映させた形になっている．具体例を挙げるなら，「パーソナリティ障害群の代替DSM-5モデル」としての，パーソナリティ障害のカテゴリカルなモデルとディメンジョナルなモデルのハイブリットモデルの記載，重症度を定量的に含んだ多数のディメンジョンで精神病症状を評価しようとする尺度の導入などがある．こうした改訂姿勢が精神科診療にとってよいかどうかは今後の評価を待つことになるが，そうした新しいDSM-5を上手く使いこなすためには，その背景にある生物学的，心理学的，社会学的背景ならびに精神医学の歴史についてバランスよく熟知する必要があるだろう．しかしながら，この観点に立ったときに，初学者にとって使いやすく，かつ，内容を掘り下げた教科書は必ずしも多くない．

　本書の原著を記したひとりであるナンシー・アンドリアセンは，精神医学分野を生物学的観点からのみならず，さまざまな観点から研究し，この分野を牽引してきた精神医学者であり，また，DSM-ⅢとDSM-Ⅳの作成チーム(Task Force)に参加するなどDSMと深くかかわってきた．最近私は，精神医学にかかわる学術委員会などでナンシーと責任をともにする機会が多く，そうしたよき交流を通して彼女のもつ精神医学に対する深い洞察に敬意を深めていた．また，彼女がフラッグシップとして君臨するアイオワ大学医学部精神神経科は，優れた臨床教育プログラムや研究を行っており，私の所属するジョンズホプキンス大学医学部精神神経科とのかかわりも深い．このように米国でもトップレベルの非常に経験豊富な著者陣によって著されたこの優れ

監訳の序

た本は，精神科臨床医が DSM-5 を使いこなすためのよい教科書となると信ずる．

　この本との最初の出会いは，私の若き友人のおひとりである阿部浩史君を通してであった．彼は精神医学の初期臨床研修ののち，精神科領域における研究の必要性を感じて米国に留学，その後その経験を日本の臨床の第一線で生かそうと努力している熱血漢である．ある日，10 年ぶりぐらいであったろうか，彼から数年間心血を注いでこの本の日本語訳を作ってきたことを聞いた．医学書院編集部とのチームワークを通して彼が作り上げていた訳文は，日本でこの道を目指す方々にとって十分によいものに見え，この翻訳を出版することを応援することに躊躇はなかった．したがって監訳者としての私の仕事は，ナンシーらの原著にあるいくつかの疑問点を見いだし，それをどのように訳本のなかで整合性のとれたものにするかだけだったかもしれない．とはいえ，本書は第 1 版であり，生硬な訳文が多いと思う．原著も長年の改訂の中で，何度も改善してきた歴史があるようだ．本書も改訂の中で，改良を重ねていきたいと考えており，読者からのフィードバックを重ね重ねお願いしたいところである．

　最後に，医学書院の編集部の方々，特に本件をリードくださった中嘉子さんには特に，御礼を申し上げたい．阿部君の情熱とチームワークが生んだこの訳本が，真剣な思いで精神医学に取り組む若手の方々に少しでも役立つことを願っている．私事で誠に恐縮ながら，私は今年で医学部卒業後 25 年を迎えてしまった．この間に私は何をしたか？　少年老いやすく学成り難し，の言葉があまりに痛く心に感じられるこのごろである．ほとんどの時間を管理業に追われながらも，最近私は初学者のための教科書をもう一度読み直すことを日課としている．この訳本が若手のみならず，広く皆様にも少しでもお役にたてるならば，監訳者としてはそれ以上の喜びはない．

2015 年 5 月

澤　明

著者について

Donald W. Black, M.D.

　ドナルド・ブラックはアメリカ合衆国アイオワ州アイオアシティのアイオワ大学 Roy J. & Lucille A. Carver 医学部の Professor of Psychiatry である．スタンフォード大学の卒業後，ユタ大学医学部で医学を修得した．アイオワ大学で精神科研修を受けた．

　現在，アイオワ大学精神科で Director of Residency Training と Vice Chair for Education を兼任．パーソナリティ障害や衝動行為の権威であり，「Bad boys, Bad men—Confronting Antisocial personality disorder(sociopathy).」(邦題『社会悪のルーツ—ASP(反社会的人格障害)の謎を解く』)や「DSM-5 Guidebook」(ジョン E. グラントとの共著)などの著者である．

　米国精神医学会の Distinguished Fellow であり，American Academy of Clinical Psychiatrists (米国精神科医協会)の元総裁である．

Nancy C. Andreasen, M.D., Ph.D.

　ナンシー・アンドリアセンは，アイオワ大学 Roy J. & Lucille A. Carver 医学部の Andrew Woods Chair of Psychiatry である．ネブラスカ大学で英文学の学位取得後，アイオワ大学で医学の学位を取得し，臨床研修を修了した．世界をリードする統合失調症の権威であると同時に，主な精神疾患に神経画像診断法(ニューロイメージング)を応用したパイオニアでもある．「The Creating Brain：The Neuroscience of Genius」，(邦題『天才の脳科学—創造性はいかに創られるか』)，「The Broken Brain：The Biological Revolution in Psychiatry」(邦題『故障した脳—脳から心の病をみる』)，「Brave New Brain：Conquering Mental Illness in the Era of the Genome」(邦題『脳から心の地図を読む—精神の病いを克服するために』)など，多数の著作を発表している．2000 年には，アメリカ合衆国における科学者の最高栄誉とされるアメリカ国家科学賞を受賞した．現在，American Academy of Arts and Sciences(アメリカ芸術科学アカデミー)と Institute of Medicine of the National Academy of Science のメンバーである．13 年間にわたり，米国精神医学会の公式ジャーナル "the American Journal of Psychiatry" の編集長であった．

利益相反(COI)の開示

　本書の著者2名は以下に示すとおり,後援企業・医薬品製造業・営利目的の医療サービス提供業・非営利団体・政府機関などとの金銭的利害関係および面識や知遇を有していることを公表する.

Nancy C. Andreasen, M.D., Ph.D.
　アストラゼネカ,ジェネンテック,ジョンソン・エンド・ジョンソンからの研究支援を受けている.

Donald W. Black, M.D.
　アストラゼネカから研究支援を受けている.

序

　初学者が精神医学を学び始めるとき，精神医学とは何であるかについて，巷にあふれるポップカルチャーからの先入観に影響されていることがある．タクシー運転手，会社社長，教師，牧師など，精神医学と心理学の根本的な相違すらよく理解していないかもしれないのに「精神医学的問題」をどのように扱うか情報を提供し助言する資格があると，しばしば思われている人々もいる．精神医学と心理学という2つの学問の違いは，一般人にとって曖昧模糊としており，「精神医学」という専門用語は大衆にとって，フロイトの寝椅子，または映画『カッコーの巣の上で』の中で電気けいれん療法を受ける俳優のジャック・ニコルソン，あるいはテレビショーの中で性生活の問題へ助言するドクター・ドリューの香りを彷彿とさせることとなる．それらのイメージや連想は，精神医学に，「曖昧」，「不正確」，「錯乱した頭」，「容赦ない強制」などの雰囲気を与える．このような偏見があまりにも広く行き渡っていることは不幸だが，不幸中の幸いとして，そのほとんどは誤りであり，本書から学びつつ精神科の実地学習を経れば，直ちに誤解であることがわかるであろう．

　一体，精神医学とは何だろうか？　そう，精神疾患の診断・治療に特化した医学の一部門のことである．統合失調症，アルツハイマー病，さまざまな気分障害など，深刻な病状を取り扱う．それらよりは軽症であるが今なお重要な，不安症やパーソナリティ障害なども対象としている．精神医学は医療である点から心理学とは区別される．すなわち精神医学は心理学が最も重視する正常心理を差し置いて，何よりも疾病・障害や精神異常にその学問的関心を集中させている．当然のことながら，異常心理学が心理学の一部であるのと同様に，精神医学における正常心理の理解は，精神の働きの異常を理解し治療するために必須である．医学の一分野としての精神医学の主要な目的は，疾病を理解して定義すること，治療法を発見すること，さらに究極的には，原因を究明し発症を未然に防ぐ手段を開発することにある．

　精神医学が医学の中で最高に魅力的であるとする理由がいくつかある．第一に，精神医学は身体の臓器のうち最も魅力的な「脳」を扱うことを専門としていること．人々が相互に影響し合い連携するのに似て，脳は全身のほとんどすべての臓器の機能に影響を及ぼしているため，そもそもが魅力的である．ニューロサイエンスの手法により脳の解剖学・生化学・生理学的側面が研究者により解明されているが，精神医学も同様にニューロサイエンスの発展により急速に進歩している．ヒトの感情や行動の正し

い理解は，ついには精神疾患のより効果的な治療に結実するであろう．

　精神医学がかつてより精密な科学になったとはいえ，医学の分野における精神医学は，とりわけ臨床的かつ人間的な部門であり続けている．患者と直接かかわることを望んで医学の道を選んだ者に対して，精神医学はその希望を叶え，特に見返りの多い部門となることだろう．精神科医となった者は，患者と時間を共有する中で，患者から人間の本質のみならず，疾病や個別の問題を抱え込んだ個人としての人間の在り方をも学ぶであろう．ある人の生活歴の詳細を知ることは，大きな喜びであり興味深い．ある同僚は，こう言った．「人が常々どうにかして知りたがっている他人の生活の秘密を，自分はなんと料金をもらって拝聴しているのだと気がついたときは，なんともまあ，痛快だったよ！」

　最後に，精神医学は途方もなく広い学問である．科学の一部門としては，分子生物学の詳細な知見から，「こころ」についての非常に抽象的な概念まで及び，臨床医学の一部門としては，統合失調症などの精神疾患を特徴づける興味深く複雑に入り組んだ混沌状態から，幼い子どもが両親と離れ，学校に登校したり，ベビーシッターとともに残されたりしたときに示す理解可能な恐怖にまで対象が及んでいる．精神医学は分子遺伝学や神経画像診断（ニューロイメージング）など高度に科学的・先端技術的であることは間違いない．また同時に，精神医学は患者の話に耳を傾け，患者が洞察を得る手助けをし，患者をただ単に励ますときにすら，医師としての喜びが得られる全く人間的かつ個人的な側面も合わせもっているのである．

　本書は，患者とあなたの指導をする教授の言うことを深く理解するために役立つ指南書であることを意図している．したがって，なるべく簡潔に，明晰に，事実に基づいて記述することを目指した．各章の多彩な話題について詳しく知りたい読者のために参考文献も示した．本書は，医学生やレジデント向きの体裁であるが，看護師やソーシャルワーカーなど異なる分野のコメディカルが精神医学を知るためにも使いやすいよう書かれている．本書が活用され，ありとあらゆる年齢とタイプの学生が，著者らと同様に，精神科の患者にかかわる喜びと，最先端の精神医学の技術と知識を活用して働くことの喜びとを学んでくれることを望みたい．

　本書の改訂は，精神医学のマニュアルであるDSM-5®の出版を契機としている．著者は，本書が精神科診断の最新情報に基づいていることが非常に重要であると考え

ている．人生の発達段階に従い序列するように改訂されたDSM-5に沿って，本書第6版も，構成し直した．それには，いくつかのクラスやカテゴリーの移動，新規診断の追加，診断の統合，多軸診断の廃止などが含まれている．著者は，読者がこのとてもポジティブな変化に賛同されると信じている．

　長年，助言してくれた多くの読者に感謝を捧げたい．この本を形作るにあたって，この教科書を活用した医学生・精神科研修医・他の分野の研修生からの反響が大変重要な役割を果たした．また，支援と示唆を与えてくれた以下に列挙した同僚たちにも感謝したい．Jennifer McMilliam, Linda Madson, Jon E. Grant, Jodi Tate, Jess Fiedorowicz, Robert Philibert, Laurie McCormick, Anthony Miller, Wayne Bowers, Mark Granner, Vicki Kijewski, Susan Schultz, Del Miller, Tracy Gunter, Russell Noyes, そして Scott Temple.

　著者二人は，American Psychiatric Publishing の編集長である Robert E. Hales, Rebecca Rinehart, John McDuffie らのほか，本書の理念を共有し出版に携わってくれた有能なスタッフたちにここで改めて感謝を表明する．

はじめに

You are not here merely to make a living.…You are here to enrich the world, and you impoverish yourself if you forget the errand.

Woodrow Wilson

生計を立てるためだけに生まれてきたわけではない… われわれは，世界を豊かにするために生まれてきたのだ．この使命を忘れてしまえば人生は虚しいばかりとなる．

—「大学の理想像」
スワースモア大学での演説からの抜粋（1913年10月13日）
ウッドロウ・ウィルソン（アメリカ大統領）—

　読者の多くにとって，本書が精神医学に初めて触れる機会となろう．精神医学が，外科と並んで最古の医学の一部門であることを知らない人もいるかもしれない．18世紀，数名の医師が精神を病む人の治療に専念することに決めたとき，精神医学は内科系医学の特別な一分野として独立したのである．アメリカ独立運動や合衆国憲法の制定に携わった偉大なアメリカ建国の父の一人，ウィルソン大統領なども影響を受けた啓蒙時代の思想を背景に，このとき，医師らは人間的かつ人道的な原則に基づいて，その活動を開始した．

　一般的には，フランス革命の活動家でもあるフィリップ・ピネル Philippe Pinel が「近代精神医学の父」と考えられている．1793年，ピネルは，パリに所在する，「正気を失った男性」を収容するビセートル救済院（病院）の院長に任命された．就任してまもなくピネルは病院の壁に鎖でつながれていた病者を解放するという，重大かつ象徴的な施策の変更を行ったほか，「モラル・トリートメント（モラル療法）」（仏；treatment morale, 英；moral treatment）と呼ばれる新しい治療を作り上げた（「モラル療法」とは，道徳的にも倫理的にも注意深く患者を取り扱うという意味である．）後に，ピネルは女性版ビセートル救済院ともいうべきサルペトリエール病院の院長にも就任した．精神を病む者に対して親身になり人間として正当に扱った彼は，同時に科学的な研究姿勢を精神病研究にもち込んだ．ピネルの著書『Treatise on Insanity（精神病に関する医学＝哲学論）』（1806）の中で，その努力について記述している．

　それゆえ，我が輩は自然史を扱うすべての部門が例外なく成功している方法を採用することとし

たのである．すなわち，将来のために必要な素材を一つ残らず採集して，そこに含まれる事実を寸分なく記録し，できる限り，自分を勘定に入れず，自分の偏見も，時代の権威たちの意見にも影響されず探求するという方法を採用したのである（2頁）．

　このようにして，精神を病んだ人の手当に特化した医師団よりなる，特別な一分野が誕生したのである．この医師たちは，「psychiatrists（精神科医）」と呼ばれた．"psychiatrists"とは，文字どおり「精神を治療する医師」という意味である．

　これは，何を意味しているのか？　精神科医は実際には何をするのであろうか？　精神医学を学ぶことをなぜ選び，さらにそれを専攻するのはなぜか？　人が精神医学を学び，精神科医になるのは，何が人に不可解な振る舞いをさせるかに興味があるからである．「こころ」や「魂」を理解すると同様に，脳について理解を深めたくて精神科医になるものもいるだろう．われわれは，人間に興味があるために，臨床経験が重要な精神医学を選び，そして，個人として病者に寄り添って汗水を垂らすのである．われわれ精神科医は，社会生活の文脈から患者を理解することや，熟練をもって患者の過去から現在に至る「患者の生きている物語」の概略を引き出し，この引き出した情報を，どのように症状が形作られているかを理解することや，よりよい治療を行うことに利用することを好む．かけがえのない個々の患者との対面が，新しい冒険であり，発見の旅であり，そして，新しい人生の物語なのである．患者たちの物語の間には，類似も見受けられるが，それでもなお，個々の患者は，唯一無二である．時には重篤な症状に苦しむ患者に向き合い，より強力な救いの手をさしのべたいときさえあるという事実はさておき，前述したことが精神医学の実践を，やりがいある，知的に満ち足りた，複雑かつ喜びに満ちた学問にしているのである．精神科医には，人生の最も内に秘められたプライバシーと個人的な側面を探索しつつ，患者の人生の充実を手助けすることができる職務上の特権が与えられているのである．

　数ある臓器の中で最も複雑で，最も魅力的な臓器である人間の脳に興味があるために，精神医学を学び，精神科医になった人も多い．豊かな感情も，複雑な思考も，信念も，さまざまな行動も，すべてこの頭蓋骨の奥深くに大切に保護されている皺が寄ったデコボコな組織の塊の活動から生み出されるのである．現代の神経科学は，分子から全体にまで及ぶさまざまな研究手段により，人類の脳の神秘の一端を解き明か

はじめに

し始めている．脳の中に蓄えられた記憶が，まさに，その人をその人たらしめる本質である．分子や細胞のレベルにおいて，記憶がどのように刻印され保持されているのか，すでに多くのことが解明されている．脳の発生や老化，ヒトにおける思考形成の複雑な神秘が，解明されようとしている．ほかの多くの科学的知識に加えて，脳のこのような過程が解明されると，精神疾患の発症メカニズムの理解，新しい治療や，さらには予防法の開発の機会すら提供するであろう．今，まさに脳の探求が，沸き立つ時代なのである．

精神疾患は，人類が苦しんできた臨床上最も重要な病気だからこそ，精神医学を学び，精神科医になるのだということを述べ，本章を締めくくりたいと思う．1996年に，ハーバード大学の二人の研究者と世界保健機関(WHO)が共同で行った調査の結果，「世界の疾病負担研究」と銘打ったとても重要な著作が出版された．この著作は，世界中でさまざまな病気が社会に強いる経済的負担についてのデータを，初めて客観的に提供したことから，医学界の指導者層の注目を集めることとなった．なかでも注目すべきは，精神疾患によって発生する損失である．たとえば，単極性うつ病は，世界でも最も大きい損失を生み出す疾患であることが明らかにされた．さらに，15〜44歳を対象とすれば，「損失リスト」の上位10位のうち，4つは精神疾患である．その4疾患とは，うつ病，アルコール使用障害，双極性障害，統合失調症である．自殺・自傷行為も精神疾患の帰結として発生していると考え合わせれば，世界中の傷病の上位10位のうち，5つまでもが精神疾患に帰することとなる．この事実が人類に問いかけることは，至極単純である．すなわち，医師は，もはや精神疾患を軽視し続けることはできないのである．すべての医師が精神疾患を診断・同定し，治療・専門医に紹介できる能力を獲得しなければならない．精神科医になって，より深層の理解を探求する人材も必要となる．

精神疾患の研究に専念する医学の一部門である「精神医学」という学問は，すなわち，興味深く重大な様相を伴って個々人を苦しめる病気として立ち現れてくる脳機能異常を研究することに身を挺することにした専門分野であると言える．統合失調症などでは，その臨床的な異常は，一見して明瞭かつ重篤であるが，適応障害のように，区別が困難で軽く見えるものもある．現代精神医学の究極の目標は，精神活動から分子レベルの全領域に及ぶ正常脳機能を理解することと，その正常脳機能がいかにして

撹乱され（遺伝子に由来する内因から，環境に影響される外因まで）精神疾患の症状出現の原因となるか決定することにあるのである．

　DSM-5®の診断基準について：本書で使用するDSM-5の診断基準は，診断コードとコードに関する但し書きが省かれている．読者は，省略のないDSM-5を参照して欲しい．

目次
Contents

Preface to the Japanese edition ··· iii
日本語版への序 ··· iv
監訳の序 ··· v
著者について ··· vii
利益相反（COI）の開示 ·· viii
序 ··· ix
はじめに ··· xii

第 1 部
背景 BACKGROUND

第 1 章　診断と分類 Diagnosis and Classification ──────────── 2
　■ 患者を診断するのはなぜか？ ·· 2
　■ 臨床以外の診断の目的 ·· 4
　■ DSM の歴史 ·· 5
　■ DSM 診断の利点と欠点 ·· 6
　■ DSM-5 の使用を学ぶこと ·· 7
　■ 診断の記載手順 ·· 7

第 2 章　面接と評価 Interviewing and Assessment ──────────── 11
　■ 精神科面接 ·· 11
　■ 面接の技法 ·· 16
　■ よくある症状の定義と，その聴取の実際 ·· 19

第 3 章　精神疾患の神経生物学と遺伝学 The Neurobiology and Genetics of Mental Illness ── 36
　■ 解剖学的・機能的脳神経系 ·· 36
　■ 神経化学系 ·· 43
　■ 精神疾患の遺伝学 ·· 48

xvii

第2部
精神疾患　PSYCHIATRIC DISORDERS

第4章　神経発達症群／神経発達障害群（児童精神医学） Neurodevelopmental (Child) Disorders —— 54
- 子どもの臨床評価の特殊な一面 —— 55
- 知的能力障害（知的発達症／知的発達障害）intellectual disability (intellectual developmental disorder) —— 60
- コミュニケーション症群／コミュニケーション障害群 communication disorders —— 63
- 自閉スペクトラム症／自閉症スペクトラム障害 autism spectrum disorder —— 64
- 注意欠如・多動症／注意欠如・多動性障害 attention-deficit/hyperactivity disorder (ADHD) —— 67
- 限局性学習症／限局性学習障害 specific learning disorder —— 72
- 運動症群／運動障害群 motor disorders —— 73

第5章　統合失調症スペクトラム障害および他の精神病性障害群 Schizophrenia Spectrum and Other Psychotic Disorders —— 78
- 妄想性障害 delusional disorder —— 78
- 短期精神病性障害 brief psychotic disorder —— 82
- 統合失調症様障害 schizophreniform disorder —— 82
- 統合失調症 schizophrenia —— 83
- 統合失調感情障害 schizoaffective disorder —— 94

第6章　気分障害 Mood Disorders —— 97
- 双極性障害 bipolar disorders —— 97
- 抑うつ障害群 depressive disorders —— 101
- 気分障害特定用語 mood disorder specifiers —— 107
- 気分障害群の鑑別診断 —— 111
- 気分障害群の疫学 —— 111
- 気分障害の原因・病態生理 —— 112
- 気分障害の治療 —— 115

第7章 不安症群／不安障害群 Anxiety Disorders ——— 119

- 分離不安症／分離不安障害 separation anxiety disorder ……… 120
- 選択性緘黙 selective mutism ……… 121
- 限局性恐怖症と社交不安症／社交不安障害（社交恐怖）specific phobia and social anxiety disorder（social phobia）……… 122
- パニック症／パニック障害 panic disorder ……… 126
- 広場恐怖症 agoraphobia ……… 131
- 全般不安症／全般性不安障害 generalized anxiety disorder ……… 133
- 他の不安障害群 ……… 135

第8章 強迫症および関連症群／強迫性障害および関連障害群 Obsessive-Compulsive and Related Disorders ——— 137

- 強迫症／強迫性障害 obsessive-compulsive disorder ……… 138
- 醜形恐怖症／身体醜形障害 body dysmorphic disorder ……… 143
- ためこみ症 hoarding disorder ……… 144
- 抜毛症 trichotillomania（hair-pulling disorder）……… 146
- 皮膚むしり症 excoriation（skin-picking）disorder ……… 147

第9章 心的外傷およびストレス因関連障害群 Trauma-and-Stressor-Related Disorders ——— 150

- 反応性アタッチメント障害／反応性愛着障害と脱抑制型対人交流障害 reactive attachment disorder and disinhibited social engagement disorder ……… 150
- 心的外傷後ストレス障害 posttraumatic stress disorder ……… 153
- 急性ストレス障害 acute stress disorder ……… 158
- 適応障害 adjustment disorders ……… 158

第10章 身体症状症群および解離症群 Somatic Symptom Disorders and Dissociative Disorders ——— 165

- 身体症状症 somatic symptom disorder ……… 166
- 病気不安症 illness anxiety disorder ……… 168
- 変換症／転換性障害（機能性神経症状症）conversion disorder（functional neurological symptom disorder）……… 170

- ■ 身体症状症，病気不安症，変換症の治療 ……………………………………… 171
- ■ 他の医学的疾患に影響する心理的要因 psychological factors affecting other medical conditions ……………………………………………………………………………… 173
- ■ 作為症／虚偽性障害 factitious disorder …………………………………… 173
- ■ 詐病 malingering ………………………………………………………………… 175
- ■ 解離症群／解離性障害群 dissociative disorders ………………………… 176

第11章　食行動障害および摂食障害群　Feeding and Eating Disorders — **183**
- ■ 食行動障害群 feeding disorders ……………………………………………… 183
- ■ 摂食障害群 eating disorders …………………………………………………… 186

第12章　睡眠-覚醒障害群　Sleep-Wake Disorders — **196**
- ■ 正常な睡眠と睡眠の構造 ………………………………………………………… 196
- ■ 睡眠の評価 ………………………………………………………………………… 197
- ■ 不眠障害 insomnia disorder …………………………………………………… 198
- ■ 過眠障害 hypersomnolence disorder ………………………………………… 200
- ■ ナルコレプシー narcolepsy …………………………………………………… 202
- ■ 呼吸関連睡眠障害群 breathing-related sleep disorders …………………… 203
- ■ 概日リズム睡眠-覚醒障害群 circadian rhythm sleep-wake disorders …… 207
- ■ 睡眠時随伴症群 parasomnias …………………………………………………… 208
- ■ レストレスレッグス症候群（むずむず脚症候群）restless legs syndrome … 212
- ■ 物質・医薬品誘発性睡眠障害 substance/medication-induced sleep disorder …… 212

第13章　性機能不全群・性別違和・パラフィリア障害群　Sexual Dysfunction, Gender Dysphoria, and Paraphilias — **215**
- ■ 性機能不全群 sexual dysfunctions …………………………………………… 215
- ■ 性別違和 gender dysphoria …………………………………………………… 226
- ■ パラフィリア障害群 paraphilic disorders …………………………………… 227

第14章　秩序破壊的・衝動制御・素行症群　Disruptive, Impulse-Control, and Conduct Disorders — **234**
- ■ 反抗挑発症／反抗挑戦性障害 oppositional defiant disorder ……………… 234
- ■ 間欠爆発症／間欠性爆発性障害 intermittent explosive disorder ………… 236

- ■ 素行症／素行障害 conduct disorder ····· 237
- ■ 放火症 pyromania ····· 240
- ■ 窃盗症 kleptomania ····· 241
- ■ 他の秩序破壊的・衝動制御・素行症群 ····· 242

第15章 物質関連障害および嗜癖性障害群 Substance-Related and Addictive Disorders — **244**
- ■ 物質関連障害群の診断 ····· 245
- ■ 物質関連障害群の評価 ····· 246
- ■ 物質使用障害群の病因 ····· 247
- ■ アルコール関連障害群 alcohol-related disorders ····· 248
- ■ 他の物質関連障害群 ····· 256
- ■ 物質関連障害群の治療 ····· 267
- ■ 非物質関連障害群 non-substance-related disorders ····· 269

第16章 神経認知障害群 Neurocognitive Disorders — **272**
- ■ せん妄 delirium ····· 273
- ■ 認知症（DSM-5）および軽度認知障害（DSM-5）major and mild neurocognitive disorders ····· 276

第17章 パーソナリティ障害群 Personality Disorders — **289**
- ■ 疫学 ····· 290
- ■ 病因 ····· 292
- ■ 診断 ····· 293
- ■ 治療 ····· 294
- ■ DSM-5 パーソナリティ障害群 ····· 295

第3部
臨床トピックス SPECIAL TOPICS

第18章 精神科救急 Psychiatric Emergencies — **308**
- ■ 暴力と攻撃 ····· 308
- ■ 自殺と自殺行為 ····· 311

第19章　司法精神医学 Legal Issues ―― 318
- ■ 民事関連 ―― 319
- ■ 刑事関係 ―― 323

第20章　行動療法・認知療法・力動的精神療法 Behavioral, Cognitive, and Psychodynamic Treatments ―― 326
- ■ 行動療法 behavior therapy ―― 327
- ■ 認知行動療法 cognitive behavioral therapy（CBT）―― 330
- ■ 個人精神療法 individual psychotherapy ―― 332
- ■ 集団精神療法 group therapy ―― 335
- ■ カップルセラピー（夫婦療法）couples therapy ―― 337
- ■ 家族療法 family therapy ―― 337
- ■ 対人技能訓練 social skills training（SST）―― 338

第21章　精神薬理学と電気けいれん療法 Psychopharmacology and Electroconvulsive Therapy ―― 341
- ■ 抗精神病薬 antipsychotics ―― 341
- ■ 抗うつ薬 antidepressants ―― 347
- ■ 気分安定薬 mood stabilizers ―― 358
- ■ 抗不安薬 anxiolytics ―― 363
- ■ 錐体外路症状の治療薬 ―― 366
- ■ 電気けいれん療法 electroconvulsive therapy（ECT）―― 367

用語集 ―― 371
引用文献一覧 ―― 399
訳者あとがき ―― 423
索引 ―― 426

第1部

背景
BACKGROUND

第1章
診断と分類
Diagnosis and Classification

Knowledge keeps no better than fish.

Alfred North Whitehead

知識は，魚と同じで腐りやすい．

——アルフレッド・ノース・ホワイトヘッド

21世紀中に，医学の全領域において，疾患の分類と定義に関するパラダイムシフトが起こるであろう．現在の診断は，症候による分類が主流である．この診断プロセスは，一群の患者に共通する自他覚症状の臨床的観察や，典型的な臨床経過や治療反応性の共有という事実に大きく依存した考え方である．21世紀は，「ゲノム時代」であろう．ゲノム研究や分子生物学的研究の進歩の恩恵により，自他覚的症状より，むしろ原因から疾病は定義され始めるであろう．このような変化を背景に，小児科や精神科などの診療科にかかわらず，今後数十年のうちに，伝統的な診断と分類への異議が唱えられ，改訂されていくであろう．今日の研修医や学生は，この進歩に注意して遅れを取らないよう努力し，現在教えられている概念の更新への備えを怠ってはならない．

診断と分類の根本的な目的は，独立した病態生理と原因をもつ各疾患を，それぞれ別個の疾患として区別することにある．医学的な疾患のすべてが原因により分類されることが本来，理想である．しかし実際には，多くの疾患の原因は不明である．概して，完全に原因が判明しているような疾患は，感染症の一部，すなわち，特定の感染因子に曝された結果，免疫機能がこの感染因子に圧倒された場合に生じるようなものに限定されている．この免疫機能についてさえ，われわれの理解は完全ではない．

他の疾患の多くは，原因論など望むべくもなく，病態生理レベルの理解にとどまっている．心筋組織の梗塞，関節の炎症，インスリン産生の調節不全などといった特定の症状の形成過程から，疾患は定義されているのである．

病態生理・病因という観点から眺めると，ほかの医学分野と比較して，精神医学はまさに「地図がない暗黒大陸」のように見える．精神医学の診断は，ほとんどすべてが「症候群syndrome」である．すなわち，それらは，一連の自他覚症状が併存し，特徴的な経過と予後の類似が推定される集合である．現在，精神医学的研究の多くは，病態生理と病因の究明を目指しているが，この目標が達成された疾病は極めて少なく，アルツハイマー病，血管性認知症，ハンチントン病などわずかである．

■ 患者を診断するのはなぜか？

精神医学領域で診断は，単に「レッテルを貼る」ということではなく，ほかにさまざまな重要な目的がある．他の医学分野と全く同様に，注意深く診断することは，精神医学の基礎である．

診断という行為は，臨床的思考に秩序と構造

をもたらし，**実臨床の複雑さを減らすことに役立つ**．精神医学の扱う範囲はそもそも広大であり，かつ，精神障害の症状の範囲は，感情面，認知面，行動面という多面的な異常に及ぶ．臨床診断という行為が，この複雑さに，秩序と構造を与えるのである．精神疾患は，共通する特徴に応じて広義のクラスへと分類される（例えば，精神病，物質乱用，認知症，不安など）．この主要なクラスがさらに，特殊な症候群へと分類されることとなる（例えば，物質関連障害群が，その使用薬物によって細分化されたり，認知症がアルツハイマー病と血管性認知症に分けられたりするように）．このような入れ子構造の診断と分類は，ぱっと見たところ複雑な臨床像の混沌に理解しやすいパターンを与え，精神疾患の理解と学習を単純化することができる．必ずしもこれら診断は病因や病態生理学的に定義されたものではないが，この場合は症候群的な特徴により定義された診断の典型である．

診断により医師の間の情報交換が促進される．例えば精神科医が，ある患者に双極Ⅰ型障害であるという診断を下すとき，その患者が示す臨床像について，医師は個々の患者について具体的にそれを記述する．診断名があれば，以後この患者の診療録を検討する医師や，この患者を紹介され診察することになった医師すべてに，コンパクトな情報の要約を提供することができる．例えば，双極Ⅰ型障害と診断されれば，以下を意味する．
- この患者は，1回以上の躁病エピソードを示したことがある．
- 躁病エピソードに，気分の高揚，生気的感情の増大，観念奔逸，多弁，尊大な態度，判断力の低下などの症状があった．
- 患者には，悲嘆，不眠，食欲不振，自己卑下などに加え，他の典型的なうつ病の症状を伴う抑うつエピソードもあったことが推定される．

このように，診断カテゴリーの活用によって，精神科医はまるで「速記」を与えられたかのように，膨大な量の情報を比較的簡単に要約して理解することが可能になるのである．

診断は，予後の推定に役立つ．精神科診断は，典型的な臨床経過と予後に，多くの場合関連する．また双極Ⅰ型障害を例にとれば，普通，双極性障害の経過はエピソード的であり，感情面が相対的に極めて異常である時期と，その異常な時期に挟まれるように，全く正常，もしくはほぼ正常な時期がある．このような観点から，双極Ⅰ型障害の患者の予後は，比較的には良好だと予想することが可能である．一方，統合失調症やパーソナリティ障害などの他の精神障害は，双極性障害よりも慢性経過を辿る．このように診断は，医師の予後予測を要約する便利な手段である．

診断は，適切な治療の選択に活用される．精神医学が臨床的にも科学的にも進歩する中，ある程度特異的な治療法が，特定の疾患や一連の症状に対して用いられることが増えつつある．例えば，抗精神病薬は，典型的には精神病の治療に使用される．精神病症状が顕著な統合失調症や，精神病症状を合併した気分障害に対して抗精神病薬が使用されるのも，このためである．躁病という診断は，リチウムやバルプロ酸に代表される気分安定薬の使用の適応を示している．すでに強迫性障害に対する選択的セロトニン再取り込み阻害薬 selective serotonin reuptake inhibitor（SSRI）のように，ある程度，的を絞った薬物療法を選択することも可能とする．

診断は，病態生理と病因の解明のために役立つ．患者対象がさまざまな病気からなる不均一な集団である可能性を減少させる目的で，症状の背後にあるメカニズムや原因を共有するグループを，それらを共有しない異質なグループから選別することを目的に，臨床研究者は診断を活用している．陰性症状が突出している統合

失調症の患者群など，一連の症状に共通性の高い集団は，病態生理や病因が他のサブグループとは隔絶された均一な集団であろうという仮説がしばしば採択される．臨床症状の分類に関する知識は，脳の特殊化や機能についての知見と関連している場合があり，ある特定の精神疾患について神経化学的または解剖学的な仮説を立てる際に役立つ．臨床像に基づき定義された診断が，根本的目標である病因の特定に役に立つようになることが理想である．

■ 臨床以外の診断の目的

臨床以外の目的で，精神医学の診断体系は活用されることがある．臨床家は，治療やケアという観点からの診断の活用を重視するが，診断は，医師以外の医療従事者，弁護士，疫学者，保険会社などにより活用されている．医師が診断し，その結果をカルテに記載する行為を行うときは常に，その診断が「臨床以外の場面」で使われる可能性を念頭に置く必要がある．精神疾患は差別と誤解の対象であるため，その診断には特別なリスクを孕んでいるといえる．精神科医の仕事は，まさに，渡ることが不可能ではないかと思われるほどの危険な綱渡りである．

診断は，治療の内容を監査し，医療費の保険請求の償還についての判断に利用されている．医療がより厳密に監査・管理されつつある中で，診断が，入院日数の上限を決定する理由や，特定の治療方針に従う理由として使用されることが増えている．医師や病院職員が，入院期間を延長するために保険会社と電話したり，事前に決まっている保険給付の上限を上回る治療となるためにそれ以上の治療は保険でカバーしないという保険会社の決定に対して異議申し立ての書状を書いたりするために，数時間以上も費やすことは稀ではなくなった．保険会社にもよるが，物質関連障害の診断に関しては，一切，保険でカバーされないこともよくあるケースである．保険でカバーされる疾患の範囲は時々刻々と変化しており，特に2010年に成立した保険制度改革法案(Affordable Care Act)の影響から，学生とレジデントは今後生じる変化に慎重に対応し，この法律が患者へのケアにどのような影響を及ぼすか知っておく必要がある．

診断は，弁護士により医療過誤や，ほかの訴訟に利用される．精神科医はほかの医師よりも訴えられることが稀だが，米国のような訴訟社会ではどの医師も医療訴訟に巻き込まれる可能性に無関心ではいられない．うつ病という診断のように，自殺などの明白なリスクが診断と密接に結びついているものもある．精神科医は，そのリスクを把握し，適切なケアを提供したことをカルテに注意深く記載することが不可欠となっている．DSM(精神疾患の診断・統計マニュアル，Diagnostic and Statistical Manual for Mental Disorders)が精神疾患の診断を，専門家以外にも公開し身近なものにしたことにより，法律家や患者が精神疾患の分類体系をより深く理解することができるようになった．出廷を命じられた医師は，多岐にわたる診断基準を検討したこと，そしてそれが何に合致していたかを，適切に記載した診断の記録により反論することになると予期しておく必要がある．

診断は，特定の病気の有病率や発症率を算出する疫学に活用されている．病院やクリニックのカルテに記載された診断は，WHOによって統一化された疾患分類，すなわちICD (International Classification of Diseases)による診断名に変換される．この疾患分類は，疾患の地域差や継時的推移を比較するために利用されている．

診断は，保険加入の可否を決定するために使われている．高血圧であっても大うつ病であっても，ある人に不用意に付けられた診断が，生命保険への加入や，将来の医療保険加入への妨げになる可能性がある．診断が，会社雇用や大学入学など人生の重要な岐路での決定を左右す

る場合もある．

■ DSMの歴史

　精神医学の診断が簡便になった理由は，米国のほぼすべての精神科医が加入する学会である米国精神医学会が，すべての精神医学的診断を網羅したマニュアルを作成したことによる．そのマニュアルにより，任意の疾患の診断について必須の症状を定義し，すべての診断が矛盾ない分類システムとして1つにまとめ上げられている．これが，「精神疾患の診断・統計マニュアル」（DSM）と呼ばれるものである．

　DSMを作成する動きは，第二次世界大戦中からあった．このとき，初めて全米から集められた精神科医が，臨床場面で互いに誤解のないよう情報交換する必要が生じたからである．それぞれが受けた医学的訓練の相違を反映して，診断が米国内でも大きく異なっていることが明らかになった．それから間もなく米国精神医学会は国内で使用する診断の手引き書を作成する臨時委員会を招集した．最初のDSM（今は，DSM-Ⅰと呼ばれる）は，1952年に出版された．長期にわたりその後，四度の改訂が行われた（DSM-Ⅱ，DSM-Ⅲ，DSM-Ⅳ，DSM-5）．現在，精神科診断は，2013年に出版されたDSM-5に基づいている．

　第3版以降と比較して，DSMの第1版と第2版はとても簡素であった．例えば，第2版の「躁うつ病」の定義は，

> **躁うつ病（躁うつ精神病）**
> 　気分の著しい変転と，寛解と再発で特徴づけられる精神障害である．既往歴に同様な気分の精神病的障害がない場合でも，特に類似の感情障害に生じるような契機がない場合は，躁うつ病と診断できる．本障害は，3群のサブタイプに分類することができる．躁病型，うつ病型，躁うつの循環型である（8ページ）．

初期は，薄い書籍だった．DSM-Ⅰは，わずか132ページからなり，DSM-Ⅱは134ページだった．1980年に出版されたDSM-Ⅲは，すべての精神疾患の診断基準を網羅した包括的かつ詳細なマニュアルを作成するため，各領域の専門家が集まった初めての試みとなった．

　DSM-Ⅲは，それ以前の版と比較して内容が大幅に増えた（494ページ）のみならず，その診断基準の使用が精神科医をはじめ精神科医療従事者の診断プロセスを変えることに役立った．記述の曖昧さと不正確さから，DSM-ⅠとDSM-Ⅱの定義は適切な診断を下すために役立たないことがあった．特に，疾患についての記述は臨床家の間で対話を手助けするためにも，ある疾患を鑑別するためにも，不十分なものであった．調査の結果，DSM-ⅠやDSM-Ⅱを複数の精神科医が使用した場合，同一人物に対して異なった診断がなされることも明らかにされた．DSM-Ⅲの作成に当たった専門家は，各精神障害を可能な限り客観的に定義し，医師間の不一致が少ない診断基準を作ること，当時入手可能であった客観的なデータを可能な限り使用して診断基準を定義し，診断体系の全体を作成することとした．この試みはおおむね成功し，行き当たりばったりの（時に嘲笑の的であった）実際の精神科診断を変えることに役立った．以後のDSM-Ⅳ，DSM-5も，客観的かつ信頼性の高い診断マニュアルであり続けている（今後も引き続き，DSM-5.1，DSM-5.2というような継続的改訂を予想して，DSM-5からは，ローマ数字を使用することをやめて，アラビア数字の"5"を用いると米国精神医学会が決定したことに注目せよ）．

　取り扱う疾患について，これほど包括的かつ一貫性のある診断手順を定式化した医学の専門分野は，精神科のほかにない．ほとんどの精神疾患には確定診断に必要な客観的臨床検査が存在せず，病因も確定していないことから，このような正確さと構造的な診断は，極めて重要である．その結果，DSMの診断は患者が示す症状と病歴とを重視することとなった．診断基準

による厳密な構造がなければ，診断の根拠が不正確で信頼できないものになってしまうからである．しかし，DSMというシステムにも，異論や不利な側面がないわけではないこともまた事実である．

■ DSM 診断の利点と欠点

◉ 利点

DSM 診断システムの利点は，以下のようにまとめられる．

DSM によって診断の信頼性が格段に高められた． ここで述べる「信頼性 reliability」とは，異なった人物が診断を下した場合の一致率の表す尺度のことである．すなわち，全く異なる都市（あるいは，異なる国）に住む精神科医が，同じ患者を診察した場合にその診断が一致する確率を信頼性といい，それは単純一致率，相関係数，κ係数など，偶然の一致による影響を修正するさまざまな統計的尺度によって算出される．精神科診断の信頼性は，各DSM ごとに組織された広範囲に及ぶ実地調査により評価されてきたが，多くの診断カテゴリーについて，その評価は良好（good）から優秀（excellent）とみなされてきた．

DSM 診断システムは診断過程の曖昧さを減らし，病歴聴取を促進した． DSM-5 は診断に必要な症状の有無と，適切な場合は常に特定の疾患の典型的経過について明記していることから，客観性が高い．1970年代，診断が治療には重要ではないと考える力動精神医学を主に学んだ精神科医が大勢いた．力動精神医学は，客観的な症状や患者の訴えではなく，背景に存在しているであろう心理学的過程の認識を重視していた．臨床上は有用であろうが，このような作法は多分に主観的であり，また初学者には難しく，習得に膨大な時間を必要としていた．このようなときに DSM は，自他覚症状を診断の最前面に再び据え付け診断過程を簡便化したのである．DSM の判断基準は，どのような臨床症状が認められ，どのような主観的症状が問いただされるべきか，すべてが整頓されて詳述されている．この構造化された評価方法が，DSM を医学生や研修医への卓越した教材にしている．

DSM は，鑑別診断を明確にし，容易にした． DSM の記述は明晰であり，診断や除外診断のためにどのような症状が存在するかについて医師が容易に判断できるよう作られている．気分障害のエピソードが疾病の経過の大部分を占める場合は，統合失調症の診断を下すことができないと特定されていることなどが，その一例である．また同様に，アンフェタミンなどある種の薬物の使用により精神病の症状が惹起されている場合は，単純に精神病とは診断しないとされている．DSM の診断基準には鑑別診断の留意点が記載されているのみならず，それぞれの診断について，鑑別診断に関する比較的詳細な記述が本文中になされていることも DSM の特徴である．

◉ 欠点

「どんな楽園にだって悪事を嗾すヘビもいれば毒リンゴもある」の喩えがある．副作用のない治療も存在しない．DSM にも同様に問題と欠点がある．

より正確さを増した記述が，臨床家と研究者に自分たちの判断が確実なものであるという誤解を招く可能性がある． DSM の診断基準について平たく言ってしまえば，診断に必要な特徴について各分野の権威が話し合って作成された「単なる暫定的合意」にすぎない．可能な限りある種の証拠に基づいていることは事実であるにせよ，入手可能なデータ自体が，不適切かつ不十分であることもしばしばある．すなわち，診断に必要な自他覚症状の選択は，かなり恣意的である．各診断の分類すら，間違いなく恣意的，人為的，作為的である．極論すれば，病態

生理も病因も不明である限り，この診断は恣意的・人為的であることを免れないのである．医学生も研修医も（そして，研修を終えてから長い経験のある精神科医も同様に），使用しているDSMがある程度「科学的事実」に近いのだと信じたいのであろうか，DSMが確実であることを切望しがちである．このような背景があるため，時にDSMの診断基準に合致しない患者が「本当にうつ病であるか」についての長く要領を得ない論争が発生することになる．診断基準は，記載されたありのままで理解されるべきものである．混沌を整理し構造と秩序を与えたこのDSMという診断の「道具」は，ある程度の健全な懐疑をもって扱われるべきである．

DSMは「信頼性」を優先するために「妥当性」を犠牲にしていると言われる．「信頼性」とは，複数の評価者が同一の対象に同じ評価を下す一致率のことを表す一方で，「妥当性 validity」とは予後や結果，治療への反応，願わくは病因を予測する能力の指標である．力動精神医学に偏った臨床家は，精神力動的な解釈と説明がすべて排除されていることから，DSMが精神科臨床で最も重要な考え方を犠牲にしているとして，今もなお反対を表明している．生物学的精神医学を重視する精神科医たちもまた，DSMの妥当性の欠如には批判的である．彼らは，疾患の定義・分類が恣意的，人為的であって，生物学的原因に関する知見を根拠としないところを指弾しているのである．

DSMは，診断を単なるチェックリストと同列に扱うことや，患者を一人の人間として扱うことを忘れさせることを，助長する可能性がある．DSM-5は，診断にチェックリストを活用することで診断面接の能率を向上させることができる．チェックリストの活用自体はなんら問題ではないが，初回面接は患者の生活など症状の他にも多くを扱う重要な機会であるべきである．精神医学の医学全体へ及ぼした重要な貢献としては，患者との協力関係（ラポール rapport）の確立と，個々の患者を唯一無二の人格として知ることを強調したことの2点を挙げることができるだろう．少なくとも患者に寄り添い手当をすることや，患者との間の人間関係に魅力を感じている医師にとっては，患者の個人生活について詳しく知ることにより形成される親密な医師-患者関係の機会が，精神医学を医学の一部門としてことさらに興味深く喜ばしいものにしてくれるはずである．単に治療だけではなく，ケアや共感などの重視は，医聖ヒポクラテスの時代から続く医学の真髄である．

■ DSM-5の使用を学ぶこと

DSM-5は，947ページになる複雑な大著であるが，初学者は怯む必要はない．瞬時に習得することなど試みず，精神科臨床やプライマリ・ケアで遭遇することの多い統合失調症，うつ病，嗜癖などの主要なカテゴリーにまず焦点を当てて学習すればよい（**表1-1**は，DSM-5の主要な診断クラスの一覧である）．DSM-5の章立ては，ヒトの発達段階の順に並べる工夫がなされている．記載内容は幼小児期に診断されることが多い神経発達障害群から始まり，睡眠-覚醒障害群のように成人期に多い疾患の順で並べられている．

（うつ病のような）主要な診断基準を暗記する必要がある理由は，単純にうつ病が遭遇する場面があまりにも多いことによる．DSM-5を学ぶ場合，「DSM-5精神疾患の分類と診断の手引」のようなポケット版や，一連の診断基準をコンピューターへとダウンロードできるオンライン版を使用したい場合もあろう．DSM-5全体は，とても暗記可能な分量を超えているため，患者の症状を評価し診断するときに，診断基準に立ち返ることを厭うべきではない．

■ 診断の記載手順

初めて診断手順を学ぶなら，どのように診断し，どのように記載すべきか知りたいであろ

表1-1 DSM-5診断分類

- 神経発達症群/神経発達障害群
- 統合失調症スペクトラム障害および他の精神病性障害群
- 双極性障害および関連障害群
- 抑うつ障害群
- 不安症群/不安障害群
- 強迫症および関連症群/強迫性障害および関連障害群
- 心的外傷およびストレス因関連障害群
- 解離症群/解離性障害群
- 身体症状症および関連症群
- 食行動障害および摂食障害群
- 排泄症群
- 睡眠-覚醒障害群
- 性機能不全群
- 性別違和
- 秩序破壊的・衝動制御・素行症群
- 物質関連障害および嗜癖性障害群
- 神経認知障害群
- パーソナリティ障害群
- パラフィリア障害群
- 他の精神疾患群

う。第2章「面接と評価」で明らかにされるように，診断手順は複雑であり，通常，患者の病歴・精神的現在症の評価，（可能であれば）患者の家族や知人からの裏づけとなる情報の聴取，必要な臨床検査の施行など，慌ただしく情報収集が行われることとなる。そして，診断に関する堂々巡りのようなプロセスが始まり，通例，さまざまな可能性からもっともらしい診断をランクづけし，ありそうもない診断を除外・棄却していく。この過程は，「鑑別診断 differential diagnosis」と呼ばれる。さらなる情報収集が続くことや，初診時の印象を医師が変更することも決して稀ではない。

可能性の高い診断がある程度絞り込まれたら，次はどのように記録を残すかが問題となる。わずかな例外を除き，DSM-5では患者の状態を正しく表現するため，必要ならば複数の診断をつけることを推奨している。DSM-ⅢまたはⅣでは，多軸診断に基づき記載され，主要な精神疾患がⅠ軸，パーソナリティ障害と精神遅滞がⅡ軸，身体疾患がⅢ軸，ストレスがⅣ軸，機能の全体的評定がⅤ軸としてそれぞれコード化されていた。多軸診断を使用するシステムを他に見ることがないなど種々の理由から，DSMはその他の医学的診断システムと乖離を生じていたため，DSM-5の作成に携わった人々は1980年から続いていた多軸診断システムを放棄するに至った。

DSM-5では，入院や外来受診の主な理由となった状態を「主診断 principal diagnosis（受診理由 reason for visit）」として，治療や注目の対象となる順に診断に順位づけをし，診療録には括弧付きで（主診断 ○○○）のように記載することとなっている。唯一の例外は，身体疾患により生じた精神疾患である場合には，まず身体疾患を優先して記載するというルールとしているが，これは何らかの理由から，すでにICDシステムが採用しているからである。例えば，HIV感染者が，軽度認知障害のために外来受診した場合に，「HIV感染症」と先頭に記載し，その次に「HIV感染による軽度認知障害」（受診理由）と続けるごとく取り扱う。

診断を確定するほどの十分な情報がそろわない場合，「（暫定）」のように附記する。臨床的特徴から統合失調症が強く示唆されるが，確定するに十分な病歴が不足するような場合に，「統

合失調症（暫定）」のように記載する．例えば，主要な問題が統合失調症であるかアルコール使用障害であるか，受診の主な理由を決定しかねる事態がしばしば生じる．医師は確信を希求してやまないものであるが，どのような診断リストもいくぶんか恣意的に決定されていることもまた事実であり，その望みは叶わないことがある．

診察後に医師が診断をどのように下すかの例を挙げる．

例1：25歳の男性が，危害を加えると脅したり，卑猥なことをつぶやいたり，独語したりという奇行のため，家族に連れられて救急外来を受診した．この奇妙な行為は妄想によるものであることが明らかになった．家族は，患者は毎日酔いつぶれるまで飲酒し，絶えず喫煙し続けていたと述べた．同様の状態で数度の入院歴があり，統合失調症と診断されていた．DSM-5に基づいた診断は，

・統合失調症（主診断）
・アルコール使用障害，中等度
・タバコ使用障害，重度

例2：65歳の男性．妻が心配して受診させた．肺癌と診断されており，脳転移している．「家族を疑え」という幻聴がある．患者は自分を殺そうと企む家族を脅し，非常に猜疑的である．精神科的既往歴はない．DSM-5における診断は，

・肺悪性新生物
・肺悪性新生物による精神病（暫定）

例3：27歳の女性．レイプ被害の後の悪夢とレイプ場面の侵入的想起の治療を求めて受診．現病歴以前から，社交場面での顕著な不安があった．刃器による自傷行為の既往と，不安定な対人関係，見捨てられることへの強い恐怖もあったという．診断は，

・心的外傷後ストレス障害（主診断）
・社交不安症／社交不安障害
・境界性パーソナリティ障害

表1-2　DSM-5に含まれる各種診断に関する有用な情報

記録の手順（使用可能な場合）
下位分類や特定用語（使用可能な場合）
診断的特徴
診断を支持する関連特徴
有病率
症状の発展と経過
危険要因と予後要因
文化に関連する診断的事項
性別に関連する診断的事項
診断マーカー
自殺の危険性
機能的結果
鑑別診断
併存症

DSM-5には治療ガイドラインは含まれていない．しかし，正確な診断はいかなる病気に対しても適切な治療を提供する第一歩であり，精神疾患もその例外ではない．このことから，患者の包括的評価を開始するにあたり，DSM-5は医師の出発点となろう．治療に関する情報を含まないものの，DSM-5には精神疾患や問題を明らかにするための豊富な情報が含まれており，専門的背景によらず利用者に利便を提供するだろう．**表1-2**に有用な情報源のリストを記載した．

精神疾患の診断が治療の必要性と必ずしも同義ではないことも知っておく必要がある．治療に関する判断には，症状の重症度・主観的苦痛・症状による支障の程度・（精神疾患が身体疾患に悪影響を与えていることなど）その他の要因を考慮する必要がある．また，精神疾患の診断基準を十分に満たさないものの，治療やケアを明らかに欲している人々がいるという事実も重要である．**患者が診断基準を満たさないからといって，治療への入り口を閉じてはならない．**

セルフアセスメント問題集

Q1 医学における診断と分類の目的は何か？ 精神科診断の到達した範囲について述べよ．
Q2 精神科診断の独特な目的について論述せよ．
Q3 DSM-Ⅲから導入された現在のDSM-5まで引き継がれている特徴について述べよ．
Q4 信頼性と妥当性という概念を説明せよ．信頼性はどのように評価されるか？
Q5 DSMによるアプローチのメリットを述べよ．また，デメリットを述べよ．
Q6 患者が複数の精神疾患を有するとき，DSM-5に従ってどのように診断リストを作成するか述べよ．「暫定」とはどのようなときに使用するか？

第2章

面接と評価
Interviewing and Assessment

Festina lente.
ゆっくり急げ

——ラテン語の格言（日本でいうと「急がば回れ」）

　患者との初めての対面は，他の診療科と同様，病歴の聴取から始まる．映画「カッコーの巣の上で」のランダル・パトリック・マクマーフィーや，映画「ビューティフル・マインド」のジョン・ナッシュのことを思い出してみよう．このような混乱を誘うメディアでの素描に大きな影響を受け，初心者は，精神障害を抱えた患者に面接することや近づくことに不安を感じることもあるだろう．しかも，病歴聴取の担当ともなれば，「あなたは誰もいないのに声が聞こえてくることがありますか？」という患者にとってとても不愉快な質問をしたり，性的な嗜好や性行為そのものについての質問のように極めて個人的で親密な人しか知らないような領域に踏み込んで尋ねたりすることが必要となってくるのである．しかし，病歴聴取はスキーや水泳を憶えることと似ている．ひとたびスキー場の頂上から下を見渡せば（あるいは，水に入ってしまえば）それらがとても楽しいように，病歴の聴取もとても簡単で興味深く，しかも大変に楽しいことを見いだすことであろう．面接者に要求されることは，患者が抱えている病気やその重症度に応じてもちろん変化する．不安障害やパーソナリティ障害などの軽症とされる精神障害のある患者は，多くの場合，自身の症状や経過を明晰かつ豊かに表現することが可能である．重症のうつ病，躁病，精神病患者の病歴聴取は本当に困難を極めるうえ，患者本人からの情報に加えて，家族や知人などの情報提供者に頼らざるを得ないことがある．

■ 精神科面接

　初回の精神科面接による評価にはいくつかの目的がある．第一に，患者の診断や必要な鑑別診断についての印象を形成し，治療計画の策定を開始することである．第二の目的は，患者情報を，標準的で読みやすくわかりやすい形式に整頓して診療録に記載することである．面接によって医師は患者と交流を結び，患者に手助けをすると保証することで，時に初回の精神科面接は治療的でもある．

　診療録に記載すべき概要は，**表2-1**に示したとおりである．表に示したように，些細な相違はあるにせよ，精神科の標準的評価項目は，他科の診療記録と極めて似通っている．現病歴と既往歴の内容は，主に精神科的症候に焦点が絞られているうえ，家族歴も，精神障害の有無の情報がより多く記載される．他科の標準的診療録と比較しても，精神科における家族歴・生活歴は，より詳細な社会的かつ個人的な生活の記録となっている．精神科現在症の検討という初回面接の重要な一部は，普通，精神科的な評価と神経学的評価のみを含んでいる．

● 患者と情報提供者の個人情報の入手

　患者の年齢，人種，性別，婚姻関係，職業を

表 2-1 診療録に記載する精神科的評価項目の概要

- 患者本人と情報提供者の個人情報
- 主訴
- 現病歴
- 精神疾患の既往歴
- 家族歴
- 生活歴
- 身体的疾患の病歴
- 精神科現在症
- 身体所見
- 神経学的所見
- 印象診断
- 治療とマネジメントの計画

明らかにする必要がある．患者による陳述だけが情報源であるかどうか，あるいは家族などの情報提供者または過去の診療録の記載事項など，病歴に関する追加された情報があったかどうか診療録には明示する必要がある．自ら受診したか，家族によって連れてこられたか，あるいは，他科の医師からの紹介があったか，これらを記載しておくことは重要である．もし，家族や医師の介入により受診した場合，誰によるものか明らかにしておく必要がある．さらに，情報提供者はどの程度まで信頼できると思われるかなども記載しておくべきである．

● **主訴**

患者本人が語った言葉による主訴を，カギ括弧で囲んで記載することから始める（具体的には，「自殺を考えている」，または，「人を傷付けろと命令する声が聞こえる」など）．例えば患者の主訴がひどく曖昧である場合などは，別な文章で補足をしてもよい．

● **現病歴**

患者が治療を求める契機となった病気または問題の簡潔な経過を提示する．症状の出現時期より記述を開始するのがよい．今回のエピソード，精神科受診，入院のどれもが患者にとって初回である場合，現病歴の前半部分にそれを明示する．過去，いつからその症状があったか，発症の様子（例えば，急激，または潜行性な

ど），また発症の前後に何か生活に重要な出来事が発生して，発病に至ったように見えるかどうかを明確にする．もし，発病に結びつく重要なライフイベントが認められる場合は，それも詳しく記載する．同様に，発症に関連していそうな身体的疾患がある場合，それも記載する．薬物やアルコールが発症に絡んでいる可能性があれば，それも記録する．

患者のさまざまな症状がどのように発展したか詳しく記載する．鑑別診断に活用できる様式で，すべての症状について網羅的な要約も必要である．症状をリストにまとめる際には，DSM-5 の診断基準を反映させるべきであるのみならず，どの症状が存在し，どの症状が認められないかまで特定する必要がある．しかし，DSM-5 の診断基準は疾患の症状すべてを網羅している訳ではないため（すなわち，診断基準は必要最低限であり，包括的に記載されてはいない），症状の記載は診断基準に含まれないものであっても記載する．現病歴には，症状のために患者が失っている能力の程度や，症状が個人生活や家庭生活に及ぼした影響も書き留めておく必要がある．もし今回の疾患に対して治療を受けているならば，その情報が以降の指針となることもあるので，薬剤の処方量，使用期間，効果の有無などを記載しておく．

● **精神疾患の既往歴**

精神疾患の既往歴は，過去の疾患，問題，治療についての概要である．複雑な経過や慢性化した精神疾患の患者は，既往歴が膨大なことがある．まず，初発年齢や精神科初診の時期，あるいは精神科への入院や反復された精神科エピソードの回数などを記載すべきである．次に，精神科エピソードを時系列に従って，持続時間，出現した症状，症状の重症度，治療内容，治療への反応などについて記載すべきである．特徴的なパターンが認められる場合（例えば，抑うつエピソードの後，毎回引き続いて躁病エピソードが現れることや，過去の抑うつエピソードが必ず特定の薬物で改善されたことな

ど)は，治療経過の予想に役立つ情報であるため記載が必須である．患者の既往歴に関する記憶がかなり貧弱であるケースや，既往歴のほとんどが本人の陳述によらず非常に古いカルテなどに頼らざるを得なかった場合なども，その旨を記録しておく必要がある．症状のタイプと回数について家族に確認できた場合は，そのことを記載する．

● 家族歴

両親・兄弟姉妹(同胞)の年齢と職業，患者に子どもがいる場合は同様に，子どもの年齢，学歴，職業を聴取する．第一度近親に精神科患者がいる場合は，病名，治療，入院回数，長期経過，予後などを記録する．例えば，アルコール依存症や犯罪も，精神疾患と同様な重要性をもつことを知らない患者も多いので，特定の疾患の有無について具体的に説明する必要があるかもしれない．すなわち，「血縁に，アルコール問題，犯罪歴，薬物乱用，重症のうつ病，自殺企図，自殺した人はいますか？　どなたか親類に精神科病院に入院したことがある人や施設に入所した人がいらっしゃいますか？　なぜ，そのようになったか詳しく知っていますか？　精神安定薬を飲んでいた人や精神科医，心理療法家，カウンセラーの治療を受けていた人はいますか？」のように，質問する．病歴聴取担当者は，遠戚を含め精神疾患の家族歴の有無について可能な限りの情報を集めることに努めるべきである．また，この時同時に家族が共有する社会的，文化的，教育的生活背景に関する関連事項についての情報も尋ねておく．複数の患者を認める複雑な家系では，家系図の作成が役立つことが稀ではない．

● 生活歴

生活歴は患者の生活についての簡潔にまとめられたストーリー風の経過を提供する．生活歴は，出生地，居住地の履歴，生育歴，幼小児期の適応の様子などから成り立っている．かんしゃくもち，登校拒否，非行などの幼小児期のすべての問題を記録する．両親・姉妹兄弟と患者とのかかわり合いについても記録する．性的発達や交際についても，初体験の年齢なども記載する．もし患者の状態と関連している可能性があれば，宗教的・文化的背景についても記載する．教育を受けた期間や成績，あるいは各教科への関心を含め，学歴について要約する必要がある．青年期と成人期早期の課外活動や対人交流への興味や参加態度についても記載する．職歴および軍務上の経歴も明記しておく必要がある．主訴や診断上の必要によっては，特定の生活領域を詳述し強調することが必要になる場合もある．

生活歴には，婚姻状態，職業，収入などの情報をはじめとした現在の生活についての概要も含まれる．失業中，あるいは障害のために就労が困難である患者については，「あなたの普段の(あるいは，過去の)職業は何でしたか？」というように質問するとよいだろう．同居する家族を含む現在の居住地も忘れず記載する．生活歴には，患者が現在アクセス可能なさまざまな生活支援の情報を含む．嗜好(喫煙や飲酒)についても省かず記載する．

● 身体的病歴

身体的病歴は，患者の過去から現在までの健康状態についての要約である．治療中の身体疾患について，その具体的治療・薬剤・服用量などを明記する．各種ビタミン，サプリメント，漢方薬，その他の代替医療(例えば，鍼灸，カイロプラクティック，特殊な食事療法とそのサプリメントなど)についても記載する．アレルギー，既往手術，外傷，その他の重篤な身体疾患など，漏らさず記入する．頭部外傷，頭痛，てんかん発作，他の中枢神経の障害についての情報は，精神疾患と特に関連することが多い．

● 精神的現在症

精神的現在症の評価は身体医学でいうところの身体診察(身体的現在症あるいは現症)である．外見，思考，話し方，記憶，判断などの全

体的評価のことである．

精神的現在症の構成要素は**表2-2**に要約した．観察によって簡単に評価できる項目もある（例えば，外見や情動など）．ほかは，より特別な質問をすることで評価する必要がある（例えば，持続的気分，知覚の異常など）．さらに，特殊な一連の質問をしなければ明らかにならない項目もある（例えば，記憶や一般知識など）．問診者は，患者の記憶や一般知識，計算力などの能力を評価するために，自分独自のやりやすい質問を用意し，それによく慣れておくべきである．さまざまな年齢，教育レベル，診断の患者が来ても，正常と異常の線引きを容易に判定するためにも，問診者はすべての患者に対していつも同じ質問をするのが賢明である．

表2-2　精神科現在症の概要

表情・外見と態度	一般知識
動作	計算力
思考と話し方	読み書き
気分と感情	空間認知
知覚	注意
見当識	抽象
記憶	判断能力と病識

▶ 表情・外見と態度

身だしなみ，衛生状態，表情など，全般的な外見を記載する．実年齢に見えるか，若く見える，または老けて見えるかどうか評価する．服装の特徴と不自然さの有無も記す．患者が協力的であるか防御的であるか，または怒った態度や疑い深い態度の有無を記載する．

▶ 動作

患者の動作のレベルを把握し記載する．静座可能か，落ち着かずに動き回っているかどうか？　チックやわざとらしい動き（マンネリズム）など，不自然な動作が認められるなら記載する．必要ならば，蠟屈症（「緊張病性興奮」としてこの章で後述する）のような緊張病（カタトニア）の指標を記録し，詳細を把握する．遅発性ジスキネジアを示す患者のような口唇周囲の異常な動きが認められないかどうか判断する必要もある．

▶ 思考と話し方

精神科医は「思考障害」や「思考形式の障害」に言及することがある．これは，患者の話し方から思考パターンが異常であると推定することを意味している．思考そのものを評価することなど，もちろん不可能である．患者の話す速度が，自然か，緩徐か，逆に多弁か，それを記録する．患者の思考が論理的であるか否か，あるいは言いたいことの筋道を辿ることが可能か否か，種々の思考障害（連合弛緩，滅裂，思考内容の貧困など）の特徴が捉えられないかどうか，評価する．思考内容についても要約し，特に妄想を見逃してはならない．妄想が捉えられた場合は詳しく内容を記載すること．（現病歴のところですでに妄想の存在が記載されている場合は，「妄想は前述のとおりである」と記載する.）

▶ 気分と感情

「気分mood」という精神科専門用語は，比較的長く持続する感情の傾向のことを表す．普通，患者の自己申告による評価であるが，表情からある程度推察することも可能である．患者の気分が，中立的，多幸的，抑うつ的，不安，易怒的であるかどうか記録する．

「気分」に対して「感情affect」という専門用語は，なんらかの刺激によって引き起こされる感情面の反応のことである．感情は，他者が気づくとおり，患者が自身の感情状態を伝達する様子と関連している．診察時に，ジョークや微笑みに対する患者の表情の変化を注意深く観察して，患者の感情面での反応が場違いであるか妥当であるか判断し，感情の反応性の程度について記載する．感情は，正常，平板，鈍麻，不適切などと分類されることが多い．「平板な感情」や「鈍麻した感情」は，患者がほとんど感情を露わにせず，感情的な動きが鈍いと思われる場合のことであり，また「不適切な感情」とは，理由もなく馬鹿笑いをするなど，対話の内容に対す

る不適切な感情の反応のことである．

▶ 知覚

知覚の異常が認められる場合，すべて記載する．最も多い知覚の異常は幻覚である．幻覚とは，実在する刺激がないのに生じる異常な知覚のことである．幻覚は，幻聴，幻視，体感幻覚，幻嗅などさまざまな感覚に現れることがある．時には，入眠時幻覚や出眠時幻覚のように，入眠時や出眠時に現れるタイプもある．この2つは本来の幻覚とは区別されて扱われている．「錯覚」とは，例えば影を見てそれを人物であると誤解するような，実際の感覚刺激に対する誤った解釈のことである．

▶ 見当識

患者の見当識のレベルを評価し記載する．見当識とは，普通，時間・場所・人物についての正しい認識を意味する．見当識は，患者に年月日や時刻，現在いる場所，氏名や個人情報，なぜ病院（または診療所）にいるのかなどを質問することで評価する．

▶ 記憶

記憶は，即時記憶，短期記憶，長期記憶に分類される．これらすべてについて記載する必要がある．即時記憶とは情報の即時的な記銘のことであり，一連の数字や，一組になった3つの情報（例えば，緑色という色，ウィリアムスという名前，1915 High Streetという住所という3種の情報のような）を即座に復唱させて判定する．検者は被検者が直後に思い出せるかどうか判定する．もし憶えることが困難な場合，憶えられるまで情報を繰り返し与える．3〜4回繰り返しても憶えられないようであれば，そのことを記録する．また，3〜5分後に憶えたことを再び質問する旨，被検者に知らせておく．一定時間経過した後に思い出す能力が短期記憶の指標である．長期記憶とは，数日前の出来事や，数か月〜数年前の出来事などを質問することで評価することができる．

▶ 一般知識

一般知識は，過去5人の米国大統領の名前や最近の事件・事故，あるいは歴史上の出来事や地理に関する情報（例えば，「2001年9月11日に起こった事件について憶えていますか？」，「現職の大統領は誰？」など）について質問することで判定する．患者の一般知識の量は，教育レベルも念頭に置いて記載する必要がある．一般知識の評価は認知症の評価のために特に重要である．

▶ 計算力

計算力の標準的テストは「100−7テスト」（serial 7s）である．この検査は，患者に100−7を暗算してもらい，その答えからまた7を引く引き算を少なくとも5回繰り返すことから成り立っている．慢性患者の一部には，このテストだけ上達している人もいるため，他の計算力テストを用意しておくほうがよいかも知れない．（例えば，「3個で1ドルのオレンジを6個買いました．10ドル札で支払うと，おつりはいくらでしょうか？」というような）生活に必要な計算問題を活用することは大変よい考えである．計算力は，患者個々の教育レベルに応じて異なる．貧弱な教育を受けた患者では，「100−3テスト」を使用することもある．同様に，実生活での計算のテストも，簡単にしたり，難しくしたりする必要がある．

▶ 読み書き

患者に簡単な文章を朗読してもらう．検者か本人が選んだ文章を筆記させる．読み書きの能力を患者の教育レベルに応じて評価する．

▶ 空間認知

患者に絵の模写をさせる．検査用の絵は，円の中の四角形など極めて簡単なものでよい．ほかに，時計の文字盤と，11時10分など指定した時刻を示す時計の針を描かせる検査もある．

▶ 注意

注意は，今述べているような計算や時計の時刻合わせなどの検査中にある程度判定することができる．その他，ある単語（例えば，"world"など）を逆に綴ることから，注意を評価することもできる．ある一定の頭文字（例えば，dという文字）から始まる単語を5つ言わせるような検査でもよい．このような単語の列挙は認知速度と言語的流暢さのよい指標となる．

▶ 抽象

患者の抽象的思考能力は，さまざまな方法で評価することができる．「転がる石に苔はむさない（A rolling stone gathers no moss）」や「覆水盆に返らず（Don't cry over spilled milk）」といったことわざを解釈させる方法は，好まれる手法である．また，2つの概念の共通点を示す検査（例えば，「オレンジとリンゴの共通点は何？」や「ハエと樹木の共通点は何？」のような）を活用してもよい．

▶ 判断能力と病識

患者自身による病気や生活上のさまざまな問題に対する自己評価がどの程度現実的であるかをみて，判断力および病識の全般を評価する．例えば病識は，「あなたは精神病を患っていますか？」または「あなたに治療は必要ですか？」と質問することによって，かなり直接的に確認できる．判断力を判定することはこれほど容易ではないが，患者の最近の選択や決定から推定することは可能である．時に，簡単な質問が役に立つことがある．「もし，切手が貼られて住所が書かれた封筒を見つけたらどうしますか？」や「映画館で焦げ臭いとき，あなたはどうしますか？」などの質問をしてみる．

● 全身の診察

全身状態の診察は，内科などで行われている臓器系統を網羅するいわゆる「頭のてっぺんから足の先まで」の診察方法に準ずるべきである．患者が異性（男性の医師が女性患者を診察するような）の場合，誰かを立ち会わせるべきである．

● 神経学的検査

標準的な神経学的検査を行う．患者の症状を説明する可能性がある神経学的巣症状を除外するために，精神科患者への細やかな神経学的検討は非常に重要である．

● 印象診断

臨床医は，可能な限りDSM-5の診断のクラス分類と下位カテゴリーに基づいた印象診断を記さなければならない．必要ならば，複数の診断を下してもよい．DSM-5での診断は，重要性や状況との関連でランクづけされる．初回の診察で診断の確定が困難であることは稀ではない．このような場合には，疑われる鑑別診断のすべてを明示する．

● 治療と援助の計画

診断への確信の程度によって，治療と援助の計画は異なってくる．診断が極めて不確かな場合，治療と援助の第一歩は，より確度の高い診断を得るための追加検討が必要である．このように治療と援助の計画に，リストアップされた鑑別診断を進めていくために必要な臨床検査が含まれる場合もある．逆に，診断が間違いようもない場合は，薬物療法の提案，職業リハビリテーションの計画，生活技能訓練 social skills training（SST），作業療法，夫婦カウンセリング，患者独特の問題に対して適切な補助的治療など，治療計画の具体的な概要を策定することが可能となる．

■ 面接の技法

面接に求められることは患者や病気により異なるが，常に役立つ面接の共通のテクニックがある．

できるだけ早くラポール（意思の疎通）を形成

すること．患者について質問することから始めることが最良の場合が多い（例えば，「あなたのご職業は？」，「ご趣味は？」，「年齢は，おいくつですか？」などのように）．ただし，このような質問によって，医師がまるで「どう料理してやろうか？」と吟味している雰囲気を与えることなく，本心から患者本人のことを知りたいと思っている様子で尋ねるべきである．質問への返答に対してまた質問を繰り返すことによって，患者に真の興味を抱いているという印象を与えることができる．面接開始時の医師の態度は，もてなしの暖かさと友好が前面にとらえられているべきである．ラポールが形成されたら，どのような問題を抱えて，病院を訪れることになったのかを質問してもよい．

患者の主訴を特定する．患者の主訴が，好都合なことに明示的な場合がある（例えば，「大変に気が滅入るのです」や「ほかの医師では診断がつかない頭の中の痛みに困っています」など）．また逆に，主訴が曖昧であることもある（例えば，「どうして私はここにいるのでしょう？　家族につれてこられたんです…」あるいは，「仕事上のトラブルが続いていて…」というような）．質問への返答が特に不明瞭なときは，患者の問題の性質を明らかにするために，さらに質問を重ねる必要がある（「どのようなことが家族を困らせたのでしょうか？」や「どのような職場トラブルでしょうか？」など）．面接の前半は，患者の主訴を引き出すことに専念し，患者の主要な問題を理解するために十分な時間をかける．明晰かつ論理的な情報提供ができる患者の場合は，話の腰を折ることなく，できる限り自由に話をさせるほうがよい．患者の話が要領を得ない場合は，問診者が主導権を握ることとする．

主訴から暫定的な鑑別診断を作り上げる．
身体的な診療科と同様，主な問題点が明らかになれば，それを引き起こし得る特定の疾患について，どのように説明されるか医師はあれこれと思い巡らし始めるものである．例えば，患者が「声を聞いた」（幻聴）のであれば，統合失調症，統合失調症様障害，精神病性躁病，幻覚薬による物質関連障害，アルコール性幻覚症などの精神病的な症状を産生するさまざまな障害が鑑別診断を構成することになる．精神科における問診と診断の根本的プロセスが，内科や神経学などの問診や診断のプロセスと同様であることを知って安堵している読者もあろう．

さらに焦点を絞った詳細な質問により，複雑多岐にわたる可能性から，除外できる疾患は除外し，検討すべき疾患は検討する．DSM-5はこの見地から実に有用である．患者の主訴が3～4種類の鑑別すべき疾患を示唆する場合，それらの疾患のDSM診断基準を参照することで，どの診断がもっともらしいか判断することが可能である．このような手順によって，主訴の聴取の時点で列挙された症状の他にもある症状の有無を質問することができる．また，症状の出現時期や持続期間を聴取し，薬物・アルコール・個人的な「喪失体験」など，身体的または心理的な発症の契機の有無を確認する．

質問に対する正確な回答を得るために，曖昧な返事を根気強く追求する．精神病の患者に多いことだが，明瞭で簡潔な返答がほとんど不可能な者もいる．すべての質問に，「はい」や「いいえ」で答える人すら見受けられる．もしこのような場面に遭遇した場合，患者にできる限りはっきりと本人の体験したことを言うように繰り返し質問をする必要がある．例えば，患者が「声を聞いた」といった場合，もっと具体的に，声の主は男性か女性か，声はなんと言っているか，あるいはどのくらいの頻度で声が聴こえるかを，より詳しく質問をすべきである．患者からの情報が具体的であれば，それだけ医師は患者の症状の信憑性について確証が得られる．統合失調症や他の主要な精神病性障害の診断は予後予測に重要な意味をもつことから，医師は，特定の精神障害を曖昧に示唆する陳述を性急に

受け入れるべきではない．

患者の思考の連合に問題があるかどうか観察するため，患者になるべく自由に話をさせる． 精神科の患者は診察時に少なくとも3～4分程度，妨げられることなく自由に話す機会が与えられるべきである．とても口数が少ない患者にそれが不可能であることは当然だが，ほとんどの患者は，それが可能である．患者の思考が反映される観念の連合のパターンが，患者の問題を解き明かすきっかけとなることがある．例えば，躁病，統合失調症，うつ病などの患者では「思考形式の障害」(本章の後半，「よくある症状の定義と，その聴取の実際」のセクションを参照)と呼ばれる，それぞれに特徴的な思考障害が捉えられることがある．また，思路が正常であることは，認知症とうつ病を鑑別する際に有用であることがある．

オープンクエスチョンとクローズドクエスチョンを組み合わせることの重要性． あたかも野球の名投手がさまざまな球種を組み合わせるかのごとく，診察者はタイプの違う質問を組み合わせることで，患者に関する多くの情報を得ることが可能となる．オープンクエスチョンは患者にとりとめなく話すことを許し，内容をまとまらなくさせる一方で，クローズドクエスチョンは，強いられれば患者が質問の答えにたどり着けるかどうか判断することができる．このやり取りは，患者の抽象的な思考が解体または混乱しているか，言い逃れをしているか，あるいはでたらめな答えや嘘をついているかどうかの重要な指標になる．同様に，質問もさまざまな内容を取り混ぜたほうがよい．例えば，面接の途中で，おそらく診察医は事実確認の質問だけにとどまらず，性的なことや対人関係など，より感情を帯びた個人的な話題に，(つまり，「あなたのお母さんとの関係を話してくださいますか？」や「現在の夫婦生活について教えてください」など)，焦点を当てる必要が出てくる．このような質問は，診察者に患者の感情刺激への反応性を推し量る重要な目安となる．思路や思考のまとまりを評価することと同様，気分や感情面の評価は精神医学的評価の根本である．

患者と診察者にとって困難で困惑する質問内容も，恐れず質問する． 面接の初心者は，特に性的関係や性的経験，あるいは違法の薬物やアルコールの使用についてすら，質問することに困難を覚えることがある．しかし，これらの情報なしには精神科面接は完成しないのであるから，これを避けて通ってはならない．おおむね患者はこのようなことを医師が質問してくると予想しており，決して失礼には当たらない．同様に，初心者は幻聴についてすら質問することに困惑することがある．初心者にとって，幻聴などの症状は「本格的に狂っている」と思えるため，質問することで患者がバカにされていると憤慨するのではないかと懸念しているかもしれない．しかし，繰り返すが，精神病症状の情報は基本であるため，避けて通ってはならないのである．患者が明らかに「精神病」的でない場合ですら，精神病を示唆する症状の有無について，及び腰にならず質問すべきである．患者がこのような質問を面白がっている，または不愉快に感じている場合，精神科の包括的評価のためには，このような質問もすべて必要である旨を説明してもよい．

自殺念慮を聞き漏らさない． これも質問するには抵抗を感じる部類の話題と思われる．しかしながら，多くの精神疾患の患者が自殺に至る事実から，自殺念慮の有無を確認することは診察医の使命である．患者には「生きるに値しない人生だと考えたことがありますか？」など大変巧みな質問で切り出すこともできる．また，自殺については，「自殺を考えたことがありますか？」というような質問に続き，切り出すこともできる．自殺傾向のある患者への面接のコツは，第18章の「精神科救急」で詳述する．

インタビューの終盤，患者側に質問する機会を与える．患者にとって，自身の質問には何も答えてくれず，1時間にもわたって質問責めにされた挙げ句，個室や診察室から案内で引きずり出されてしまうことほど腹立たしいことはないだろう，ということを忘れてはならない．患者が自ら提起する質問は，時に患者の心に何が起こっているかを如実に反映することがある．「あなたがまだ話していないことで，何か重要に思えることがありますか？」という質問で患者を促すこともできる．そのような質疑応答が診断プロセスに全く役立たない場合においてすら，患者にとって，それはとても大切なやりとりであって，ゆえに，患者に質問させるということは本質的に重要なことである．

初回インタビューを，信頼感と，可能であれば希望とを与えることで締めくくる．まず，多くの情報を提供してくれたことについて患者に礼を言う．仔細はともかく誠実な態度で，十分に語ってくれたことに対して敬意を表す．今や患者の問題について詳しい理解が得られたことを明確に示し，医師として可能な援助を行う旨を表明し，初回面接を締めくくる．問題に対する治療が期待できるという好印象があれば，その旨を患者に説明してもよい．初回面接終了時に，診断や治療の見通しが不明瞭なときは，診察により多くを学んだが，以降もそれを考察し，推奨できる治療プランを策定するにはさらに情報収集が必要である旨を示す．

■ よくある症状の定義と，その聴取の実際

壮観とも言うべき多彩な症状や徴候が，精神科の主要な疾患を特徴づけている．以下，主要な精神疾患に認められることが多い症状について述べる．症状により，その有無を確認するために質問の例を適宜示した．さらに追加的な質問を括弧書きで示した．

◉ 精神疾患の多くに認められる症状

「精神病」という用語は多義的であるため，初学者を特に混乱させる言葉である．広義には，統合失調症や躁病などの現実と非現実の境界を判別する能力（すなわち「現実見当識の障害」といわれる）が障害されている最重度の精神疾患からなる症状群を「精神病」と呼ぶ慣例がある．より一層，操作的・定義的なレベルの用語としての「精神病」とは，この重篤な精神疾患に共通した特殊な一連の症状のことを意味する．最も狭義には，「精神病」とは幻覚と妄想の存在と同義である．少し広めの操作的な定義では，奇異な行動や解体した会話（思考形式の障害）と不適切な感情までもがこれに含まれる．これらの症状のすべては「陽性症状」と呼ばれる．陽性症状はすべての精神病性障害で出現する可能性があるが，統合失調症に多く認められる．また別な一連の症状，いわゆる「陰性症状」と呼ばれる症状群は，統合失調症に特徴的である．陰性症状には無論理（アロジア）alogia, 感情鈍麻 affective blunting, 意欲欠如・アパシー avolition-apathy, 快楽消失・非社交性 anhedonia-asociality と，注意障害 attentional impairment が含まれる．

▶ 妄想 delusions

妄想とは思考内容の異常のことをいう．患者の所属する文化的背景から考えても説明することが不可能な誤った確信のことである．妄想とは「凝り固まった間違った確信 fixed false beliefs」と定義されることもあるが，軽症であれば，それは数週間〜数か月持続するだけであることもあり，患者は自分の妄想に疑問や疑いをもつことすらある．患者の行動は妄想に影響されることも，されないこともある．妄想の重症度と妄想的思考の全体的重篤度は，持続性，複雑さ，行動へ影響する度合い，患者自身の妄想への疑念，一般大衆の考え方と比較した場合のその妄想の偏りなどを考慮する必要がある．妄想と呼ぶには不十分な思考内容は，しばしば「支配観念 overvalued ideas」と呼ばれている．

被害妄想 persecutory delusions

　被害妄想をもつ患者は，誰かに謀られている，何らかの形で迫害されていると確信している．ありふれた被害妄想のタイプとしては，追跡されている，郵便が開封されている，部屋やオフィスが盗聴されている，電話も盗聴されている，あるいは，警察，官僚，隣人，同僚などに嫌がらせをされている，などがある．被害妄想は，ほかの症状を伴わない場合や，断片的であることも多い一方で，広大な範囲からの迫害と背景の巧妙に仕組まれた罠を確信することよりなる極めて複雑な妄想構築をもつ者までいる．自宅が盗聴で筒抜けにされ，さらに尾行されているのは，自分が政府から他国のスパイと誤解されているからであると確信している場合などが一例である．この妄想構築は，少なくとも患者本人にとって極めて入り組んでおり，患者本人の周囲に発生することのすべての事柄が妄想で説明できるほどになる．

- 他人と仲良くやっていくことが難しいと感じていますか？
- 他人の悪意を感じますか？
- なんらかの方法であなたに危害を加えようと企んでいる人がいますか？
- （あなたを罠に陥れようと，計略を巡らしている人がいると思いますか？　それは誰ですか？）

嫉妬妄想 delusions of jealousy

　嫉妬妄想がある患者は，配偶者や恋人が他の誰かと浮気をしていると確信する．一貫性のない情報の断片が，「浮気の疑うことのできない証拠」として解釈される．通常，患者は浮気の事実を証明するために多大な努力を惜しまず，ベッドに付着した毛，ひげ剃りローションの臭い，着衣にまとわるタバコの匂い，浮気相手への贈り物を購入した証拠のレシートや小切手を探し回る．二人が同伴する場面を一網打尽にする入念な計画を立てる場合もある．

- パートナー（夫，妻，恋人）が浮気していると心配していますか？
- （何か証拠をおもちですか？）

罪業妄想 delusions of sin or guilt

　罪業妄想をもつ患者は，恐ろしい罪を犯した，あるいは許されざることをしてしまったと確信する．患者は，子ども時代に行った，例えば商店からキャンディを万引きした悪行に過度に，または不適切に思い悩むことがある．火事や事故などの災いが起こると，実際，本人と無関係な出来事にもかかわらず，自分に責任があると確信している場合もある．宗教的なニュアンスを帯びる場合もあり，許されざる宗教的罪業を負っているため永遠に神から罰せられると信じることがある．患者は単に社会から罰せられるべきだと自覚していることもある．患者は，この罪の意識を聞いてくれる人ならば誰にでも，膨大な時間を費やして告白する場合もある．

- 何か恐ろしいことをしてしまったと思いますか？
- 良心が咎めていることがありますか？
- （それは何ですか？）
- （そのために自分は罰を受けるべきであるとお考えですか？）

誇大妄想 grandiose delusions

　誇大妄想により患者は特別な力や能力を持ち，自分はロックスター，ナポレオン，イエス・キリストなどの重要人物であると確信している．患者は自分が傑作を著述した，あるいは偉大な名曲を作曲した，素晴らしく新しい発明をしたと信じ込んでいることもある．患者は誰かが自分のアイディアを盗むのではないかと疑心暗鬼であることも多く，しかも能力を疑われると極端に苛立つことがある．

- あなたは特別な力，才能，能力，もしくは巨万の富をお持ちですか？
- 自分が偉大なことを成し遂げそうな予感がしますか？

宗教妄想 religious delusions

　患者は宗教にまつわる妄想で頭がいっぱいである．宗教妄想が救世主の再降臨，アンチキリスト，悪魔の憑依など，既存の宗教の範囲にとどまることもある．それとは別に，全く新しい

宗教体系と結び付く場合や，輪廻転生のような特殊な東洋的宗教観の模倣となる場合もある．宗教妄想が(患者が自身を宗教的主導者であると信じた場合など)誇大妄想や，罪業妄想，作為体験と結び付くこともある．宗教妄想とするには，患者が所属する社会集団の文化・宗教的背景から見ても正常の信心を逸脱していることが必要である．

- あなたは信仰をもっていますか？
- 異常な宗教的体験をしたことがありますか？
- 神を身近に感じたことがありますか？

身体妄想 somatic delusions

　患者は自分の身体がどことなく病んでいて，異常で，変化してしまったと確信している．胃や脳味噌が腐っている，両手が大きく膨らんでいる，あるいは顔が醜く変形していると確信している場合がある．身体妄想は，触覚や他の幻覚を伴っていることもあり，このような場合，妄想と幻覚は同時に存在しているとみなすべきである．例えば，歯科医で歯を治してもらった際に歯科医師に頭の中にボールベアリングを埋め込まれたという妄想をもつ患者は，実際にボールベアリングが擦れて引き起こされるカチリという音も聞くことがある．

- 身体の働き具合に何か異変がありますか？
- 外見に何らかの変化があったと思いますか？

関係念慮と関係妄想 ideas and delusions of reference

　この場合，患者は些細で何気ない発言・文章・出来事などが，自分と関係がある重大なことであると確信している．例えば，患者が部屋に入室したときに人々が笑っている姿を見て，直前まで自分のことを話題にしていたと疑う．ニュースの記事，テレビの映像，インターネット上の話題などを自分に対する特別なメッセージであると受け止めることもある．「関係念慮」の場合は，患者は強い疑念をもつものの，自分が誤解しているのではないかと考える余地が残されている．患者が疑いもなく文章や出来事が自分と関係があると確証をもつなら，それは「関係妄想」である．

- 部屋に入ったときに，人々が自分のことを話題にして笑っていたと思いますか？
- 雑誌やテレビが貴方について言及していたり，貴方への特別なメッセージであったりしますか？
- 他の手段によって何らかの特別なメッセージを受け取ることがありましたか？

被影響妄想（被支配妄想）delusions of passivity (being controlled)

　被影響妄想とは，患者が外部からの何らかの力によって自分の感情や行動が操縦されると主観的に体験することである．この類の妄想に必須で重要な条件は，患者自身の「操られる・コントロールされている」という強烈な主観的体験の存在である．自分は神の使いとして活動している，あるいは，知人や両親が自分に何かをさせようと強制している，などという単純な妄想や念慮は，被影響妄想には含まれない．被影響妄想であるならば，患者は自分の身体は外部の何者かに乗っ取られてしまい特殊な方法で動かされている，または，電波によって指令が脳味噌に直接送られてきて，自分自身のものではない独特の考えが浮かぶなどと表現される．

- 誰か外部の者や力によってコントロールされていると感じることがありますか？
- (自分が，操り人形のように操られていると感じることはありますか？)

思考察知 delusions of mind reading

　患者は自分の心が読まれている，あるいは他人が自分の考えを知っていると信じている．すなわち，患者の主観的体験としては，他人が自分の考えを知っているとは感じているものの，自分の考えが音声となって外へ漏れ聞こえているとは考えていない．

- 他人に自分の心が読まれている，あるいは，自分の考えが知られてしまっていると感じますか？

思考伝播／思考化声 thought broadcasting/ audible thoughts

　患者は自分の考えが外部へ放送され，他者に聞こえていると確信することがある．これを思

考伝播という．患者は自分の思考を声として聞くこともある（思考化声）．これは，幻聴であると同時に妄想でもある．逆に，患者自身は自分の考えが声となって聞こえることがないにもかかわらず，他者には伝わってしまっていると感じる場合もある．自分の考えがマイクで集音されてラジオやテレビ，あるいはインターネットを介して放送されると訴える場合もある．

- 自分の考えが声になって，まるで外の音と区別ができないくらいの音として聞こえてきたことがありますか？
- 考えていることが他人に聞こえて伝わってしまったことはありますか？

思考吹入 thought insertion

これは自分の考えではない内容がどこからか自分の考えとして吹き込まれてしまうという妄想である．例えば，隣人がブードゥーの魔術を行い，自分に外部から性的な空想を植え付けると信じ込むことである．この症状は，自分自身の考えであると本人が認識している被害妄想や罪業妄想などの不快な妄想体験と混同しないよう気をつける必要がある．

- その考えは，どこか外部からあなたの頭脳に植え付けられたと感じますか？

思考奪取 thought withdrawal

自分の考えが抜き取られたと確信することをいう．何かを考え始めたが，やがて，その考えを外部の力によって突然抜き取られたという主観的体験として思考奪取は表現される．この症状には，無論理（アロジア）を自覚したという訴えは含まれない．

- 外部の人や外部の力によって考えが抜き取られたと感じることはありますか？

▶ 幻覚 hallucinations

幻覚とは，知覚の異常である．対応する知覚刺激が存在しない場合に生じる偽りの知覚のことである．幻覚は，聴覚，触覚，味覚，嗅覚，視覚など，すべての知覚モダリティに生じる．真の幻覚は，錯覚（錯覚とは，知覚刺激の誤解釈である），入眠時や出眠時幻覚（それぞれ，寝入りばなと覚醒するときに生じる），非常に鮮明に体験される正常な思考上の表象などとは異なる．幻覚が宗教的色彩を帯びた場合，患者の属する集団の社会文化的背景が何をもって正常とするかという文脈に照らして判断する必要がある．

幻聴 auditory hallucinations

患者は，声や雑音などの音が聞こえると訴える．最も多い幻聴は，患者に語りかけてくる声や名前を呼ぶ声である．声の主は男性でも女性でもあり，知人や馴染みのない声であり，批判的または好意的であることがある．統合失調症の幻聴は，一般に不快で否定的である．幻聴が，快適で伴侶のようだという報告は非常に少ない．幻聴が声ではなく，雑音や音楽である場合，幻聴として非典型かつ軽症であると推定できる．

- 誰も周囲にいないときや，説明できない場面で，声や音が聞こえてくることがありますか？
- （それはどのように聞こえますか？）

解説する声の幻聴 voices commenting

患者の行為や思考を辿るように解説を続ける声が聞こえることをいう．（例えば，「カールは歯を磨いている．カールは食事に取りかかろうとするところだ」）

- 考えていることや動作を解説する声が聞こえて来たことがありますか？
- （どのように解説していますか？）

会話する声の幻聴 voices conversing

2人以上の声が，通常，患者を話題にして対話する幻聴である．

- 2人以上が対話している声が聞こえてくることがありますか？
- （何を話していますか？）

体感幻覚または幻触 somatic or tactile hallucinations

体感幻覚とは身体の独特な感覚として体験される幻覚である．灼熱感，瘙痒感，ヒリヒリするような感覚や，身体の形と大きさが変化したような幻覚であることがある．

- 身体に灼熱感や他の奇妙な感覚を生じることがありますか？
- （どんな感覚ですか？）

幻嗅 olfactory hallucinations

典型的にはとても不快な，異常な臭気として体験される幻覚のことである．自分が臭いと確信していることもある．実際に患者が体臭をもっている場合でもこのような確信は幻嗅ととらえるべきであり，自分以外の他人にのみ臭うと信じているようである場合，それは妄想とみなすべきである．

- 異常な臭いを経験したことや，他人が気づかない臭いが気になることがありましたか？
- （それはどんな臭いでしたか？）

幻視 visual hallucinations

幻視とは実在しない形や人物を見ることである．形と色だけのこともあるが，典型的には人の姿形をしている．悪魔やキリストなどの宗教的な人物のこともある．常に，患者の社会文化的背景にある文脈と照らし合わせて，正常と異常を判断する必要がある．

- 他人には見えないものを見たことがありますか？
- （何が見えましたか？）

▶ 奇妙で解体した行動 bizarre or disorganized behavior

尋常ではない，奇怪で風変わりな行動を示す患者がいる．患者本人がこの症状の存在を示唆する場合のほか，他人からの情報，あるいは直接その行動を目撃することもある．奇妙な行動がアルコールやほかの薬物による中毒症状による場合，精神病の症状ではない．奇妙な行動であると判断するには，社会文化的な規範を考慮する必要があることに加えて，具体的な行動の詳細を聞き出し，それを記録するべきである．

着衣と身だしなみ

異常な身なりに加えて，外見を著しく変えてみせる奇っ怪なことを行っている場合がある．例えば，全身の毛を剃り落とし，身体の部位を色で塗り分けている患者がいる．患者の服装は極めて逸脱していることがある．通常，不適切かつ受け入れられることのない，野球帽を後ろ前に被り，ゴムの胴長を履いて，デニムのオーバーオールで長い下着を覆っていることなどもある．歴史上の人物や地球外生物を模した風変わりな服装をしている患者もいる．真夏に厚手のウールの服装をするといった季節感のない格好をするものもいる．

- 貴方の服装について何か言う人がいますか？
- （なんと言われましたか？）

社会的行動と性行動

社会的規範に全く従わない行動をする患者がいる．例えば，不適切な容器に大小便を排泄し，独り言をブツブツとつぶやきながら歩き回り，今まで会ったこともない通りすがりの人に，（地下鉄に乗り合わせたときや，公衆の場で）突然極めて親密な個人的な話を始める者もいる．ひざまずいて祈り，叫んだ後，突然，人だかりの中で胎児のように丸まった姿勢をとることもある．赤の他人を唐突に性的に誘い，卑猥なことを口走ることがある．

- 何か，人が普通ではないと思うことや，注目を集めるような行為をしたことがありますか？
- あなたの行動に不満を述べ，意見する人がいますか？
- （そのとき，あなたは何をしていたのですか？）

攻撃的行動と焦燥

全く予期せず突然に，落ち着きを失い，攻撃的に振る舞う患者をしばしば見る．突如，友人や家族と場違いな口論を始め，臆面もなく見ず知らずの人に声を掛け，通行人に向かって怒ったように大演説をぶち上げることもある．役所や口論の相手に対し，脅迫的な怒りに満ちた手紙や電子メールを送り付けることがある．時には，動物虐待や，傷害や殺人など暴力行為に及ぶこともある．

- 誰かに対して，異常な怒りを感じ，苛立ちますか？
- （どんなふうに怒りを露わにしましたか？）

- 動物や人間を傷付けたことがありますか？

儀式的行動と常同行為

　何度も繰り返すやむにやまれぬ行為や儀式をもつことがある．そのような行動に象徴的な意義を見いだし，その動作により他人に影響を及ぼし，自分は影響を免れると信じている患者もいる．例えば，毎晩，ジェリービーンズを夕食後に食べて，その色によって異なる結果が得られると信じるケースがある．特定の順番で食事を摂ることに決めている者や，特定の衣服，特定の順番で着衣をしなくてはならない者もいる．自分自身あるいは他人に対して，反復して同じ内容のメッセージを，時にはオカルト的で異様な言語を駆使して，書かずにいられない患者もいる．

- 繰り返し何かをすることがありますか？
- 決まった順番や特別なやり方でやらねばならぬことがありますか？
- （なぜ，それをするのですか？）
- （それはあなたにとって特別な意味や意義があることですか？）

▶ **まとまりのない発語（思考形式の障害）disorganized speech（positive formal thought disorder）**

　「まとまりのない発語 disorganized speech」は，「思考形式の障害 positive formal thought disorder」とも呼ばれ，色々な意味で，ほとんど対話が成立しない止めどない話し方のことである．患者は次から次へと予告なく話題を転々とさせ，周囲の出来事に引きずられて話題が脇に逸れやすく，意味が通じないことも気にせず，意味上の関連または音韻的な類似から言葉を勝手に融合させて，質問の答えにもならない無関係なことを話し続ける．会話は早口なことがあり，意味のつながりがわからないことが多い．無論理（「陰性の思考形式の障害」とも呼ばれるが，その詳細は，本章の中の別の項目にて述べる）とは異なり，非常に細かい話をし，そして会話の進行は，無気力よりむしろ活発な印象を帯びている．

　思考障害を評価するためには，妨げることなく5分間程度，患者に自由に発言させるとよい．面接者は，患者の一連の観念の論理的つながりが正常であるかどうかその程度を慎重に観察する．「出身地はどちらですか？」というような簡単な質問から，「病院に来たのはなぜですか？」という少し複雑な質問までの多様な質問に，どの程度患者が適切に返答できるか十分注意を払う．観念の連合が曖昧だったり理解困難な場合，面接者は患者に詳しく説明させ補足を促す必要がある．

連合弛緩（思考の脱線）derailment（loose associations）

　連合弛緩の患者は，明確な関連はあるがズレているか，全く無関係な観念に逸脱して行くパターンの自発的会話を示す．意味上の関連がないのに物事が並列して述べられる場合や，患者の独特なやり方で1つの話題から関連の乏しい別な話題に唐突に移行することがある．観念と観念の間に微妙なつながりが認められることも，全く認められないこともある．このような発言のパターンは，言い得て妙な「脱臼した会話 disjointed」と呼ばれる．例えば，連合弛緩の最も多いパターンは，徐々に一定のペースで意味のズレが生じ，どのステップも特別に目立った脱線がないにもかかわらず，本人が話を継続するにつれて，気がつけば最初の質問の内容と返答とがもはや全く関係を失って逸脱している状態になる．この異常は，「文章と節」の一貫性が失われた文章や，不明確な代名詞の使用により生じることもある．

面接者：大学を楽しんでますか？
患者：ええ，まあ．ああ，そうだ，う〜んと，私は，ああ，私は，本当にある種の共同体を楽しんでますね．それを試してみたんですが，それからあの，あの，その外出したとしたら，その日の翌日，ほらあの，えーと，私が率先して，ほら，あれ，カリフォルニアで自分の髪をブリーチしてさ．私のルームメイトはシカゴから来たんだけれど，彼女は短大にこれから行くんですって．それで，私たちはYWCAに住んでるのだけれど，だから，彼女はそれを，

うーんと，オキシドールを私の髪に付けたがって，実際そうして，私が起きて鏡を見たら涙が出て来たっていうわけ．これでわかったでしょう？　私は完璧に何が起こっているのか気がついているんだってこと，でも，なぜ，なぜ，私は…泣いたのかしら？　わからないわ，あなた，わかる？

接点のないこと tangentiality

患者が，斜な，ずれた，あるいはもっと不適切な表現の仕方をもって，質問に対して返答することをこう呼ぶ．返答は，ずいぶんと的外れながら質問と関連を示すこともあるし，全く無関係で完全に不適切であることもある．

面接者：出身はどちらですか？
患者：そうね，それはちょっと難しい質問だわ．なぜなら，私の両親は…，私はアイオワで生まれて，黒人じゃなくて白人で，だから明らかにアメリカ北部のどこかで生まれて，でもどこかは知らなくて，ねえ，私は，本当にアイルランド系なのかスカンジナビア系なのか知らなくて，私はポーランド系だと信じてないし，でも，私は，私は，ドイツ系か，ウェールズ系かも知れないって思っているわ．

滅裂（言葉のサラダ，統合失調性言語）incoherence（word salad, schizophasia）

滅裂の患者の会話は，実質的に全く理解できないことがある．滅裂は，連合弛緩を伴っていることがある．連合弛緩と滅裂の違いは，連合弛緩においては文章と文章の間が理解困難であるのに対して，滅裂においては単語や語句の間の関連の理解が不可能であることである．連合弛緩に認められる異常は，文章や文節などの大きな単位の間の，不明確で混乱した関係から成り立っている．滅裂が認められることは稀である．滅裂が認められるとき，極端に重篤であることが多く，逆に軽症の患者に滅裂が生じるのは極めて稀である．滅裂は，ウェルニッケ失語 Wernicke's aphasia やジャーゴン失語 jargon aphasia に似ていることがあり，滅裂と診断するには，過去の脳卒中や失語の既往を検査や病歴により除外する必要がある．

面接者：エネルギー危機など，現在の政治問題について，貴方の意見をお聞かせください．
患者：現在も，人類は，石鹸を作るために多くの牛と多くの油を破壊しております．プールに飛び込むとき，あるいは，ガソリンを買いに行くとき，もし我々が石鹸が必要ならば，我が民衆はいつも，飛び出して，一番に入手すべきはエンジンオイルとお金であると考えておりました．そこに参りましたら，飛び出す野球帽と，エータイヤと，グラップ（言語新作：英語に "grup" という単語はない）するためのトラクターと，車庫などを交換して，ガラクタの中から自動車を引っ張り出しますこと，これが，わたくしの信ずることなのです．

非論理的思考 illogicality

非論理的思考とは，論理的に追跡することができない結論に到達するパターンの思考形式を示す会話のことである．非論理とは，文節と文節の間の論理的な推論が判然としない，あるいは論理的でないことが特徴の，「不合理な結論（前提から帰結されたものではない）」という形式をとることがある．または，「帰納的推論の誤謬」という形式を示すこともある．さらには，全く妄想によらない，誤った前提に基づいた結論への到達という形式を示すこともある．

患者：両親とは，あなたを育てた人のことである．あなたを育てたすべてが，だから，両親であり得る．すなわち両親とは，あなたに何かを教えるものであり，物質，野菜，鉱物，何でもそうなりうる．両親とは，生きている，あるいは，そこに存在する，物的世界のことだ．例えば，岩．岩を見つめる人は，岩から何かを学ぶ．これすなわち，岩も，人の親たり得るということだ．

迂遠 circumstantiality

迂遠とは，目的表象に到達するために，脇道に逸れたり，非常に時間がかかったりする形式の会話のことである．何かを説明しようと，迂遠な話し手は，退屈な細部に拘泥し，無関係な「括弧で括るような話」を延々と続ける．迂遠な回答は，妨げられず，結論を急かされない限り，数分間に及ぶことすらある．面接者は，病歴聴取のための割り当てられた時間内に面接を

完了させるため患者の発言を遮る必要から，患者の迂遠さに気づくことがある．迂遠と呼ばれずとも，「long-winded（息が長い人，つまりくどい人という意味）」と呼ばれていることもある．

思考内容の貧困や，思考目的の欠如が共存する場合もあるが，迂遠は，過剰なほど描写的で増幅された細部があることから，思考内容の貧困とは異なり，また，十分に長く話す時間さえ与えられれば結局結論に到達することから，思考目的表象の欠如とも異なる．特定の思考対象の近辺でうろうろとさまよう連合弛緩とも，（不寛容な面接者に邪魔されない限り）結論に到達できる点で異なっている．

多弁・観念奔逸 pressure of speech

多弁とは，自然で常識的な会話量と比較して，自発的により多く話す状態をいう．多弁な患者は速く話し，話を遮ることが難しい．会話心迫は，躁状態・躁病の患者にみられることが多いが，ほかの病態で観察されることもある．次々と浮かぶ考えに押されて，文章が完成しない場合すら観察される．また，数語をもって答えられる簡単な質問に，数分間も答え続けることや，遮られない限り，延々と話し続ける場合もある．遮られても話をやめない場合すらある．会話は大声であり，語気も荒いことが多い．会話への欲求が強すぎる場合には，社交的にも不適切な場面で，話を聞いている相手がいないにもかかわらず話し始めることすらある．抗精神病薬や気分安定薬を服用している患者の話し方は薬によって遅くなっていることもあるため，多弁や観念奔逸の有無は，その話し方の多さ・音量・場面の適切さなどに基づいて判断されるべきである．会話の速度という定量的な観点から判断すると，1分間に150語以上あれば，多弁や観念奔逸とみなすことができる．多弁・観念奔逸は，連合弛緩，接点のないこと，滅裂を伴うことがあるが，これらとは明確に区別されるものである．

転導性の亢進した会話 distractible speech

対話や面談の最中に，最後まで話を終える前に，突然，話の腰を折って，例えば机上の物品や，医師の服装，容姿や，目に付くさまざまな刺激に反応して話題が変転してしまう患者がいる．

患者：それから，私は，サンフランシスコを旅立って，次の場所に引っ越す…，あ，そのネクタイはどちらで買いましたか？　まるで，50年代の残り物みたいに見えますよ！　私は，サンディエゴの温暖な気候が大好きでね．ほら，先生の机の上に，巻き貝が置かれていますね．スキューバダイビングに行ったことがあるんですか？

音連合 clanging

音連合によって，会話は意味内容よりも音や語呂や韻のつながりに左右されるようになるために，会話の内容の理解は困難となり，余計な言葉が音のつながりによって挿入されることとなる．音連合は，韻だけでなく，語呂合わせや地口による会話のつながりの異常も含まれているため，発音が類似した言葉が思考に侵入してくる．

患者：うるさくしようというんじゃないよ.
　　　(I'm not trying to **make a noise**.)
　　　わかろうとしているんだ.
　　　(I'm trying to **make sense**.)
　　　もし，ナンセンスから理解ができるなら，
　　　そりゃ，楽しい.
　　　(If you can **make sense** out of **nonsense**, well, have fun.)
　　　ナンセンスからじゃなく，
　　　センスから理解しようとしてるんだよ.
　　　(I'm trying to **make sense** out of **sense**.)
　　　セントやセンスはもういらない．ドルを稼がなくちゃ.
　　　(I'm not trying to **make sense** [**cents**], anymore. I have to **make dollars**.)

▶ 緊張病性の行動 catatonic motor behavior

緊張病性の行動症状は稀であり，あまりにも明らかな場合を除き，普通は，臨床家もしくは

それに類した専門家の直接の観察によるものである．

昏迷 stupor
昏迷を示す患者は，外界への反応性が顕著に低下していて，自発的な動作と活動が減少している．しかし，昏迷にあっても，周囲の状況を把握していることが後に明らかになることがある．

強剛・固縮・強直 rigidity
加えられた力に対する受動的な抵抗を示す筋強直の徴候が認められる患者がいる．

蝋屈症（カタレプシー）waxy flexibility（catalepsy）
受動的に固定された姿勢を，少なくとも15秒以上保持することで，カタレプシーと判断される．

緊張病性興奮 excitement
患者は，外界の刺激と関係なく，無目的で常同的な運動性の興奮を示す．

常同姿勢とマンネリズム（衒気症）posturing and mannerisms
患者は自発的に不自然で奇妙な姿勢をとることがある．衒気的な仕草やチックが観察される場合もある．動作や仕草は不自然かつ人工的であり，場にそぐわないものであり，常同的，反復的である（遅発性ジスキネジアの患者も衒気的動作を示すことがあるが，それらは緊張病性の症状の表出ととらえるべきではない）．

▶ 不適切な感情 inappropriate affect
単に感情的に平板で鈍麻しているのではなく，その場にそぐわない，あるいは理解しがたい感情を表出する患者がいる．深刻な話や悲しい話をしている最中に，微笑み，ふざけた表情することがあり，それは不適切な感情の最も典型的なものである．例えば，他人に危害を加える計画について述べながら，不適切にも大声で笑うような場合もある．また別な場面では，不快で困惑するような深刻な内容の会話中に，このような患者は微笑み，笑うこともある．微笑みが不適切なものに思われたとしても，それが不安からくる場合などは，この不適切な感情には分類されないので注意する．

▶ 無論理（アロジア）alogia
「無論理（会話量の減少）」は，統合失調症の患者などに観察されることがある極めて乏しくなった論理性や認識に言及するために造語された総称である．（ギリシャ語のa=ない；logos=心または思考）．アロジアを示す患者の思考プロセスは，無内容で，無意味に膨らみ，そして緩慢である．思考プロセスは直接観察できないため，患者の陳述から推定される．アロジアの表出は，口数少ない空疎な発言（会話の貧困）と，口数の多い空疎な発言（会話内容の貧困）の2つに形態に主に分類される．思考途絶や返事をするまでの異常な遅延がアロジアを反映していることがある．

会話の貧困 poverty of speech
患者は，自発的にしゃべる「量」が減り，質問に対しても，短く具象的で，かつ地味な返事をする傾向を示す．誘導なしに追加情報が得られることは期待できない．返事が単語だけのことすらあり，返答がないこともある．この種の患者と出会った面接者は，自分が何度も繰り返し患者の返事を誘導していることと，返答の内容を修飾しようと努力していることに気がつく．この印象を得るためには，面接者は患者が返事をして詳しく語るための十分な時間を与え，そしてそれに気づく必要がある．

面接者：本日，何で病院に来たか教えてください
患者：車
面接者：あなたの抱えている問題が何であるか，教えてくださると有り難いのですが，教えていただけますか？
患者：わからない

会話内容の貧困
患者は，会話の長さは十分なのに，その会話から得られる情報がほとんどないという特徴を示す．その言葉は曖昧で，多くの場合，過度に抽象的だったり，逆に過度に具体的だったり，

繰り返しが多く，紋切り型である．診察者は，患者の返答の長さがおおむね十分であるにもかかわらず，適切な情報が得られないことから，これに気づく．逆に，必要な情報が得られたものの，それに費やされた言葉は膨大で，その長い会話は1つか2つの短い文章に要約できる程度であることから気づかされることもある．この異常は，迂遠とは異なる．迂遠な患者の場合，ことの詳細には富んでいることが多い．

面接者：人々が信仰をもつ理由は何だと思われますか？
患者：えー，まずは，その人は，えー，神は，人々の個人的な救済者であるからでしょう．神は，私とともに歩み，私とともに語る．それから，えー，私の理解するところとしては，えーと，多くの人々が，簡単には，えー，自分自身の個人的な部分を知り得ないことがあります．なぜならば，ええと，彼らは，もとい，彼ら全員が，全く彼ら個人の自分自身を知らないだけであるからです．人々は神が何であるかを知らず，えー，私にはそのように思われるのですが，また，彼らの多くは，主が彼らとともに歩み，ともに語ることを理解していないからであります．

思考途絶 blocking

思考途絶によって，患者が思考の内容とアイディアを一通り述べ終える前に，会話は中断される．数秒〜数分に及ぶしばしの沈黙の後，患者は自分が何を言っていたか，また，続けて何を言わんとしていたか思い出せないと述べる．途絶と診断するには，患者が自発的に途中で思考を失ったと申告する場合のほか，会話が止まった理由が同様であったことが，質問によって明らかにされた場合のみに限られるべきである．

患者：学校に戻ることは嫌だから，僕は...（患者が中空を見つめて，約1分間の沈黙が続いた．）
面接者：復学することが，なんですって？ 何があったのですか？
患者：わかりません．言おうとしていたことを忘れてしまいました．

反応潜時の延長（返事の遅れ）

患者の返事が正常と考えられる長さを超えて遅延する．呆然としているようにも見えて，面接者にとっては，患者が質問を聞いているのか疑問に思えてくる．通例，促すことによって患者が質問の内容を理解していることが明らかにされるものの，患者は適切な返答を思いつかない．

面接者：最後の入院はいつでしたか？
患者：（30秒の間）…1年前．
面接者：どちらの病院に？
患者：（30秒の間）…ここ．

保続 perseveration

患者は同じ言葉，観念，フレーズをしつこく繰り返すため，一度特定の言葉を使い始めると，会話の経過中，継続的にその言葉に何度も立ち返る状態を示す．普通の意味と異なる不適切な使われ方をする単語の反復よりなる「決まり文句」は，保続ではない．また，"You know"とか，"like"のような，ある種の言葉やフレーズは，通常文章と文章のポーズを埋めるために使用されるが，これらも保続ではない．

面接者：お伺いしますが，喩えるなら，あなたはどのような人物でしょうか？
患者：私は，アイオワ州のマーシャルタウン出身です．そこは，アイオワ州のデモインから北西，北西に60マイル離れています．それから，既婚者です．36歳です．妻は35歳です．妻はアイオワ州，ガーウィンに住んでいます．ガーウィンは，アイオワ州のマーシャルタウンから約15マイル南東にあります．今，離婚しつつあります．現在，アイオワ州のアイオワシティの精神病院におります．アイオワシティは，アイオア州のマーシャルタウンから約100マイル南東にあります．

▶ 平板な感情と鈍麻した感情 affective flattening or blunting

感情の平板化と感情鈍麻は，感情表現の豊かさとその反応性（reactivity）あるいは主観的感情的体験の特徴的な貧困化として立ち現れる．

感情の平板化は，日常的な問診の合間の，患者の行動や反応性を観察することによって評価することができる．抗精神病薬の副作用である薬物性パーキンソニズムが仮面様顔貌を引き起こし感情の表現や表情を減少させるように，処方薬が感情表出の評価に影響を与えることがある．しかしながら，感情表現は影響されても，感情の別の側面，すなわち感情の反応と適切さなどは薬には影響されない．

無表情 unchanged facial expression

患者の表情が変化しない，あるいは対話が感情的内容に変化しても，期待された程度には表情は動かない．患者の表情は無表情で，機械的で，凍り付いている．抗精神病薬は，部分的にこのような表情を作り出す副作用を有していることから，患者の服薬状況に注意を払って診察すべきである．

寡動（自発的動作の減少）

寡動を伴う患者は，診察中，ずっと静かに座っていたり，ほとんど自発的に動かないことがある．体勢や体位を変えず，普通に観察されるように手足も動かすことがない．

ジェスチャーの減少

対話中のジェスチャーが減少していることがある．このとき，患者は自分の考えを伝えようと，手を使用したり，話題に夢中になり前に乗り出して話したり，あるいは，リラックスして椅子の背もたれにのけぞったりすることがあるが，このような動作がみられない状態である．表現的ジェスチャーの減少は，寡動に伴っている場合もある．

アイコンタクトの減少

表現を豊かにする目的でのアイコンタクト（視線を合わせること）を避ける患者がいる．自分が話している最中に，中空を睨んでいる場合もある．診察にあたっては，アイコンタクトの質や量に注意を払う必要がある．

不適切な表情 affective nonresponsibility

刺激に応じて微笑み，笑うことができない状態．精神的に正常な人間であれば笑顔になるような，微笑みかけやジョークによって，この側面を確認できる．

▶ 抑揚の欠如（平板な話し方）

対話中，患者は，正常な音声の強弱のパターンを示さない．声は単調で，重要な単語が抑揚や音量の違いで強調されない．公にするべきでないような対話になっても，まるで興奮する内容について大声で話すとき同様の大声のまま話し，小声にできない患者もいる．

● 意欲欠如とアパシー avolition-apathy

意欲欠如とアパシーとは，例えばエネルギーや「やる気」（欲動）の欠如として現れる．患者は動かず惰性的となり，さまざまな日常の動作を，開始したり継続したりすることが不可能となる．うつ状態のときのエネルギーや興味の減退とは異なり，統合失調症の意欲欠如（無為，自発性低下）には，悲哀感情や抑うつ気分が合併していることはない．意欲欠如・自発性低下が，甚大な社会的・経済的障害を引き起こしていることが多い．

身だしなみと清潔さ（服装と清潔）

患者は健常な者より身だしなみや清潔さに気を配らないことが多い．着衣が乱れ，場違いで，時には汚物で汚れている．ほとんど入浴せず，髪の毛，爪，歯なども手入れせず，結果，脂ぎって櫛づけられていない頭髪，汚れた手，体臭，汚い歯，そして，ひどい口臭を示すに至る．全体的に，外見がみすぼらしく，粗雑になっている．極端な場合は，尿便失禁を放置していることもある．

長続きしない職業と学業

年齢や性別に見合った就労（就学）を継続することが困難な患者がいる．学生ならば，宿題をせず，果ては授業に参加しないものもある．成績も相応に低下する．大学生ならば，履修科目を選択したうえで，単位をいくつか落とすか，すべての単位修得に失敗することがある．労働者であれば，仕事を完成させる継続力の不足や，明らかな無責任によって，職場で就労することが困難であると判明することもある．欠勤を繰り返し，早期に退社し，割り当てられた仕

事の完成をすっぽかし，滅茶苦茶なやり方で，一応完成させたと主張することなどもある．就労せず自宅に引きこもり，稀に，無計画に職探しをするか，全く職を探さないこともある．主婦や定年退職をした患者では，買い物や掃除などの家事ができず，それが可能な場合でも，だらしなく，散漫にしか行えないこともある．患者や施設利用者であれば，職業訓練やリハビリテーションプログラムに有効に参加し続けられないことがある．

- この数か月，働いていましたか？（学校に登校していましたか？）
- 病院内の職業リハビリテーション訓練や作業療法に参加していましたか？
- 継続できた仕事は何ですか？
- （一度始めたことを完遂させることが難しいですか？）
- （どのような問題を抱えていましたか？）

身体的無力 physical anergia

患者は体を動かそうとしない．数時間も椅子に座ったままで，自発的には活動を開始することはない．活動に参加するよう強く促されても，短時間参加した後，ふらりといなくなり，また，一人座っている状態へと戻っていく．テレビ観賞やソリタリーなどのトランプの一人遊びのような，精神的な注意集中を必要とせず，かつ，身体的にも不活発な作業に，著しく長い時間を費やす．家族に，「自宅で座っている以外，何もしない」と言われることがある．自宅や病院で，ただぼんやりと座っている患者もいる．

- 普段は何をして過ごしていますか？
- 動きたくない理由がありますか？

▶ 快感消失（アンヘドニア）と非社交性 anhedonia-asociality

快感消失-非社交性とは，興味と楽しさを体験することの困難を表す用語である．それはまた，喜ばしいはずの活動への無関心，または通例楽しいとされる活動に参加しそれを楽しむ能力の欠如，もしくはさまざまな社交的関係へ関心の欠落などとして現れる．

余暇への興味と活動

なんら興味・活動・趣味をもたない患者がいる．この症状は，緩徐潜行性に生じてくる場合もあるが，普通，以前の興味や活動のレベルからの明らかな低下としてとらえられるものである．テレビ観賞などの受動的で自堕落なことへのみ興味を示す比較的軽症の人もいるが，それでも興味や活動への参加は，機会的，散発的になる．極端な場合，趣味や娯楽などに対する回復困難で完全な興味の喪失へと至る．この症状を評価するときは，趣味・娯楽に対する興味の，量と質のどちらも勘案して評価することが重要である．

- 何か楽しみにしていることをおもちですか？
- （それは，どれくらいの頻度でしますか？）
- リクリエーション療法には参加していますか？
- （そこで何をしていますか？）
- （それをするときは楽しいですか？）

性的興味と性行動

本人の年齢・婚姻状態に照らし合わせて，性的関心や性行動または性的な喜びが，少ない患者がいる．結婚はしているが，セックスに全く興味を失い，パートナーの要求に従ってのみ性交をする患者もいる．極端な例として，全くセックスをしない場合もある．独身患者であれば，性的なことに長時間無関係に生活している場合もあり，性欲の満足になんら手段を講じないことがある．既婚未婚にかかわらず，主観的にも最低限の性欲しか沸かず，機会があっても，性交や自慰によって全く快楽を体験しない者もいる．

- 性欲はありますか？
- 最近の性生活に満足していますか？
- （性欲は，普段どのように解消していますか？）
- （最後に性的なことをしたのはいつ頃ですか？）

愛着や親密さを感じる能力

年齢・性別・家族構成に見合った深みのある

交友関係や情緒を体験できない患者がいる．若い場合，この問題は，異性・両親・兄弟との関係性の中から評価されるべきである．結婚している年頃であれば，配偶者や子どもたちとの関係を評価すべきであり，同年代の未婚者であれば，同性・異性や近所に住む身内との関係性から評価すべきであろう．家族内のどのメンバーに対しても親愛の情をもたず，どのような親密な人間関係からもあえて孤立するために自分の生活を設計しているか，または，一人で生活し，家族であろうと他者であろうと親密な関係をもつことをしない患者も存在する．

- 家族を親密に思えますか？（夫，妻，パートナー，子どもなど）
- 家族外に親密な人はいますか？
- （どれくらいの間隔でその人と会いますか？）

知人・友人との交流

同性・異性の，知人・友人との関係が限定されている患者がいる．ほとんど友人がいないか，全く知人も友人もいない場合もあり，知人・友人と交流をもとうとせず，孤独な時間を費やすことを選択する患者もいる．

- 友だちは多いですか？
- （友人とは親密ですか？）
- （その人たちとどれくらいの頻度で会いますか？）
- （一緒に何をしますか？）
- 病院内で知人はできましたか？

▶ 注意 attention

重症の精神疾患の患者は，注意が障害されていることが多い．注意を集中することが困難になるか，もしくは，注意を向けることができたとしても散発的でムラがあることもある．話しかけられても気づかず，活動中や仕事中にもかかわらずふらりと現場を離れ，正式な試験中や検査中にすら注意散漫に陥ることが明らかな場合もある．注意集中の困難を自覚している患者も，気づいていない患者もいる．

社交的な不注意

社交的な場面や活動中に，周囲に無関心な患者がいる．会話中にあらぬ方向を眺め，会話中に話題を取り違え，結局，対話に参加しておらず，全く無関心であることが明らかになる．さしたる理由もなく，突然に会話や作業が中断されることもある．患者は，「ぼんやりして」いる，または，「心，ここにあらず」という風情を呈する．ゲーム・読書・テレビ観賞中，注意集中を維持できないように見受けられることがある．

精神科現在症評価中に観察される注意集中困難

教育水準や知能に見合った結果が，簡単な検査で得られないことがある．このような場合，単語のスペリングの逆唱テスト（5文字の単語相当）や，「100−7」テスト（少なくとも，高校2年生）や，「100−3」テストの5回の連続引き算（少なくとも，小学校6年生）などによって，注意障害の有無を評価する必要がある．

▶ 躁症状 manic symptoms

気分爽快（多幸）

躁状態の患者は，アルコールやその他の薬物の影響によらない，多幸的で，同時に易刺激的な，尊大な気分が持続する一定期間を1回から数回体験している．

- 普段の自分とは明らかに異なった，気分がよすぎる経験や，気分がハイになった経験がありますか？
- （そのときの様子を，家族や友人は，これは単純に気分がいいとは違うと考えていませんでしたか？）
- とにかくイライラして，些細なことに立腹していませんでしたか？
- （そのような気分はどれほど長く続きましたか？）

活動性の亢進（行為心迫・多動）

躁状態の患者は，仕事・家族・友人・性行動・新規プロジェクト・興味・日常の活動（電話や手紙を書くこと）に関しての，活動レベルが亢進する．

- 普段と比べて色々なことにより活動的で，積極的ですか？
- （仕事，家庭，家族や友人とのかかわりは，

- どうですか？）
- （趣味や興味への取り組む姿勢が変化しましたか？）
- じっとしていられず，絶えず動き続けて，行きつ戻りつ慌てていませんか？

観念奔逸

躁状態の患者は，自分の思考の速度が速くなっているように感じるものである．これを観念奔逸という．例えば，「考えが速すぎて，言葉が追いつかない」と表現する者もいる．

- 考えが急かされたように進んでいませんか？
- 普段より色々なことを思いつきますか？

誇大・尊大な自己評価

正常な頃と比較して，患者は自尊心が肥大し（時に妄想），自分の知識，力，影響力，交際，価値を過大に評価するようになる．（例えば，（権力・知識・交際の）特別な能力のために迫害されていると受け止めていない限り，被害妄想は誇大的な自己評価の証拠であるとみなされない．

- 普段より自信に満ちあふれていますか？
- 自分が特別に重要な人物であると，または特別な才能や能力をもっていると思いますか？

睡眠欲求の減少

普段より短い睡眠で十分に休むことができたと感じるようになる．（極端に眠くならない一日を取り上げるのではなく，数日間の平均から評価する必要がある．）

- 十分な休息に必要な睡眠時間が短くなりましたか？
- （普段は，どれくらい眠りますか？）
- （今は，どれくらい眠りますか？）

注意散漫（気が散りやすい，転導性の亢進）

躁状態の患者の注意は，重要でも適切でもない外的刺激に，容易に引き寄せられてしまう．例えば，対話中にふと立ち上がって部屋のなかの小物に気を取られて，話題が逸れていく．以後も会話の方向が逸脱を繰り返す．

- 身の回りのものに，気を取られやすいと思いますか？

判断力の低下・「短慮」（浅薄な判断）

躁状態においては，甚大な損失を被る可能性を省みることなく，物事に首を突っ込んでしまう傾向がある（例えば，衝動買い，無分別なセックス，馬鹿げた商売への投機，自棄的ともいえる寄附など）．

- 最近，自分や家族が困るような行為をしましたか？
- 今，振り返ってみれば，行いが，あなたの短慮を示しているとは思いませんか？
- 金銭上，非常識な行為をしませんでしたか？
- 普段は考えられない性的な逸脱がありましたか？

▶ 抑うつ症状 depressive symptoms

不快気分（抑うつ気分，憂鬱）

うつ病の患者は，悲しい，沈んだ，意気消沈した，あるいは不幸な気分を体験する．顕著な不安や強い苛立ちなども，不快気分（抑うつ気分）としてよい．持続時間の長短にかかわらず，不快気分としてよい．

- 気落ちして，悲しく，絶望的な気分が長らく続いた経験がありますか？ すべてがどうでもよく，なにも楽しめないのは，いつのことですか？
- 緊張して，不安で，イライラしていたことがありますか？
（どれくらい長く続きましたか？）

食欲と体重の変化

うつ病の患者の体重変化は顕著である．うつ病による妄想に起因する食事制限を除き，普通，食事療法による体重の減少はこれに含まない．

- 最近，食欲はどうでしたか？ 亢進や減退がありましたか？
- 普段より激しい体重の増減がありませんでしたか？

不眠と過眠 insomnia or hypersomnia

不眠は，入眠困難または中途覚醒のどちらもあり得る．不眠のパターンには，初期不眠，中間不眠，後期不眠が含まれている．（初期：入

眠困難，中間：結局は再度入眠できるような中途覚醒，後期：早朝覚醒，すなわち早朝2時〜5時に目が醒めて以後，眠れないこと）
- よく眠れていますか？
- （どのように眠れないのですか？）
- （寝付くことができないのですか？）
- （朝早く目が醒めるのですか？）
- いつもより長く眠っているのですか？
- 普段は24時間のうち，どのくらいの時間，眠っていますか？

精神運動興奮（焦燥）psychomotor agitation
　うつ状態の患者は，じっとしていられず，絶えず身体を動かしていることがある．これを焦燥という．（主観的な落ち着かない気分は，ここには含まない）．（例えば，頭を絶えず左右に振ったり，そわそわと手を動かしたり，行きつ戻りつ歩き回ったりするような）観察できる証拠がない限り，焦燥とは言わない．
- 落ち着かず，身の置き場がない感じがしていますか？
- じっと座っていることが，とてもではないができないのでしょうか？

精神運動抑制 psychomotor retardation
　うつ状態の患者は，自分の動きが遅くなっていることや，移動が困難であると感じている（単に主観的な動きの遅れは，ここには含まれない）．ゆっくりとしか話せないなど，客観的な証拠が必要である．
- 自分の動きが遅くなったと思いますか？

興味と快楽の喪失
　うつ状態の患者は，日常生活に興味を失い，楽しみを見いだせず，性欲が低下する．これは精神病に観察される快楽消失に類似している．うつの症状としての興味と喜びの喪失は必ず顕著な苦悶を伴っている一方で，精神病の快楽消失には多くの場合，感情が鈍麻している．
- 普段楽しかったことが楽しめなくなりましたか？
- （何に対する興味を失いましたか？）

活力の喪失（生気的感情の低下）
　うつの患者は活力を失い，すぐに疲弊し，疲れている．この活力の差は，患者の現在の活動度と，過去のある時点の活動度の違いから，評価することができる．
- 普段より疲れやすくなりましたか？
- （気力が萎えたと感じますか？）

自己評価の低下
　自分に価値がないという感覚に加え，うつ状態の患者は，自責の念や過剰で不適切な罪悪感（どちらも，妄想である可能性がある）をもっていることがある．
- 自分自身にうんざりしていますか？
- なにかに対して罪悪感を覚えることがありましたか？
- （何に対して罪悪感を覚えたか教えていただけますか？）

思考抑制と集中困難
　うつ状態の患者は，連合弛緩や滅裂などと関係ないタイプの思考障害，すなわち，考えがまとまらない，考えが進まない，決断ができないといった思考能力の減退を訴える場合がある．
- 考えることが困難ですか？
- 集中力に問題がありますか？
- 決断力に問題がありますか？

繰り返される死と自殺を巡る考察（死に対する支配観念と自殺念慮）
　うつ病では，死や死ぬ過程，できれば死にたいという願望，または自殺することについて考えている．
- 死ぬことや自殺することを考えたことがありますか？
- （それをどれくらいの頻度で思い浮かべますか？）
- （どのように死ぬことを考えますか？）

経験したことのない独特な気分（抑うつ気分）
　抑うつ気分は，最愛の家族を失った後に体験するたぐいの感情と比較しても，それとは全く異なった感情として体験されるものである．身内を亡くした経験がない人の場合は，年齢や経験に応じた類似の喪失体験などと比較する必要がある．
- 現在の悲しい気分は，身内が亡くなったとき

に感じたであろう感情に似ていますか？ あるいは，異なりますか？
- （どのように似ている，あるいは，どのように異なっていますか？）

こころが弾まない．（感情の反応性の消失）

患者は，何かよいことがあった場合でも，少しも楽しい気分にならないという．

- 友人とおしゃべりをするとか，家族と会うとか，飼い猫と遊ぶとか，あるいはほかのお気に入りのことをしたとしても，あなたの憂鬱が吹き飛んだり，気分がよくなったりすることがないのですね？

日内変動 diurnal variation

時間に応じて気分が変動することがある．これを日内変動という．午前中に気分は最悪であるが夕方にかけて改善され夜半にはほとんど正常にまで至る患者もいる．逆に朝は良好で，午後に向かって気分が悪化する患者もいる．

- 特に気分がよくない時間帯というものがありますか？
- （朝に気分が悪いとか，夜に気分が悪いとか，あるいは一日中ずっと同じように悪いとか，そのような特徴がありますか？）

▶ 不安症状 anxiety symptoms

パニック発作 panic attacks

パニック発作とは，呼吸困難，めまい，動悸，震えなどの種々の症状を伴った強烈な不安と不快が突然に発生することをいう．

- 極端に不快な突然のパニックや恐怖感を体験したことがありますか？
- （どれくらいの長さでしたか？）
- （同時に出現した他の症状を覚えていますか？）
- （死ぬのではないか，気が狂うのではないかと思いましたか？）

広場恐怖症 agoraphobia

外出を恐れることを広場恐怖症という．（文字どおりであれば，「市場恐怖」である．）しかしその多くは，逃げることができない場所や状況を不安に感じることに関連しており，さまざまな場面で体験され，単に外出のみを恐れるというわけではない．

- 外出を恐れて，そのために家に閉じこもりがちになったことがありますか？
- 逃げられない状況に閉じ込められることを不安に感じていますか？

社交不安（社交恐怖）social phobia

社交不安を示す患者は，恥ずかしい思いや困惑する可能性があることを自分がするのではないか，あるいは，その場面を他人から見られるのではないかと思われる，社交上の場面にいる自分を恐怖し不安に感じている．ありふれた社交不安の例は，公衆の面前で演説する，会食をする，公衆便所を使用することなどを恐怖することなどがある．

- 例えばスピーチを一席ぶつことを何としても避けたいと思う，いわゆる恐怖症のたぐいをもってますか？
- 他人と会食することが不安ですか？

限局性恐怖症 specific phobia

ヘビや虫などの生き物，流血場面，高所，飛行機などの特殊で限局的な事物を過剰に恐れることを恐怖症と呼ぶ．

- ヘビを恐ろしいと思いますか？
- 流血場面はどうですか？
- 飛行機は？
- 他に特に苦手で恐ろしく感じることはありますか？

強迫観念 obsessions

強迫観念とは，患者が望まない不快な念慮や思考，または衝動が繰り返し体験されることである．患者はこれを繰り返し反芻し，心配することがある．患者は強迫観念を無視し押さえ込もうと努力をするが，それが困難であることに気づく．なんらかの暴力的な行動をするのではないか，人やドアノブなどを触ったことで自分が穢れてしまうのではないかという懸念が反復されることが，強迫観念の例である．

- 汚れたとか穢れたなど，しつこい心配が頭から離れなくなって困ったことがありますか？
- （具体的にそのときの様子を教えてください）

強迫行為 compulsions

強迫行為とは患者にとって意味がなく不適切だと思える特殊な行為を一定の様式で何度も繰り返すことである．強迫行為は，強迫観念や不安を和らげる目的や，恐れている出来事の発生を未然に防ぐ目的で行われる．例えば，ドアの鍵を閉め忘れることを心配する患者は，施錠を繰り返し確認するために戻らなくてはならない．穢れてしまうという懸念(不潔恐怖)であれば，繰り返される手洗いという行為(洗浄強迫)へと帰結する．暴力衝動への強迫観念をもっているものであれば，暴力の対象として想像した人物に危害が及ぶことを防ぐために儀式的な強迫行為を行う．

- 手を繰り返し洗う，ガスレンジの火の元を繰り返し確認するなど，何度も繰り返してしまうことがありますか？
- (具体的な例を教えてください)

セルフアセスメント問題集

Q1 病歴の聴取と除外する鑑別診断を特定するために，患者の主訴がどのように活用されるか，その手順を述べよ．

Q2 患者との初回面接を締め括るのに重要な技法をいくつか述べよ．

Q3 標準的な精神科病歴に含まれる項目の，全体の概要に合わせて主要な項目の名称すべてを列挙して述べよ．

Q4 精神的現在症の主要項目を要約して述べよ．

Q5 精神病の陽性症状を少なくとも4つ挙げて記載せよ．典型的な妄想と幻覚の例をいくつか記述せよ．

Q6 少なくとも4種類以上の陰性症状を列挙せよ．

Q7 うつ病で認められる症状をいくつか挙げて詳述せよ．

Q8 躁病で観察される症状をいくつか挙げて詳述せよ．

Q9 不安症や恐怖症で認められるいくつかの症状を挙げて詳述せよ．

第1部 背景

第3章
精神疾患の神経生物学と遺伝学
The Neurobiology and Genetics of Mental Illness

Men ought to know that from the brain, and from the brain only, arise our pleasures, joys, laughter, and jests, as well as our sorrows, pains, griefs, and fears. Through it, in particular, we think, see, hear....

Hippocrates

悲しみ，痛み，嘆き，そして恐れと同様に，快楽，喜び，笑い，そして諧謔はみなすべて脳に由来し，脳にだけ由来することを肝に銘じておくべきである．脳を通してのみ，こと我々は，考え，見て，聞くことができるのである....

——ヒポクラテス

精神医学の徒は，人体で最も興味深く，しかも重要な臓器に影響を及ぼす病気を学ぶ特権がある．その臓器とは，すなわち奇蹟とも言うべきヒトの脳である．我々の日常を取り巻く，超高層ビルディング，コンピューター，複雑な市場経済，ワクチンや抗生物質やMRI画像診断技術に至るまでの医科学の進歩，量子物理学の理解とカオス理論，そして美術・音楽・文学の芸術一般など，数限りない偉業を創造し発明してきたのは，この人類の大脳である．人間の脳が宇宙で最も複雑な組織であるからこそ，ここまで到達できたのである．（天の川銀河の星の数をも圧倒する）1,000億を超す神経細胞から構築された大脳は，神経細胞1つあたり平均1,000～10,000ものシナプスを通じ，その連結を爆発的に増やしてコミュニケーション能力や思考能力を拡大してきた．環境や入力信号の変化に応じて絶え間なく自らを再編成することにおいて，シナプスは可塑的である．人類の脳神経系全体は，複数の神経細胞より構成されるフィードバックループおよび回路からなっており，微調整によるさらなる高性能化と思考能力の拡張が続いている．思考し，感情をもち，普通のやり方で他者とかかわりをもつ，といった

我々人類があまねく保持する能力は，この複雑な臓器・脳の活動によるものである．精神を病んだ人に認められる思考・感情・行動上の異常も，究極的には脳の異常に由来する．これら脳の異常を理解し，そしてその異常を是正することは，われわれの究極的な目標である．

思考や行動の異常がどのような生物学的機序に根ざすものかを理解しようと試みることに伴い，現代精神医学は，心から分子まで，臨床神経学から分子生物学に至るまでその取り扱う領域を拡げている．過去数十年にわたり神経科学は科学研究の最も大きな部門の1つへと発展した．本章では，精神疾患の症状および治療を理解することと関連した神経生物学の最新の話題を厳選し，それを俯瞰する機会を提供する．

■ 解剖学的・機能的脳神経系

人間の脳は，運動系，視覚系，聴覚系，体性感覚系のように，それぞれ異なった認知，情動，知覚機能を司るさまざまな系統に分けて考えることができる．精神医学にとって特に興味深い系統とは，精神疾患で特に撹乱されている回路や機能を担っている系統である．そのよう

な系統は，人類の脳研究の「last frontier 最後の未開地」の1つである．重要な解剖学的系統は，前頭前野，辺縁系，基底核の3つである．重要な機能系は，実行機能，記憶，言語，注意，報酬系である．

　上述の3つの系統が相互に連結しており，相互作用しつつ機能することから，脳を部分や系に分割するどのような方法も，多分に恣意的である．機能的神経系にしても，前頭前野，辺縁系，基底核，それぞれが高度に相互依存的である．さらに，「機能・解剖学系」や「神経化学系」への分割もまた恣意的な分類である．これら過剰な簡略化は理解の便宜のためだけに導入されているのであり，中枢神経系の圧倒的な複雑さを，分析と検討が可能な程度にまで単純化させるという苦肉の策である．しかし極言すれば，脳の完全な理解とは，合成（あるいは再構成と統一）と分析（すなわち，分解と単純化）が漸進し続けるプロセスによってのみ実現されるとも言える．

　われわれの現在の知識不足の程度についても一言，注意を述べるべきであろう．われわれは今もって，人間の脳のさまざまな神経回路と化学的解剖を正確に要約した，完成された地図をもっていない．「人間の脳の地図の完成」は現在進行中であり，形態的 MRI structural magnetic resonance imaging（sMRI）や機能的 MRI functional MRI（fMRI），拡散テンソル画像 diffusion tensor imaging（DTI），核磁気共鳴素スペクトロスコピー magnetic resonance spectroscopy（MRS），磁脳図 magnetoencephalography（MEG），ポジトロンエミッション断層撮影 positron emission tomography（PET）などの神経画像技術によって研究手段はより洗練されつつある．このような技術により，かつて不可能であった生体内の脳の解剖学的・生理学的研究が可能になった．神経画像技術の発明以前の神経回路や機能系についての知識は，主に脳の病巣や死後脳の研究によるものであった．fMRI や PET によって脳がどのように精神機能を遂行するのか直接観察することは，脳の一部欠損した際に生じる症状の観察によって，その脳の部分がどのように働くかを間接的に推定することを試みるよりも，より正確であることは明らかである．

◉ **前頭前野と実行機能**

　前頭前野または前頭前皮質は，人類の大脳皮質の亜区域としては最大の領域の1つに挙げられる．前頭前野の大脳皮質全体に占める割合は，チンパンジーでは17％，イヌでは7％，ネコでは3.5％であるのに比較して，ヒトでは29％に及ぶ．種々の動物における前頭前野の発達の比較は，**図3-1**に示した．

　この広範囲を占める前頭前野という連合野は，大脳新皮質，辺縁系，視床下部，脳幹部，（視床を介して）他のほとんどすべての脳部位からくる多くの神経入力を統合している．ヒトにおける同部位の高度な発達は，高次の抽象的思考，創造的問題解決，行動の時系列処理など「実行機能」と呼ばれる人類特異的な多様な機能を前頭前野が調整していることを示唆している．病巣と外傷の研究および類人猿を用いた動物実験の結果が支持するとおり，前頭前野の機能がこのとおりであることには強い裏づけがある．注意，知覚，倫理的判断，時間的統合，情動と感情などを含む広い範囲の機能に前頭前野が関与していることは，今や明白である．

　前頭前野が無傷であることは数種の認知作業検査で評価することが可能であり，ニューロイメージング法によっても研究されてきた．ウィスコンシンカードソーティングテスト Wisconsin Card Sorting Test（WCST），持続処理課題 Continuous Performance Test，スタンバーグ（短期記憶）課題 Sternberg Working Memory Task，そして「ロンドン塔」課題 Tower of London は神経心理学の中で，「前頭葉」テストのスタンダードである．これらの課題のうちのあるものは fMRI と PET を用いて調査され，実際に前頭葉が活性化されることが示された．統合失調症の陰性症状は前頭葉に支配された機能の多くの障害を反映していること

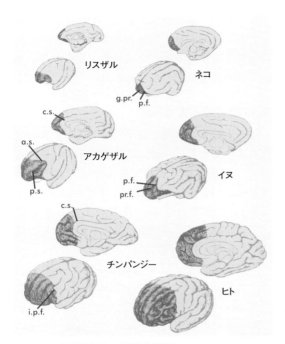

図3-1　前頭前野の系統的発展
a.s.：弓状溝，c.s.：帯状溝，g.pr.：プロレウス回，i.p.f.：下前中心溝，p.f.：前シルビウス溝，pr.f.：proreal fissure，P.S.：主溝

から，統合失調症の患者の一部は前頭葉の異常をもっていると主張する研究者もおり，前頭葉の異常所見は数多くの解剖学的・機能的ニューロイメージング法によって支持されている．前頭葉の形態的・機能的異常は，気分障害，強迫症，自閉スペクトラム症など他の多くの障害でも観察されている．

● 辺縁系 limbic system

「limbic」という単語は，「ふち・縁」を意味するラテン語である．この単語は，大脳を正中矢状断面から観察したときに前頭前野，頭頂葉，後頭葉を縁取るような円環状の組織に言及する際，フランス人神経学者ポール・ブローカ Paul Broca が初めて使用したとされている．実は，現在に至るまで，辺縁系とその構成要素を明確に定義するものが何であるか，コンセンサスは得られていない．ほかの大脳領域の定義と同様に，細胞構築の特徴や細胞同士の連結，あるいは神経入力に基づいて，境界を定義する

ことは可能である．後にウォーリー・ナウタ Walle Nauta は，1つの統一概念として，辺縁系は，視床下部との連結を共有しているさまざまな領域よりなるという定義を提案した．ナウタはまた，視床下部は（乳頭体を媒介して），扁桃体・海馬・帯状回の各部位と双方向性に連絡をしていることを指摘した．視床下部は内臓性感覚シグナルを脊髄および脳幹から受け取ると同時に，2つの主要な新皮質の連合野である前頭前野と下部側頭連合野からも入力を受けている．

辺縁系の機能はヒトの感情を理解するうえで極めて重要である．多岐にわたる神経連絡は内臓感覚と，さまざまなモダリティ（すなわち視覚，体性感覚，聴覚など）を介した外界の経験を統合する機能を担っていることを意味している．扁桃体と海馬の病変，実験動物，神経画像の各研究から，これらが学習と記憶に関係していることが示されている．扁桃体は「恐怖という車輪の車軸（hub）だ」という言葉があるとおり，扁桃体はまた多様な不安症群の神経生物学にも関与している．

● 基底核 basal ganglia

図3-2に模式的に示すとおり，基底核群の主要な構造は，尾状核 caudate，被殻 putamen，淡蒼球 globus pallidus である．尾状核と他の基底核群の3方向画像を MRI で観察したところを図3-3に示した．中脳の黒質はここでは観察できない．尾状核は，アルファベットの「C」のような形をした灰白質であり，尾状核頭は側脳室前角の前外側縁に接している．尾状核は後方に円弧を描くように反り返っていて，尾部は再び前方に巻いて，最後は両側性に扁桃体に至る．尾状核から離れて外側にはレンズ核が存在し，これはレンズの形をしていることからそう呼ばれる．レンズ核の外側には暗い色をした神経細胞が密な灰白質である被殻が存在し，淡蒼球はそれよりも内側に位置する．尾状核はレンズ核から内包前脚で隔てられているが，MRI 画像では帯状の灰白質で尾状

核とレンズ核が連絡されていることが明瞭に示されている．後方ではレンズ核は内包後脚で視床と隔てられている．これらの構造体は灰白質と白質の組み合わせから構成されているため，死後脳や MRI によって「縞模様」が観察されることから，"corpus striatum" 線条体（縞模様の物体）と呼ばれることとなった．

基底核はいくつかの理由から精神疾患の理解に重要である．まず，尾状核に異常があり精神病症状を示すいくつかの重要な症候群が存在している．尾状核の極端な萎縮が特徴とされるハンチントン病は，通常，さまざまな妄想と抑うつの症状を現す．重度の認知症を呈することもある．パーキンソン病もまた基底核に異常を示す症候群である．パーキンソン病は，ドパミンを主要な神経伝達物質とする黒質の神経細胞の脱落による．黒質の色素を含有したニューロンの脱落とドパミン神経伝達の減弱は，鈍麻した感情や自発性低下（無為）など統合失調症の陰性症状に類似したさまざまな症状を出現させる．

基底核群はその生化学的解剖学から精神医学に関連がある．尾状核と被殻はドパミン受容体の中でも特に D_2 受容体を高密度で発現している．（本章後述の「神経化学系」の項を参照せよ）線条体における高密度の D_2 受容体の発現を考えると，線条体は抗精神病薬の作用に関する重要な部位である可能性がある．

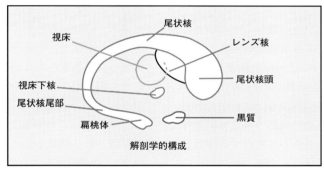

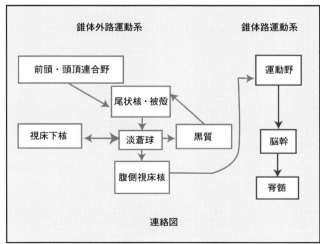

図 3-2　基底核の相関図
　　出典）アンドレアセン著．「The Broken Brain：the Biological Revolution in Psychiatry」より複製．New York, Harper & Row, 1984, p.105 Copyright© 1984 Nancy C. Andreasen.

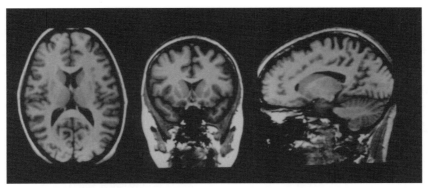

図3-3　MRI画像による基底核
まだ一般的に用いられていない方法だが，画像解析のために作成されたソフトウェア（BRAINS，または Brain Research：Analysis of Images, Networks, and Systems）による3方向画像としての再標本化と可視化は，尾状核のような複雑な形態をした構造体を3方向の別な画像として描出することが可能であり，それにより我々人間の脳解剖学の三次元的理解能力を増強してくれる．
出典）Copyright© 1993 Nancy C. Andreasen.

● 記憶系

記憶に関係する系は重要な機能系の1つであり，精神疾患の患者で障害されていることがある．学習と記憶の障害は認知症に顕著である．重い記憶障害は精神病の典型的症状ではないが，妄想と幻覚の神経的基盤は記銘や記憶の想起やその解釈のための神経回路の異常な興奮性や誤った神経連絡ではないかと推察する研究者もいる．精神分析学では，不安症，ヒステリー（すなわち身体症状症）などの種々の「神経症」の原因は，心理的に統合されなかった抑圧された記憶からの苦痛を伴った刺激を意味しているのではないかと長く信じられてきた．逆に，精神療法の過程は，記憶に基づく学習の過程を含んでいる．そして一連の精神療法を成功裡に終えた患者は，過去の経験を理解および他者とのかかわりの新たな方法を学習し習得する．

実際の記憶は，異なったプロセスに媒介される多様な機能の寄せ集めである．典型的な例として，現在，記憶は，2段階のプロセスからなると考えられている．第1段階は，作業記憶 working memory である．作業記憶とは，電話をかけるまでの短時間だけ電話番号を記憶することや，メモに書き付けるまでの短い間，自動車のナンバープレートを暗記するときの記憶のことである．このような記憶は，短時間の記憶の一時的保存としてアクセスすることが可能であり，また，引き合いに出された数字から算数の計算をするときのような精神的作業を遂行する際に用いる心の中のメモ用紙のように活用される．それとは別に，長期記憶 long-term memory とは，数分間以上の期間，学習されて保持される情報から成り立っている．長期記憶は，「固定化された記憶」とも呼ばれ，この教科書を読んでいる学生が現に活用している記憶のことである．

神経科学の研究結果と同様に，日常の経験は，さまざまなテクニックが学習と記憶の固定化の促進に有用であることを示している．例えば繰り返し学習し，繰り返し想起する，または語呂合わせなどの記憶術は，この記憶の固定化のテクニックの一例である．このように記憶の形成には，情報を長期保持させるさまざまに異なる機能が関与している．アメフラシ *Aplysia* が鰓を引っ込める反射をモデルとして使用した，エリック・カンデル Eric Kandel の仕事は，短期記憶が形成されている間にシナプスを介して連結している神経細胞内のタンパク質の合成に，長期記憶の形成が依存していることを示した．この過程がより長く消去されることのない

記憶の分子的固定化を可能にしている．精神科医であるカンデルは，生涯にわたり神経可塑的な再構成が可能なヒト脳の想像を絶する能力を解明したこの業績により 2000 年度のノーベル医学・生理学賞を受賞した．

● 言語系

知られている限りでは，高度で複雑な言語によるコミュニケーションを行うのは，人間だけである．イルカをはじめ限られた種類の動物は相互に特殊なメッセージを交換していると信じられているが，話し言葉・書き言葉という文法的にも複雑な言語を有しているのはヒトだけである．歴史を記述し，科学的にも文化的にも情報交換を可能とするこの能力は，ヒトに繰り返し複雑な文明や社会組織を形成させると同時に，それを破壊することも可能にしてきた．

会話と文字で情報交換をする能力は，おそらく唯一人類にのみ認められる言語能力に特化した脳領域により促進されている．この言語系は新皮質上に存在する．言語機能に関連するとかつてより考えられてきたヒトの脳神経回路の簡素化した模式図を図 3-4 に示した．機能的画像研究では時に両側性の言語系をもつ個人も見つかっているが，脳障害部位の研究から，大多数のヒトは言語系を大脳の左半球にもつことが示されている．右半球，あるいは両側の大脳半球で言語をコントロールしている率は，左利きの人のうちでも，その約 1/3 に過ぎない．

大脳の左半球には，主要な言語領域が 2 つ，そして補助的な言語領域が 1 つある．ブローカ中枢 Broca's area は，発話に特化している．ブローカ中枢は，文法に則った文章を構成することや，言語という絨毯を織りなすために，前置詞などの「小さい単語」でそれぞれの単語を結び付ける働きをすることに加え，流暢な会話を産生する中枢でもある．（右半身の麻痺を伴っている）脳梗塞の患者に発生するブローカ中枢の障害は，途切れ途切れの発話や，もごもごした不明瞭な言語，文法的に誤った会話などを引き起こす．ウェルニッケ中枢 Wernicke's area は，「聴覚連合野」とも呼ばれることがある．ここでは，音のつながりを言語として理解するための情報処理がなされている．音波である言語の知覚は，耳で音の情報を神経の信号に変換することから始まる．変換された神経シグ

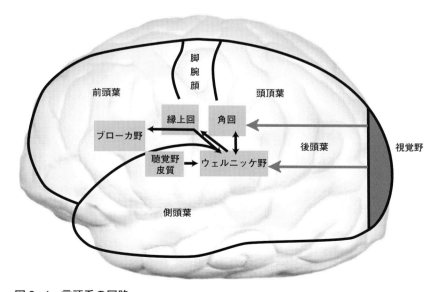

図 3-4 言語系の回路
　出典）Andreasen 2001. Copyright© 1984 Nancy C. Andreasen.

ナルは聴覚野で受容されるが，そこでは言語のもつ特別な意味は理解されることなく（すなわち，特別な意味を構成する一連の文章として知覚されることなく，例えるならば，その真逆の言語のない交響曲のように聞こえる），ウェルニッケ中枢の言葉の「鋳型」と比較されて初めて言語として理解可能となる．同様のプロセスが文字（視覚）言語の理解の際にも生じる．この場合，視覚から得られた情報は，視神経を介し，後頭葉にある視覚野まで運ばれ，その信号はさらに，言語情報の解読の鋳型をもつ視覚連合野＝角回に転送され，そこで，ようやく視覚情報として与えられた知覚が，言語として認識される．

　主要な精神疾患の患者は言語的コミュニケーションにさまざまな障害を抱えている．失語症の患者に類似した言語障害が観察される者もいるが，失語症とは異なっている．統合失調症の患者の言語障害では，ブローカ失語に類似した貧困化した言語表出が認められるものの，それは途切れ途切れの会話または文法上の錯誤でもないところがブローカ失語とは異なる．同様に，ウェルニッケ失語に類似した極めて混乱して多弁な言語症状を示す統合失調症や躁病の患者がいるが，（ウェルニッケ失語の患者とは異なり）これらの患者たちの言語理解は障害されていない．幻聴（「他人には聞こえない声」が聞こえる）は，言語に関する知覚の異常であり，幻聴のある患者は音声がないのに会話を聞いている．精神病の（そして多くの認知症の）言語機能に関する多様な障害および異常が生じる理由はいまだ不明である．これは，特化した言語領域になんらかの異常が生じたことによる可能性もあるが，むしろ，さらに高度な脳の機能統合の解体に起因しているのではないかと疑われている．

● **注意系**

　注意とは，時間と場所の前後関係に即して，脳が知覚刺激を特定し，どのような出入力が適切かを選択する認知プロセスのことである．ヒトはあらゆるモダリティからの知覚刺激と，認知処理され形成される精神内界からの情報とに，同時に絶え間なく曝されている．交通量の多い高速道路を運転するドライバーは，視覚によってほかの自動車や路面，周囲の地形などの情報を，聴覚によってエンジン音や追い越していく自動車の音を知覚している．さらにはハンドルを握る手の感覚，アクセルの上の足の感覚，身体全体で感じる車の接地やバウンド，あるいは揺れなどを体感している．運転中に，携帯電話で会話し，音楽を聴き，最近の会話を思い出していることさえある．注意は，その場に適切ではない刺激の受容を抑制する認知機能であり（例えば，景色のほとんどは運転中は無視される），ある刺激から適切な次の刺激に対象を切り替える働きも担っている（すなわち，最近の会話を思い出すことから，道路状況への移行）．この能力がなければ，ヒトは知覚情報の氾濫に圧倒されてしまうであろう．注意は，何が重要かを照らし出すための，脳が用いるスポットライトに喩えられることもある．

　注意は，脳の複数の機能系により調節されている．脳幹に由来する上行性網様体賦活系が脳への最初の入力である．脳中央部の神経回路により，この情報は，取捨択一し篩にかける「ゲート」や「フィルター」の役割をする視床へと送られる．帯状回，視床下部，海馬，扁桃体，前頭前野，側頭葉，頭頂葉，後頭葉など多くの脳部位も注意に重要な役割を果たしている．fMRIやPETなどの画像研究により，刺激が，競合し干渉するような注意系に大きな負担を生ずる認知タスクにより帯状回の活動が増加することが示された．注意は，統合失調症，注意欠如・多動症（ADHD），気分障害など，多くの精神疾患で障害されている．

● **報酬系**

　行動科学が古くより指摘しているとおり，ヒトは報酬により強く動機づけられている．より簡単に言えば，快楽を求め，痛みを避けるということである．ゆえに，脳が快感を体験するた

めの神経回路網，すなわち報酬系を有していることは驚くにあたらない．報酬系の主要な要素は，腹側被蓋野 ventral tegmental area（VTA），側坐核 nucleus accumbens，前頭前野（特に前部帯状回 anterior cingulate cortex と腹側前頭皮質 ventral frontal cortex），扁桃体 amygdala，海馬 hippocampus である．

報酬系はさまざまなタイプの精神障害に関連している．薬物への渇望と反復性の薬物探索行動を引き起こす程の猛烈な快感を引き起こすコカインのような「脳の報酬系をハイジャック」するドラッグに曝露されたときに薬物依存が形成されると言われている．報酬系は，使用される薬物の違法（アンフェタミン＝覚醒剤，モルヒネ＝麻薬）・合法（ニコチン，アルコール）を問わずあらゆるタイプの依存症に関与している．報酬系は薬物依存のみならず，ギャンブル障害，強迫的過食などのような快楽追求的で依存的な行動とその帰結などの基盤であると考えられている．

■ 神経化学系

脳は，今まで解説してきた機能・解剖系の他に，神経化学系統の観点から説明することができる．神経化学系は機能・解剖系を作動させるための「燃料」を供給している（異常時は，その作動に問題がある）．神経化学系と機能・解剖系は相互に密接に関連し，相補的に機能している．通常，脳内すべての解剖系が用いる神経伝達物質は複数のクラスに及ぶ．このような複雑な解剖学的・神経化学的組織が，脳全体の精巧極まる制御を可能にしていることは明白である．

● ドパミン系 dopamine system

ドパミンはカテコールアミンに分類される神経伝達物質であり，まずチロシン水酸化酵素によってチロシンから合成される最初の神経伝達物質である．ドパミンを経てノルエピネフリンとエピネフリンに至るまでの合成経路は，図3-5に示した．

脳内にはドパミンを主要な神経伝達物質として利用する神経系が3つ存在する．それらすべては腹側被蓋野から投射されている．1つのグループは黒質から出て，尾状核・被殻に投射し，黒質線条体路と呼ばれる．尾状核・被殻はドパミン受容体のD_1とD_2の双方が豊富に発現している．2つ目の主要な経路は，中脳皮質系，あるいは中脳辺縁系（または，中脳皮質辺縁系）と呼ばれる腹側被蓋野から出て前頭前野や扁桃体・海馬などの側頭辺縁系に至る経路である．この領域のD_2レセプターの密度は極めて低い一方，D_1レセプターが優位である．ドパミン系の3番目は視床下部の弓状核から下垂体に投射している経路である．最初の2系統は図3-6に要約した．図が示すとおり，ヒトの脳のドパミン系はかなり特異的な領域に局在していることがわかる．ドパミン系は限られた皮質にのみ投射され，主に認知と感情に重要とされる部位に投射が集中していることから，ドパミン系は，認知と感情の機能を理解するために，あるいは，もしかすると，ドパミン系の異常を示す多くの精神疾患の理解のために，最も重要な神経伝達系の1つであると考えられている．

さまざまな精神病性障害の中で最も重要である統合失調症は，その症状がドパミンの機能的過剰によるとする「ドパミン仮説」で長いこと説明されてきた．精神病の治療に用いられる抗精神病薬の効果はD_2遮断作用によく相関することから，ドパミン仮説は統合失調症に伴う異常がD_2受容体と関連している可能性を示唆してきた．また，抗精神病薬による効果は，より控えめではあるが，D_1受容体遮断との弱い相関も認められている．しかし，ドパミン仮説は，近年得られた一連の新たな証拠から，再検討されつつある．まず，D_1とD_2受容体の，より特異的な分布が明らかにされ，認知や感情を司る前頭前野や扁桃体・海馬などの重要な領域におけるD_2受容体の相対的なまばらな分布が明らかにされた．このD_2が疎な領域は，逆にD_1受容体とセロトニン受容体の2型受容体（5-

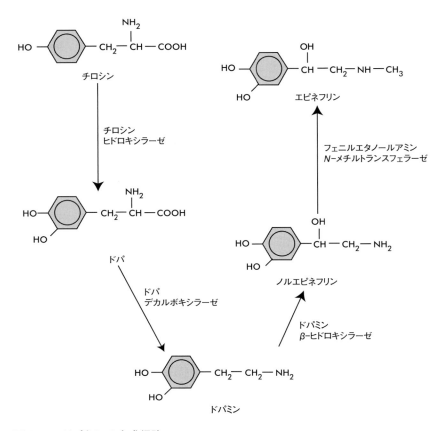

図3-5　ドパミンの合成経路

HT$_2$)が密に発現している．これに加え，セロトニン受容体とD$_1$受容体を介した新規第二世代抗精神病薬の傑出した効果から，古典的なドパミン仮説は修正を余儀なくされている．

　D$_1$，D$_2$各受容体の分布の相違やドパミン系の投射の理解は，抗精神病薬本来の働き以外の作用を説明する．黒質線条体路のD$_2$受容体の遮断により強烈な錐体外路系副作用を引き起こす薬剤がある．クロザピンやクエチアピンに代表される弱いD$_2$遮断作用を有する薬物は，そのためにより錐体外路症状(すなわちパーキンソン症状)を引き起こしにくい．

　ドパミンは「快感物質」とも呼ばれ，脳内報酬系における主要な神経伝達物質であり，同時に危険で冒険的な探索行動とも関連している．アンフェタミンやコカインなど多くの乱用される薬物はドパミン代謝を亢進させることによってこの精神作用を発現していることが知られている．

● ノルエピネフリン系 norepinephrine system

　ノルエピネフリン作働性ニューロンは青斑核から脳全体へと広範に投射している．それを図3-7に示した．図のとおり，エピネフリン系は大脳皮質全域，視床下部，小脳，脳幹とヒトの脳全体に作用しているように見受けられる．このような分布から，ノルエピネフリンは中枢神経系内の広範で全体的な調節や制御を担う神経伝達物質であると考えられる．

　ノルエピネフリンが特に気分障害に代表される主要な精神障害において重要な役割を担って

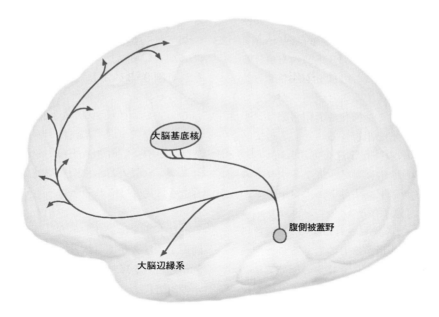

図3-6　ドパミン系
　出典）Andreasen 2001. Copyright© 1984 Nancy C. Andreasen

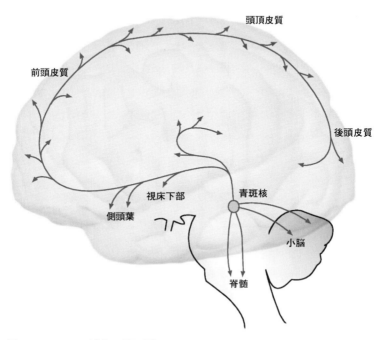

図3-7　ノルエピネフリン系
　出典）Andreasen 2001. Copyright© 1984 Nancy C. Andreasen

いることの証拠がある．三環系抗うつ薬は開発後まもなく，ノルエピネフリンの再取り込みを阻害すること，そしてシナプス後膜の受容体を刺激するノルエピネフリンの量を増加させることによって効果を発揮することが明らかにされた．同様に，モノアミン酸化酵素阻害薬はノルエピネフリンの分解を阻害することによってノルエピネフリン系の神経伝達を促進している．しかし，多くの抗うつ薬はノルアドレナリンのみではなく，ノルアドレナリンとセロトニンの双方，または，〔選択的セロトニン再取り込み阻害薬(SSRI)などに代表されるように〕純粋にセロトニンのみに作用するものもあることが判明している．このことから，特定の極めて重要な神経末端からのノルアドレナリンの分泌が障害されることでうつ病が発症し，逆に，ノルエピネフリン系の過剰な活動により躁病が発症すると主張する気分障害のカテコールアミン仮説は，行き過ぎた単純化であることは明らかである．

● **セロトニン系** serotonin system

　セロトニン作動性ニューロンの分布は，まさにノルエピネフリン系の分布と瓜二つである．それを図3-8に示した．中脳水道付近の縫線核からセロトニン作動性ニューロンは投射している．ノルエピネフリンと同様に，その投射領域は，新皮質全域，基底核，側頭辺縁系，視床下部，小脳，脳幹とあまねく分布している．セロトニンは脳のおおまかな機能調整を担っているように見受けられるところも，ノルエピネフリンと同様である．

　セロトニンは気分，不安，攻撃，暴力などを制御する働きがある．多くの抗うつ薬〔例えば，fluoxetine（**本邦未発売**）〕がセロトニン再取り込みの阻害によりセロトニン神経伝達を促進することから，うつ病のセロトニン仮説が提唱されてきた．SSRIは不安症の治療にも使用される．セロトニン濃度の持続的上昇は，衝動性，暴力，自殺と関連が示されてきた．クロザピンや，オランザピンなどの第二世代抗精神病薬はセロトニンを介する重要な作用があることか

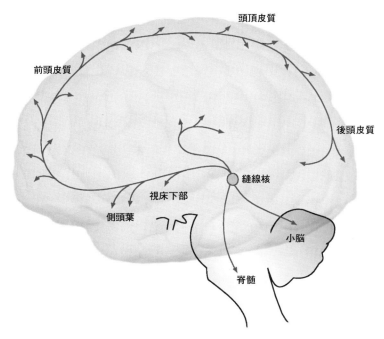

図3-8　セロトニン系
出典）Andreasen 2001. Copyright© 1984 Nancy C. Andreasen

ら，セロトニンは統合失調症や他の精神病にも関係している可能性がある．このように，特定の神経伝達物質と特定の精神疾患が単純な一対一の対応をしているわけではないことを理解すべきである．

● アセチルコリン系 cholinergic system

図3-9に示したとおり，ドパミン同様，アセチルコリン系もどちらかといえばより限定的な脳内分布をしているといえる．アセチルコリン作働性ニューロンは，淡蒼球の腹内側に位置するマイネルトの基底核に存在している．このニューロンは皮質全域に投射している．第二のグループを形成するブローカの対角帯と中隔核は海馬と帯状回に神経突起を投射している．基底核内の主要構造内部の局所的回路のニューロンが，コリン作働性ニューロンの第三のグループをなしている．

正確な仕組みは明らかではないが，アセチルコリン系は記憶の定着に重要な役割を果たしている．アルツハイマー病の患者では，皮質と海馬へ投射するコリン作働性ニューロンの脱落が認められ，またムスカリン性アセチルコリン受容体の遮断は記憶障害を引き起こす．ドパミンとアセチルコリンは，活発な代謝の基底核への集中という共通点を有しており，抗精神病薬による錐体外路症状を軽減させるために使用される薬物は，アセチルコリン拮抗薬である．このことは，運動の調節のみならず精神病までも，ドパミンとアセチルコリンの相互的な関係が関与していることを意味しているのかもしれない．コリン作動薬は，処方された患者の学習能力と記憶を障害する可能性がある．

● GABA系 GABA system

γ-アミノ酪酸(gamma-aminobutyric acid：GABA)は，グルタミン酸と同様にアミノ酸系神経伝達物質に分類される．GABAは抑制，グルタミン酸は興奮，このように相補的機能を担っている．GABA作働性ニューロンは，局所的神経回路および長い投射系の双方を形成している．皮質と辺縁系で，GABAは主に局所回路を形成している．尾状核・被殻の内部に存在するGABA作働性ニューロンは，淡蒼球と黒質への比較的長い投射系を形成しており，小脳のGABAニューロンも長い投射系をもつこ

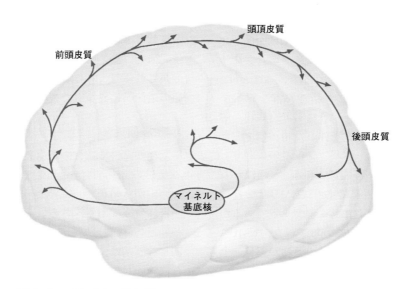

図3-9 アセチルコリン系
出典）Andreasen 2001. Copyright© 1984 Nancy C. Andreasen

とが知られている．

GABA系は精神疾患の神経化学の理解に極めて重要な意味をもっている．ジアゼパムに代表される多くの抗不安薬は，GABA作動薬であり，それゆえ中枢神経系の全般的抑制を引き起こす．尾状核と淡蒼球を結ぶ長い投射経路の脱落は，淡蒼球に対する尾状核の抑制を解除し，そのため淡蒼球が「暴走」することを許し，ハンチントン病の舞踏様不随意運動を惹起する．

● グルタミン酸系 glutamate system

興奮性アミノ酸であるグルタミン酸は，大脳皮質全域と海馬の錐体細胞で産生される．例えば，前頭前野から基底核への投射はグルタミン酸作動性ニューロンによる．

グルタミン酸作動性ニューロンは極めて複雑であり，数多くの機能に関与している．シナプスの形成と維持，長期増強 long-term potentiation（LTP）や学習と記憶などである．興奮性アミノ酸の活動を，過剰と不足の中間に位置する適切なバランスの状態で維持することは，中枢神経系機能にとって決定的に重要である．高濃度のグルタミン酸（例：脳卒中に伴う）は神経毒として作用する．逆にグルタミン酸の低活動は，長期増強やシナプスの可塑性，あるいは認知能力を障害する．グルタミン酸系のなかでもNMDA受容体 N-methyl-D-aspartate receptor を阻害する2つの薬物，フェンシクリジン phencyclidine（PCP）とケタミン ketamine は，統合失調症に類似した精神異常を惹起する．PCPとケタミンは，引きこもり，昏迷，解体した思考と会話，幻覚を伴った精神病を引き起こす．このことは，ドパミン仮説の代わりとなる「NMDA受容体機能低下仮説」と呼ばれる仮説が提唱される根拠であり，NMDA受容体は抗精神病薬開発の潜在的ターゲットであるかもしれないことを示している．現在，NMDA受容体の機能を調整する数種の薬物が開発途上である．

■ 精神疾患の遺伝学

ヒトゲノム計画の完了によって，数年前に教科書に記載されていた数よりも7万も少ない約3万の遺伝子からヒトゲノムが構成されていることが明らかにされた．その半数以上が脳内で発現されている．これからの数十年間，すべての医師は，主要精神疾患の分子レベルにおける病態が明らかにされ始める，いわば「ゲノム時代」を生きていくこととなる．遺伝子発現や遺伝子産物がさまざまな病気の発症や様相にどのように関与しているか徐々に明らかにされるだろう．さらに，多くの主要な病気が「複雑」であること，すなわちメンデル型遺伝に従う疾患がほとんどないということを，理解し始めることだろう．疾患を遺伝レベル・ゲノムレベルで理解する機会を得たことは，将来，極めて役に立つであろう．発病の機序を理解することは早期に介入することを可能にし，あるいは究極的に遺伝子発現と遺伝子産物を調整することで発症予防に活用できるかもしれない．

● 疫学的アプローチ

長い間，精神疾患への遺伝的要因の関与が知られていた．さまざまな研究が精神疾患の疫学を活用し，精神疾患が家系内で多発する傾向が示されてきた．これらの研究は，家族研究，双生児研究，養子研究の大きく3つのグループに分類される．これらの研究それぞれが，精神疾患の遺伝学に異なった視座を提供している．

▶ 家族研究

双極性障害や統合失調症など調査の対象となる疾患の発端者（proband または index case）の同定から始まり，家族集積性を検討することが家族研究である．さらに，情報入手可能な第一度近親（両親，兄弟，子どもら）を構成的質問法と診断基準に基づき評価していく．調査された家族の対象疾患の有病率を，慎重に抽出された対照群の有病率と比較する．発端者の家族の有病率が対照群の有病率よりも高い場合，その

精神疾患は家族性があるとされ，あるいは遺伝性かもしれないと結論づけられる．家族研究はその病気が非遺伝的原因によって引き起こされているという可能性を除外するものではない．精神疾患は，学習された行動，役割モデル，生得的な社会環境などの理由から家族集積性が高いことがあるからである．「家族集積性が高い」とされた精神疾患は以下のとおり，うつ病，双極性障害，統合失調症，パニック症，社交恐怖，反社会性パーソナリティ障害，境界性パーソナリティ障害，自閉スペクトラム症，ADHDであり，ギャンブル障害さえも家族集積性が認められる．家族研究は，例えば統合失調型パーソナリティ障害などが，統合失調症と関連した疾患スペクトラムとの関係の理解をもたらす場合もある．

▶ 双生児研究

双生児研究は，疾患が真に遺伝的である範囲を見定めるためのより優れた視点を我々にもたらす．双生児研究は通常，一卵性双生児と二卵性双生児の有病率の差を比較する．双生児研究の理論的基礎は，一卵性双生児は遺伝的に同一であるが，二卵性双生児は理論上，約50％の遺伝子が共有されているという部分にある．二卵性双生児よりも発病の一致率(concordance)が一卵性双生児間に認められる場合，その疾患への遺伝的影響がより大きいとみなすことが可能である．これによれば，ある疾患が完全に遺伝病であり，さらには浸透率が100％である場合，一卵性双生児の発症の一致は100％であり，一方，二卵性双生児では発症の一致率は50％となる．実は，双生児研究の実際の一致率は，一卵性，二卵性にかかわらずほとんどの精神疾患でこの理論値よりも低い．**表3-1**は双生児研究によって明らかにされたさまざまな病気の発症の一致率を示している．精神疾患が，他の医学的異常よりもより遺伝的であることは注目に値する．

強力な解析手段ではあるものの，非遺伝的心理的要因が重要な役割を担っている可能性があ

表3-1 精神疾患・冠動脈疾患・乳癌の双生児研究による一致率

疾患名	一卵性	二卵性
自閉症，統合失調症，双極性障害	60％	5％
冠動脈疾患	40％	10％
うつ病	50％	15％
乳癌	30％	10％

ることから，双生児研究は，主要な精神疾患の遺伝研究に対して完璧な手段であるとは言えない．双生児は一緒に育てられ，役割モデルが発病へ影響を及ぼしかねない．さらに，非遺伝的心理的要因は，場合によっては，同一のオモチャを与えられ，同一の服装をさせられ，両親や友人からも同一人物として扱われることさえある一卵性双生児のほうが，二卵性双生児よりもよりその影響が大きいことがある．

▶ 養子研究

養子研究は，環境要因と遺伝要因の影響を解きほぐし，理解するための最も洗練された研究法である．養子研究では，主な精神疾患に罹患した両親から生まれた子どもを出生時に養子として縁組みし，罹患していない両親の元で養育された養子を研究対象とする．この養子と，精神疾患をもたない親から生まれ，精神疾患をもたない両親に養子に出され養育された対照群となる子どもたちとの間の罹患率の差を比較する．対象とされる疾患を罹患する母親から生まれた養子のほうが，その疾患を発病する率がわずかであっても高ければ，その疾患は環境要因ではなく遺伝的要因により親子間で引き継がれたと考えることができる．子どもは罹患した親から離れて養育されてきたため，このモデルでは，罹患した親から学習された行動や役割モデルは除外することが可能である．養子研究は統合失調症と気分障害で実施され，有意な遺伝的関与が明らかに示されている．

● 単純な病気 vs.「複雑な」病気

　研究の黎明期,「遺伝子の狩人」ともいうべき脳疾患の研究者たちは, メンデル型優性遺伝を示す浸透率が高い単一遺伝子病であるハンチントン病の遺伝子の同定に成功したことから, 楽観的に考え過ぎたといえる. 古典的なポジショナルクローニングの手法を用いたベネズエラの大家系の研究から, 比較的早期に4番染色体上に連鎖していることが明らかにされた. この結果, ハンチントン病の病前診断も早期に開発された. このように, ハンチントン病の患者家族は自身がハンチントン病原因遺伝子をもっているか否かを知り, 希望すれば発病する危険のある子どもを生まないこと, 不幸な結末を予測しつつ生活設計することが可能となった. 三塩基配列の繰り返し(トリプレット・リピート)によること, 40回以上のリピートが発症に必要であること, リピートが多いほど早期に発症することなども明らかになった. しかし, ヒトの生物学に潜む終わることのない謎解きを描くように, 我々はいまだにハンチントン病を引き起こすタンパク質の構造的異常や, 副次的に関与する調節性蛋白がどの蛋白質であるか知らず, ハンチントン病を治療することも予防することもできない状態のままである. 遺伝子異常を有する常染色体優性遺伝をする明瞭で比較的単純な病気ですら, われわれは簡単に最終的な解決法が得られないのである.

　高血圧や糖尿病のようにありふれた内科疾患と同様に, 多くの精神疾患は「複雑な病気」である.「複雑な病気」とは, 明らかなメンデル型遺伝をせず, 遺伝・非遺伝にかかわらず複数の危険因子が特定の個人に同時に認められ, そして, それらがある程度まで集積した場合に発病させるような, 複数の遺伝子のわずかな効果および複数の非遺伝的要因の相互作用に起因すると一般的に考えられている疾患のことである. このような遺伝子の探索をより複雑にする理由として, 精神疾患は一般人口の中で比較的ありふれた病気であり, 他から隔絶されている固有の精神疾患を同定し, それが真に継承されている家族を見いだすことが困難であるということがある.

● 原因遺伝子の探索

　精神疾患の遺伝子座と機能の同定のために, いくつかの異なる方法がある.

▶ 連鎖解析

　連鎖解析は遺伝子探索のために用いられた最初期の方法の1つである. 連鎖解析はいくつかの遺伝病の遺伝子の同定に非常に有効であった(例えば, ハンチントン病)が, その多くの遺伝的に複雑であるらしい別種の精神疾患の遺伝研究においては, 成功したとは言い難い. 精神疾患の連鎖解析にまつわるストーリーは時に,「躁うつ的な歴史(ぬか喜びと絶望の歴史)」と呼ばれる. 初期の特定の疾患と遺伝子座の連鎖報告は, 熱狂と興奮を引き起こし, 異なる対象における追試では, 最初の報告で示された連鎖が再現されないことが判明し, 研究は奈落へ落ちることが繰り返された. 双極性障害が第11遺伝子やX染色体と, あるいは, 統合失調症が第6, 第8, 第22番染色体の遺伝子座と連鎖するとの報告が, このよい例である. 結果的に, 今や連鎖解析はほかの方法によって取って代わられた.

▶ 候補遺伝子研究

　候補遺伝子研究は, 通例, 仮説に基づく候補遺伝子の選定から始まる. 候補遺伝子は, 特定の精神疾患の発症に影響をもつ可能性があるタンパク質をコードしている遺伝子のうち, さらに単一ヌクレオチド多型single nucleotide polymorphisms(SNPs)が見いだされる遺伝子が選択される. 候補遺伝子の例としては, 脳発達の調整機能を示す蛋白質であるBDNF(脳由来神経成長因子:brain-derived neurotrophic factor)や, 神経伝達物質の合成に関与する酵素であるCOMT(カテコール O-メチル基転移酵素:catechol O-methyltransferase)や, 脳機能を調整するホルモンであるニューロペプチドY neuropeptide Yなどである．この研究方法の強みは，特定の遺伝子が，ある種の精神疾患の発症に関連があるかどうか，研究者が直接的に決定できることである．候補遺伝子研究では，通常，特定の疾患患者と罹患していない対照群を比較して，疾患群でより特定のアリルallele（一連の遺伝子群）の出現の頻度が高いかどうかを調べる．

候補遺伝子研究も，連鎖解析と同様にいくつかの制約を有している．特に研究対象患者や対照群を慎重に選択しないと，偽陽性の結果に結びつくことがあり，さらに，連鎖解析と同様に，研究の信頼度は結果の再現に俟たなくてはならない．このような但し書きがあるものの，すでにいくつかの候補遺伝子が，統合失調症発症の脆弱性と関連した遺伝子として同定され，再現性が得られている．これらの候補遺伝子には，BDNF，COMT，ディスビンディンdysbindin，DISC1（Disrupted-in-Schizophrenia1），ニューレグリン1 Neuregulin 1などがある．Neurexinやubiquitinのように自閉スペクトラム症の発症の脆弱性と関連が示された候補遺伝子もあり，さらには気分障害の候補遺伝子としてセロトニントランスポーター遺伝子が示唆されている．関連研究に加えて，動物モデルや神経画像研究を用いて，これら遺伝子の「ディープ・フェノタイピング deep phenotyping」が研究され始めている．BDNF遺伝子のプロモーター領域に存在するメチオニン・アリル（*Met* allele．すなわち，SNPによりトリプレットがバリンからメチオニンのコドンに変化した対立遺伝子）が統合失調症と関連づけられており，そのメチオニン対立遺伝子をもつ個人の海馬の低活動がfMRIにて示され，sMRIにおいても，前頭葉皮質と海馬の体積の減少，罹病期間に応じた進行性の灰白質の減少，正常対照に比較してより貧弱なエピソード記憶などが示されている．

▶ コピー数多型 copy number variants （CNV）

ごく最近まで，すべての常染色体上の遺伝子は，おのおのの両親から1つずつ引き継いで，極めて忠実に，2倍体として複製し保持されていると考えられてきた．しかし，今やわれわれは，スケールの大きな遺伝子数のバリエーションがありふれた現象であることと，発症脆弱性に関与している可能性があることを発見した．CNVは，遺伝子の欠失，挿入，重複などによる大きな（少なくとも1キロ塩基対よりも大きな）遺伝子数の変異のことをいう．ヒト1個体あたりのCNVは平均12個存在し，それはヒトゲノムの12%程度に及び，少なくともその半数は蛋白質をコードした遺伝子領域に生じていると推定されている．この発見により，精神疾患を含む種々の病気とCNVとの関連についての研究が開始されている．現在までに，自閉症，注意欠如・多動症，統合失調症などの疾患との関連性が見いだされている．

▶ 全ゲノム関連研究 genome-wide association studies

全ゲノム関連研究とは，精神疾患に関与する遺伝子探索のまた別な方法の1つであり，全ヒトゲノムのハプロタイプ地図の完成，数千にも及ぶ特定の疾患の患者の全ゲノム情報を含む圧倒的に膨大なデータベースの編纂などの進展により，このような研究は可能となった．現在まで，まだ全ゲノム関連研究は，信頼できる頑健な結果を何一つ残していない．全ゲノム関連研究から，第9，第10，第12番染色体がある種の認知症に，また，第1，第6，第8，第10，第11，第13，第22番染色体が統合失調症に関連しているわずかな証拠が得られている．しかし，時に連鎖は，同一染色体の膨大な領域に跨がっており，染色体の腕のオーバラップしない領域に別々なグループとしてマッピングされていることがある．しかしながら，統計的解析法の進歩や，ハプロタイプ地図のデータがこの解析法のために集積されたことから，全ゲノム関連研究は，今後，数十年間でさまざまな遺伝子の位置についての意義深い追加情報を提供すると期待されている．

第1部 背景

> **セルフアセスメント問題集**
>
> **Q1** 前頭前野の機能を説明せよ．
> **Q2** 脳内の主要な2つの言語野の位置と機能を述べよ．
> **Q3** 報酬系に関与する解剖学的構造を同定し，最低2種類の精神疾患への関与を論述せよ．
> **Q4** セロトニンの行動への関与と，どのように精神疾患と関連しているかを論述せよ．
> **Q5** ドーパミン系の構造と機能を述べ，少なくとも2つの精神疾患への関与を論述せよ．
> **Q6** グルタミン酸の機能と，精神病の症状への関与の可能性について述べよ．
> **Q7** 精神疾患の家族性の有無を判定し，純粋に原因としての遺伝的要因による範囲を決定する方法としての，家族研究，双生児研究，養子研究のそれぞれの利点について論述せよ．
> **Q8** 精神疾患を引き起こす遺伝要因と環境要因の間に生じうる相互作用について論述せよ．
> **Q9** 単一ヌクレオチド多型（SNPs）とは何か？　コピー数多型（CNV）とは何か？　全ゲノム関連研究とは何か？　これらにより精神疾患の遺伝的メカニズムについて明らかにされたことを述べよ．

第2部

精神疾患
PSYCHIATRIC DISORDERS

第2部 精神疾患

第4章
神経発達症群／神経発達障害群（児童精神医学）
Neurodevelopmental (Child) Disorders

Children sweeten labors, but they make misfortunes more bitter. They increase the cares of life, but they mitigate the remembrance of death.

Francis Bacon

子どもは仕事を甘美にするが，不運をなおさら辛くする．子どもは人生の不安の種ではあるが，死への懸念を和らげてくれる．

——フランシス・ベーコン

17歳の誰もが証明するとおり，子どもと大人の区別は何ともいい加減なものであり，その区別を引き合いに出す人物の都合に応じて，いつだって揺れ動くものである．精神医学的な区別ですらその例外ではなく，気分障害や不安症などの他章でふれる精神障害の多くが，子どもに生じることは稀ではない．統合失調症は青年期に発症することが多いが，小児期に始まることもある．逆に，「小児期の精神障害」とされる知的能力障害や自閉スペクトラム症の診断が，成人後に確定する場合もある．しかし，DSM-5では，小児期や青年期に「問題となる」疾患のみではなく，この小児期・思春期にむしろ典型的に「立ち現れてくる」と考えられる一群の精神障害を特定する立場を採用した．これらは「神経発達症群／神経発達障害群 neurodevelopmental disorders」と定義され，**表4-1**にその一覧を示した．

小児期の精神障害の有病率は，精神障害の定義によって異なるが，治療を必要とする程度，または1年以上に渡って生活に支障を生じるような精神的混乱と定義すれば，子どもの5～15％程度であろうという説得力のある推計がある．不幸にも，子どもの精神障害は気づかれず未治療で放置されていることも多い．

最重要な疾患について完全な論述をするため，本章では児童精神科外来やプライマリ・ケアの現場でより多く経験する病気に焦点を絞り，重点的に説明した．具体的には，知的能力障害，コミュニケーション症群，自閉スペクトラム症，注意欠如・多動症（ADHD），限局性学習症，（チック症群を含む）運動症群について述べる．さらに，大うつ病，双極性障害，統合失調症など，子どもにも散見される成人の精神障害についても短い概説を付した．重篤気分調節症（第6章の「気分障害」を参照），反抗挑発症や素行症（第14章の「秩序破壊的・衝動制御・素行症群」を参照）などは，小児期と関連した障害であるが，他章で論述した．

児童精神医学は精神科の中でも最も難しくかつ興味深い専門領域の1つである．児童精神科医はその他の小児疾患，子どもの成熟プロセス，発達の問題などについて熟知していなければならないため，児童精神医学は小児科とも密接に関係する分野であり，また，医学全般に精通していることが要求される．さらに，児童精神科医は疾患を最も早い段階で見つける機会が与えられている．子どもというものは適応能力に優れ，見通しは新鮮で，心地よいくらいにこちらの予想を裏切ることから，子どものために

表 4-1　DSM-5 神経発達症群／神経発達障害群

知的能力障害群
知的能力障害(知的発達症／知的発達障害)
全般的発達遅延
特定不能の知的能力障害(特定不能の知的発達症／特定不能の知的発達障害)
コミュニケーション症群／コミュニケーション障害群
言語症／言語障害
語音症／語音障害
小児期発症流暢症(吃音)／小児期発症流暢障害(吃音)
社会的(語用論的)コミュニケーション症／社会的(語用論的)コミュニケーション障害
自閉スペクトラム症／自閉症スペクトラム障害
注意欠如・多動症／注意欠如・多動性障害
注意欠如・多動症／注意欠如・多動性障害
他の特定される注意欠如・多動症／他の特定される注意欠如・多動性障害
特定不能の注意欠如・多動症／特定不能の注意欠如・多動性障害
限局性学習症／限局性学習障害
運動症群／運動障害群
発達性協調運動症／発達性協調運動障害
常同運動症／常同運動障害
チック症群／チック障害群
トゥレット症／トゥレット障害
持続性(慢性)運動または音声チック症／持続性(慢性)運動または音声チック障害
障害
暫定的チック症／暫定的チック障害
他の特定されるチック症／他の特定されるチック障害
特定不能のチック症／特定不能のチック障害
他の神経発達症群／他の神経発達障害群
他の特定される神経発達症／他の特定される神経発達障害
特定不能の神経発達症／特定不能の神経発達障害

働き，その問題解決に役立つことはなんとも言えず大きな喜びである．

■ 子どもの臨床評価の特殊な一面

児童精神医学は，成人を扱う精神科診療と共通点が多いが，その注目すべき点とアプローチの仕方に重要な相違がある．相違には，評価技術，柔軟性の高い正常値や基準の重要性，家族や重要な第三者の参加，治療団の中の医師以外のスタッフの重要性，高頻度の精神科的併存症の存在などがある．

● 発達の軌跡

子どもにとっての成長や発達のペースや，生活上の出来事のもつ影響はどちらも，成人に対してよりももつ意味が重い．このことから，子どもに関与するときは，継時的な発達面からのアプローチを強調することが重要となる．個々の子どもの生活のある時点の状況，強さ，弱さを評価するこのアプローチは，子どもが示す成長と成熟のプロセスを考慮しなくてはならない．どの子どもも，小児期を経て成人に至るプロセスを通じて完成される，自然な発達の軌跡を有している．個々の子どもを評価する際に，医師は以下を自問する必要がある．

- その子は感情的に，知的にどの成熟レベルにあるか．
- その子固有の強みは何か．
- その固有の強さはどのように防御的要因や治癒的要因として寄与しているか．
- その子固有の弱みはあるか．
- どんなストレスに影響されているか．
- そのストレスは特定の生育段階でどのような影響を及ぼしているか．
- 性別による特殊な事情が，どのように疾患の様相とその治療に影響を与えているか．

　例えば，5人の兄弟姉妹にとって母を失うことが与える影響は，最年長の16歳の長女(おそらく死んだ母の役割を引き継ぐ)の場合と最年少の2歳児の場合では非常に異なるものである．また，その影響は残された父親が親として十分に役割を担える工場労働者や事務労働者である場合と，無職でアルコール依存症であった場合とでは，異なってくるであろう．さらに影響は，最年長の者が家庭内で甲斐甲斐しく働けるか，あるいは自閉症や素行障害などの精神疾患をもっているかによっても異なってくる．個々の子どもに及ぼす影響は，祖父母などの拡大家族の有無や，学校などの支援のよし悪し，環境が安全であるかドラッグや犯罪，暴力のために危険であるかなどによっても大きく異なってくる．条件がすべて同一であった場合ですら，2歳児の親の喪失や家族離散への理解は，親と融合したセルフイメージを形成し，親の喪失を理解するための概念的枠組みを得るための時間がないことから，年長の同胞の理解とは異なるものになる．

● 患者は誰か？

　子どもが自ら受話器を取り，児童精神科を受診する予約をすることはない．普通，誰か他の人の依頼で連れて来られるものである．当該の子どもが嫌がっていることや，不服従，破壊的，怒りに満ちている場合もある．このようなときは，医師はその子どもの信頼を得なければならず，医学的評価は特に困難なものとなる．当該の子どもの身元がはっきりしている場合ですら，通常，その両親にも聴取を行い両親のことも評価する．稀ならず，両親自身が問題をより複雑にする深刻な問題を抱えていることが明らかになることがある．そのようなケースでは，問題の評価をやり直すことが必要となり，当該の子どもの治療に加えて両親の治療の(あるいは，子どもではなく両親の治療のみの)必要性を示さなくてはならないこともある．親への治療の必要性の説明は，両親に疎外感を与えることなく，批判的態度を上手に控えて行う必要があるため，かなり困難である．さらに，他の数少ない特殊な医学的専門分野と同様に，児童精神科においては，医師は自分自身の適切な役割について時々混乱し意見が定まらなくなる事態を経験することとなろう．子どもを連れてきた人々のほうが，医学的介入をより必要としているにもかかわらず治療を求めず，それを受け入れない場合ですら，通常，連れて来られた子どもが治療の対象とみなされるのである．

● 子どもの評価

　子どもの精神疾患は，幼児期からはじまり10代後半から20代初期にかけて診断することができる．第2章(「面接と評価」)で論述したような問診と評価法は，幼児，小児，児童，10代の若者には明らかに向かない．10代後半なら使用可能と推定され，20代前半の患者には使用可能とされるような成人用精神医学評価の標準的技法は，これに必要な言語的・認知的スキルを成熟過程の子どもは習得していないためである．例えば，幼い子どもはうつ病，孤独，怒りなどの概念について質問されても答えることができない．問診者はより具体的なレベルの質問をする必要をたびたび経験し，以下のように質問している．

- 泣きたい気分がするの？
- どんなことを考え泣きそうになっているの？
- 誰かを叩きたいと思ったことがある？
- 誰を叩きたいの？
- 一番仲のよい友だちは誰？

- 一緒に遊ぶことが多い？
- 一緒に何をして遊ぶの？
- お友だちはあなたのことが好き？

　問診に加えて，子どもとゲームをして遊ぶことが子どもの対人関係上の能力，欲求不満に対する耐性，注意の能力などに関する医師の判断の助けとなる．子どもの生活上の重要人物の身代わりとなる人形遊びのような想像を使った遊びは，その子どもの他者に対する思いや他者との関係についての理解を得るきっかけになることがある．物語を交代で創作することによって興味深い情報を引き出せることがある．例えば，医師がその子どもは何かを不安に感じていると疑う場合などに，その子が「どうしてジミーが学校に行くのを怖がっているかといえば，それはね，みんながジミーを馬鹿にするからなんだよ」という話をすることがある．子どもがこのような物語を作って話すときは，間接的なやり方で自分自身の恐怖を表現しているのかもしれない．活動のレベル，運動能力，言語的表現力，語彙などを直接観察することも，評価の根本的な構成要素である．子どもの行動を直接観察することは，報告だけでは十分に信頼できない非常に幼い子どもの症状についての判断を補うことに役立つ．このことから，両親に病歴の詳細を埋める質問をすること，および両親の観察した事実を上手に引き出すことが重要である．学校の教師も，当該の子どもの行動を観察して情報を提供する独自の立場にある．

● 正常範囲と基準の適応

　子どもを評価する際に，医師は，ある年齢の子どもの基準には大きなばらつきがあり，また，年齢ごとの正常とされる範囲に熟知している必要がある．医学校を卒業して間もない若い医師やレジデントは普通，自分自身の子どもを育てた経験も莫大な数の幼い兄弟姉妹が成長するところを観察したこともない．そのため，彼らは教科書から，大勢の子どもの観察から，または，自分自身の成長過程の体験を思い起こすことから，この正常範囲の感覚を学習しなければならない．

　ある家庭の中の，ある社会的・知的環境の中の，ある子どもが正常か異常か判断する感覚を養うことは，非常に難しい．例えば，典型的な正常の10歳の少年はIQが100であり，4年生レベルの読み書きが可能で，足し算と引き算と簡単な掛け算ができ，ある程度の正確さでボールを蹴ったり，投げたり，キャッチすることもできる．しかし，IQが85の正常な少年がいる一方，IQが160の少年もいる．この2人を学校の成績から比較したら明らかに大きな差異が見いだされるであろう．男児と女児の間にも，身体的かつ精神的な成熟過程に，極めて大きな相違があり，幼いときほどその差が目立つ．また，男児と女児は思春期を通過する際に，成熟に必要な異なる役割が与えられており，その結果，男女が経験するストレスも異なってくる．成功と失敗という言葉のもつ意味も，都市の中心部の貧しい地域に住む子どもと，郊外に住む裕福な家庭の子どもでは異なっている．

● 家族や他の重要人物の関与

　児童精神医学に携わる医師は，家族や他の重要人物との連携を必要とすることが多い．もちろん，家族の関与の程度は子どもの年齢によって異なる．子どもが非常に幼い場合，両親は心理的サポートと子どもの行動管理のための行動学的技法の習得への援助を必要とするため，両親は主要な情報提供者であると同時に，重要な治療の対象となる．小学生ならば，家族の参画は不可欠であるが，子ども本人が評価と治療の両面における重要な主役を徐々に引き継ぐ．成熟に大切な変化を遂げつつある成人目前の10代の青年の場合ならば，青年本人が評価と治療の過程の最前線に立つが，家族もまた治療に多くの時間を費やす．

　完全な守秘義務を維持すべきか，情報を共有するべきかの判断が10代の患者では非常に重要な問題となる．一般的に，ティーンエイジャーの場合，本人が医師に情報の共有を許可した場合や，家族やグループの面前で自ら公表

に応じたとき以外，医師は患者から得た情報を誰にも伝えない．守秘義務を保証しないと患者は治療者を自分に対抗する潜在的な権威的人物とみなすようになるため，ティーンエイジャーと医師の間の信頼関係の確立に守秘義務の保証は重要である．

明らかに自殺の危険がある場合のように，未成年者の患者が危険な状況にあるときは，守秘義務よりも危険への対処が優先される．この守秘義務に関する原則は，両親に疎外感を与えないよう十分配慮して説明する必要がある．状況に応じて，医師は両親と個別に会うことを選択することも可能である．また別に，医師は両親を別な精神科医や心理療法家，または医師と良好な連帯関係にあるソーシャルワーカーに紹介してもよい．

● 医師以外の専門家の治療チームへの参画

多様な領域が関与することから，チーム医療として治療することを好む児童精神科医は多い．臨床心理士，ソーシャルワーカー，児童精神科医からなる，比較的小さい医療チームのこともある．一方，大きな医療チームの場合，児童精神科医（主に精神療法と薬物療法を行う），ソーシャルワーカー（主に家族と連携する），特殊教職員（患者の学業成績を評価し必要に応じて負担の少ない治療的教育プログラムの策定を援助する），臨床心理士（行動管理の計画を策定し，必要ならば精神療法を行い，子ども，家族，学校関係者との連携を図る）などから編成される．

● 児童精神科における心理テストと知能テスト

心理テストと知能テストは子どもの評価の中心的役割を担うことが多い．児童精神科で使用されることの多いいくつかのテストを，表4-2にまとめた．

▶ 一般的知能

一般的知能は，スタンフォード-ビネー式知

表4-2 児童精神医学で使用される認知・心理・知能検査

評価される機能	テスト
知能	スタンフォード-ビネー式知能検査，ウェクスラー児童用知能検査（WICS-IV），ピーボディ絵画語彙検査，カウフマン児童査定バッテリー，ウェクスラー就学前幼児用知能検査（WPPSI）
学力	アイオワ基礎テスト（ITBS），アイオワ達成度テスト（ITED），Wide Range Achievement Test-Revised（WRAT-R）
適応行動	ヴァインランド適応行動尺度，改訂コナーズ行動評価票（教師用）
知覚運動能力	人物画テスト，ベンダーゲシュタルトとベントン視覚記銘テスト，パデューペグボードテスト，ベアリー視覚運動統合発達テスト
パーソナリティ	主題統覚試験，ロールシャッハ検査

能検査 Stanford-Binet Intelligence Scale，ウェクスラー児童用知能検査 Wechsler Intelligence Scale for Children 第4版（WICS-IV）のほか，妥当性が高い検査を用いて評価する．スタンフォード-ビネー式知能検査は最も早期に開発された知能検査の1つであるが，特に知能を低いところまで測定できるよう設計されており使用に煩雑な知識を必要としないため，現在も比較的幼い子どもに対する適切な検査法である．カウフマン児童査定バッテリー Kaufman ABC（K-ABC）とウェクスラー就学前幼児用知能検査 Wechsler Preschool and Primary Scale of Intelligence はより幼い子どもの知能検査として適切である．

WICS-IVは，6〜16歳の就学児童・生徒の知能評価の標準的検査である〔ウェクスラー成人用知能検査第4版 Wechsler Adult Intelligence Scale-IV（WAIS-IV）は17歳以上の未成年者に使用する〕．WISC-IVは，多様な認知機能を評価するために中核的な10種類の下位検査（語彙，理解，積み木模様，行列理解，数唱，記号探しなど）より構成されている．これらを用い

て全検査知能指数(IQ), 言語性IQ, 動作性IQ, インデックスと呼ばれる4種類の複合値(言語理解, 知覚統合, 処理速度, ワーキングメモリー)などが算出される.

WISC-Ⅳの個々の下位検査の結果の検討により医師はその子どもの知的能力の概略と弱点を知ることができる. 検査の結果は100を平均として標準偏差が15となるように作られている. 子どもの67%のIQは85～115の範囲に分布し, 95%の子どものIQは70～130の範囲に分布することになる. 中産階級の子弟や文化的に進んだ出自をもつ者はこの知能検査の結果で好成績を示す傾向がある. この場合, 検査の動作性IQが「文化的背景に無関係の知能」のどちらかといえばよい指標にあたるが, その場合, (例えば, 視覚運動や知覚に問題がある場合など)さまざまな理由から動作性IQの結果が劣る子どもには明確な不利となる. WISC-Ⅳの解釈は個々の児童の社会的背景と学習環境に鑑みて判断されるべきである.

その他のより短く簡便な検査もおおまかな知能を推定する目的で頻繁に使用される. 例えば, ピーボディ絵画語彙検査 Peabody Picture Vocabulary Test は知能の概要を把握する目的で使用されることがある. この検査では, 口述言語理解の尺度を提供するために絵画が利用されており, そこから言語性の知能を推定している. 概して, この検査や類似の検査で算出されたIQは他の検査より高い値を示す傾向がある.

▶ 学業成績

標準化された学業成績試験は公教育の現場で使用されることが多い. そのために2種類のテストが広く使用されており, その1つはアイオワ基礎テスト Iowa Test of Basic Skills (ITBS), また1つはアイオワ達成度テスト Iowa Test of Educational Development (ITED) である. これは現在全米で使用されている標準化学力テストの典型である. 前者はより幼い学童向けであり, 後者は高校卒業にいたるまでの生徒の評価に使用することができる. ITBSとITEDについて, 全米, 各州, 各学校など個別の標準値が入手可能であるため, 生徒の学力は特殊な環境要因なども考慮して評価することが可能である. 学力試験は, 読解力, 言語能力, 学習スキル, 計算, 社会学習などの領域ごとに採点評価が可能である. 学業達成度のパターンを評価することで, その生徒が学習障害かどうかのある程度の目安を得ることができる.

▶ 適応行動

さまざまな標準的質問票が適応行動を評価するために使用されている. ヴィンランド適応行動評価尺度 Vineland Adaptive Behavior Scales は元来, 精神遅滞を評価する目的で作成されたものであるが, 知能が正常範囲にある者も含む, 広範囲の問題を抱える子どもの適応技能の標準化された評価を得るためにも使用されている. 改訂コナーズ行動評価票(教師用) Conners' Teacher Rating Scale-Revised は, 子どもの教室内での行動を評価するために作られた. これは特にADHDに関連した衝動性, 多動, 注意欠如などの行動を評価することを目的とした記述式質問紙法である. これを両親が完成させて補う評価尺度も, また別に用意されている.

▶ 知覚運動能力

知覚運動能力を評価するための標準化されたテストは数多い. 幼児を評価するには, 人物画テスト Draw-a-Person Test がポピュラーなものの1つである. 描かれた人物の複雑さと細部がその子どもの大まかな成熟度を反映し, そこに示されている作画能力は当該の子どもの, 思考を視覚的な表現に変換する能力を示している. ベンダーゲシュタルトとベントン視覚記銘テスト Bender-Gestalt and Benton Visual Retention Test は, 知覚運動能力の基礎的側面でもある図形コピー能力とそれを後に追想する能力とを評価できる. パデューペグボードテス

ト Purdue Pegboard Test は，子どもがペグ（釘）を適切な差し込み口に配置する能力を評価するどちらかというと手先の器用さのみを純粋に観察する試験である．ベアリー視覚運動統合発達テスト Beery Developmental Test of Visual-Motor Integration は教育現場で好んで用いられている．

▶ パーソナリティのスタイルと社会的適応

子どものパーソナリティのスタイルと社会的適応は投影法を用いて評価されることが普通である．主題統覚テスト Thematic Apperception Test では曖昧な状況にあるはっきりしない人物を描いたカードが使用される．そして子どもはその絵の中では何が起こっているか物語を作るように命じられる．ロールシャッハテスト Rorschach Test は有名なインクの染みを用いたテストである．このテストでは曖昧で暗示的なインクの染みでできたカードを子どもに見せる．そして何（例えば，2人の男が踊っているなど）が見えたか質問され，知覚認知の基礎を評価する．半標準化評価尺度を用いることも可能であるが，これらのテストの最も多い使用目的は，標準化・構造化された刺激を子どもに与えることによって，刺激への反応を，対人経験・不安・恐怖・欲求などの反映として利用することにある．

● 身体診察

身体診察は子どもの評価の重要な一部である．通常の身体診察に加え，高アーチ型口蓋（ゴシック口蓋），耳介低位，ますかけ線（猿線），肘外偏角，先天的翼状頸，外性器奇形，神経外胚葉異常などの先天異常の表れを丁寧に観察し発見に努める必要がある．先天的異常は同時に生じる傾向があり，正中部と神経外胚葉の異常は中枢神経系の異常と関連する傾向が強い．このような先天的異常を伴う場合，特に正中部の脳形態の異常の存在を判定するためにMRIの適応である．

医師はまた，子どもの神経学的微細徴候にも十分な注意を払うべきである．皮膚書字覚，左右弁別，協調運動，ベッドサイドで行うことができる簡単な知覚運動能力などを評価するために自分なりの一連の簡易神経学的検査手順を用意しておく必要がある．例えば，左右弁別であれば，「右手を挙げて．左足を挙げて．右手の人差し指で鼻を触って．左手の人差し指で自分の右足を指さして．わたしの右手を指さして．左手の人差し指でわたしの左手を指さして」など徐々に難しくなるシステマチックな課題で評価することができる．口部協調運動を評価するために早口言葉を使用してもよい一方，その他の運動能力を評価するためには，片足ジャンプ，タンデム歩行，急速交互運動などを用いる．巧緻運動能力の評価には描画と書字を用いる．幅広い年齢の多くの子どもたちを評価する経験を経て後，医師は，神経学的微細徴候の所見など，正常所見はどのように構成されているか，年齢ごと児童ごとに判断する感覚が徐々に身につくであろう．幅広い神経学的微細徴候が認められる場合，脳波や脳画像検査などより包括的な精密検査を指示する適応となる．

■ 知的能力障害（知的発達症／知的発達障害）intellectual disability （intellectual developmental disorder）

知的能力障害（知的発達症）は，かつて「精神遅滞」と呼ばれた状態のことであり，発達初期に生じる全般的な精神的能力の欠損と日常生活上の機能的適応不全を特徴とする．通常，幼小児期に発見される知的能力障害は，非常に早い発達段階で生じるものだと考えられている．「精神遅滞」という用語は差別的として以後使用せず，合衆国連邦法と齟齬があるものの，連邦法も知的能力障害という用語の使用を支持している．

かつて，精神遅滞と診断されるためには，IQが70未満であることを必須の条件としていたが，今や，IQはこのような任意の線引きの主要な条件ではなく，軽度，中等度，重度，最

第4章　神経発達症群／神経発達障害群（児童精神医学）

4-1 知的能力障害（知的発達症／知的発達障害）のDSM-5診断基準

知的能力障害（知的発達症）は，発達期に発症し，概念的，社会的，および実用的な領域における知的機能と適応機能両面の欠陥を含む障害である．以下の3つの基準を満たさなければならない．

A. 臨床的評価および個別化，標準化された知能検査によって確かめられる，論理的思考，問題解決，計画，抽象的思考，判断，学校での学習，および経験からの学習など，知的機能の欠陥．

B. 個人の自立や社会的責任において発達的および社会文化的な水準を満たすことができなくなるという適応機能の欠陥．継続的な支援がなければ，適応上の欠陥は，家庭，学校，職場，および地域社会といった多岐にわたる環境において，コミュニケーション，社会参加，および自立した生活といった複数の日常生活活動における機能を限定する．

C. 知的および適応の欠陥は，発達期の間に発症する．
注：診断用語である知的能力障害は，知的発達障害というICD-11の診断用語と同義である．本書では知的能力障害という用語が使用されているが，他の分類体系との関係を明確にするため，両方の用語が見出しに使用されている．さらに，米国の連邦法規（公法111-256, ローザ法）は，精神遅滞を知的能力障害という用語に置き換え，学術誌は知的能力障害という用語を使用している．したがって，知的能力障害は医学，教育，その他の専門職，また一般市民や支援団体により広く使用される用語である．

▶ 現在の重症度を特定せよ

重度など障害の程度により分類されている．また，IQは，社会生活や活動能力，理解や知的生活，実際の日常生活能力など，生活の重要な場面をどのように快適に過ごしているかという個人の適応能力を反映しないため，その信頼性は限られている．しかし，IQは，現在も知的能力の評価に重要な一部であることには変わりない．

知的能力障害は，臨床評価と標準化された知能検査の双方に基づいて診断される．「知能」とは，学業や社会生活に応用される，推論・問題解決能力，計画性，抽象的思考能力，複雑な概念の理解力，判断，勉学，経験的学習などから構成されている．知的発達障害のDSM-5の診断基準を，4-1 に示した．

標準化知能検査は，通常IQの測定のことである．テストの結果，平均値より標準偏差の2倍またはそれを下回る場合（誤差として±5ポイントを含める），知的能力障害の範囲にあるとみなされる．平均100，標準偏差15のテストであれば，65〜75以下の範囲が知的能力障害である．検査結果の解釈には，通例，神経心理学者が従事するが，臨床的な経験と判断を要する．知的能力障害の他にも，文化的背景・母語・コミュニケーション障害の有無など知能検査に影響を与える要因が存在する．

「適応能力」の欠損は，同じ文化社会的背景をもった同年齢のものと比較して，主に，理解度・社会性・実生活の三大領域に関する独立生活と社会的責任能力が居住地域の標準を満たしていることなどから判断される．

- 「理解度（学業成績）」の領域には，記憶力，言語能力，読み・書き，数学的推論のほか，実生活に役立つ知識の獲得，新しい状況の出来事への適応などが含まれる．
- 「社会性」の領域には，他者の思考・感情・経験への理解，共感，対人コミュニケーションスキル，交友する能力，社会的判断などが含まれる．
- 「実生活」の領域には，実生活場面での学習と自活，身だしなみ，保清，就労，金銭管理，自制的行動・学校や仕事のスケジュール配分などが含まれる．

知的能力，教育レベル，動機の有無，社交性，性格特徴，就労の機会，文化的経験，身体的合併症や精神疾患の有無などが，適応能力に影響を及ぼす．

「軽度」知的能力障害が知的能力障害の大多数，約85％を占める．その場合，教育することは可能で，特別支援学級に通うことができ，

社会生活を維持する長期目標を目指して活動し就労することが可能な場合もある．読み書きと簡単な計算も可能である．「中等度」の知的能力障害は，知的能力障害のおよそ10%を占める．訓練により，会話することや自分の名前や簡単な単語を理解し，入浴や洗濯などのセルフケアや，多少の変化への対処が可能である．特別支援学校での管理と治療が必要となる．理想とされる長期的目標は，グループホームなど保護的環境でのケアである．「重度」または「最重度」の知的能力障害は，最も少ない．この場合，比較的幼いうちから，施設へ入所することが不可避であることが多い．

◉ 疫学・臨床所見・経過

知的能力障害の有病率は一般人口の1〜2%であり，かなり高い．男女比はおよそ2：1であり男児に多い．軽度精神遅滞は下層階級に多いが，より重度の精神遅滞では有病率に社会階層間の差はない．

知的能力障害の長期予後は多様である．（テイ−ザックス病 Tay−Sachs disease などの）重度・最重度の精神遅滞は，進行性の身体的衰弱と，10代，20代での若年死亡が目立つこともある．軽度・中等度の知的能力障害者の寿命は若干短いが，盛んな介入によりQOLを高めることが可能である．健常児童のように，知的能力障害も急激な成長期を示すことがあるが，それがいつになるか乳幼児期に予想することは難しい．典型的には，知的能力障害の子どもは正常な成長の目安となる，お座り，つかまり立ち，発話，数字や文字の学習を，正常な子どもと同様に辿るが，その進展が遅れる．

◉ 病因と病態生理

知的能力障害とは，多様な要因によって脳に損傷が生じ，正常な発達が妨げられたことによって生じる最終共通路(final common pathway)を反映した症候群である．IQが55未満の場合，精神遅滞の原因が同定される場合も多いが，IQが55以上の場合は，そのような原因が見つからず，多因子性かつ多遺伝子性の複合的要因の影響により成り立っていると推定されている．ダウン症 Down syndrome は染色体異常による知的能力障害のなかで最も多い．脆弱X染色体症候群 Fragile X syndrome は遺伝性の知的能力障害の中で最も多くダウン症に次ぐ頻度である．脆弱X染色体症候群の遺伝子が発見された．それは世代ごとに伸張する不安定な配列より成り立っていて，（インプリンティング imprinting により）父母のどちらから受け継いだかを反映してその影響が異なる．先天的代謝異常が知的能力障害の原因の数%を占めている．例としてテイ−ザックス病と未治療のフェニルケトン尿症 phenylketonuria などがある．

このように明確に区別できる遺伝的原因に加え，知的能力障害者の圧倒的大部分は，栄養や心理社会的養育環境など非遺伝的要因の他，恐らく多遺伝子性の遺伝要因の影響により生じる．親からの影響は多数あり，胎児の発達への影響により，神経発達異常を引き起こす．出産の高齢化に伴うダウン症(21トリソミー)の発生率の上昇は，その好例である．母親の栄養失調，物質乱用，電離放射線など変異原への曝露，糖尿病合併妊娠，妊娠高血圧症候群，風疹，母親による虐待とネグレクトなどが，発達に影響する両親由来の要因の例である．胎児性アルコール症候群は，知的障害の非遺伝的原因として稀ではない．周生期・出産直後の問題も影響を与える．脳損傷の原因となる分娩時外傷，栄養不良，毒物への曝露，脳炎などの感染症，幼小児期の頭部外傷などが，そのような要因の一例である．心理社会的要因がそのような生物学的要因の一部に影響していることも明らかであり，生物学的要因とは無関係に影響を与える心理社会的要因も存在している．例えば，出産前・出産後の不十分なケアを最も受ける可能性が高いのは，貧しい環境に産まれた子どもである．

● 鑑別診断

他の小児期の精神障害と同様，知的能力障害（特に軽度の場合は）の鑑別診断は，別の精神科的併存症の頻度が高いため複雑なことがある．鑑別診断には，注意欠陥・多動症（ADHD），学習症，自閉スペクトラム症，小児精神病や小児気分障害などが挙げられるが，これらすべては知的能力障害に併存することがある．けいれん性の病気は知的能力障害に非常に多い．知能障害と疑われる症例は，認知（知能）検査のみならず，慎重な身体診察・神経学的診察・脳波・MRIスキャンなどにより徹底した評価が必要である．

● 治療

十分な評価後，子どもと両親の要望と能力を考慮して，その子どもに対してベストな治療現場と方法を決めるための総合的なプログラムを組むことが必要となる．その結果，自宅でのケア（家族サポートと特殊教育によって補完される）から，里親制度の利用やグループホームへの入所，長期的施設収容などが決定される．知的能力障害の大部分は軽症であるため，少なくとも初期は，大多数の子どもは自宅で生活することができる．両親も知的障害者であることがあるため，社会保障に携わる行政機関による継続的なフォローアップが役立つが，評価の継続は，むしろ子どもに必要なことが適切に満たされているかどうかを確認するために必須である．

両親の知的程度にかかわらず，知的障害児の両親が直面する負担とストレスは大きく，支持的なカウンセリングや児童の行動上の問題の管理に役立つ行動的手技を学ぶことから両親が受ける恩恵は大きい．てんかん発作など併存症に対しては，医学的治療が必要である．認知機能検査は当該児童の適切な教育場所の選定に役立つが，定期的な再評価が必要なことは言うまでもない．

■ コミュニケーション症群／コミュニケーション障害群 communication disorders

学生諸君も想像する通り，コミュニケーション障害は，子どもの必要・欲求・感情を伝達する能力に影響を及ぼす．古くは精神障害とみなされてこなかったが，コミュニケーション障害は，苦痛の原因となり，また子どもの生活能力に支障をきたし，鑑別診断上も重要である．自閉スペクトラム症のほか，ADHD，社交不安症，知的能力障害を除外する必要がある．コミュニケーション障害とは，以下のとおりである：

言語症／言語障害 language disorder：音声言語，文字言語，記号やサイン言語の理解や発信についての欠損に基づく言語発達と使用に関する持続的障害．言語能力が，年齢からの予想を大きく下回り，学業成績，仕事の能率，コミュニケーションの効率，社交に明らかな影響を及ぼしている．

語音症／語音障害 speech sound disorder：発達段階に見合わない発話の持続的問題．発音障害には，上手な発音，流暢性，発声のさまざまな側面の問題が含まれている．この障害は，言語障害・知的能力障害・ランドウ－クレフナー症候群 Landau-Kleffner syndrome のような神経疾患などが併発していることがある．

小児期発症流暢症（吃音）／小児期発症流暢障害（吃音）childhood-onset fluency disorder (stuttering)：年齢にそぐわない流暢さと発話の時間的パターンの問題．このとき生じる問題は，頻繁な反復，音や音節の延長，単語の途中での中断や単語と単語の間での余計な発声や静寂を伴う中断などの発話の問題，単語の置換や問題の単語の忌避など多様である．「えー」や「～みたいな，～とか」などの間投詞が目立つ場合や，「えー，えー，えー」と繰り返される場合，あるいは「えーーーーーーーーーー」と長引きき，会話を再開するため悪戦苦闘する場合もある．吃音は，学業や仕事，社会的な交流に

影響することがある．吃音はまた恥ずかしさや気がねの原因になり，電話の使用など会話が必要な状況を避けるようになることがある．通常，6歳頃までに発症するが，年齢を重ねると流暢に話せるようになる．

社会的（語用論的）コミュニケーション症／社会的（語用論的）コミュニケーション障害 social (pragmatic) communication disorder：言語または非言語的コミュニケーションの社交場面での使用困難をいう．この場合，子どもは挨拶してほかの子どもと情報を共有することが困難になる．また状況に適したコミュニケーションのスタイルを選択することができない場合（すなわち，授業中も，ほかの子と遊んでいるときの話し方を変えることができないなど）もある．成人に対する話し方と友だちに対する話し方を変えることができないこともある．過度に形式張った話し方をやめられない者もいる．さらに，互いに言語的・非言語的なシグナルのやりとりをして交互に対話したり，ほのめかされた意味を理解（空気を読む）したり，曖昧で文字どおりではない言葉（熟語，冗句，例え話など）を理解したりできない場合もある．他者には，当該の子どもは社交場面でぎこちない存在とみなされる．

■ 自閉スペクトラム症／自閉症スペクトラム障害 autism spectrum disorder

自閉症は，1948年にレオ・カナー Leo Kanner によって，反復的かつ常同的な行動を伴う子どもの社会的コミュニケーションが障害される症候群として最初に記載された．1990年代の初頭から，DSM-Ⅳ-TR の「広汎性発達障害」ほか，レット症候群，小児期崩壊性障害，アスペルガー症候群など自閉症に関連する一連の障害の存在が明らかに認識されるようになった．

DSM-5 は，これらをすべて刷新し，「自閉スペクトラム症／自閉症スペクトラム障害」とした．臨床医は，これらさまざまな広汎性発達障害を区別することが困難であることを悟った．さらに，研究者はこれらが同一スペクトラム上に並ぶ一連の共通の特徴によってまとめることが可能な，単一カテゴリーとみなすことが最良であることに気づいた．自閉スペクトラム症は神経発達症であろうとされている．幼児期または小児期初期から障害は存在するが，幼小児期の両親や養育者のサポートや，社会的要請が軽微であることなどから，後にならないと発見されないケースもあるのだろう．本質的な特徴は，相互性のある社会的コミュニケーションや社会的交流の持続的な欠損と，融通性のない反復的な行動・興味・活動のパターンよりなる．

医師は子どもの状態を，全体的な重篤度，知的欠損や言語障害の有無，遺伝性疾患やてんかんまたは合併する知的能力障害の有無などに基づき，その子どもの臨床状態を特定することができる．例として，現在はアスペルガー症候群と診断するのではなく，それを「知的能力障害と言語障害とを伴わない自閉スペクトラム症」と診断する．

DSM-5 の自閉スペクトラム症の診断基準を **4-2** に示した．診断するためには，12項目のうち少なくとも6項目を満たしている必要がある．これらの項目は自閉症の主要3領域（つまり，社交面，コミュニケーション，行動レパートリー）をカバーしている．

● 臨床所見

自閉スペクトラム症の症状の現れ方は，重症度や個々の発達レベルや実年齢により大きく異なってくる．重症の場合，出生後比較的早期に，通例，発達の異常として気づかれる．生後3～6か月以内に，両親は赤ちゃんが正常に笑ったり，あやすことに喜んだりしないことに気づく場合がある．異常を示す最初の徴候は，言葉であることが多い．このため，単語を発したり，文章を話したりする通常の発育の目安となる変化が成長に伴っても認められないことで気づかれる．話し言葉の発達の遅れが，両親にとっての受診動機であることが典型的である．

4-2 自閉スペクトラム症／自閉症スペクトラム障害のDSM-5診断基準

A. 複数の状況で社会的コミュニケーションおよび対人的相互反応における持続的な欠陥があり，現時点または病歴によって，以下により明らかになる（以下の例は一例であり，網羅したものではない；本文参照）．
　(1) 相互の対人的–情緒的関係の欠落で，例えば，対人的に異常な近づき方や通常の会話のやりとりのできないことといったものから，興味，情動，または感情を共有することの少なさ，社会的相互反応を開始したり応じたりすることができないことに及ぶ．
　(2) 対人的相互反応で非言語的コミュニケーション行動を用いることの欠陥，例えば，まとまりのわるい言語的，非言語的コミュニケーションから，視線を合わせることと身振りの異常，または身振りの理解やその使用の欠陥，顔の表情や非言語的コミュニケーションの完全な欠陥に及ぶ．
　(3) 人間関係を発展させ，維持し，それを理解することの欠陥で，例えば，さまざまな社会的状況に合った行動に調整することの困難さから，想像上の遊びを他者と一緒にしたり友人を作ることの困難さ，または仲間に対する興味の欠如に及ぶ．
▶ 現在の重症度を特定せよ
　重症度は社会的コミュニケーションの障害や，限定された反復的な行動様式に基づく．

B. 行動，興味，または活動の限定された反復的な様式で，現在または病歴によって，以下の少なくとも2つにより明らかになる（以下の例は一例であり，網羅したものではない；本文参照）．
　(1) 常同的または反復的な身体の運動，物の使用，または会話（例：おもちゃを一列に並べたり物を叩いたりするなどの単調な常同運動，反響言語，独特な言い回し）．
　(2) 同一性への固執，習慣への頑なこだわり，または言語的，非言語的な儀式的行動様式（例：小さな変化に対する極度の苦痛，移行することの困難さ，柔軟性に欠ける思考様式，儀式のようなあいさつの習慣，毎日同じ道順をたどったり，同じ食物を食べたりすることへの要求）
　(3) 強度または対象において異常なほど，きわめて限定され執着する興味（例：一般的ではない対象への強い愛着または没頭，過度に限局したまたは固執した興味）
　(4) 感覚刺激に対する過敏さまたは鈍感さ，または環境の感覚的側面に対する並外れた興味（例：痛みや体温に無関心のように見える，特定の音または触感に逆の反応をする，対象を過度に嗅いだり触れたりする，光または動きを見ることに熱中する）
▶ 現在の重症度を特定せよ
　重症度は社会的コミュニケーションの障害や，限定された反復的な行動様式に基づく．

C. 症状は発達早期に存在していなければならない（しかし社会的要求が能力の限界を超えるまでは症状は完全に明らかにならないかもしれないし，その後の生活で学んだ対応の仕方によって隠されている場合もある）．

D. その症状は，社会的，職業的，または他の重要な領域における現在の機能に臨床的に意味のある障害を引き起こしている．

E. これらの障害は，知的能力障害（知的発達症）または全般的発達遅延ではうまく説明されない．知的能力障害と自閉スペクトラム症はしばしば同時に起こり，自閉スペクトラム症と知的能力障害の併存の診断を下すためには，社会的コミュニケーションが全般的な発達の水準から期待されるものより下回っていなければならない．
　注：DSM-IVで自閉性障害，アスペルガー障害，または特定不能の広汎性発達障害の診断が十分確定しているものには，自閉スペクトラム症の診断が下される．社会的コミュニケーションの著しい欠陥を認めるが，それ以外は自閉スペクトラム症の診断基準を満たさないものは，社会的（語用論的）コミュニケーション症として評価されるべきである．
▶ 該当すれば特定せよ
　知能の障害を伴う，または伴わない
　言語の障害を伴う，または伴わない
　関連する既知の医学的または遺伝学的疾患，または環境要因（コードするときの注：関連する医学的または遺伝学的疾患を特定するための追加のコードを用いること）
　関連する他の神経発達症，精神疾患，または行動障害（コードするときの注：関連する神経発達症，精神疾患，または行動障害を特定するための追加のコードを用いること）
　緊張病を伴う（定義については，他の精神疾患に関連する緊張病の診断基準を参照せよ）〔コードするときの注：緊張病の併存を示すため，自閉スペクトラム症に関連する緊張病の追加のコードを用いること〕

発語の問題は，全く話さないケースから，発語と言葉パターンの軽度異常までと幅が広い．言語表現が一見豊かな場合にも，自発的な会話が困難であったり，内容が空疎で反復的であったりするケースもある．抑揚が歌のようである場合も，逆に平板なトーンであることもある．

重症例では，両親を含む他者との感情的交流が欠如しているように見受けられる場合もある．軽症の場合は交流が可能だが，暖かみや，感情の機微，気遣いは欠如している．会話してみると，それは，感情面が欠落した，形式的な対話になることが多い．恋愛感情や愛着が表出されない，または堅苦しく偽物のような表現であることもある．自閉スペクトラム症の児童は，孤立して，消極的で，無関心にみえる．

最後に，行動レパートリーの障害がある．ある種の行動ルーチンを維持することへの強く頑固な傾向を示し，重症例ではその行動ルーチンを邪魔された場合に，著しい苦痛と混乱を露わにする傾向がある．決まった椅子に座り，決まった服を着て，繰り返し同じ食べ物を食べる場合もある．身体を揺らし，頭を打ち付ける動作を繰り返す，自己刺激動作に執着する子どももいる．

重篤な自閉スペクトラム症を呈する子どものほとんどは知的能力障害を併存しているが，知能が正常の場合もあり，さらには特に音楽と数学の分野で天才的な能力や特殊な能力を示すものもいる．DSM-Ⅳ-TRにおいて「アスペルガー症候群」と呼ばれた軽症群は，幼小児期発症の社交性の問題や，常同行為や儀式など異常行動を示すが，正常範囲の言語能力と通常正常な知能を有している一群を意味していた．

● 疫学と臨床経過

自閉スペクトラム症は一般人口の1％に認められ，おそらく重症例はこれよりかなり少ないと考えられている．過去20年の間に有病率が上昇していることを示す証拠があるが，主に病気に対する認識度の上昇に起因するものである．環境にある毒素やワクチンなどが原因であることも示唆されているが，これを支持する研究はない．男女比が4：1で男児に多い．

発症は小児期初期で，生後1～2年に気づかれることが多い．多くの場合，障害は慢性かつ一生持続する．成熟により症状が改善される重症例もあるが，悪化する者もいる．普通に進学し，独立して生活できる症例も，非常に稀ながら存在する．疾患の特徴である社会的孤立，異常な言葉遣い，硬直的かつ儀式的行動などは成人後まで持続する．予後良好の予測因子は，高い知能，言語能力と社交能力の高さである．

知能障害がない軽症例では学業成績が良好で，比較的良好な長期予後が予想される．この一部には，大学を卒業し，大学院で学位を取得し，通常の職歴を得る者もいる．

● 原因と病態生理

自閉スペクトラム症の遺伝性が高いことは，家族研究と双生児研究から示されている．知的能力障害に加えて語音症と言語症も家系内発症が認められている．候補遺伝子がさまざまな染色体上に同定されている．約15％のケースは，既知の遺伝的メカニズムとの関連が認められている．一部の自閉症の原因が，父母からの遺伝によらず，減数分裂時に偶然生じた遺伝子のコピー数多型（CNV）に起因することが最近の研究から示唆されている．

脳画像研究から，自閉スペクトラム症の児童は，身体の大きさに比較して大きな脳をもっていることが示されており，脳回の奇形（多小脳回症 polymicrogyria）などを伴っていることがある．大脳が巨大であることは，正常な「剪定 pruning」による不要なニューロンの整理と除去がなされなかったことの反映であると解釈されている．小脳（特に，小脳虫部），側頭葉，海馬などの異常のほか，大脳の非対称も報告されている．機能的画像解析からは，注意・意識・自己認識にかかわる神経回路の連絡が全体的に障害されていることが示された．身体的には，これらの子どもは神経学的微細徴候や原始反射などのさまざまな所見を示すほか，右利きでは

ないものも多く，左半球が言語機能上の優位を獲得しないなどの偏りが認められる．

● 鑑別診断

自閉スペクトラム症の症状を訴えて受診する場合，神経学的診察に重点を置いた，包括的な精神科的診察と身体的診察の双方を行うことが重要である．フェニルケトン尿症やダウン症など症状の原因となりうるその他の疾患のスクリーニングを行うべきである．社会的孤立や引きこもりが極端なケースの場合，原因になることがある難聴や失明も除外しなくてはならない．背景にてんかんやけいれん性の疾患を疑う場合，脳波は必須である．知能検査は知的な能力と弱点の評価に有用である．

主な鑑別診断は，小児精神病・知的能力障害，コミュニケーション症，選択性緘黙などである．最も重要なのは，知的能力障害と言語症の鑑別である．これらの鑑別は極めて困難であり，その差は主に社会的交流をもつ能力（もちろん，その個人の知能を考慮に入れたうえでの能力）によって判定される．知的能力障害の児童は通常，広汎な知的欠陥を合併している一方，自閉スペクトラム症では知的機能評価で能力にばらつく結果を示すことが多いばかりか，一部の領域では正常，あるいは正常より優秀な結果を示すことがある．選択性緘黙も除外を要する．選択性緘黙の子どもは話す能力があるにもかかわらず話さず，自閉スペクトラム症の主要な症状を示さない．自閉スペクトラム症と小児期発症の統合失調症の大きな違いは，幻覚，妄想など精神病症状の有無である．精神病症状は，普通，自閉スペクトラム症ではとらえられないが，時に自閉症と統合失調症が併存することもある．

● 治療

診断が確定したならば，どのような障害であるか両親に詳しく説明し，その子どもが両親の育て方の失敗による心理学的問題ではなく神経発達上の問題を抱えていることを明確にする必要がある．両親が子どもの硬直したステレオタイプな行動パターンを減少させ，言語と対人技能の改善に役立てられるよう，行動マネジメントの概要を説明する．重症な児童例には通例，特殊教育とともに言語発達と対人技能の改善を目的とした特別なデイケアプログラムが必要である．薬物療法もこれらの支援や行動学的アプローチと並行して行われることがある．てんかん発作を併存している場合は抗てんかん薬の内服が必要である．その他の薬物療法として，抗精神病薬が，攻撃的でステレオタイプな行動パターンの改善に役立つことが知られている．第二世代抗精神病薬であるリスペリドンとアリピプラゾールは，自閉症の児童・青年の易刺激的傾向の治療に対して，FDA（アメリカ食品医薬品局 Food and Drug Administration）により認可されている．その他の薬剤として，抑うつ，不安，強迫症状を併存した児童にはSSRIが役立ち，多動を合併している場合は精神刺激薬が有用である．（かつてのアスペルガー症候群など）軽症例の治療も同様であるが，目標設定をより高く設定できる．

■ 注意欠如・多動症／注意欠如・多動性障害 attention-deficit/hyperactivity disorder（ADHD）

ADHDは，児童精神医学を専門とするものにとって，最もありふれた「日常茶飯事」ともいうべきものである．ADHDの子どもは，活発な子どもの戯画である．身体的に過活動で，気が散りやすく，注意散漫，衝動的で扱いづらい．ADHDは通常，幼小児期早期に明らかになり，極めて早期に過活動の徴候に気づかれる（例えば，はいはいができるとすぐに，どこにでも行ってしまうようになる，全く眠らず，妊娠中にお腹の中にいるときからさえ，ひっきりなしに脚で蹴り続けている，など）．病状は成長に伴い改善されるものの，成人後まで症状が持続する者もいる．

ADHDは，大きく2群の症状からなる．（1）

不注意 inattention と，(2)多動性および衝動性 hyperactivity and impulsivity である．ADHD に関する DSM-5 の診断基準を，4-3 に示した．少なくとも不注意9項目のうち6項目，多動性／衝動性9項目のうち6項目を満たし，6か月以上持続し，発症が12歳未満であることを必要とする．主要な症状から，不注意優勢型，多動・衝動優勢型，混合型などのように亜型に分類することができる．DSM-5 では症状による問題が少なくとも2か所以上の生活場面（自宅，学校，職場など異なる状況下）で観察されることを条件としているため，ADHD の過剰診断を防ぐために教師から得られる学校生活の情報が重要になる．ただし17歳以上の場合，不注意5項目と，多動性／衝動性5項目さえ満たしていれば診断することができる．

ADHD の症状は，年齢により異なる．4〜6歳の子どもならば，「わんぱく坊主」である．部屋の中を走り回り，ソファーの上でトランポリンをして，テーブルの上の物を床に落とし，客人のハンドバッグの中を勝手にのぞき込み，絶え間なく話し，両親に断りもなくどこかに出て行ってしまい，道路を横断する前に左右を確認することができるようにならず，玩具を壊したり紛失したりし，夜は寝ず，朝早くから目覚めて騒ぎ出して，両親を疲労困憊させる．この子が小学校に入学し，学習課題に向かえば，注意集中が困難であることが，より明瞭になる．教師の指示を聞き漏らし，宿題を忘れ，ノートと鉛筆を忘れ，手を挙げてから発言することができないばかりか，教師が質問を言い終える前に発言することすらある．列に並べば後ろから押すため他の生徒を困らせ，遊具を横取りし，気がつかないかのように遊びのルールを守れない．同級生に学業が追いつかず，自信を失う．教師は両親に子どもへの不満をぶつけ，助けが必要であると言うようになる．以下は著者らが実際に治療した ADHD の症例である．

症例

チャーリーは6歳の男児で，小学校に入学したものの，学校の教育会議からうまく学校に適応できていないという指摘を受け，母親に伴われて受診した．

母親によると，以前より，かなり育てづらい子どもであったという．すでに幼児の頃から，かんしゃくもちで過活動を示していた．生後7か月ではいはいをし，家の中を動き回り，ゴミ箱を倒し，食器棚の中身を壊し，部屋中を散らかしまわっていたという．家具に足を乗せない，テーブルの上に乗らない，溶けかかったチョコレートアイスバーを持ったままリビングルームを走らないなどの両親の言いつけを憶えることも守ることもできない様子だった．いったん言葉を憶えると話が止まらず，常に両親の注目を要求するようになった．

4歳時に幼稚園に入園した．当時の保母たちは，チャーリーが乱暴で衝動的であり，ほかの園児に気を使わないという問題があると述べていた．担任は，チャーリーの行動のために日々の予定をこなすことすらできないと訴えていた．同級生のように椅子に座っていることができず，立ち上がっては教室を走り回ることがあった．気を散らすことなく5分間以上，課題に集中することができなかった．他の園児が静かに作業を続けたい場合にすら，話しかけて邪魔をすることもあった．保母たちがどんなに努力しても，彼を黙らせて静かにさせることはできなかった．

初診時，チャーリーが過活動であることは明らかだった．診察室に，大股で威張って入って来た．椅子には座らず飛び乗って，結局は体をくねらせ椅子に座ったが，それも3分ともつことがなかった．椅子から飛び上がって，診察室の書棚から本を乱雑に取り出し散らかした．医師の本であるから元に戻すよう命じられると，別な2, 3冊をさらに床に散らかしたうえで，診察室の机に歩み寄り，机上のペン，鉛筆，ペーパーウエイトを物色した．チャーリーの母親は困惑し，怒ったようにもう一度，座らせようと努めた．

メチルフェニデートが処方されることになった．1週間後，母親は治療効果を「素晴らしい」と報告した．チャーリーの行動は改善され，注意集中する能力を着実に身につけ，衝動性も過活動も弱まった．教師も，彼が一変したことに気づいた．その後，大した問題もなく2年生に進級し，読み書き，計算の基本技術を年齢相応に身につけることが可能になったようであった．

4-3 注意欠如・多動症／注意欠如・多動性障害のDSM-5診断基準

A. (1)および／または(2)によって特徴づけられる，不注意および／または多動性−衝動性の持続的な様式で，機能または発達の妨げとなっているもの：
 (1) 不注意：以下の症状のうち6つ（またはそれ以上）が少なくとも6カ月持続したことがあり，その程度は発達の水準に不相応で，社会的および学業的／職業的活動に直接，悪影響を及ぼすほどである：
  注：それらの症状は，単なる反抗的行動，挑戦，敵意の表れではなく，課題や指示を理解できないことでもない．青年期後期および成人（17歳以上）では，少なくとも5つ以上の症状が必要である．
  (a) 学業，仕事，または他の活動中に，しばしば綿密に注意することができない，または不注意な間違いをする（例：細部を見過ごしたり，見逃してしまう，作業が不正確である）．
  (b) 課題または遊びの活動中に，しばしば注意を持続することが困難である（例：講義，会話，または長時間の読書に集中し続けることが難しい）．
  (c) 直接話しかけられたときに，しばしば聞いていないように見える（例：明らかな注意を逸らすものがない状況でさえ，心がどこか他所にあるように見える）．
  (d) しばしば指示に従わず，学業，用事，職場での義務をやり遂げることができない（例：課題を始めるがすぐに集中できなくなる，また容易に脱線する）．
  (e) 課題や活動を順序立てることがしばしば困難である（例：一連の課題を遂行することが難しい，資料や持ち物を整理しておくことが難しい，作業が乱雑でまとまりがない，時間の管理が苦手，締め切りを守れない）．
  (f) 精神的努力の持続を要する課題（例：学業や宿題，青年期後期および成人では報告書の作成，書類に漏れなく記入すること，長い文書を見直すこと）に従事することをしばしば避ける，嫌う，またはいやいや行う．
  (g) 課題や活動に必要なもの（例：学校教材，鉛筆，本，道具，財布，鍵，書類，眼鏡，携帯電話）をしばしばなくしてしまう．
  (h) しばしば外的な刺激（青年期後期および成人では無関係な考えも含まれる）によってすぐ気が散ってしまう．
  (i) しばしば日々の活動（例：用事を足すこと，お使いをすること，青年期後期および成人では，電話を折り返しかけること，お金の支払い，会合の約束を守ること）で忘れっぽい．
 (2) 多動性および衝動性：以下の症状のうち6つ（またはそれ以上）が少なくとも6カ月持続したことがあり，その程度は発達の水準に不相応で，社会的および学業的／職業的活動に直接，悪影響を及ぼすほどである：
  注：それらの症状は，単なる反抗的態度，挑戦，敵意などの表れではなく，課題や指示を理解できないことでもない．青年期後期および成人（17歳以上）では，少なくとも5つ以上の症状が必要である．
  (a) しばしば手足をそわそわ動かしたりトントン叩いたりする，またはいすの上でもじもじする．
  (b) 席についていることが求められる場面でしばしば席を離れる（例：教室，職場，その他の作業場所で，またはそこにとどまることを要求される他の場面で，自分の場所を離れる）．
  (c) 不適切な状況でしばしば走り回ったり高い所へ登ったりする（注：青年または成人では，落ち着かない感じのみに限られるかもしれない）．
  (d) 静かに遊んだり余暇活動につくことがしばしばできない．
  (e) しばしば"じっとしていない"，またはまるで"エンジンで動かされているように"行動する（例：レストランや会議に長時間とどまることができないかまたは不快に感じる；他の人達には，落ち着かないとか，一緒にいることが困難と感じられるかもしれない）．
  (f) しばしばしゃべりすぎる．
  (g) しばしば質問が終わる前に出し抜いて答え始めてしまう（例：他の人達の言葉の続きを言ってしまう；会話で自分の番を待つことができない）．
  (h) しばしば自分の順番を待つことが困難である（例：列に並んでいるとき）．
  (i) しばしば他人を妨害し，邪魔する（例：会話，ゲーム，または活動に干渉する；相手に聞かずにまたは許可を得ずに他人の物を使い始めるかもしれない；青年または成人では，他人のしていることに口出ししたり，横取りすることがあるかもしれない）．

B. 不注意または多動性−衝動性の症状のうちいくつかが12歳になる前から存在していた．

C. 不注意または多動性−衝動性の症状のうちいくつかが2つ以上の状況（例：家庭，学校，職場；友人や親戚といるとき；その他の活動中）において存在する．

D. これらの症状が，社会的，学業的，または職業的機能を損なわせているまたはその質を低下させているという明確な証拠がある．

E. その症状は，統合失調症，または他の精神病性障害の経過中にのみ起こるものではなく，他の精神疾患（例：気分障害，不安症，解離症，パーソナリティ障害，物質中毒または離脱）ではうまく説明されない．

次頁へつづく

4-3 (続き)

▶ いずれかを特定せよ
314.01(F90.2)混合して存在：過去6カ月間，基準A1(不注意)と基準A2(多動性-衝動性)をともに満たしている場合
314.00(F90.0)不注意優勢に存在：過去6カ月間，基準A1(不注意)を満たすが基準A2(多動性-衝動性)を満たさない場合
314.01(F90.1)多動・衝動優勢に存在：過去6カ月間，基準A2(多動性-衝動性)を満たすが基準A1(不注意)を満たさない場合

▶ 該当すれば特定せよ
部分寛解：以前はすべての基準を満たしていたが，過去6カ月間はより少ない基準数を満たしており，かつその症状が，社会的，学業的，または職業的機能に現在も障害を及ぼしている場合

▶ 現在の重症度を特定せよ
軽度：診断を下すのに必要な項目数以上の症状はあったとしても少なく，症状がもたらす社会的または職業的機能への障害はわずかでしかない．
中等度：症状または機能障害は，「軽度」と「重度」の間にある．
重度：診断を下すのに必要な項目数以上に多くの症状がある，またはいくつかの症状が特に重度である，または症状が社会的または職業的機能に著しい障害をもたらしている．

近年，ADHDと診断される成人が増加しており，これがADHDの有病率の増加のみならず，過剰診断の増加，覚醒剤を治療に用いることからくる物質乱用リスクに関与している．この理由から，医師は安易な診断を謹む必要がある．成人のADHD例は，主訴ともなる不注意のために職場での困難を訴えることがある．あるいは，厄介な衝動性を理由に治療を求めることもある．

● 疫学・臨床所見・経過

ADHDの有病率は，小児や学童でおよそ5%であり，成人では2.5%である．圧倒的に男児に多く，男女比は約3:1である．

およそ半数は予後良好であり，家族の平均レベルに見合った，期待どおりの学業成績を収めて普通に学校を卒業することが可能である．縦断的研究によると，小児ADHDの症状はかなりの率で成人後も持続する．成人では，不注意が持続する一方で，多動性が消退する傾向がある．

ADHDは小学生時代に気づかれることが多く，青年期早期にはあまり目立たない．反社会的行為を示し，素行症の診断に合致する悪化経過を辿る者もいる．反社会的行為を伴う場合は，物質乱用，逮捕，自殺企図，自動車事故を引き起こす率が高い．この場合，学歴も

ADHDではない者と比較して短くなる．両親や友人の双方から拒絶される事態を引き起こすため，自信と自尊心の問題が際立っている．興味深いことに，精神刺激薬による治療が物質乱用のリスクを減少させることと関連することが示されている．すなわち，精神刺激薬による治療が症状の軽減をもたらすばかりでなく，よりよい長期予後と社会適応へと導く結果となる．

● 病因と病態生理

ADHDの病因と病態生理は不明である．ADHDは家族性に発症する傾向があり，遺伝性が高いことが報告されている．遺伝的研究によりADHDの背景にある遺伝子が同定され始めているものの，それらは原因遺伝子ではないようである．ドパミンは脳内報酬系を調整していること，および，治療に使用される精神刺激薬はドパミン系を介して機能することから，ドパミン代謝に関する遺伝子に特別な関心が寄せられている．ある研究では，ドパミン輸送体(トランスポーター)の変異が，対照群では8%であったが，ADHDの症例では55%に認められたと報告されている．

ADHDの発症には非遺伝的要因も重要であると考えられている．ADHDは当初，「微細脳障害 minimal brain dysfunction」という病名で

呼ばれていた．リスク要因として，周生期の母親の喫煙，物質乱用，産科的合併症，栄養不良，毒物への曝露，ウイルス感染が挙げられている．このような環境リスク要因による影響を想定すると，出生前・周生期の合併症に対して男児が女児よりも脆弱である事実から，男児でADHDの有病率が高い傾向を説明できるのかもしれない．ADHDの子どもは虐待やネグレクト，あるいは養育者が変わり転々と移動している経験をもつ者もある．このことと反社会的行為は関連しているかもしれない．

MRIを用いた画像研究から，ADHDでは前頭前野，基底核，小脳のサイズの減少と，脳の左右対称性に異常が認められた．この所見は，ADHDの患者は反応抑制，前頭前野を介した実行機能，小脳によるタイミング機能などに問題があるとする神経心理学的データとよく相関している．機能的神経画像研究により，前頭前野と基底核の血流低下と，その血流低下が覚醒剤により改善される可能性が示されている．

◉ 鑑別診断

鑑別診断に際して，医師はその子どもが併存することの多い，てんかん，素行症，反抗挑発症，学習障害などを併発しているかどうかに注意せねばならない．これらを併存する場合，ADHDの併存症のどちらが一次的でどちらが二次的な障害であるか決定することが困難となることも稀ではない．子どもの双極性障害やうつ病などにADHDに類似した症状が伴うことがある．時に，ADHD様の症状が，虐待的な家庭の内実に対する正常な反応によるものである場合がある．甲状腺疾患など神経内分泌異常も除外する必要がある．

◉ 治療

ADHDの子どものほとんどが，精神刺激薬へ良好な反応を示す．通常，メチルフェニデート（10～60 mg/日）が第一選択薬であり，dextroamphetamine（5～40 mg/日，**本邦未発売**）がそれに続く．どちらも無効のときは，ア

トモキセチン（ストラテラ®）や α_2 作動薬（クロニジン，グアネファシン），イミプラミン，bupropion（**本邦未発売**）などが使われることがある．原則的に，メチルフェニデートとdextroamphetamineは，4～6時間の短時間作用型であるのに対し，三環系抗うつ薬の効果は長時間である．現在，精神刺激薬はさまざまな長時間作用剤型または徐放剤が入手可能である．

精神刺激薬は少量より開始し，使用推奨用量の範囲で，効果と副作用を勘案して至適となる用量へと漸増する．精神刺激薬は，食欲低下の副作用を避けるため食後に投与する．朝1回の投与で開始することは，午前と午後の学校での様子の変化から薬物の効果判定が容易になるメリットがあるかもしれない．週末と放課後の服薬の要否は，個人的事情により決定する．初回の投与開始から用量設定の間，体重をモニターする必要があり，1年間に数回，身長と体重を測定する．担任の教師からの報告は，子どもの薬物への反応性を評価するのに役立つ．

初期の副作用である食欲低下，体重減少，イライラ，腹痛，不眠などは通常，治療開始の2～3週間以内に消失するか，投薬量を下げることによって改善される．一部の患者に高用量で，軽い不快気分と社会的引きこもりが出現することがある．稀に，軽度から中等度のうつ病が生じ，薬物療法を中止することもある．精神刺激薬関連の懸念は，成長を抑制する可能性である．研究から，予想体重への増加率の鈍化は小さく，おそらく有意なものではないとされた．その他の副作用として，めまい感，吐き気，悪夢，口渇，便秘，傾眠，不安，聴覚過敏症状，恐怖などがある．

知覚刺激を減らすことによって注意散漫や集中困難を防止することなどのほかにも，正の強化法の意味や，厳格だが懲罰的でない限界設定など基本的な行動マネジメントの手法を両親が学ぶことは有益である．具体的には，ADHDの子どもは，グループの中で遊ぶよりたった1人の友人と遊んだほうが問題を少なくすること

ができる．耳障りで複雑なオモチャは，衝動性と攻撃性を高めるオモチャと同様に避けるべきである．両親が，子どもと一緒に宿題を完成させたいと望むことは問題がなく，また，どちらかというと短時間しか注意が維持できずにいる子どもに，少しずつ，段階的に課題をこなすことの重要性や，1つのことを完全にマスターしてから次の課題へと進むことの大切さを教えてもよい．

極端にADHDの診断と治療を求める青年や成人を治療する場合には注意する必要がある．薬物名を指定し，薬物の入手そのものが目的である場合もあるため，覚醒剤による治療を行う場合も慎重を要する．この10年というもの，特に高校や大学で，遊びのためや勉強の能率を上げるために使用されることが増えており，覚醒剤乱用は大流行ともいうべきピークを迎えている．使用者が求める快感とは別に，覚醒剤を多量に使用する場合は特に，幻覚，妄想，パラノイアが生じる．これら覚醒剤による症状は統合失調症に類似し抗精神病薬による治療を要するために，乱用の結果，精神科病棟への入院に至る場合が多い．

■ 限局性学習症／限局性学習障害
specific learning disorder

限局性学習症とは，特定の学習課題についてその個人の全般的な知的能力に見合った結果に到達することが困難な状態をいう．通常，子どもは1つまたは複数の領域で学習に困難をきたす．具体的には，読み書き計算ができない．本障害の本質的特徴は，正式な学校教育(すなわち発展途上にある)を通じて，他の生徒と同様に学習能力を正確かつ迅速に身につけることへの問題が持続することである．学習能力は同年代の平均より低いことがある．読字障害は，「ディスレクシア dyslexia」とも呼ばれる．計算障害は，「ディスカルクリア dyscalculia」と通称される．限局性学習症は，児童生徒の約5～15％に認められる．男児には女児よりも，2～3倍程度多く認められる．

限局性学習症は，学校の通知表やテストの結果のほか，個々の病歴，発達の経過，家族歴，教育歴などの総合的評価に基づき臨床的に診断される．特に前者の通知表や学校のテストでは，知能と比較して学業成績が極端に低いことは，診断に非常に重要である．具体的には，読字障害をもつ14歳の少年が，IQは110であるのに読書は3年生レベルであるような場合である．

限局性学習症は家族集積性がある．第一度近親に学習が困難な者がいる場合は，そのような者がいない場合と比較して，読字障害や計算障害を発症する相対リスクが圧倒的に高い(読字が4～8倍，計算が5～10倍になる)．学習障害は神経発達上の欠損や脳損傷の結果を反映していると考えられている．既知のリスク因子として，未熟児としての出生，出生時の低体重，母の喫煙が挙げられている．

早期かつ精力的に診断・治療が行われないならば，学習障害者は極端なハンディキャップを負う可能性がある．通常，そのような子どもは知能が正常であるが，特定分野での学習の進展が阻害されるために自分たちは「欠陥品」であり，仲間はずれにされていると考えるようになることが多い．

学習困難にまつわるフラストレーションは，無断欠席，登校拒否，素行症，気分障害，薬物乱用などのさまざまな二次的問題に結び付く．フラストレーションが原因ではなく，むしろ学習障害はADHDと同様，これらの併存症を伴いやすいと考えられるかも知れない．このようにとらえるならば，医師は学習障害に併存した複数の精神障害を見つけ出しすべてを適切に治療しなくてはならない．

教育的介入は，二正面同時進行である．通常，学習障害のある子どもとティーンエイジャーは，病気の背景にある神経的欠損を補うための学習戦略を学ぶことを支援する「攻撃的」技術を身につける指導と同時に，学習上の欠陥を下支えする治療的な指導を必要としている．

たゆみない共感的な学習支援によって，この障害をもつ子どもの多くは，十分な読み書き計算の力をつけることができる．

■ 運動症群／運動障害群 motor disorders

● 発達性協調運動症／発達性協調運動障害 developmental coordination disorder

発達性協調運動症の本質的特徴は，協調運動が必要な動作の習得に著しい問題があることである．その様相は，年齢ごとに異なるものの，両親や同級生から動作がぎこちないと思われていることが普通である．さらに小さい子どもの頃なら，匍匐(いわゆる「はいはい」)，座ること，歩行などの発達の指標となるような動作の習得や，階段を何とか登ること，自転車こぎ，シャツのボタンをとめる，ジッパーを閉じるなどの協調運動の獲得に，遅れや不器用さが認められる．もう少し大きくなった子どもならば，パズルをしているときや模型の製作，あるいはさまざまなスポーツを行うときの動作にその困難が現れることがある．診断は，着衣行為，ナイフやフォークを用いた食事，友達との遊び，学校でのスポーツ競技など日常動作への参加やそのパフォーマンスに顕著な問題が生じる場合になされる．本疾患の子どもは，自尊心が低く自分に価値がないととらえ，感情的あるいは行為的な問題に発展することがある．思春期や成人期には，拙劣な協調運動や遅い動作は職場や学校でのパフォーマンスに影響する．発症は，発達初期である．発達性協調運動症は，脳性麻痺，筋ジストロフィー，視覚障害，知的発達症など協調運動が障害される他の身体疾患と鑑別を要する．

● 常同運動症／常同運動障害 stereotypic movement disorder

常同運動症は，反復性かつ強いられているように見受けられる，一見無目的な動作が特徴であり，社会生活や学業その他の生活に影響を及ぼし，自らを傷付ける場合もある．典型的な動作として，手掌をひらひらさせる，身体を揺さぶる，手をくねらせる，指を絡める，物体を捩る，叩頭する，自分を咬む，自分の身体の一部を叩くなどがある．このような動作でも稀に治らない傷になったり，支障をきたすほどの組織損傷に至ったり，命にかかわる場合さえある．

常同運動症は，小児期初期に発症する．これらの動作は，物質の影響や神経学的な病気またはその他の神経発達障害や精神疾患(強迫症の強迫行為，トゥレット症のチック，自閉スペクトラム症の症状としての常同行為，抜毛症の抜毛)などによってより合理的に適切に説明されないことが診断の条件となる．

● チック症群／チック障害群 tic disorders

チック症群とは，「チック」と呼ばれる常同的かつリズミカルではない「突発的」な動作や発声の存在で特徴づけられる一連の興味深い障害のことである．DSM-5では，5つの障害をここに分類する．最も知られているのがトゥレット Tourette 症であり，以下に詳述する．その他にも，持続性(慢性)運動または音声チック症／持続性(慢性)運動または音声チック障害 persistent (chronic) motor or vocal tic disorder，暫定的チック症／暫定的チック障害 provisional tic disorder がある．その他のカテゴリーとして2つの診断(すなわち，「他の特定されるチック症／他の特定されるチック障害 other specified tic disorder」と「特定不能のチック症／特定不能のチック障害 unspecified tic disorder」)があり，上記のよく認知された診断に上手く当てはまらない場合には適応することができる．例えば，コカインなどの物質使用の影響の帰結としてのチックや，ハンチントン Hountington 病など身体疾患によるチックなどがそこに分類される．

4-4 トゥレット症/トゥレット障害のDSM-5診断基準

A. 多彩な運動チック，および1つまたはそれ以上の音声チックの両方が，同時に存在するとは限らないが，疾患のある時期に存在したことがある．

B. チックの頻度は増減することがあるが，最初にチックが始まってから1年以上は持続している．

C. 発症は18歳以前である．

D. この障害は物質(例：コカイン)の生理学的作用または他の医学的疾患(例：ハンチントン病，ウイルス性脳炎)によるものではない．

▶ トゥレット症/トゥレット障害
Tourette's disorder

トゥレット症は，運動チックと音声チックの双方を示す症候群である．音声チックは，大きなうなり声，吠えるような叫び声，単語を叫ぶなどのように，社会の規範に抵触することがある．叫ばれる単語は，時に猥褻で不潔であり，「糞っ！(畜生っ！)」などの例もある．患者は自分が音声チックを発していることへの自覚があり，少しはそれを制御することも可能であるが，結局，その抵抗も無駄に終わる．トゥレット症の人は自分のチックが社会的に不適切なものである自覚があるため，そのことに当惑している．トゥレット症に生じる運動チックは，舌を突き出す，鼻をすする，飛び跳ねる，しゃがみ込む，瞬きをする，頷くなど，しばしば奇妙で下品な動作を示すことがある．一般人のほとんどがトゥレット症のことを知らないため，このような動作は薄気味悪く，その場にそぐわないものに映る．チックは不安や興奮や疲労によって悪化する傾向がある．18歳未満で発症し，1年以上持続していることが診断には必要である．DSM-5の診断基準は 4-4 に示す．

疫学・臨床所見・経過

かつてはかなり稀な疾患と考えられていたが，学童1,000人あたりおよそ3〜8人に認められる．チックに限れば小児に極めてありふれて観察されるが，その多くは一過性である．20％もの児童が，一過性の単純なチック症状を示す．トゥレット症は女児より男児に多く，男女比はおよそ3：1である．ADHDと同様に，性別閾値効果が認められる．すなわち発症した女児は，発症した男児と比較しても遺伝的負荷が強く存在し，このことは女児の症状発現の浸透率が低いことを示している．

トゥレット症は小児期や青年期早期に発症する．チックは4〜6歳までに出現することが多く，一般に，運動チックは音声チックに先だって出現する．チックは，10〜12歳時に最も重度となる傾向がある．トゥレット症の患者は通常，自分自身の症状を恥じて困惑しており，そのため社交場面や公衆の面前に出ることや，親密な交際すら避ける場合がある．

病因と病態生理

トゥレット症は，家族集積性がかなり高いと同時に強迫症(OCD)との併存率が高い．臨床的にも，チックと強迫行為は相互に外見上の類似が認められ，このことはチックと強迫行為のある種の連続性を意味しているのかも知れない．トゥレット症の患者の第一度近親の2/3はチックを有しており，高率にOCDも合併している．

候補遺伝子の探索も行われており，トゥレット症の症状がドーパミン系を遮断する抗精神病薬の投与によりかなり改善されることから，特にドーパミン作働性神経伝達にかかわる遺伝子をめぐって現在進行中である．トゥレット症は運動症状が突出していることから，研究者はトゥレット症の主な異常が黒質線条体系投射路にあるのではないかと推定しているが，(第3章「精神疾患の神経生物学と遺伝学」で述べたように，ドーパミン系の複雑なフィードバックループを考慮すれば)その他の神経系が複数障害されている可能性も否定できない．

A群β溶血性連鎖球菌（溶連菌）感染後にトゥレット症を発症する子どもがいる．溶連菌感染はシデナム舞踏病の原因として有名であり，またトゥレット症と関連していることが明らかになりつつある．溶連菌感染後に生じる症候群は，現在，小児自己免疫性溶連菌関連性精神神経障害 Pediatric Autoimmune Neuropsychiatric Disorders Associated with Streptococcus infections（PANDAS）と呼ばれている．

鑑別診断

トゥレット症のために診察を受ける患者の評価には，チックの原因となるその他の可能性を除外するため包括的な神経学的診察を行う必要がある．ウィルソン病の特徴的な所見の有無の確認と，ハンチントン病の可能性を評価するために家族歴を聴取する必要がある．その他の精神疾患の可能性も考慮する必要がある．気分障害や不安症，またはOCDの多くの症状と同様，ADHDや学習障害との併存もあり得る．

トゥレット症は，運動チックまたは音声チックの片方のみが出現するところに特徴がある持続性（慢性）運動または音声チック症と鑑別する必要がある．その他，18歳未満発症などの臨床的特徴は共通である．過去にトゥレット症と診断された患者を，後に持続性チック症と診断することはできない．

治療

トゥレット症の臨床マネジメントは抗精神病薬の使用が強調されてきたが，（クロニジン，0.2〜0.3 mg/日や，グアンファシン（**本邦では発売中止**），1.5〜4 mg/日などの）α-アドレナリン作動薬の少量を用いた治療から開始されることもある．ハロペリドールとピモジドが最も詳しく調べられてきた抗精神病薬であるが，副作用が多いため，α-アドレナリン作動薬が無効の場合は第二世代抗精神病薬〔リスペリドン，1〜3 mg/日や，ziprasidon（**本邦未発売**），20〜40 mg/日など〕が一般に処方されている．薬を処方することの他に，この障害に関する家族教育と，家族が患者へ心理的サポートを提供するための援助とが重要である．トゥレット症は社交面での恥ずかしい思いを経験することがあるため，長期にわたる深刻な社会生活上の問題を合併する可能性があり，患者と家族への支持的精神療法がこれらの懸念される問題を軽減することに役立つことがある．

▶児童精神科領域で問題となることが多い「成人」の精神障害

普通「成人」に多いが，小児期や青年期に発症することがある精神障害がいくつかある．年齢に関係なく症状的に類似しているため，それらの疾患は「成人の精神障害」に分類されているのである．例えば，統合失調症，うつ病，双極性障害がその好例である．一般的に，これらの障害をもつ子どもは，成人向けの診断基準に合致している必要がある．しかし，症状の出現様式や治療に関する微妙な相違があることがある．

統合失調症は通常，青年期に発症するが，稀に小児期に発症する．青年期の統合失調症は，鈍麻した感情，不潔な姿，引きこもりを伴って潜行性に発症することが多い．統合失調症は特にうつ病と区別することが困難であり，特に確信がもてない場合はうつ病と診断されることが好まれる傾向がある．しかし，数種類の異なる抗うつ薬による治療に失敗した後では，統合失調症という診断がより確実となり，特に成人例と臨床所見が類似している場合はそうである．子どもの統合失調症診断が難しい主な原因は，子どもの正常な空想と明白な幻覚・妄想との区別をしなくてはならない点にある．さらに，解体した会話と行動としてとらえられた症状が，単に発達の遅れと精神遅滞に由来した言語的異常・行動的異常によるものではないことも明らかにしなくてはならない．統合失調症と明らかに診断された場合，子どもに対しても通常，抗精神病薬が使用されるが，普通その用量は成人よりも少ない．

青年期に気分障害を発症することは極めて多く，子どもに発症する件数も，ここ数十年間信じられていたより多い．子どもの5%，青年の

8%までがうつ病の診断基準を満たしている．患者は子ども・青年にかかわりなく，初期にはうつ病に由来する心理的苦痛を訴えず，むしろ身体的不調を訴えるという共通点がある．幼い児童では，訴えは，腹痛，悪夢，眠れないなどと表現される．ティーンエイジャーでは，疲労，不眠，過眠，頭痛，緊張感が訴えられることが多い．うつ病が当初，反抗挑発症や素行症にみられるような破壊行為として現れる場合もある．薬物療法と精神療法の組み合わせが回復への最大の機会を提供すると考えられている．fluoxetine（**本邦未発売**）とエスシタロプラムが小児うつ病の治療に対して認可されており，第一選択薬として使用すべきである．

2003年に，抗うつ薬を服用している25歳未満の子ども・青年・若者に自殺が増加しているとして，FDAは添付文書に最重要警告（すなわち，black box warningのこと）を発令し，そのような患者について「慎重な経過観察」を行うよう勧告した．この警告は該当する年齢の患者に対して行われた臨床治験の結果の集積から導かれた短期的な抗うつ薬の服用が自殺的行動を増加させている可能性があるということに基づいているが，実際の自殺は報告されていない．不幸なことに，この警告により，医師を受診する患者は増えず，抗うつ薬の処方件数が減少するという意図しない結果をもたらした．多くのうつ病患者が治療をされなかったため，実際にはこの警告そのものが自殺的行為の増加を引き起こしたとする証拠がある．

小児期や青年期に発症する，躁病エピソードを呈する双極性障害と診断されるケースが年々増加している．ここでいう躁病はADHDと症状的に重複していることが多かったため，この知見は論争に発展した．重複する症状とは，衝動性，注意散漫，破壊的行為などである．この2つの症候群を区別するための本質的要素は，気分の性状の明白な差である．躁病の子どもは，外見上，ハッピーでおしゃべりで時に多幸的ですらあるものである．時には，躁病の子どもはただイライラしている場合もある．一般に双極性障害の子どもは，成人に使用される薬物によって同様に治療される．

子どもの双極性障害が過剰に診断されていることへの懸念から，DSM-5は「重篤気分調節症」（第6章「気分障害」参照）という，重篤かつ繰り返されるかんしゃくの大爆発を特徴とする新たな診断を設けた．過去に双極性障害と診断されていた子どもの多くが，今後この新しい診断に合致することとなる．小児期に双極性障害と診断されるケースは，青年期・成人のケースと，臨床症状・家族歴・予後が根本的に異なっていることが研究より示されており，全員ではないにせよ，双極性障害と診断された子どもの多くは，おそらくはそもそも全く双極性障害ではなかったという結論になるであろう．

> **神経発達（小児）障害群の臨床的留意点**
>
> 1. 子どもと青年を診察する場合，医師は想像力を使い，子どもの言葉遣いに合わせる必要がある．
>   - 問題解決能力や身体能力はゲームをすることによって評価する．
>   - 子どもの場合，個人的または社交的相互作用への患者の思いを引き出す「ごっこ遊び」の雰囲気を醸し出すために，人形やオモチャを使用すべきである．
> 2. 子どもや青年の成熟度の正常範囲は，大変なばらつきがある．
> 3. 成人に使用される内省に訴えかけ自省を促すアプローチを使用するには，子どもや青年はそれに適した認知をまだ発達させていないことが多い．
> 4. 治療同盟を形成するに必須のラポールを，青年期の患者と確立することは困難であると言える．
>   - 治療者は患者が何に興味を抱いているか見つけ出し，その興味の対象を介して関係を深める必要がある．
> 5. 医師は説教をせず，また裁くこともしない．
> 6. 成熟に必要な青年期の主要な課題は，両親から距離を保つこと，独立，自分らしさの確立などである．また仲間への信頼は青年期という転換期における重要な支

えである.
7. 医師は中立の立場を維持し，両親や仲間を批判しないよう努めるべきである.
8. 青年の最初の反応は，治療者を両親のようにみなすことである．治療者はこのことを治療上の利点として活用すべきであって，少なくとも治療上のハンディキャップとすることを防止することに努めるべきである.
9. よき親のように思われたり，よき友人のようにみなされたりする丁度よいバランスがとれることがベストではあるが，通常，それを現実の両親や現実の友人を攻撃することによってなすべきでもないし，攻撃でそれを達成することはできない.
10. 青年の親や仲間はさまざまであるため，また患者が親や仲間をどのように認識しているかを扱ううえで治療者は柔軟で思慮深く，かつ想像豊かである必要がある.
11. 医師は，小児期や青年期の精神障害の併存症の普遍性について無知であってはならない.

セルフアセスメント問題集

Q1 子どもを診察しラポールの形成に役立つテクニックをいくつか述べよ.

Q2 子どもや青年を診断・治療するうえで役立つ医師の資格をもたない多様な臨床専門職種についてリストアップして論述せよ.

Q3 知的能力障害を定義するさまざまなレベルについて述べよ．それをどう適用するか述べよ.

Q4 自閉スペクトラム症，知的能力障害，限局性学習障害の区別について述べよ.

Q5 知的能力障害の有名な原因を3つ述べよ.

Q6 自閉スペクトラム症で異常とされる主要な3領域について論述し，各領域の症状や徴候の具体例を挙げよ．また，有病率はどの程度か述べよ．長期経過と予後はどうか．治療に使用される手法について説明せよ.

Q7 ADHDの診断に使用される，広義の2つのカテゴリーからなる症候群ついて述べ，それぞれ具体例をいくつか挙げて述べよ．ADHDの長期経過と予後を述べよ．ADHDの治療に使用される2種類の薬物について述べ，適切な使用量を具体的に述べよ.

Q8 「限局性学習障害」とは何か述べて，障害されることの多い3つの学習スキルを述べよ.

Q9 トゥレット症の臨床的特徴を述べよ．トゥレット症に対する2種類の薬理学的治療戦略について述べよ.

第5章 統合失調症スペクトラム障害および他の精神病性障害群
Schizophrenia Spectrum and Other Psychotic Disorders

I felt Cleaving in my Mind—
As if my Brain had split—
I tried to match it —Seam by Seam—
But could not make them fit—

Emily Dickinson

心が裂けた感じがした—
まるで脳が二つに割れたように—
—つなぎ目ごとに，組み合わせようとしたけれど—
それをぴたりと合わせることはできなかった—

——エミリー・ディッキンソン

　統合失調症とは，その名前から多くの人が想像するような「二重人格」や「分裂した自我」ではない．この病気が"schizophrenia"("schizo"=「断片化した」あるいは「分裂した」+ "phrenia"=「心」）と呼ばれる理由は，この疾患の犠牲者は，明晰に思考すること，および，普通の感情を体験する能力が重篤に障害されているからである．この病は，精神科医が携わる疾患の中で最も破壊的なものである．統合失調症は，人々が人生で最も成長し創造性が高まる時期に差し掛かろうという，10〜20代に襲いかかることが多く，ほとんどの患者が再び正常な生活，つまり通学し，就職し，結婚し，子どもを産む生活に戻ることを不可能とする．WHO（世界保健機関）が提供する世界的な疾患コストの研究である"The Grobal Burden of Disease"によると，統合失調症は15〜44歳の世界人口の障害の原因のうちの上位10疾患の中にランキングされている．

　統合失調症の他，DSM-5は妄想性障害，短期精神病性障害，統合失調症様障害，統合失調感情障害，物質・医薬品誘発性精神病性障害，他の医学的疾患による緊張病性障害など全体を精神病性障害の一連のスペクトラムとしてとらえることとした（表5-1）．「統合失調型パーソナリティ障害」も統合失調症スペクトラム障害に含まれるが，本書では便宜上その診断基準と詳細を第17章（「パーソナリティ障害群」）に譲った．精神病性であるものの，より詳細な，どのカテゴリーにも当てはまらない場合，「他の特定される統合失調症スペクトラム障害および他の精神病性障害」あるいは「特定不能の統合失調症スペクトラム障害および他の精神病性障害」と診断することができる．緊張病には特別な診断基準が与えられており，さらにサブタイプに分類できる．

■ 妄想性障害 delusional disorder

　「妄想性障害」とは，比較的よく保たれたパー

表5-1　DSM-5 統合失調症スペクトラム障害と他の精神病性障害

統合失調型パーソナリティ障害（第17章参照）
妄想性障害
短期精神病性障害
統合失調様障害
統合失調症
統合失調感情障害
物質・医薬品誘発性精神病性障害
他の医学的疾患による精神病性障害
他の精神疾患に関連する緊張病（緊張病の特定用語）
他の医学的疾患による緊張病性障害
特定不能の緊張病
他の特定される統合失調症スペクトラム障害および他の精神病性障害
特定不能の統合失調症スペクトラム障害および他の精神病性障害

ソナリティのうえに，複雑に組織化された妄想が出現し，感情が妄想と矛盾しないことを特徴とする障害である．妄想は1か月以上持続する．妄想と妄想から派生した行動を除けば，一般的に行動が異常でも奇異でもない．統合失調症の活動期の症状（思路障害や陰性症状など）は認められない．また，妄想性障害は気分障害に起因するものではなく，物質や他の医学的疾患にもよらない（5-1）．

妄想性障害の中核的特徴は，明らかに奇異かつ異常な行動を伴わず出現する妄想の存在である．つまり妄想の直接の影響の他に，患者は何ら支障を感じていないことがある．幻覚がある場合，それは目立たず，妄想の内容と関連している．

● 疫学・病因・経過

妄想性障害は比較的稀であり，有病率は一般人口の0.2%である．被害型が最も多い．男女差はない．中年〜老年期の障害であるとみなされている．妄想性障害は，統合失調症や統合失調型パーソナリティ障害などの家族歴と有位に相関する．多くは慢性経過と思われてきたが，妄想性障害の患者は就労し独立して生活していることが多い．

● 臨床所見

妄想性障害の患者は，社会的に孤立し慢性的に猜疑心が強い傾向がある．被害妄想・嫉妬妄想のために怒り，敵対的になるうえ，感情的になり暴力の突発に結び付くこともある．特に妄想に関する話題となると非常に雄弁かつ拘泥することがある．妄想性障害は好訴的であるため，精神科の「お客さん」であるよりもまず弁護士の「お客さん」になることが多いという観察もある．

以下は，主要な妄想から分類されるDSM-5のサブタイプである．

被害型 persecutory type：何らかの形で，ひどく扱われていると信じている．
被愛型 erotomanic type：（ド・クレランボー症候群 de Clerambault's syndrome）患者は通常，地位の高い誰かに愛されていると信じている．
誇大型 grandiose type：満ちあふれる富・権力・知識・立場をもつ，あるいは神仏や有名人と特別な関係にあると確信している．
嫉妬型 jealous type：性的パートナーが不義密通をしていると信じる．
身体型 somatic type：身体的欠陥・異常，AIDSのような病気を患っていると確信している．

残る「特定不能型 unspecified type」というカテゴリーは上記に当てはまらないものを分類する

5-1 妄想性障害のDSM-5診断基準

A. 1つ(またはそれ以上)の妄想が1カ月間またはそれ以上存在する.
B. 統合失調症の基準Aを満たしたことがない.
　注：幻覚はあったとしても優勢ではなく,妄想主題に関連していること(例：寄生虫妄想に基づく虫が寄生しているという感覚)
C. 妄想またはそれから波及する影響を除けば,機能は著しく障害されておらず,行動は目立って奇異であったり奇妙ではない.
D. 躁病エピソードもしくは抑うつエピソードが生じたとしても,それは妄想の持続期間に比べて短い.
E. その障害は,物質または他の医学的疾患の生理学的作用によるものではない.また,醜形恐怖症や強迫症など他の精神疾患ではうまく説明されない.

▶ いずれかを特定せよ
　被愛型：この下位分類は,妄想の中心主題が,ある人物が自分に恋愛感情をもっているという場合に適用される.
　誇大型：この下位分類は,妄想の中心主題が,卓越した(しかし実際は認められない)才能または見識をもっているという確信,または重大な発見をしたという確信である場合に適用される.
　嫉妬型：この下位分類は,妄想の中心主題が,自分の配偶者や恋人が不貞を働いているというものである場合に適用される.
　被害型：この下位分類は,妄想の中心主題が,陰謀を企てられている,だまされている,見張られている,つけられている,毒や薬を盛られている,不当に中傷されている,嫌がらせを受けている,長期目標の遂行を邪魔されるといった確信である場合に適用される.
　身体型：この下位分類は,妄想の中心主題が,身体機能または感覚にかかわる場合に適用される.
　混合型：この下位分類は,複数の妄想の主題のうち,いずれも優勢でない場合に適用される.
　特定不能型：この下位分類は,支配的な妄想的確信がはっきりと決定できない場合やある特定の型にならない場合(例：際立った被害的もしくは誇大的な要素のない関係妄想)に適用される.

▶ 該当すれば特定せよ
　奇異な内容を伴う：妄想の内容が明らかにありえないものであり,理解不能で,通常の生活体験からかけ離れている場合(例：誰かが傷跡も残さず自分の体内の臓器を抜き取り,他人のものと入れ替えた,という確信),その妄想は奇異と判断される.

▶ 該当すれば特定せよ
　経過に関する以下の特定用語は,本障害が1年間続いた後にのみ使用される.
　初回エピソード,現在急性エピソード：症状と持続期間の診断基準を満たす障害が初めて出現したもの.急性エピソードとは,症状の診断基準が満たされる期間のことである.
　初回エピソード,現在部分寛解：部分寛解とは,以前のエピソード後に改善が維持されるものの,診断基準が部分的にのみ満たされている期間のことである.
　初回エピソード,現在完全寛解：完全寛解とは,以前のエピソード後に,その障害に特有な症状がいずれも存在しない期間のことである.
　複数回エピソード,現在急性エピソード
　複数回エピソード,現在部分寛解
　複数回エピソード,現在完全寛解
　持続性：本障害の診断基準を満たす症状が疾病経過の大部分に存在し続け,基準に満たない症状が存在するのは,全体の経過と比べてごく短期間である.
　特定不能

▶ 現在の重症度を特定せよ
　重症度の評価は,精神病の主要症状の定量的評価により行われる.その症状には妄想,幻覚,まとまりのない発語,異常な精神運動行動,陰性症状が含まれる.それぞれの症状について,0(なし)から4(あり,重度)までの5段階で現在の重症度(直近7日間で最も重度)について評価する(「評価尺度」の章の臨床家評価による精神病症状の重症度ディメンションを参照).
　注：妄想性障害は,この重症度の特定用語を使用しなくても診断することができる.

ためである(すなわち,際立った被害的もしくは誇大的な要素のない関係妄想).

「混合型 mixed type」というカテゴリーは妄想の主題が上記タイプの複数に及ぶものの,特に突出したテーマが特定できない場合に分類するためにある.以下は著者の病院でみられた被愛型の症例である.

症例

ダウグは33歳のレストランのマネージャーで，裁判所の命令で病院を受診した．ある若い女性に嫌がらせと脅迫をしたためだとされていた．徐々に明らかになった全貌は以下のとおりである．

彼はある書店で働く魅力的な若い女性に，交際したこともないのに好意をもたれていると確信した．彼らが住む小さな町の細い通りを横断する際にちらりと彼女が彼を見て微笑んだことを好かれている証拠だと思った．名前と住所を調べてから，「性的な交渉の申し入れ書簡」を彼女に送りつけた．それから数年間，ラブレターを送り続け彼女の居所を巧妙に探り当てることをやめなかった．それ以外のやりとりはなかったものの，手紙からはダウグが彼女に惚れられていると信じ込んでいることが明らかだった．

女性は心配になり警察に訴えた．警察は彼女への電話と手紙をやめるようダウグに警告した．(興味深いことに，ダウグ本人もその女性から嫌がらせをされていると警察に訴え出ている．)手紙の内容が脅迫じみてきたため，ついに裁判所命令が求められる事態となったが，その接触禁止令をもってしても，彼を女性の働く書店から遠ざけることはできなかった．

彼は自分の入院に憤慨していた．空想上の恋愛関係を回りくどく語ったが，気分障害・幻覚・奇怪な妄想は明らかにとらえられなかった．10年前にも同様のことをしたことが語られ，それは手紙によるものであったが，相手が引っ越しただけで事態は収拾したらしい．ダウグは友だちもなく孤独であったが，職場での評価は高く，いくつかのコミュニティ活動にも参加していた．

精神鑑定公聴会の場で，彼は自分の行為が不適切ではなかったと主張したが，精神科外来への通院を継続することには同意した．被害を受けた女性は他の町へと引っ越して行った．

● 鑑別診断

妄想性障害の主な鑑別診断は，気分障害，統合失調症，猜疑性パーソナリティ障害，醜形恐怖症である．精神病性の特徴を伴う気分障害と妄想性障害を区別する最大の違いは，妄想性障害には，1)抑うつや躁がない，2)気分障害は精神病症状に続発している，3)妄想の持続よりも精神病性気分障害のほうが短い，これらのいずれかである点にある．統合失調症の患者とは異なり，妄想性障害は解体された会話(連合弛緩)，陰性症状，緊張病性行動を伴わない．幻覚がある場合も，それは優勢ではない．例えば，体感幻覚と幻嗅が妄想主題に関連して出現することがある．さらに，一般的に妄想性障害の患者のパーソナリティは解体されず保たれている．猜疑性パーソナリティ障害は猜疑的で注意深いが，妄想は抱かない．醜形恐怖症の患者が，自分の外見に関する妄想(身体的部分が不恰好で醜いなど)を有していても，身体機能や知覚に関係しないことから妄想性障害とは診断しない．

● 治療

妄想性障害は稀であるため，推奨される治療は臨床的観察によるほかなく，十分に研究されていない．臨床的経験より，焦燥と不安を軽減する可能性があるものの抗精神病薬への反応に乏しく，中核の妄想は改善されず残ることがある．高力価定型薬(ハロペリドール 5〜10 mg/日)や第二世代抗精神病薬(例えば，リスペリドン 2〜6 mg/日)などの，どの抗精神病薬を使用してもよい．monosymptomatic hypochondriacal paranoia(単一症候性心気精神病，すなわち，妄想性障害・身体型)は，4〜8 mg/日のピモジドに特異的に反応することが報告されている．〔fluoxetine(**本邦未発売**)，パロキセチンなど〕SSRIが一部の患者の妄想的確信の軽減に有効であるという報告もある．

医師は患者と信頼できる関係を築く努力をすべきであり，その信頼関係が形成されたのち，いかに妄想が患者の生活の支障になっているかを示して，穏やかに患者の妄想について再考を促すことが可能となる．患者に医師−患者関係が守秘義務によって守られていることを保証しなくてはならない．患者が治療を受け入れるためには，医師の機転と技量が必要であり，医師は妄想に対して非難も賛同もしてはならない．妄想性障害の患者は猜疑的かつ敏感であり，集団療法の経過中の出来事を曲解しやすく，集団療法は推奨されない．

> **妄想性障害の臨床上の留意点**
>
> 1. 妄想性障害の患者は非常に猜疑的であるため，治療関係を構築することが困難である．
>   - 治療関係の構築には時間と忍耐が必要である．
>   - 医師は患者の妄想を非難も賛同もしないこと．
>   - 患者に情報漏洩がありえないことを保証する．
> 2. ラポールが形成された後，妄想により患者の生活がどれだけ支障を受けているか指摘することで妄想への再考をやんわりと促す．
>   - 患者に治療を納得させるには，機転と熟練が必要．
> 3. 妄想性障害の患者は，薬物療法が不安や不快気分，あるいは妄想のため不可避に生ずるストレスを軽減すると説明されれば，薬物療法を受け入れるかもしれない．
>   - 結果は予測不能であるが，抗精神病薬を試してみるべし．
>   - 身体的妄想型の患者はピモジドに反応しやすいかもしれない．

■ 短期精神病性障害 brief psychotic disorder

「短期精神病性障害」とは，少なくとも1日，長くても1か月以内に徐々に回復した精神病症状を呈する患者への診断である．精神病性気分障害・統合失調症・薬物と身体疾患の影響により生じた場合は除外される．症状と徴候は，幻覚・妄想・ひどくまとまりのない発語や行動など統合失調症のそれと類似している．1）明らかなストレス因，2）明らかなストレス因がない，3）周産期発症，4）緊張病を伴う，以上，4種類のサブタイプがある．

周産期に発症する患者は一般に，妊娠中もしくは出産の4週間以内に症状を示す．症状として，解体した会話，錯覚，誤解，情動不安定，失見当識，幻覚が認められる．しばしば「産褥精神病 postpartum psychosis」と呼ばれ，この状態のほかには異常が認められない個人に生じ，2～3か月以内に改善されることが多い．これは「マタニティーブルー（原文 postpartum blue）」といわれる80％以上の初産婦に生じる，出産数日後の間の，正常な反応とみなされる状態と区別しなければならない．

短期精神病性障害の有病率は，新規発症の精神病の9％程度の高率と見積もられており，女性が男性の2倍多い．低所得者，境界性や統合失調型のパーソナリティ障害をもつ者により多く観察されると考えられている．

患者および第三者の安全を確保するために入院が必要となることがある．短期精神病性障害はおそらく自然治癒する傾向があり，特別な治療法の適応はなく，さらに病院環境それ自体が患者の回復に十分に役立つとも思われる．特に患者の興奮が著しく，大きな感情面の動揺に曝される初期には抗精神病薬が有用であることがある．患者が十分に回復した後，医師は契機となったストレス因と精神病性反応との意味を患者が探求することの手助けをすることができる．支持的精神療法は患者の士気と自尊心の回復に役立つ．

■ 統合失調症様障害 schizophreniform disorder

「統合失調症様障害」という診断は，典型的な統合失調症の症状を有しているもののその経過が6か月未満の患者に適応される．DSM-5では，統合失調症様障害には以下の特徴が認められると定義されている．1）幻覚，妄想，まとまりのない発語など統合失調症に特徴的な症状の存在．2）薬物と医学的疾患によらない症状．3）統合失調感情障害と精神病性気分障害の除外．4）持続期間は1か月以上6か月未満．

症状が6か月以上持続すると，残遺する症状がたとえ鈍麻した感情などたった1つであっても，診断は統合失調症に移行する．統合失調型

障害という診断は，非常に幅広い患者集団に下される診断であることが明らかにされつつあり，多くの患者は後に，統合失調症，気分障害，統合失調感情障害と診断される人々を含んでいる．

この診断の境界が適切であるかどうかを巡っては，疑問があるのは明白である．この診断の主要な有用性は，統合失調症と誤診する勇み足を防ぐことである．統合失調症様障害の治療に関しても，系統的に評価されていない．治療の原則は，統合失調症の急性増悪と同様である．

■ 統合失調症 schizophrenia

● 定義

統合失調症を学ぶ学生にとって最大の難関は，この病気の背景にある認知と感情の障害から引き起こされる広範囲の症状や徴候を理解することである．特徴的な症状は，ヒトの大脳が携わるほとんどすべての領域，すなわち，知覚・推論・言語・記憶・実行機能などの機能不全として現れる．

DSM-5 では，「統合失調症」は，幻聴，妄想，陰性症状(なかでも，平板な感情，無論理，意欲欠如)などの一連の症状と，社会的・職業的・対人関係的な能力の低下が少なくとも 6 か月以上継続することにより定義されている．(統合失調症の DSM-5 の診断基準は， 5-2 を参照)

● 疫学

統合失調症の世界的な有病率は，0.5～1.0%と推定されている．統合失調症は何歳でも発症する可能性があるが，男性では 18～25 歳，女性では 21～30 歳に初回の精神病性エピソードがあることが典型的である．統合失調症患者は結婚しない傾向があり，統合失調症ではない人々と比較して子供をもつことも少ない．

統合失調症患者は自殺行為のリスクが高い．1/3 は自殺企図し，10 人に 1 人は結局，自殺してしまう．統合失調症のリスク因子として，男性，30 歳以下，無職，慢性経過，前駆症状としてのうつ病，うつ病の治療の既往，物質乱用の既往，直近の退院などが挙げられる．

● 臨床所見

因子分析という手法を用いた複数の研究の結果から，統合失調症には 3 種類の独立した特徴(あるいは，関連がある症状群)が繰り返し認められることが判明した．それは，(1)精神病症状(2)陰性症状(3)解体症状である．精神病症状の領域には，陽性症状(すなわち，幻聴など正常ではあってはならない症状)が含まれる．陰性症状の領域には，正常では必須のものがないことを意味する陰性症状(例えば，意欲欠如や自発性の低下)よりなる．解体症状の領域として，まとまりのない発語(連合弛緩)や行動，不適切な感情などが含まれる．

▶ 精神病性症状群
psychotic dimension

「精神病性症状群」とは，妄想と幻覚のことであり，この典型的な 2 つの症状は，患者自身と外界の境界が喪失するという混乱を反映している．「幻覚」とは，その感覚が通常の知覚と紛らわしいほどの質感を有している，感覚器官への外的刺激が実際にはないにもかかわらず体験される知覚のことである．統合失調症の患者は普通，幻聴，幻視，体感幻覚，幻味，幻嗅，または，これらの幻覚の組み合わせの存在を訴える．幻聴の頻度が最も高く，典型的には会話する声が聞こえてくる．その声は，ぶつぶつとつぶやかれるときも明瞭に聞こえてくるときもあり，単語や文章の一部分，あるいは 1 つの文章であることもある．幻視は，単純な場合も複雑な場合もあり，閃光であったり，人物や動物，物体だったりする．幻味や幻嗅は，特に不快な味と臭いとして，同時に体験されることがある．体感幻覚は，手で触られた感覚，チクリと刺された感覚，感電した感覚や，皮膚の下を虫が這いまわる蟻走感と呼ばれる感覚などである．

「妄想」は知覚の障害ではなく，むしろ思考の

5-2 統合失調症のDSM-5診断基準

A. 以下のうち2つ（またはそれ以上），おのおのが1カ月間（または治療が成功した際はより短い期間）ほとんどいつも存在する．これらのうち少なくとも1つは(1)か(2)か(3)である．
   (1) 妄想
   (2) 幻覚
   (3) まとまりのない発語（例：頻繁な脱線または減裂）
   (4) ひどくまとまりのない，または緊張病性の行動
   (5) 陰性症状（すなわち感情の平板化，意欲欠如）
B. 障害の始まり以降の期間の大部分で，仕事，対人関係，自己管理などの面で1つ以上の機能のレベルが病前に獲得していた水準より著しく低下している（または，小児期や青年期の発症の場合，期待される対人的，学業的，職業的水準にまで達しない）．
C. 障害の持続的な徴候が少なくとも6カ月間存在する．この6カ月の期間には，基準Aを満たす各症状（すなわち，活動期の症状）は少なくとも1カ月（または，治療が成功した場合はより短い期間）存在しなければならないが，前駆期または残遺期の症状の存在する期間を含んでもよい．これらの前駆期または残遺期の期間では，障害の徴候は陰性症状のみか，もしくは基準Aにあげられた症状の2つまたはそれ以上が弱められた形（例：奇妙な信念，異常な知覚体験）で表されることがある．
D. 統合失調感情障害と「抑うつ障害または双極性障害，精神病性の特徴を伴う」が以下のいずれかの理由で除外されていること．
   (1) 活動期の症状と同時に，抑うつエピソード，躁病エピソードが発症していない．
   (2) 活動期の症状中に気分エピソードが発症していた場合，その持続期間の合計は，疾病の活動期および残遺期の持続期間の合計の半分に満たない．
E. その障害は，物質（例：乱用薬物，医薬品）または他の医学的疾患の生理学的作用によるものではない．
F. 自閉スペクトラム症や小児期発症のコミュニケーション症の病歴があれば，統合失調症の追加診断は，顕著な幻覚や妄想が，その他の統合失調症の診断の必須症状に加え，少なくとも1カ月（または，治療が成功した場合はより短い）存在する場合にのみ与えられる．

▶ 該当すれば特定せよ
次の経過の特定用語は，本障害が1年間続いた後に，経過の診断基準と矛盾しない場合にのみ使われる．
初回エピソード，現在急性エピソード：定義された症状と持続期間の診断基準を満たす障害が初めて出現したもの．急性エピソードとは，症状の診断基準が満たされる期間のことである．
初回エピソード，現在部分寛解：部分寛解とは，以前のエピソード後に改善が維持されるものの，診断基準が部分的にのみ満たされている期間のことである．
初回エピソード，現在完全寛解：完全寛解とは，以前のエピソード後に，その障害に特有な症状がいずれも存在しない期間のことである．
複数回エピソード，現在急性エピソード：複数回エピソードは，少なくとも2回のエピソード（すなわち，初回エピソードと，寛解および少なくとも1回の再発）の後に特定されることがある．
複数回エピソード，現在部分寛解
複数回エピソード，現在完全寛解
持続性：本障害の診断基準を満たす症状が疾病経過の大部分に存在し続け，基準に満たない症状が存在するのは，全体の経過と比べてごく短期間である．
特定不能

▶ 該当すれば特定せよ
緊張病を伴う（118頁に定義されている，他の精神疾患に関連する緊張病の診断基準を参照のこと）
コードするときの注：併存する緊張病の存在を示すため，293.89(F06.1) 統合失調症に関連する緊張病のコードも追加で用いる．

▶ 現在の重症度を特定せよ
重症度の評価は，精神病の主要症状の定量的評価により行われる．その症状には妄想，幻覚，まとまりのない発語，異常な精神運動行動，陰性症状が含まれる．それぞれの症状について，0（なし）から4（あり，重度）までの5段階で現在の重症度（直近7日間で最も重度）について評価する（「評価尺度」の章の臨床家評価による精神病症状の重症度ディメンションを参照）．
注：統合失調症は，この重症度の特定用語を使用しなくても診断することができる．

障害である．妄想とは，患者の教育文化的背景から逸脱した，堅固な誤謬への確信である．妄想は，通常，身体的・誇大的・宗教的・虚無的・性的・被害的な内容からなり（表5-2），患者の文化的背景による違いが認められる．

幻覚・妄想は統合失調症に非常によくみられ

る症状であるが，認知症や気分障害などの他の疾患でみられることもある．しかし，20世紀初頭のドイツ人精神科医であるクルト・シュナイダー Kurt Schneider は，ある種のタイプの幻覚と妄想が統合失調症に特徴的であるという意味で「一級」にあたると主張した．例えば，自分の意思に反して何かをさせられるという妄想（作為体験）や，考えが抜き取られる（思考奪取），考えが吹き込まれる（思考吹入）という妄想などがそれにあたる．これらはすべて患者自身と外界の境界が喪失したことからくる混乱を反映している．

次に述べる症例は著者らの病院で診察された症例で，統合失調症の典型的な症状をよく表している．

症例

ジェーンは 55 歳の女性で，焦燥とパラノイアの評価のために入院した．かつて教師だったが，下宿屋を転々とし，ここ 10 年間は一時的に働いていたものの定職には就いていなかった．はにかみ屋で社交が苦手ではあったが，「本の虫」であり貪欲に読書し，学校では模範生であった．大学進学するまでの一時期，女子修道院に入ったことがある．大学卒業後ついに教員免許を取得したが，母親と同居し続けた．

25 歳の時，隣人から嫌がらせをされていると訴え，初めて入院した．以後 20 年間，自分と他人をすり替える政府の陰謀の主な標的にされているという妄想を抱き続けてきた．FBI，司法機関，ローマ・カトリック教会，病院職員がこの陰謀に関与しており，実はほとんどすべての隣人が参画しているように感じられていた．49 歳時に，彼女は隣人の嫌がらせを信じて疑わず，これをやめさせようと，天井や壁をホウキで突き上げ続けていたところを大家に見つかり，再び入院させられた．

入院時，ジェーンは大家と隣人が電子ビームを浴びせかけてくる迷惑行為に単に対抗しただけだと言った．電波が自分の行動と思考を操ると信じており，大家がそばにいるときには体中を電気が駆け巡る奇妙な感覚があるとも言った．

彼女は協力的な態度ではあったものの，入院については全く必要がないと憤慨していた．話の内容は極端にまとまりがなかったが，数年間教員であったことを思い起こさせるような，明瞭で力のこもった話しぶりであった．1 か月におよぶ抗精神病薬による治療の結果，妄想は消失することはなかったが，嫌がらせに対する懸念は弱まった．病識欠如と服薬アドヒアランスが見込めないことから，持効性抗精神病薬を退院前に筋肉内注射された．

▶ 陰性症状 negative dimension

DSM-5 は統合失調症を特徴づける 2 つの陰

表 5-2 さまざまな内容の妄想

種類	妄想の主題
誇大妄想	富や美貌，または特殊能力（超能力など）を保持している．あるいは，有力者と知り合いである．自分自身が有力者本人（ナポレオンやヒトラーなど）である．
虚無妄想	自分は死体もしくは死につつあると信じる．自分はこの世に存在していない，あるいはこの世自体が存在していないと信じる．
被害妄想（関係妄想を含む）	知人・隣人・配偶者に嫌がらせをされている．政府（FBI や CIA など）・巨大組織（カトリック教会など）から追跡・監視・スパイされている．
体感を含む妄想	自分の臓器が働いていない（例えば，もう心臓は動いていない，など）あるいは自分は腐敗しつつあると信じること．鼻やほかの身体部位が恐ろしいほど歪み，醜いと信じる．
性的妄想	自分の性行為が周知されていると信じる．自分が売春婦・幼児性愛者・強姦魔であると信じる．自慰行為は病気と発狂の原因であると信じる．
宗教妄想	自分が神に対して罪を負っていると信じる．自分が神や仏と特別な関係にあると信じる．宗教的な特別な任務が与えられていると信じる．自分は悪魔である，あるいは焼かれて地獄に堕ちると信じる．

性症状を掲げている．それは，鈍麻した感情と意欲欠如である．そのほかにも，無論理，快楽消失（アンヘドニア）も統合失調症によくみられる陰性症状である．詳細は以下のとおりである．

- 「平板な感情・鈍麻した感情」とは感情表現と感情の反応性が弱まることをいう．無表情，自発動作の減少，ジェスチャーの減少，視線を合わせない，言葉の抑揚の減少，間延びした話し方などとして表される．
- 「意欲欠如」とは目的のある動作を開始することも完成させることもできない状態のことである．患者は意志や欲動を失ってしまっている様子を示す．
- 無論理は，自発的会話の減少や，会話量が十分あっても内容が空疎で乏しいことを特徴とする．
- 快感消失（アンヘドニア）とは，快楽を体験することが不可能な状態である．患者は自身を感情的に空っぽに感じると表現する．かつて喜びを与えてくれたスポーツや家族や友人との交流を，患者はもはや楽しむことはできない．

▶ 解体症状群 disorganization dimension

「解体症状群」は，まとまりのない発語，解体した奇異な行動，不適切な感情などをいう．まとまりのない発語あるいは思考障害 thought disorder は，思考が断片化していることを重視して名づけられた"Schizophrenia（統合失調症）"という単語を発案した精神科医オイゲン・ブロイラー Eugen Bleuler によって最重要な症状であるとみなされた．連合弛緩，会話の貧困，会話内容の貧困，的外れ応答，論理的つながりが希薄な返答など，すべて統合失調症や気分障害でよく観察されてきた，これらさまざまなタイプの思考障害の標準的定義は言語と対話（「言語と対話」は経験的に「思考」の代理であるゆえ）の客観的側面を重要視しつつ発展してきた．躁病患者は観念奔逸・連合弛緩・非論理的思考で特徴づけられる思考障害を有していることが多い．うつ病の患者は躁病患者より思考障害の存在が明らかでないが，しばしば会話の貧困，接点のないこと，迂遠がとらえられることもある．保続，注意散漫，音連合，言語新作，反響言語，思考途絶などほかにも思考形式の障害が存在している．躁病に特異的な音連合の例外を除き，疾患特異的な思考障害はないとされている．

統合失調症の患者は，解体の別な一面であるさまざまなタイプの運動と社会的行動の解体を示すことが多い．異常な精神運動性は以下に示す通りである．

- 緊張病性昏迷 catatonic stupor：患者は意識清明であるが，無動・無言・無反応を呈する．
- 緊張病性興奮 catatonic excitement：患者は制御不能かつ無目的な動作を示す．患者は奇妙で苦痛の伴う姿勢（蹲踞など）を取り，そのままの格好を維持することもある．
- 常同行為 stereotypy：患者は，前後に身体を揺するなどの終わりのない動作を繰り返す．
- 衒奇（マンネリズム）mannerisms：患者は外見上不自然で状況にそぐわない，例えばしかめ面（grimace）などの一連の動作をする．
- 反響動作 echopraxia：患者は他者の動作を真似る．
- 命令自動 automatic obedience：患者はロボットのように簡単な命令に従う．
- 拒絶症 negativism：患者は明らかな理由なく簡単な要求に協力することを拒む．

「まとまりのない行動」は，特に統合失調症の進行に伴って悪化することが普通である．患者は自分のことを気にかけず，不潔で，身だしなみが乱れ，汚れている普通ではない服装をするようになる．自分の持ち物にも関心を失い，部屋は散らかって整理整頓されない．ゴミ箱を漁ることや卑猥な言葉を叫ぶなど，社会的慣習を逸脱した行為に至ることもある．今日の路上生活者の多くは統合失調症の患者である．

「不適切な感情」は解体症状群の第三の構成要

素である．患者は感情を呼び起こさない話題や悲しい話をしている最中にニヤニヤと微笑んだり，理由なくクスクス笑ったりすることがある．

▶ その他の症状

多くの統合失調症の患者は，「病識欠如(lack of insight)」，すなわち，患者は自分が病気であるとは思わず，治療の必要を理解しない．精神病の症状や不注意，注意散漫などによらない限り，患者の見当識や記憶は障害されない．

立体視，筆跡感覚，平衡感覚，固有感覚などを含む非局在性の「神経学的微細徴候」を示す患者もいる．不眠や性的関心，他の身体的機能に異常を示す患者もいる．統合失調症の患者は性欲が減退し，性的に親密になる機会を避けることが多い．

アルコールを含む「物質乱用」は稀ではない．若年，男性，治療アドヒアランスの不良などと，物質乱用は合併しやすい．物質乱用の併存により，入院回数は増加する．物質乱用は，統合失調症の患者が，気分を持ち上げ，動機づけの契機とし，さらには薬物の副作用(寡動など)を改善する意図が背景にあることが多いと考えられている．

統合失調症に多く認められる症状の一覧を表5-3に示す．

● 統合失調症の経過

典型的な統合失調症は，10代の半ばから後半に感情面・知覚面・社会的活動面の些細な変化を特徴とした前駆期から始まる．その後，活動期に入り，精神病症状が出現してくる．患者は精神科受診するほど症状が悪化し手に負えなくなるまで，2年もの間病気を放置することが多い．一般に，精神病性の症状は比較的良好に抗精神病薬に反応するものの，感情鈍麻や奇妙な行動など持続性の問題は，治療に反応せず，患者が残遺期に移行しても持続する傾向がある．服薬を継続しているにもかかわらず，急性増悪による再発・再燃は稀ではない．統合失調症の典型的臨床病期を表5-4に示す．

統合失調症という病名を初めて患者や家族に告知する状況は，難しい面がある．「この先，どうなりますか!?」という懸念と不安が，患者と家族に最初に浮かぶ．個々の患者の予後を予測することは極めて困難ではあるが，「1/3の法則」を知っている医師は多い．その教えとは，患者の1/3は症状も軽く，後遺症も社会的機能も比較的良好に保たれ，また別な1/3は，予後不良で精神病性症状が持続し，陰性症状も目立ち，心理社会的障害も明らかであり，そして残りの1/3はおよそこの両者の間に当てはまるであろうという法則である．元来，1/3の法則は，徹底的な科学的研究の結果に基づかず，むしろ比較的限定された臨床観察によって提唱された．しかし，この結論は重要な意味がある．すなわち，「統合失調症の予後は一様ではない」のである．事実，追跡調査の調査の結果，予後にはさまざまな特徴が影響することが示されている(表5-5に要約した)．中でも，知能指数(IQ)は最良の予後予測因子であり，発症年齢，性別，初発症状の重症度とタイプ，脳の器質的異常の有無も予後の予測に有用な因子である．

文化間の比較研究によると，発展途上国の患者は先進国の患者よりも予後が良好である傾向が示された．このことは，発展途上国の統合失調症の患者は社会に受容されやすく，極端な社会的要請(仕事や学校など)が少なく，家族に世話されていることが多いからかもしれない．

● 鑑別診断

統合失調症の診断は，患者の諸症状がその他の理由では説明がつかないことを確実に除外する徹底した評価の後に確定させるべきである．身体診察と病歴聴取は統合失調症の症状が医学的疾患によるものである可能性を除外することに役立つため必ず行う．精神病症状は，物質乱用(精神刺激薬，幻覚薬，フェンシクリジンなど)，ありふれた処方薬への中毒症状(副腎ステロイド，抗コリン薬，レボドパなど)，感染症，代謝内分泌疾患，腫瘍と占拠病変，側頭葉てん

表 5-3　111 人の統合失調症に認められる症状の出現頻度

陰性症状(%)		陽性症状(%)	
感情鈍麻		幻覚	
無表情	96	幻聴	75
自発運動の減少	66	解説する声の幻聴	58
ジェスチャーの減少	81	第三者対話型幻聴	57
視線を合わせない	71	体感幻覚	20
情動反応性の減少	64	幻嗅	6
不適切な感情	63	幻視	49
抑揚の欠如した発声	73		
		妄想	
無論理(アロジア)		被害妄想	81
会話の貧困	53	嫉妬妄想	4
会話内容の貧困	51	罪業妄想	26
途絶	23	誇大妄想	39
反応潜時の延長	31	宗教妄想	31
		関係妄想	49
意欲欠如とアパシー		被支配妄想	46
保清の欠如	87	思考察知	48
就労・通学の困難	95	思考伝搬	23
身体的無力	82	思考吹入	31
		思考奪取	27
快楽消失と非社交性			
余暇活動の減少	95	奇妙な行動	
性的活動の減少	69	服装・化粧	20
親密さの減少	84	社会的・性的行為	33
友人との没交渉	96	攻撃行動・興奮	27
		反復・定型的行動	28
注意			
社会的注意欠如	78	思考形式の障害	
試験中のぼんやり	64	連合弛緩(derailment)	45
		接点のないこと	50
		滅裂	23
		非論理的思考	23
		迂遠	35
		多弁	24
		転導性亢進	23
		語呂合わせ・音連合	3

出典)アンドレアセン(1987年)から転載

表 5-4　統合失調症の典型的臨床病期

臨床病期	典型的特徴
前駆期	数か月から数年かけて潜行性に発症；社会的引きこもり，就業困難，鈍麻した感情，意欲欠如，奇妙な思考と行動など行動面の些細な変化.
活動期	幻覚，妄想，まとまりのない発語と行動など，精神病症状の出現．これら症状のために事例化する．
残遺期	活動期の症状は消失またはもはや優勢ではない．しばしば生活に支障，陰性症状，部分的な陽性症状が継続している．活動期の症状が残遺期に再び出現することがある(急性増悪)．

表5-5 統合失調症の予後の良否に関連する特徴

特徴	予後良好	予後不良
発症	急性	潜行性
前駆期の長さ	短期	小児期から持続
発症年齢	20代後半～30代	10代前半
気分障害症状	あり	なし
陰性症状	軽度～中等度	重度
強迫症状	なし	あり
性別	女性がより予後良	男性がより不良
病前適応	良好	不良
婚姻状況	結婚	未婚
心理性的機能	良好	不良
神経学的機能	正常	神経学的微細徴候
脳器質性異常所見	なし	あり
知能	高い	低い
統合失調症の家族歴	なし	あり

かんなどの多くの疾患に出現する．ルーチン検査が身体疾患の除外のためには有用である．検査には血算，検尿，肝機能検査，クレアチニン，BUN，甲状腺機能検査，梅毒とHIV感染確認のための血清学的検査などが含まれる．MRIは，疑わしい一部の患者に対して大脳局在病変（脳腫瘍や脳卒中など）の除外のために，初発症例の精密検査として役立つことがある．

統合失調症の主要な鑑別診断として，統合失調感情障害，気分障害，妄想性障害，パーソナリティ障害などが考えられる（表5-6．統合失調症の鑑別診断参照）．統合失調感情障害と精神病性気分障害の主要な鑑別点は，統合失調症では，うつ病と躁病の診断基準を満たすすべての症状が存在しないか，または精神病症状の出現以降に気分障害の症状が出現しているか，さらには気分障害の持続期間が精神病症状に比較して短いということである．妄想性障害との相違点は，妄想性障害では患者の行動が明らかに奇異でも奇妙でもない点である．パーソナリティ障害の患者，特にエキセントリックなクラスター（シゾイド，統合失調型パーソナリティ障害，猜疑性パーソナリティ障害など）に属する場合は特に，社交に無関心で，感情表現も乏しく，奇妙な考えや変わったしゃべり方をするが，精神病症状が欠如している．

統合失調症様障害，短期精神病性障害，心理学的症状を伴う虚偽性障害，詐病などを含むほかの精神疾患も除外されなければならない．

表5-6 統合失調症の鑑別診断

精神疾患
　双極性障害
　うつ病
　統合失調感情障害
　短期精神病性障害
　統合失調症様障害
　妄想性障害
　パニック障害
　離人感・現実感消失障害
　強迫性障害
　パーソナリティ障害

医学的疾患
　側頭葉てんかん
　腫瘍，卒中，脳外傷
　代謝内分泌疾患（ポルフィリン症など）
　ビタミン欠乏症（ビタミンB_{12}欠乏症など）
　感染症（神経梅毒など）
　自己免疫疾患（SLEなど）
　中毒性疾患（重金属中毒など）

薬物
　覚醒剤（アンフェタミン，コカインなど）
　幻覚薬
　抗コリン薬（ベラドンナアルカロイドなど）
　アルコール離脱
　バルビツール酸離脱

● 病因と病態生理

統合失調症は，癌，糖尿病，心血管疾患と同様に，「多因子疾患」と考えると理解しやすい．発病する遺伝的傾向を有している場合でも，他の条件・因子が関与するまでその病気は表面化しない．このような条件のほとんどが環境因であると考えられているが，この意味で環境因はDNAに刻まれていないが，遺伝子変異を引き起こし，遺伝子発現に影響を与える可能性があり，また，環境因の多くは心理的要因ではなく，むしろ生物学的環境因であり，出生時外傷，母体の栄養失調や薬物乱用などである．現在の統合失調症の神経生物学的研究は，遺伝学，解剖学（主に形態的神経画像研究を通して），機能的神経回路研究（機能的画像解析を用いた），神経病理学，電気生理学，神経化学，神経薬理学，神経発生学などにまたがる複数多岐な領域でその要因が検討されている．

▶ 遺伝学

統合失調症の発症が強力な遺伝的影響によるという具体的な証拠が示されている．家族研究から，同胞に統合失調症の患者をもつ兄弟姉妹の有病率は10％前後であるが，両親の一方が統合失調症である場合は5～6％の確率で子どもが発症することが示されている．家族が統合失調症を発病するリスクは2人以上の罹病者が家族内にいる場合に明らかに上昇する．同胞1人と親1人が統合失調症である場合の発病リスクは17％であり，両親がともに統合失調症である場合に子どもが発病する可能性は46％である．一卵性双生児の発症の一致率は平均46％，二卵性双生児では平均14％と，双生児研究も一貫性の高い結果を示し続けている．養子研究の結果は，精神医学的に健康な養子の生物学的家族よりも，統合失調症を発症した養子の生物学的家族のほうが統合失調症を発症するリスクがより高いことを示している．

現在まで原因遺伝子の同定のために連鎖解析，候補遺伝子研究，全ゲノム関連研究を用いた膨大な数の研究がなされてきた．しかし，信頼性の高い一貫した結果を得ることは困難を極めている．例えば，第1番，第6番，第8番，第10番，第11番，第13番，第22番染色体上に連鎖を同定したというマッピング解析の結果があるが，それはしばしば広大な領域に及ぶ，または，異なる対象ではその領域は同一染色体上の重複しない別の場所であることもあった．これらの悲観的結果の中で有望な例外もあり，統合失調症の脆弱性に関与する遺伝子として最近同定された以下の遺伝子群である．ニューレグリン1 neuregulin 1（NRG1），ジストロブレビン結合蛋白（別名ディスビンディン dysbindin）（DTNBT1），カテコールアミン-O-メチル基転移酵素 catechol-O-methyltransferase（COMT），Disrupted-in-Schizophrenia 1（DISC1），D-アミノ酸酸化酵素アクチベーター D-amino acid oxidase activator（DAOA），代謝型グルタミン酸受容体3 metabotropic glutamate receptor 3（GRM3），脳由来神経栄養因子 brain-derived neurotrophic factor（BDNF）がそれである．これらの多くは連鎖解析や候補遺伝子研究の精密な遺伝子地図を用いた神経発達と神経伝達に果たす役割の仮説に導かれた追跡調査の中で同定され，すでにいくつか再現性ある結果も得られている．これら責任遺伝子候補の興味深い特徴は，統合失調症の病態生理に関与する特徴のいくつかを説明する可能性があることである．例えば，COMTは統合失調症において過剰に機能していると考えられている神経伝達物質ドパミンの産生に影響を及ぼすが，同時に，ドパミンは抗精神病薬によって遮断されダウンレギュレーションされることが知られている．同様に，NRG1，DAOA，GRM3も，統合失調症で機能不全に陥っていると考えられているGABA作働性やグルタミン酸作働性神経伝達に関与している．

▶ 形態的ニューロイメージングと神経病理

統合失調症の脳室の拡大は数々の研究で確認されている．脳溝の拡大と小脳の萎縮もまた観察されている．幅広い年齢層の統合失調症の患

者と対照群の脳室の拡大を比較した結果，患者群でより急速に脳室の拡大が進行することと，そもそも統合失調症の患者には脳の形態的異常が存在していることが示唆された．脳室の拡大は，病前の低い適応，陰性症状，治療反応性の低さ，認知機能障害と相関していた．

特別な大脳領域に存在する可能性があるほかの形態的異常を検討する目的で，MRI が使用されてきた．統合失調症の初発患者と慢性患者を，健康な対照群と比較した研究によると，初発と慢性の患者はともに平均の前頭葉のサイズが減少していることが示された．継時的（縦断的な）研究によると進行性脳萎縮を示す患者が存在することがわかった．萎縮の原因は不明だが，BDNF などのシナプス可塑性を制御する遺伝子が関与しているかもしれない．ある研究によると，統合失調症患者の側頭葉が萎縮していることと，幻覚および思考形式の障害などの症状と相関する比較的特異的な上側頭回と側頭平面の異常所見が存在している可能性とが，示唆されている．

統合失調症患者の視床体積の減少を見いだした研究も存在する．視床には，ゲートやフィルターとして知覚情報の取捨選択をし，求心性の入力と遠心性の出力の双方を介して連合野・一次知覚野・運動野などの広範な分布領域と密接に連絡して独自の出入力情報の創出までも行っている主要な情報中継部位の役割がある．

ほとんどの研究により，統合失調症で脳組織の総容積の減少と脳室内および脳表の髄液の増加とが一貫して示されている．皮質灰白質の選択的減少が存在するようだが，むしろ白質の減少を主張する研究もある．

▶ 機能的神経回路と機能的ニューロイメージング

領域別脳血流量の研究は統合失調症の機能的または代謝的な異常の有無を検討する目的で行われてきた．初期の研究から統合失調症患者は，突出した陰性症状と相関する相対的な"hypofrontality（前頭葉の血流量低下）"を示す

ことが示唆されてきた．機能的ニューロイメージングが洗練され，正常な人間が様々な精神的作業を実行するときの機能的神経回路の検討，および，統合失調症の神経回路の機能不全の同定に，機能的 MRI functional MRI や陽電子放射断層撮影法 positron emission tomography（PET）を用いることができるようになった．「統合失調症特異的神経回路」というような確固とした領域は全く発見できないものの，さまざまな前頭葉領域（眼窩面，背外側，正中），前部帯状回・視床・側頭葉の一部領域，小脳など，いくつかの領域に異常があるという意見がコンセンサスを得つつある．

現在の統合失調症の脳構造に対する考え方として，統合失調症は脳内の複数の神経回路に分布した異常による病気であろうという意見がある．統合失調症とは橋・小脳・視床・前頭葉間のフィードバックループが破綻した「認知的測定不全 cognitive dysmetria」によって引き起こされる病気であろうと主張する専門家もいる．視床は複雑で膨大な領域間の相互連絡を行う脳内の重要な中継地点である．前頭葉のさまざまな領域（眼窩面，背外側，正中）が，基底核，前部帯状回などと同様，視床と連絡している．さらに，いくつもの視床核群が知覚野，運動野，連合野を含む事実上すべての大脳皮質と中継連絡している．しかも，小脳もまた視床中継核を介して複数の皮質領域に投射している．この広く分布した神経回路の破綻によって，統合失調症に観察されるさまざまな精神症状や認知障害が引き起こされるのであろう．

▶ 神経発達の影響

統合失調症は，発達初期または脳発達の後期ステージである青年期に生じる脳損傷に起因する神経発達の障害であることを支持するいくつかの証拠がある．例えば，正常対照群と比較して統合失調症患者は出生時外傷や周産期合併症などの微細な大脳損傷の原因となりうる既往をもっているケースが多く，これにより統合失調症へ進展するステージが準備されるのではない

か，という仮説がある．微細な身体的奇形(頭部，手，足，顔面の軽度の解剖学的欠損)が統合失調症患者に発見されることは稀ではなく，神経発達上の異常を反映している可能性が想定される．

▶ 神経化学と神経薬理学

長年，統合失調症の最もよく知られた仮説はドパミン仮説 dopamine hypothesis であった．それは，統合失調症の症状は主に辺縁系でのドパミン系の過剰活動と前頭葉の活動低下により生ずると推定する仮説である．辺縁系におけるドパミン神経伝達を賦活するアンフェタミンなどの薬剤は統合失調症を悪化させる傾向があり，健常者にも精神病症状を引き起こすことがある．統合失調症の治療に用いられる抗精神病薬の効果は，ドパミン受容体(D_2)の遮断と強く相関している．ゆえに，ドパミン仮説は統合失調症の異常は D_2 受容体に特異的に存在している可能性を示唆するのである．

より幅広い薬理学的プロフィールをもつ新規の「第二世代」抗精神病薬が開発された．ドパミン受容体の遮断に加えて，これらはセロトニン受容体($5-HT_2$)を遮断することから，統合失調症の病態生理にセロトニンの関与している可能性が示唆される．また別の神経伝達物質であるグルタミン酸も，統合失調症の発症への関与の可能性から検討されている．「グルタミン酸仮説」はグルタミン酸作働性神経伝達のうち，NMDA 受容体の活動低下が存在していることを示唆している．興奮性アミノ酸と抑制性 GABA 系神経伝達の正常なバランスが不安定になることにより，興奮毒性と神経可塑性の不全が混合した障害が引き起こされる可能性がある．このとおり，統合失調症を「単一ニューロトランスミッター病 single-neurotransmitter disease」とみなすことは現実的ではない．

● 治療

統合失調症の治療の基本は抗精神病薬の投与である．抗精神病薬の想定される作用機序は，大脳辺縁系の後シナプスドパミン受容体(D_2)の遮断能力による可能性がある．この遮断により急性と慢性の治療効果を発揮する一連の変化が開始されると考えられている．抗精神病薬は，セロトニン・ノルアドレナリン・アセチルコリン・ヒスタミンの受容体もさまざまな程度で遮断することから，これを反映して薬剤固有の副作用プロファイルが現れる．

▶ 急性精神病の治療

ハロペリドールのような高力価定型抗精神病薬と，リスペリドン・オランザピンのような第二世代抗精神病薬のどちらも，統合失調症治療の第一選択薬とみなされている．錐体外路系副作用を生じる可能性が低いことから，一般的に第二世代抗精神病薬はより忍容性が高い一方，それらは体重増加，耐糖能異常，脂質代謝異常の原因となる．クロザピンは，稀ではあるが，無顆粒球症を発生させることがあるため，第二選択の薬剤である．しかし，クロザピンは自殺行動の減少と関連しており，高い自殺リスクを伴った統合失調症患者には特に利用価値があるかもしれない．抗精神病薬の使用については，第 21 章「精神薬理学と電気けいれん療法」において詳述する．

▶ 維持療法

精神病症状の継続的コントロールが維持療法の目標である．再発の危険性と再発による社会的機能の低下の可能性の両面から考慮して，少なくとも 1～2 年間の維持療法が初回精神病性エピソード後に行われることが推奨される．複数回の精神病エピソードを有する患者には，再発の懸念から，最低 5 年間の維持療法が推奨される．その他，データは不完全ではあるが，無期限(おそらく一生涯)の維持療法が必要な患者も存在している．抗精神病薬の長時間作用型注射剤が使用可能であり，病識を欠いた患者や服薬遵守が見込めない患者などに対してとりわけ有用である．内服よりも注射を好む患者もいる．

第5章 統合失調症スペクトラム障害および他の精神病性障害群

▶ 補助的治療

補助的な向精神薬の投与が統合失調症患者に有益であることもあるが，その役割はいまだ明確ではない．顕著な不安が認められる多くの患者に，（ベンゾジアゼピン系薬剤など）抗不安薬の使用が有益であることがある．炭酸リチウム，バルプロ酸，カルバマゼピンが衝動行為，攻撃，多動，気分変動などに対して使用可能であるが，これらの統合失調症への有効性はいまだ完全には確立されていない．抗うつ薬も統合失調症に合併したうつ状態を治療するために処方され，有効であるようである．電気けいれん療法は，特に併発した抑うつ症状や緊張病症状に対して使用されることがある．

▶ 心理社会的関与

現在，治療の大部分は病院内ではなく，地域社会の場で行われている．入院は自傷他害のある患者，治療の自己管理が不可能であるような（例えば，飲食を拒否するなど）患者，特殊な医療上の観察・検査・治療が必要な患者に対して用意しておくべきものに変化しつつある（表5-7の統合失調症患者の入院理由を参照）．

外来クリニックはほとんどの統合失調症の患者の治療をコーディネートするために最適な場所である．施設の整ったクリニックは薬理学的管理と補助的な行動療法や認知療法，ケースワーカーによる支援サービスを提供すべきである．

症状が服薬によって適切に改善されない患者や，より明確な治療構造が必要な患者には，部分入院生活（partial hospital）やデイケア治療プログラムなどが役立つことがある．これらの治療プログラムは平日の日中に開催され，患者は夜間や週末には自宅に帰る．そこでは薬理学的管理とさまざまな心理社会的サービスが提供される．

包括型地域生活支援 assertive community treatment（ACT）プログラムが行われている地域がある．機動力のあるメンタルヘルスチームを介して患者の状態を把握し，個別化したプログラムが提供されている．ACTプログラムでは，スタッフとの連絡は24時間いつでも可能であり，それにより，患者の入院率は低下し，多くの統合失調症患者のQOL（quality of life）が改善されている．

▶ ほかの治療アプローチ

① 「家族療法」：抗精神病薬と併用する家族療法は統合失調症患者の再発率を低下させることが示されている．家族は，統合失調症の症状，臨床経過，選択可能な治療について，現実的かつ正確な情報提供を必要としている．また，患者家族には，患者との交流の改善方法と建設的な支援方法の学習が有益である．

② 「認知リハビリテーション療法」とは，かつて脳外傷患者に用いられた方法を応用して，統合失調症に生じる異常な思考過程の修正する治療のことである．

③ 「社会技能訓練 social skills training（SST）」はより適切な行動を患者が身につけることの支援を目的としている．

④ 「心理社会的リハビリテーション」の目的は，過去に行われてきたように患者を隔絶された施設に隔離することなく，もとの地域社会に患者を再び組み込むことである．これには，地域社会への移行を支援するための患者クラブハウスの利用が含まれる場合もある．

⑤ 「職業リハビリテーション」とは，患者が支援的環境での就労，統合化された職場環境での競合的就労，そしてより正式な就労訓練へとステップアップするために役に立つことが

表5-7 統合失調症患者の入院理由

1. 初発患者で，他の疾患の除外を要し，抗精神病薬の用量設定が必要である場合．
2. 電気けいれん療法など，特殊な医療手技が必要な場合．
3. 攻撃や暴行など自傷他害のおそれがある場合．
4. 自殺傾向の存在する時．
5. 自己管理が不能の場合．（拒食や飲水拒否など）
6. 薬物療法の副作用が生活に支障をきたし，時に生命が危険にさらされる場合．（重篤な薬物性パーキンソニズムや悪性症候群の出現時など．）

⑥「適切かつ安価な居住環境」を懸念している患者は多く，地域社会ごとに差があり，その選択の幅は，管理人付き簡易宿舎，グループホーム（中間施設）から寮生活や管理人付きアパート暮らしまである．グループホームは，現場スタッフの監督があるうえ，仲間同士の助け合いと共同生活の場となる．管理人付きアパートはより独立性の高い生活が認められ，訓練されたスタッフの常駐のもと支援が行われる．

> **統合失調症の臨床的留意点**
>
> 1. 精神病症状に，積極的な薬物療法が必要である．
>   - 高力価定型薬と第二世代抗精神病薬のどちらも有効かつ副作用が少ない第一選択の治療である．
>   - 持効薬の筋注は，服薬遵守できない患者や，月2回ないし月1回の注射による便宜を好む患者に対して便利である．
> 2. 精神科医は患者と共感できる関係を構築すべし．
>   - 無感情，無関心，引きこもりなどからこれが困難である場合も少なくない．
>   - 精神科医は実践的であるべきであり，また，部屋探しなど，患者が現に困っている問題の解決を手助けすべし．
> 3. 精神科医は患者に実行可能な日々のルーチン作業を見つける手伝いをし，患者の社会参画の向上と無為の減少をはかるべし．
>   - 多くの地域で，部分入院やデイケア治療が可能である．
>   - 作業所の単純繰り返し作業は，患者に役立つことがある．
> 4. 精神科医は地域の社会サービス部門と綿密な協力体制を構築すべし．
>   - 患者は貧しく障害がある．適切な住環境や食料の調達をソーシャルワーカーの手に委ねる．
>   - 精神科医は患者が障害の給付を受給できるように支援すべし．
> 5. 家族療法は在宅患者や家族関係が密な患者に対して重要である．
>   - 病気の結果，家族の絆が破綻している患者が多い．
>   - 家族は統合失調症について真剣に知りたがっている．
>   - 精神科医は全米精神疾患患者家族会（NAMI）の地域支部への紹介をして家族が支援グループを見つけることに協力すべし．

■ 統合失調感情障害
schizoaffective disorder

"schizoaffective（統合失調感情）"という用語は，精神病と感情障害の症状を同時に合わせもった稀だが重篤な患者よりなるグループを記述する目的で，1933年，Jacob Kasaninにより考案された．DSM-5では，この障害の最大の特徴は，統合失調症に特徴的な妄想・幻覚・まとまりのない発語（連合弛緩）などと，うつ病エピソードもしくは躁病エピソードが同時に生じていることとされている（5-3を参照）．疾病の生涯持続期間中，気分エピソードを伴わない状態で，2週間以上，幻覚と妄想が持続している必要があり，しかも気分エピソードは，全罹病期間のうちの過半を占めている必要がある．そして，医学的疾患と薬物による場合が除外される．2種類のサブタイプがある．双極型は現在と過去の躁病の症状で特徴づけられ，抑うつ型は躁病症状の欠如（すなわち，抑うつエピソードのみ）で特徴づけられる．

統合失調感情障害は1%以下の有病率をもつと考えられており，女性に多い．精神科病院や精神科クリニックにおける診断としては稀ではないものの，診断は主に除外診断による．統合失調感情障害の除外診断は，統合失調症，気分障害，医学的疾患と薬物の乱用により誘発された精神障害などである．統合失調症では，気分エピソードは精神病の全罹病期間の過半以下を占めるのみである．気分障害の患者に精神病症状が出現することがあるが，精神病的症状は抑

うつエピソードや躁病エピソードではない場合には出現せず，このことが統合失調感情障害と精神病性のうつ病や躁病との境界を確定させることに役立つ．薬物や医学的疾患が統合失調感情障害類似の精神障害を引き起こし，持続させている場合は，病歴・身体診察・臨床検査により通常明らかに区別できる．

統合失調感情障害の症状と徴候は，統合失調症や気分障害のものと同様である．症状は同時に存在することがあり，入れ替わり出現することもあり，精神病症状は気分に一致する場合と一致しない場合がある．統合失調感情障害の経過は多様であるが，統合失調症と気分障害の中間を示す．予後不良は，病前の不適応，潜行性発症，発症の契機となるストレスの欠如，精神病症状の有意，若年発症，寛解期間の欠如，統合失調症の家族歴などと関連する．

統合失調感情障害の治療は，精神病症状と気分の双方を標的としている．第二世代抗精神病薬を使用すれば，単剤で精神病症状と気分とを適切に狙い撃ちすることが可能かもしれないことから，第二世代の薬は理想的な第一選択薬で

5-3 統合失調感情障害の DSM-5 診断基準

A. 中断されないひと続きの疾病期間中に，気分エピソード（抑うつエピソードもしくは躁病エピソード）が統合失調症の基準Aと同時期に存在する．
　注：抑うつエピソードは，基準A1の抑うつ気分を含んでいなければならない．
B. 疾病の生涯持続期間中に，気分エピソード（抑うつエピソードもしくは躁病エピソード）を伴わない2週間以上の妄想や幻覚が存在する．
C. 気分エピソードの基準を満たす症状は，疾病の活動期と残遺期を合わせた期間のうちの半分以上の期間に存在する．
D. その障害は，物質（例：乱用薬物，医薬品）または医学的疾患の作用によるものではない．
▶ いずれかを特定せよ
　295.70（F25.0）双極型：この下位分類は，躁病エピソードが病像の一部である場合に適用される．抑うつエピソードも生じることがある．
　295.70（F25.1）抑うつ型：この下位分類は，抑うつエピソードだけが病像の一部である場合に適用される．
▶ 該当すれば特定せよ
　緊張病を伴う（DSM-5日本語版118頁に定義されている．他の精神疾患に関連する緊張病の診断基準を参照のこと）
▶ 該当すれば特定せよ
　経過に関する特定用語は，本障害が1年間続いた後に，以下の経過の診断基準と矛盾しない場合にのみ使われる．
　初回エピソード，現在急性エピソード：定義された症状と持続期間の診断基準を満たす障害が初めて出現したもの．急性エピソードとは，症状の診断基準が満たされる期間のことである．
　初回エピソード，現在部分寛解：部分寛解とは，以前のエピソードの後に改善が維持されるものの診断基準が部分的にのみ満たされている期間のことである．
　初回エピソード，現在完全寛解：完全寛解とは，以前のエピソードの後に，その障害に特有な症状がいずれも存在しない期間のことである．
　複数回エピソード，現在急性エピソード：複数回エピソードは，少なくとも2回のエピソード（すなわち，初回エピソードと，寛解および少なくとも1回の再発）の後に特定されることがある．
　複数回エピソード，現在部分寛解
　複数回エピソード，現在完全寛解
　持続性：本障害の診断基準を満たす症状が疾病経過の大部分に存在し続け，基準に満たない症状が存在するのは，全体の経過と比べてごく短期間である．
　特定不能
▶ 現在の重症度を特定せよ
　重症度の評価は，精神病の主要症状の定量的評価により行われる．その症状には妄想，幻覚，まとまりのない発語，異常な精神運動行動，陰性症状が含まれる．それぞれの症状について，0（なし）から4（あり，重度）までの5段階で現在の重症度（直近7日間で最も重度）について評価する（「評価尺度」の章の臨床家評価による精神病症状の重症度ディメンションを参照）．
　注：統合失調感情障害は，この重症度の特定用語を使用しなくても診断することができる．

ある可能性がある．パリペリドンはFDAから統合失調感情障害に対する単剤療法の適応が認可された．気分安定薬(リチウムやバルプロ酸など)や抗うつ薬を併用することが有益な患者もいる．薬物に反応しない患者は電気けいれん療法により改善される可能性があるが，長期維持療法のために薬物療法が再開されることが普通である．自傷他害の可能性，もしくは適切な自己管理が不能の患者は入院させるべきである．

セルフアセスメント問題集

Q1 妄想性障害を統合失調症から鑑別する特徴は何か．
Q2 妄想性障害のサブタイプに何があるか述べよ．
Q3 短期精神病性障害の鑑別診断を述べよ．
Q4 統合失調症をどのように診断するか．鑑別診断は何か述べよ．
Q5 統合失調症の典型的な症状・徴候は何か．
Q6 統合失調症のサブタイプにはどのようなものがあるか論述せよ．
Q7 統合失調症の神経学的基盤を示唆する証拠は何か．
Q8 統合失調症の自然経過はどのようであるか述べよ．
Q9 統合失調症の薬物療法と，心理社会的治療はどのように行われるべきか論述せよ．
Q10 統合失調感情障害と，統合失調症または精神病性感情障害の診断上の相違点は何か述べよ．

第6章

気分障害
Mood Disorders

I see the lost are like this, and their scourge
To be, as I am mine, their sweating selves; but worse.

Gerard Manley Hopkins

私にはわかる　さまよい人は，かくの如しかれらへの天罰は，
まさにこのように　さまよい人の身体は汗にまみれ，
私も汗にまみれる．よりおぞましく

——ジェラード・マンリ・ホプキンズ

　気分障害は有病率・罹病率・死亡率がすべて高い．不眠・疲労・原因不明の疼痛の訴えに姿を変えて，患者自身がプライマリケアを受診して治療を求めることが少なくない．驚くべきことに，15〜45歳の人口におけるうつ病は，全世界の生物医学的疾患の医療費の 10.3％を占めている．さらに，極端な気分の動揺を特徴とする双極性障害（躁うつ病）は，世界で6番目に人類に苦難を与える病気として位置づけられている．しかし，気分障害により発生する損失による莫大な社会的負担は，回避することが可能かもしれない．正しい診断と治療が行われれば，通常，気分障害は良好に反応するからである．したがって，患者個人と直接対面するすべての医師は，気分障害の診断と治療の基礎を学ばなくてはならない．

　DSM-5 では，双極性障害とその関連障害群と，うつ病性障害とは別の章に分けられているが，便宜的に本書では，双極性障害から始まる同一の章でうつ病も取り扱うこととする．

■ 双極性障害 bipolar disorders

　この障害群は，気分，活動，行動に著しい変動を示すことを特徴とする障害である．古典的な双極性障害は，ドイツの精神医学者，エミール・クレペリン Emil Kraepelin により統合失調症とは対照をなす，エピソード的で，かつ進行性に悪化しない精神疾患として記述されたのが始まりである．より軽症の双極 II 型障害は，DSM-IV-TR にて初めて立項された．DSM-5 では，「双極性障害および関連障害群 bipolar and related disorders」は，「統合失調症スペクトラム障害および他の精神病性障害群 schizophrenia spectrum and other psychotic disorders」と「抑うつ障害群 depressive disorders」の間に位置する章で取り扱われており，それは双極性関連の障害が，これら障害を橋渡しする位置づけにあるという考え方を反映している．

　本障害群には，双極 I 型障害，双極 II 型障害，気分循環性障害，物質・医薬品誘発性双極性障害および関連障害，他の医学的疾患による双極性障害および関連障害が含まれる．より特異的な双極性障害群の診断基準を十分に満たさない場合のために，2つの診断群も用意されている（**表 6-1**）．

表6-1 DSM-5 双極性障害および関連障害群

双極Ⅰ型障害
双極Ⅱ型障害
気分循環性障害
物質・医薬品誘発性双極性障害および関連障害
他の医学的疾患による双極性障害および関連障害
他の特定される双極性障害および関連障害
特定不能の双極性障害および関連障害

● 躁病エピソード manic episode

DSM-5の診断基準は，気分が異常かつ持続的に高揚し，開放的または易怒的になり，それが少なくとも1週間以上持続し，他の7つの特徴的な症状のうちの3つを伴っている必要がある（6-1）．この診断基準はうつ病の定義に使われた診断基準と同様に，気分の異常が，顕著な逸脱もしくは入院が必要な程度まで重症である必要がある．うつ病の診断と同様に，症状は，薬物乱用，服薬，身体疾患全般による生理学的作用に起因するものではない．

「双極Ⅰ型障害」は少なくとも1回の躁病または混合状態の出現によって定義される．典型的には双極Ⅰ型は躁病とうつ病の双方が，数か月〜数年の間隔をあけて，再発性に出現することが特徴的である．対人関係を困難にし職業能力を低下させる重篤で反復性の疾患であるため，エピソードにより患者は心理社会的に病んだ状態を呈するが，各エピソードの間の社会生活能力はよい場合や大変に優れている場合すらある．

▶ 臨床所見

躁病患者の気分は典型的には溌剌として熱心，そして開放的である．この溌剌さは人々に伝染することが稀ではなく，問診が楽しく，本当に愉快な経験になることさえある．しかしながら時には，特に妨害されていると感じている患者は，単に不機嫌で苛立っている場合もあ

6-1 躁病エピソードのDSM-5診断基準

A. 気分が異常かつ持続的に高揚し，開放的または易怒的となる．加えて，異常にかつ持続的に亢進した目標指向性の活動または活力がある．このような普段とは異なる期間が，少なくとも1週間，ほぼ毎日，1日の大半において持続する（入院治療が必要な場合はいかなる期間でもよい）．

B. 気分が障害され，活動または活力が亢進した期間中，以下の症状のうち3つ（またはそれ以上）（気分が易怒性のみの場合は4つ）が有意の差をもつほどに示され，普段の行動とは明らかに異なった変化を象徴している．
   (1) 自尊心の肥大，または誇大
   (2) 睡眠欲求の減少（例：3時間眠っただけで十分な休息がとれたと感じる）
   (3) 普段より多弁であるか，しゃべり続けようとする切迫感
   (4) 観念奔逸，またはいくつもの考えがせめぎ合っているといった主観的な体験
   (5) 注意散漫（すなわち，注意があまりにも容易に，重要でないまたは関係のない外的刺激によって他に転じる）が報告される，または観察される．
   (6) 目標指向性の活動（社会的，職場または学校内，性的のいずれか）の増加，または精神運動焦燥（すなわち，無意味な非目標指向性の活動）
   (7) 困った結果につながる可能性が高い活動に熱中すること（例：制御のきかない買いあさり，性的無分別，またはばかげた事業への投資などに専念すること）

C. この気分の障害は，社会的または職業的機能に著しい障害を引き起こしている，あるいは自分自身または他人に害を及ぼすことを防ぐため入院が必要であるほど重篤である，または精神病性の特徴を伴う．

D. 本エピソードは，物質（例：乱用薬物，医薬品，または他の治療）の生理学的作用，または他の医学的疾患によるものではない．
   注：抗うつ治療（例：医薬品，電気けいれん療法）の間に生じた完全な躁病エピソードが，それらの治療により生じる生理学的作用を超えて十分な症候群に達してそれが続く場合は，躁病エピソード，つまり双極Ⅰ型障害の診断とするのがふさわしいとする証拠が存在する．
   注：基準A〜Dが躁病エピソードを構成する．少なくとも生涯に一度の躁病エピソードがみられることが，双極Ⅰ型障害の診断には必要である．

第6章 気分障害

り，このような易刺激的な躁病の患者と対面してその場をそつなくこなすことは実に難易度が高い．多幸的であるため，躁病患者は自身の問題に対する病識をほとんど欠如している．実際，自分におかしなところなどないと主張し，逆に，ありもしない異常のレッテルを自分に貼りつけていると，友人や家族を非難することがある．

躁病患者は，実際の学歴や知的活動の成果に照らしてみても明らかに過剰といえる特殊な才能またはパワーを有していると，肯定的な自己評価を確信していることがある．患者は自尊心が肥大し尊大になり，時にそれが妄想の域に達している．そして本を出版する，CD を作製する，宗教活動を始める計画をし，事業拡大の投機に乗り出すことがある．誇大さが妄想の域に達すると，患者は自分自身がロックスターか，有名なアスリートや政治家あるいはキリストのような宗教的偉人であるとさえ主張するようになることがある．

患者は通例，目標のある活力の増加や行動の増加を体験する．それは，しばしば元来の行動パターンと明確に異なる場合もある．身体的に落ち着かず，じっと座っていることができない．活動レベルの上昇に判断力の低下を伴っていることがある．患者は，躁病が治まった後の自分自身を窮地に陥れるほど過剰に活動する傾向がある．乱費放蕩し，完成できない計画に首を突っ込み，浮気をし，異議を申し立て，患者を落ち着かせようとするビジネスパートナーや家族と口論を始める．

患者は，自分の思考速度が増して，普段より賢くなり，とてもクリエイティブになったと感じる．躁病患者は普段と比較して眠りを必要とせず，1日にわずか2～3時間しか眠らないことさえある．社交や集団行動を好むようになり，酒場に出入りする，パーティーを主催し，一晩中友人に電話かけまくることがある．しばしば性的な関心も亢進し，性的パートナーを疲労困憊させたり，ちょっとした知り合いや赤の他人に場違いな性交渉の申し入れをしたりすることがある．

躁病患者は多弁な傾向があり，「会話心迫 pressured speech」を呈する．そして，質問に長々と返答し，遮られても話し続け，時には誰一人聞いていないのに話し続けることすらある．普通，患者の話し方は速く，大声で，断固として雄弁である．会話心迫の背後には，おそらく思考速度が速まっていることがあると思われるが，その思考は専門的に「観念奔逸 flight of ideas」と呼ばれる．認知機能の速度の上昇は，思考の逸脱，滅裂，注意散漫として現れてくる患者の発語から推定される．躁病患者は自身の体験・考え・症状を語るときに，話題があちこち飛躍する傾向を示す．この散漫さは，陳述にも行動にも観察される．会話中，周囲にある刺激に基づいて話題が急に変わることと同様，仕事や活動の遂行の途中にも気が散る傾向を示す．

躁病の入院患者のおよそ50％は精神病性症状を呈し，躁病の気分に合致した自身の特殊な能力や影響力を主題とした妄想または幻覚を有する．稀ではあるが，妄想が気分と合致しない場合や，妄想により表現される主題が患者の多幸的・肥大的な気分と関係しないこともある．

次の症例は躁病エピソードを描いている．

症例

チャールズは43歳の男性で，ミュージカル「レ・ミゼラブル」の途中，急に席から飛び出してステージ上に駆け上り，ブッシュ政権の不正はこのミュージカルに出てくる不正と同じくらい大規模で重大だぞ，と叫び始めたために地元の警察官らによって病院のエマージェンシールーム（ER）に搬送された．チャールズは，ジャン・バルジャン役の役者に演技をやめて，民主党に加わり，民主党大統領を選出するために協力して欲しいとけしかけ訴えた．この演説は，超保守派によって大陪審のメンバー構成に関する不正が行われているという話にまで広がっていった．

ER でチャールズは，自分はアイオワシティには住んでおらず，（160 km 離れた）デモインから，このミュージカルを鑑賞し，法学部にいる知人や同

僚と談話するために来たということを仄めかした．彼は，自分自身をハーバード大学法科大学院を卒業し，雑誌「法学レビュー」を編集している傑出した法律家であり，クリントン夫妻の親友であり，社会不正に立ち向かう挺身的な十字軍のメンバーなのだと言った．さらに，ブッシュ政権は，ナチスドイツで作られた産業優先の全体主義的枢軸国の再興であり，民主党の中心人物の処刑や暗殺によって，民主党の破壊を企てる陰謀が進行中であると訴え，この危機的な状況を法学部の同僚に警告することがアイオワシティ訪問の理由の1つであると述べた．

　チャールズの着衣は乱れ，身だしなみを怠っている様子で，彼が述べるような「傑出した地位にある」ことと矛盾しているように思われた．ピンストライプの高級そうなスーツを着てはいたが，髪の毛はグシャグシャで，目は充血して赤く，鬚もボウボウに伸びていた．チャールズはものすごい勢いで興奮したように話し，時に声量が叫び声に至ることもあった．陳述の内容は脱線して論理を追うことが困難で，自身の特別な重要性や能力から，ブッシュ政権によって進行中のさまざまな陰謀まで，話題は変転を繰り返した．

　入院の申し入れを聞いて，彼は暴れ出し，その場から脱走を試みた．抑制に対して強い身体的抵抗を示した．緊急入院令状（emergency hospitalization order）を裁判所から得ることが決定された．自分は特別な重要性や能力をもつという彼の主張は重要視されず，躁病によるものとされた．後日，より詳細な病歴聴取から，なんと実際に，彼は傑出した法律家であって，多くの国家レベルの重要人物と親交があったということが明らかになった．わずかな信憑性がなかったでもないが，民主党への陰謀は，妄想の産物というに十分な胡散臭い内容を伴っていた．家族により，チャールズはかつて一度，躁病による入院歴とうつ病の外来治療歴を有していることが明らかにされた．リチウムによる維持療法が継続されていたが，約3日前に突如として治療が中断されてしまったのだった．

　治療に使用する用量のリチウムが投与され，症状は5〜7日間程度で急速に消失した．チャールズは1週間も経たずに退院し，仕事に復帰した．

▶ 経過と予後

　躁病の発症は急激であることも多いが，数週間かけて徐々に発症する場合もある．通常，躁病エピソードは数日〜数週間持続する．躁病エピソードは抑うつエピソードよりも，短時間かつ急速に終息することが多い．各病相の予後は，特にリチウムや抗精神病薬など有効な治療薬が使用可能であることに伴い，ほどほどによいが，再発リスクが明らかにある．躁病エピソード後に，抑うつエピソードに移行することは稀ではない．ほぼ完全に回復する双極性障害の患者もいるが，患者の大部分は慢性の軽い気分の不安定が続き，特に軽度のうつ病の再発を繰り返すことが多い．

　躁病に伴う問題は主に社会生活にかかわることである．夫婦間不和，離婚，商売上の困難，財務上の重大問題，性的無分別などである．躁病エピソードに薬物やアルコールの乱用を伴うことがある．躁病が比較的重度の場合，患者はほぼ完全に生活能力を喪失するため，拙い判断や過剰な活動の結果として不利益を生じないよう保護する必要がある．過剰な活動レベルは心臓に問題のある患者の重要なリスクとなる．躁病の症状は急激にうつ病の症状に転換することがあり，もし患者が躁病エピソードの期間に行った不適切な言動について自責的となった場合，自殺リスクが表面化する．

　単一のエピソード中に躁病とうつ病の症状の混合を呈する患者が少数存在する．このような場合，診断に「混合性の特徴を伴う with mixed features」という特定用語を与えて区別する．通常，このような場合，患者は完全な躁病の症状を示すと同時に，悲哀感や罪悪感の反芻など部分的に抑うつ的な症状を示す．この状態は患者の気分と症状が急速に交代するために極めて理解しにくいことがある．あるときには多弁で精力的，かつ爽快であった数分後には突如として泣き始め，絶望を訴え，自殺したいと言い出すこともある．

　混合性の特徴は，（特に早発性の）経過，病相の多さ，アルコール乱用や自殺企図，急速交代型である高い可能性，双極性と確定診断される高い可能性などの要因と関連している．このことは，混合状態を正しく診断する重要性を意味

第6章 気分障害

● 軽躁病エピソード hypomanic episode

「軽躁病」は，もう1つの重要な気分障害の型である．これは躁病に類似し，より軽症でより短期である．軽躁病エピソードの間，患者は高揚した気分やほかの典型的な躁病の症状を伴うが，妄想や幻覚を伴わず，しかも入院が不要なレベル，かつ社会的にも職業的にも目立った問題は生じることがないとされる．慢性的な軽度のうつ病に軽躁病を併存する患者も多いため，患者が「元来の本人に戻った」のか「たまたま気分上々」であるのか判断に悩むことも多い．家族や友人からの情報入手は，良好な気分が実際には病的であって，慢性的な憂鬱のただ中に生じた正常の幸福感の出現ではなかったと判定することに役立つ．

「双極II型障害」では，うつ病相の前後に出現することが典型的な特徴であるが，軽躁病はうつ病相と独立している場合もある．双極II型の軽躁病エピソードは入院を必要とするほど重篤ではないものの，個人的・社会的・職業的困難を引き起こす可能性がある．軽度の躁病相の期間，患者は絶好調で，判断は軽率，活力の増大など他の躁病の指標を伴っているものの，躁病エピソードの診断基準を完全に満たすには至らない．双極II型は家族内で形質が保持されることが明らかにされ，双極II型の患者の血族らは，双極I型(つまり，躁病の診断を完全に満たしている一群)や単極性うつ病よりも双極II型を発症する可能性が高い．双極II型患者は，物質乱用など他の精神障害の併存率が高い傾向がある．また双極II型の患者は双極I型の患者と比較して，うつ病の症状に苦しむ傾向が強い．

躁病と同様に軽躁病もしばしば急速にうつ病エピソードに交代することがあるため，疾病の経過が有用な情報となることがある．

● 気分循環性障害 cyclothymic disorder

気分循環性障害とは，双極性障害の軽度なもので，抑うつと軽躁病の間を揺らぐ状態のことである．軽躁病にあるとき患者の気分は爽快であるものの，社会的・職業的に問題を生じない程度にしか高揚しない．抑うつエピソードでは，うつ病症状のいくつかを呈するものの，(例えば，5つの症状が2週間以上など)抑うつエピソードの基準を満たすための十分重篤な状態を呈さない．このように，気分循環症の患者は，高揚と沈滞を行き来する軽度ながら慢性的な気分不安定を示す傾向がある．

■ 抑うつ障害群 depressive disorders

DSM-5の抑うつ障害群を，表6-2に示す．これには，重篤気分調節症，うつ病(DSM-5)/大うつ病性障害(単一エピソードと反復エピソード)，持続性抑うつ障害(気分変調症)，月経前不快気分障害，物質・医薬品誘発性抑うつ障害，他の医学的疾患による抑うつ障害が含まれる．これらに合致しない場合には，「他の特定される抑うつ障害」と「特定不能の抑うつ障害」という診断が用意されている．

● 重篤気分調節症 disruptive mood dysregulation disorder

重篤気分調節症 disruptive mood dysregulation disorder(DMDD)は，DSM-5で新規に採用された診断である．慢性で重篤な，持続性の不機嫌を特徴とする．この診断は気分障害を呈する子どもの診断に生じたギャップを埋めることに役立つ．過去数十年の間に，悲しみから怒りへと転じることの多い「気分の揺れ」の

表6-2　DSM-5 抑うつ障害および関連障害群

重篤気分調節症
うつ病(DSM-5)/大うつ病性障害，単一エピソード
うつ病(DSM-5)/大うつ病性障害，反復エピソード
持続性抑うつ障害(気分変調症)
物質・医薬品誘発性抑うつ障害
月経前不快気分障害
他の医学的疾患による抑うつ障害
他の特定される抑うつ障害
特定不能の抑うつ障害

存在を根拠に，双極性障害と診断される若年者の数が40倍にも増加した．研究から，このような子どもの転帰・男女比・家族歴が躁うつ病とは異なることが示された．さらに，主に怒りと苛つきとしての抑うつを呈するのみで，躁病エピソードや軽躁病エピソードに至らないことが明らかにされた．さらにこのような子どもは，DSM-5の不安症と注意欠如・多動症の診断を同時に満たしている場合もあった．さらには，反抗挑戦性障害（診断基準の重複により）の診断を満たしている子どもも多かった．このような場合に，当該児童を重篤気分調節症（DMDD）と診断することが必要である．

DMDDの診断基準は 6-2 のとおりである．症状は少なくとも12か月持続し，10歳未満で発症する．症状は，自宅や学校など少なくとも2つの異なる状況で生じる．DMDDの診断は，6歳未満と18歳以上には適応できない．より早い時期から症状がある神経発達症（自閉スペクトラム症など）が症状の原因であることを除外し，反社会性パーソナリティ障害（18歳未満へは診断されないが）に由来する成人の不品行にもよらない．

DMDDの児童は，状況的に見合わず出現するかんしゃくの爆発のために，ほかの子どもから孤立する．ほとんどの親が，このかんしゃくを，その子の躾けが困難であることを示すことと考えるようになる．また，かんしゃくは子どもの発達レベルにも合致しない（すなわち，「魔の2歳児」とも言うべきイヤイヤの反抗期のレベルからも逸脱している）．かんしゃくの爆発と爆発の間，その子どもの気分は持続的な苛立

6-2 重篤気分調節症のDSM-5診断基準

A. 言語的（例：激しい暴言）および／または行動的に（例：人物や器物に対する物理的攻撃）表出される，激しい繰り返しのかんしゃく発作があり，状況やきっかけに比べて，強さまたは持続時間が著しく逸脱している．

B. かんしゃく発作は発達の水準にそぐわない．

C. かんしゃく発作は，平均して，週に3回以上起こる．

D. かんしゃく発作の間欠期の気分は，ほとんど1日中，ほとんど毎日にわたる，持続的な易怒性，または怒りであり，それは他者から観察可能である（例：両親，教師，友人）．

E. 基準A〜Dは12カ月以上持続している．その期間中，基準A〜Dのすべての症状が存在しない期間が連続3カ月以上続くことはない．

F. 基準AとDは，少なくとも3つの場面（すなわち，家庭，学校，友人関係）のうち2つ以上で存在し，少なくとも1つの場面で顕著である．

G. この診断は，6歳以下または18歳以上で，初めて診断すべきではない．

H. 病歴または観察によれば，基準A〜Eの出現は10歳以前である．

I. 躁病または軽躁病エピソードの基準を持続期間を除いて完全に満たす，はっきりとした期間が1日以上続いたことがない．
注：非常に好ましい出来事またはその期待に際して生じるような，発達面からみてふさわしい気分の高揚は，躁病または軽躁病の症状とみなすべきではない．

J. これらの行動は，うつ病のエピソード中にのみ起こるものではなく，また，他の精神疾患〔例：自閉スペクトラム症，心的外傷後ストレス障害，分離不安症，持続性抑うつ障害（気分変調症）〕ではうまく説明されない．
注：この診断は反抗挑発症，間欠爆発症，双極性障害とは併存しないが，うつ病，注意欠如・多動症，素行症，物質使用障害を含む他のものとは併存可能である．症状が重篤気分調節症と反抗挑発症の両方の診断基準を満たす場合は，重篤気分調節症の診断のみを下すべきである．躁病または軽躁病エピソードの既往がある場合は，重篤気分調節症と診断されるべきではない．

K. 症状は，物質の生理学的作用や，他の医学的疾患または神経学的疾患によるものではない．

ちと怒りであり，症状は簡単に過ぎ去ることもない．多くの両親が気づいているとおり，子どもは極めて嬉しいことに対して（例えば，誕生会や遊園地に行くことなど）は，「発達レベルに相応しい」気分の高揚をみせる．このようなDMDDの気分の高揚を理由に，DMDDと双極性障害を見誤ってはならない．

DMDDは児童小児精神科を受診する子どもに稀ではない．多くは少年である．中核症状である慢性で持続性の苛立ちの頻度から，その6か月〜1年の期間有病率は2〜5%と見積もられる．およそ半数は重症で，1年後も同じ診断に合致する慢性持続性の苛立ちが観察される．重症の慢性持続性の苛立ちから，双極性障害へ発展するケースは極めて稀である．成人して抑うつ障害や不安症に発展するリスクは高いことが明らかにされつつある．

● 抑うつエピソード major depressive episode

DSM-5の抑うつエピソードの診断基準は，うつ病の9種類の症状のうち，少なくとも5種類の症状を満たす必要がある（そして，その中の1つは，抑うつ気分もしくは興味または喜びの喪失が含まれる必要がある）．この特徴的な症状はうつ病を定義し，一過性気分変動を除外するため，少なくとも2週間は持続していなければならない．正常範囲の気分の動揺からうつ病を区別するために，それら症状が重い苦痛や生活の支障を引き起こしている必要がある．双極性障害や物質乱用（例えば，アンフェタミン），または医学的疾患（甲状腺機能低下症など）に起因する気分異常など，他の病態を除外する必要がある（6-3）．

うつ病は臨床家がどの医学部門を専攻していても対面する可能性がある最もありふれた精神疾患であるため，この9種類の特徴的症状を記憶する価値がある．患者がうつ病を患っているか否かを検討しつつ問診をするとき，医師はこの症状リストを心の中で一覧するべきである．結論として，問診をつつがなく円滑に進めるためにも，このリストをいつでも思い起こせる記憶の中にとどめておくことが便利である．これを暗記するために以下の記憶術を利用することが手助けになる．"Depression Is Worth Studiously Memorizing Extremely Grueling Criteria. Sorry"（DIWSMEGCS）．各イニシャルは，Depressed mood（抑うつ気分），Interest（興味），Weight（体重），Sleep（睡眠），Motor activity（運動性），Energy（活気），Guilt（罪業），Concentration（集中力），Suicide（自殺）に対応している．

● 臨床所見

うつ病の基本的な異常は，気分の変化である．うつ病患者は，悲哀に満ち，落胆し，憂鬱で，絶望している．時に患者はほとんど悲しみを伴わない緊張感やイライラや，かつてのように物事を楽しめずすべてに興味を失ったと訴えることがある．抑うつを形成する症候群は，通常，食欲不振や不眠など「自律神経症状：vegetative symptoms」（または身体症状）を伴っていることが多い．一部の患者は自ら無理をして食べている場合，または恋人や配偶者から強く促されて食べている場合があるが，食欲不振によりいくぶん，体重減少するうつ病患者は多い．稀に，うつ病により過剰な食欲が生じ，体重が増加することもある．

不眠は，入眠困難・中途覚醒・早朝覚醒のいずれか，またはすべてが生じうる．「入眠困難」（初期不眠：initial insomnia）とは寝付けないことであり，患者はうとうとするまで数時間もまんじりともせず寝返りを打ち続ける．「中途覚醒」（中間不眠：middle insomnia）とは中途で目覚めることであり，再び寝付くまでに1〜2時間も要する．「早朝覚醒」（終末不眠：terminal insomnia）とは，早朝に覚醒し，再び寝付けないことをいう．不眠を伴う患者は，寝付けないまま床にいて，懊悩の堂々巡りをすることが多い．早朝覚醒を伴う患者は，より重症のうつ病の可能性がある．時々，睡眠困難の理由が，過剰な睡眠欲求によりこともある．すな

6-3 抑うつエピソードの DSM-5 診断基準

A. 以下の症状のうち 5 つ（またはそれ以上）が同じ 2 週間の間に存在し，病前の機能からの変化を起こしている．これらの症状のうち少なくとも 1 つは，(1) 抑うつ気分，または (2) 興味または喜びの喪失である．
注：明らかに他の医学的疾患に起因する症状は含まない．
(1) その人自身の言葉（例：悲しみ，空虚感，または絶望を感じる）か，他者の観察（例：涙を流しているように見える）によって示される，ほとんど 1 日中，ほとんど毎日の抑うつ気分
（注：子どもや青年では易怒的な気分もありうる）
(2) ほとんど 1 日中，ほとんど毎日の，すべて，またはほとんどすべての活動における興味または喜びの著しい減退（その人の説明，または他者の観察によって示される）
(3) 食事療法をしていないのに，有意の体重減少，または体重増加（例：1 カ月で体重の 5% 以上の変化），またはほとんど毎日の食欲の減退または増加
（注：子どもの場合，期待される体重増加がみられないことも考慮せよ）
(4) ほとんど毎日の不眠または過眠
(5) ほとんど毎日の精神運動焦燥または制止（他者によって観察可能で，ただ単に落ち着きがないとか，のろくなったという主観的感覚ではないもの）
(6) ほとんど毎日の疲労感，または気力の減退
(7) ほとんど毎日の無価値感，または過剰であるか不適切な罪責感（妄想的であることもある．単に自分をとがめること，または病気になったことに対する罪悪感ではない）
(8) 思考力や集中力の減退，または決断困難がほとんど毎日認められる（その人自身の言明による，または他者によって観察される）．
(9) 死についての反復思考（死の恐怖だけではない），特別な計画はないが反復的な自殺念慮，または自殺企図，または自殺するためのはっきりとした計画

B. その症状は，臨床的に意味のある苦痛，または社会的，職業的，または他の重要な領域における機能の障害を引き起こしている．

C. そのエピソードは物質の生理学的作用，または他の医学的疾患によるものではない．
注：基準 A～C により抑うつエピソードが構成される．抑うつエピソードは双極 I 型障害でしばしばみられるが，双極 I 型障害の診断には必ずしも必須ではない．
注：重大な喪失（例：親しい者との死別，経済的破綻，災害による損失，重篤な医学的疾患・障害）への反応は，基準 A に記載したような強い悲しみ，喪失の反芻，不眠，食欲不振，体重減少を含むことがあり，抑うつエピソードに類似している場合がある．これらの症状は，喪失に際し生じるは理解可能で，適切なものであるかもしれないが，重大な喪失に対する正常な反応に加えて，抑うつエピソードの存在も入念に検討すべきである．その決定には，喪失についてどのように苦痛を表現するかという点に関して，各個人の生活史や文化的規範に基づいて，臨床的な判断を実行することが不可欠である[1]．

---

[1] DSM-5 本体に忠実に悲嘆を抑うつエピソードから鑑別する際には，悲嘆では主要な感情が空虚感と喪失感であるのに対して，抑うつエピソードでは持続的な抑うつ気分，および幸福や喜びを期待する能力の喪失であることを考慮することが有用である．悲嘆における不快気分は，数日～数週間にわたる経過の中で弱まりながらも，いわゆる"悲嘆の苦痛"（pangs of grief）として，波のように繰り返し生じる傾向がある．その悲嘆の波は，故人についての考えまたは故人を思い出させるものと関連する傾向がある．抑うつエピソードにおける抑うつ気分はより持続性であり，特定の考えや関心事に結び付いていない．悲嘆による苦痛には肯定的な情動やユーモアが伴っていることもあるが，それは，抑うつエピソードに特徴的である広範な不幸やみじめさには普通はみられない特徴である．悲嘆に関連する思考内容は，一般的には，故人についての考えや思い出への没頭を特徴としており，抑うつエピソードにおける自己批判的または悲観的な反復想起とは異なる．悲嘆では自己評価は一般的には保たれているのに対して，抑うつエピソードでは無価値感と自己嫌悪が一般的である．悲嘆において自己批判的な思考が存在する場合，それは典型的には故人ときちんと向き合ってこなかったという思いを伴っている（例：頻繁に会いに行かなかった，どれほど愛していたかを伝えなかった）．残された者が死や死ぬことについて考える場合，一般的には故人に焦点が当てられ，故人と"結び付く"ことに関する考えであり，一方，抑うつエピソードにおける死についての考えは，無価値感や生きるに値しないという考えのため，または抑うつの苦痛に耐えきれないために，自分の命を終わらせることに焦点が当てられている．

わち，そのような患者は慢性的な倦怠感のために，毎日 10～14 時間もの間，臥床することを望んでいるのである．

身体的活動もうつ病により変化する．「精神運動抑制」を示す患者は，数時間も誰と会話するでもなく，ただ一点を見つめるばかりで，椅子に座っていることがある．この患者がひとたび立ち上がって動き出す場合，その歩みは蝸牛のごとき遅さで，発語は緩慢で，返事は短い．そして思考について問えば，患者は思考が遅く

てまとまらないと訴える．逆に，「精神運動焦燥」（精神運動興奮の1つ．かつての激越と同義）を呈する患者もいて，その場合，落ち着きなく極端に不安な状態にあるように見受けられる．焦燥を呈する患者は，抑うつよりもむしろ苛立ちと緊張感を訴える場合がある．じっと座っていられず，絶えずその場で歩き回る．焦燥の強い患者は，手を捻ったり，指でテーブルを叩き続けたり，髪の毛や服を落ち着きなく引っ張り続けるといった反復動作を示すこともある．

うつ病患者は疲れやすく気力がないと訴えることが多い．これは，精神科以外のプライマリケア場面で最も出くわしやすいうつ病の訴えの代表である．

無価値観と罪悪感も出現頻度が高い症状である．うつ病患者は自信を失っているために，出社や試験，家事を任されることを恐れる．責任回避のため，または対応困難に思われる社交を避けるため，電話に出ない場合や必要な電話を折り返しかけない場合がある．状況は決して好転せず，自分はご機嫌になるに値しない人間だとすら信じ込み，完全に希望を失い，絶望に満たされていることがある．患者は過去に犯した実際または空想の失敗について，極端な罪悪感を感じていることがある．通常，その失敗を実際以上に無惨と信じているため，子ども時代の嘘のために社会の除け者として扱われて当然，あるいは，疑わしい控除により所得税の還付を受けたために長期間服役するべきだと確信しているうつ病の患者もいる．

物事に集中することや明晰に思考することが困難だと訴えるうつ病の患者は多い．うつ病の患者は仕事の能率がひどく悪くなったと感じ，勉強が困難で，テレビでアメリカンフットボールを観戦することや読書といった非常にシンプルな認知行為すらできなくなる者もいる．

うつ病患者は，死や死への過程について思い巡らせている場合がある．その場合，苦悩からの逃避であるように思われることも，さまざまな不品行のため自ら罰せられるべきだと信じて

いることもある．自殺傾向のある患者はしばしば「自分がいないほうがすべてうまくいく」という意見を述べることがある．うつ病患者の自殺のリスクは高く，常に慎重にそこを評価する必要がある．（第18章の「精神科救急」・自殺傾向のある患者の評価と対処の記述を参照のこと）

診断基準の9項目のほかにも，うつ病患者に生じる症状がある．「日内変動」とは24時間の経過に伴う気分の変動である．最も典型的には，早朝に気分は憂鬱であるが，時とともに改善され，夜になると気分が改善されるなどと表現される．

性欲は顕著に減退し，性への関心が薄れ，ときにインポテンスやオルガズムを得ることが困難となる．身体症状としてほかに，便秘と口渇を訴えることもある．

「仮面うつ病 masked depression」を患う者も散見される．この用語は，患者自身が抑うつ気分を訴えないために，一連のうつ病の症状が瞬時に明らかにならない患者の存在を示している．プライマリ・ケアの現場では，この仮面うつ病は，ことのほか重要である．例えば，高齢者が，睡眠や注意集中，または仕事を困難にする程の身体症状（不眠または活力と食欲の低下など）を主に訴える場合があるからである．このとき，慎重な精密検査によっても身体的異常が発見されないにもかかわらず，患者はさまざまな身体症状や抑うつ症状の厄介な性状に固執し続けることとなる．仮面うつ病と正しく診断され，適切な治療により寛解に至れば，身体的訴えは同時に消失する傾向があり，それがうつ病の症状と関連があったことが明白になる．

うつ病の重症例の約1/5は，幻覚・妄想といった「精神病症状」を合併する．通常，それらは気分と一致した（英語の用語として"mood-congruent"と表現される）幻覚妄想である．つまり，うつ病であれば，天国への道から堕落したため地獄で拷問されるであろうといった悪魔の声による幻聴が聞こえる．あるいは，うつ病患者は，致命的疾患のために全身が消耗し内臓が腐っているという妄想をもつことがある．稀

に，妄想が気分に一致しないこともある．例えば，患者は現在素晴らしい発明を完成させる間近だが，この偉大な発明を横取りする目的で誰かに盗み見られているというような被害的妄想を持つが，この場合，抑うつ気分と妄想は直接関係があるとは言えない．

以下の症例はうつ病の患者についてのものである：

症例

ウィルマは41歳の女性で，家族によって病院に搬送されてきた．ウィルマは自身のことを絶望している状態にあると表現し，夫のビルが仕事場のアシスタントであるリディアと浮気したために落胆していると述べた．

ウィルマは，抑うつ気分のほかに，無価値観，自殺念慮，過眠，食欲亢進と体重増加，普段楽しめた活動からの喜びや興味の減退など，一とおりのうつ病の症状が認められた．ウィルマには約5年前に抗うつ薬での治療が成功した第1回目の抑うつエピソードの既往歴があった．

患者は自分のうつ病の症状のほとんどを，少なくとも6か月間は継続していた夫の浮気が原因であると信じていた．浮気を証明する決定的証拠はないものの，夫の夜に外出する傾向，夫の性的関心の低下，そして彼女が嫉妬と怒りを感じるほどリディアがどれほど素晴らしいアシスタントの技量を持つかを頻繁に語っていたことなどを陳述した．ウィルマの要請を受けて夫は結局リディアに転職することを促したが，ウィルマは夫が密会を続けていると確信していた．

うつ病と診断され，イミプラミンが投与され，150 mg/日まで漸増された．薬物療法により症状が少し改善され，ビルとウィルマは夫婦カウンセリングも受け始めた．夫婦仲はやや改善されたものの，ウィルマの夫への疑念は消えなかった．

精神療法を3か月受けた後のある日，ウィルマがしっかりとした足取りで，目に怒りの炎を燃やしつつ現れた．クリーニングに出そうと夫のスーツのポケットを調べてみたところ，なんとリディアからのラブレターを見つけたというのだ．すぐさまそれを夫には見せず，翌日の夜，夫が残業のため職場に戻るという知らせを受けて彼女は夫を尾行した．夫が家を出た10分後にウィルマも外出し，リディアの家を通り過ぎてみれば，夫の車がガレージに止めてあった．ウィルマはその事実を夫に突き付け，ついに夫は浮気をしていたことと，2年近くも関係が続いていたことを認めた．

夫婦カウンセリングの指針も全く別なものに変更され，ビルも個人的に精神療法を受けるよう指導された．ウィルマはさらに6か月間，抗うつ薬の内服を継続し，なんとか夫の浮気の事実を受け入れられるようになった．2人は結局，この苦境を乗り越えることができたため，離婚をせず，そこそこ良好な関係を回復させた．

▶ 経過と予後

抑うつエピソードは急激に，あるいは逆に，緩徐に発症することがある．普通抑うつエピソードはおよそ6か月で自然に消褪するが，抑うつエピソードの未治療期間の幅には，数週間～数か月，時に数年に及ぶことがある．個々の抑うつエピソードの予後は非常に良好であり，現在活用可能な一連の抗うつ病薬の効果を考えるとそう結論できる．しかし，不運なことに，患者の極めて多くが後の人生のある時期に再発し，約20％の患者が慢性のうつ病を呈する．

自殺がうつ病の最も深刻な併存症である．入院経験のあるうつ病患者の約10～15％が最終的には自殺に終わる．自殺のリスクを増加させる要因がいくつか判明している．離婚経験者や単身者，アルコールや薬物乱用の併存と既往，40歳以上，過去に自殺企図があること，自殺念慮の表明（特に具体的な方法も練られている場合）などである．うつ病（および抑うつ気分を持つ）患者は，常に自殺リスクを注意深く評価する必要があり，患者に自殺念慮の有無を率直に問い質すことから始める必要がある．通常，自殺の可能性がある患者は，自殺のリスクを最小限にするため入院させる必要がある．自殺については第18章（「精神科救急」）で詳しく説明する．

他にも複雑多岐にわたる社会的・個人的問題が生じてくる場合がある．気力の低下，乏しい対人交流，興味の減退は，学校や職場での無能を呈する場合がある．無気力や性欲低下は夫婦間の不仲につながる．うつ病患者は自己治療と

して鎮静薬，アルコール，精神刺激薬などに手を出す場合もあり，このため薬物乱用や依存の問題に至ることもある．

● 持続性抑うつ障害（気分変調症）persistent depressive disorder (dysthymia)

持続性抑うつ障害（気分変調症）は，食欲減退，不眠，気力の減退，自尊心の低下，注意力低下，絶望感など比較的典型的なうつ病の症状で特徴づけられる少なくとも2年間持続する慢性かつ持続性の気分の異常のことである．持続性抑うつ障害は軽度かつ慢性の障害であるため，上記症状のうちわずかに2種類が存在していればよいが，しかし少なくともそれらが2年間以上持続している必要がある（6-4）．うつ病に引き続き持続性抑うつ障害を発症することがあるが，持続性抑うつ障害の患者にうつ病が生じることもある．2年以上もうつ病の診断基準を満たす場合，うつ病と持続性抑うつ障害の併存と診断される．

持続性抑うつ障害は，小児期・青年期・成人期早期のように若年発症することがあり，慢性経過を辿る．（21歳未満の）若年発症例では，パーソナリティ障害と物質使用障害が併存する頻度が高い．

持続性抑うつ障害の患者は慢性的に不幸で憐れな状態にある．より重篤なうつ病の症状へと発展する患者もいる．仮にそのうつ病が改善されても，そのような患者はもともとの慢性的な晴れない気分の状態に戻るだけである．この軽度と重度のうつ状態の併存は，時に「ダブルデプレッション double depression」と呼ばれる．

● 月経前不快気分障害 premenstrual dysphoric disorder

「月経前不快気分障害」はDSM-5で初めて採用された診断である（6-5）．1980年代に"late luteal phase dysphoric disorder（直訳すれば，「黄体期後期不機嫌障害」）"として最初に提言されたものであるが，集積した研究結果から，本障害はかなりの頻度で生じ，苦痛と支障の大きな原因であることが明らかにされた．臨床研究と疫学調査から，多くの女性が月経周期の黄体期に始まり月経開始で終息する抑うつ症状を経験していることが示された．さらに，一部の女性（一般人口の約2%）が月経周期に一致して間欠的に重篤な症状を示すことも明らかになった．

■ 気分障害特定用語 mood disorder specifiers

気分障害は注意深い評価により発見された症状のパターンに基づいて，より詳細な用語で特定できる場合がある．この特定用語を使用することの重要性は，特定により特殊な治療の適応を示し，また経過と予後の予測に役立つ可能性があるところにある．DSM-5で使用される特定用語は，「不安性の苦痛を伴う」，「混合性の特徴を伴う」，「急速交代型」，「メランコリアの特徴を伴う」，「非定型の特徴を伴う」，「精神病性の特徴を伴う」，「緊張病を伴う」，「周産期発症」，「季節型」などである．どれも双極性障害と関連障害群や抑うつ障害群に使用することが可能であるが，「急速交代型」のみが双極性障害群でのみ使用可能である．

● 特定用語「メランコリア melancholic」，「不安性の苦痛 anxious distress」，「混合性の特徴 mixed features」について

「メランコリアの特徴を伴う melancholic features」とは，身体的治療に反応しやすい，症状がやや重篤なタイプのうつ病のことをいう．この考え方は，推定される原因や出現症状のパターンの相違に基づいた区別，すなわち「内因性うつ病」と「反応性うつ病」との古い歴史的分類に由来する．元来の「内因性うつ病」の定義では，きっかけとなる要因がない（内因性とは，「内側から発生してくる」の意）ということだが，それに対して「反応性うつ病」は，離婚や失職などのストレスフルな出来事をきっかけに

6-4 持続性抑うつ障害（気分変調症）の DSM-5 診断基準

この障害は DSM-Ⅳで定義された慢性の大うつ病性障害と気分変調性障害を統合したものである.

A. 抑うつ気分がほとんど 1 日中存在し，それのない日よりもある日のほうが多く，その人自身の言明または他者の観察によって示され，少なくとも 2 年続いている.
注：子どもや青年では，気分は易怒的であることもあり，また期間は少なくとも 1 年間はなければならない.

B. 抑うつの間，以下のうち 2 つ（またはそれ以上）が存在すること：
(1) 食欲の減退または増加
(2) 不眠または過眠
(3) 気力の減退または疲労感
(4) 自尊心の低下
(5) 集中力の低下または決断困難
(6) 絶望感

C. この症状の 2 年の期間中（子どもや青年については 1 年間），一度に 2 カ月を超える期間，基準 A および B の症状がなかったことはない.

D. 2 年の間，うつ病の基準を持続的に満たしているかもしれない.

E. 躁病エピソードまたは軽躁病エピソードが存在したことは一度もなく，また，気分循環性障害の基準を満たしたこともない.

F. 障害は，持続性の統合失調感情障害，統合失調症，妄想性障害，他の特定される，または特定不能の統合失調症スペクトラム障害やその他の精神病性障害ではうまく説明されない.

G. 症状は，物質（例：乱用薬物，医薬品），または他の医学的疾患（例：甲状腺機能低下症）の生理学的作用によるものではない.

H. 症状は，臨床的に意味のある苦痛，または社会的，職業的，または他の重要な領域における機能の障害を引き起こしている.
注：抑うつエピソードの基準には持続性抑うつ障害（気分変調症）の症状リストにない 4 つの症状が含まれるため，ごく少数の人で，抑うつ症状が 2 年以上継続しながら持続性抑うつ障害の基準を満たさないこともありうる. 現在の疾患エピソード中のある時点で，抑うつエピソードの基準を完全に満たせば，うつ病という診断名がつけられるべきである. そうでない場合には，他の特定される，または特定不能の抑うつ障害と診断される.

▶ 特定せよ
　不安性の苦痛を伴う
　混合性の特徴を伴う
　メランコリアの特徴を伴う
　非定型の特徴を伴う
　気分に一致する精神病性の特徴を伴う
　気分に一致しない精神病性の特徴を伴う
　周産期発症

▶ 該当すれば特定せよ
　部分寛解
　完全寛解

▶ 該当すれば特定せよ
　早発性：発症が 21 歳以前である場合
　晩発性：発症が 21 歳以上である場合

▶ 該当すれば特定せよ（持続性抑うつ障害の最近 2 年間に関して）
　純型気分変調症候群を伴う：少なくとも先行する 2 年間，抑うつエピソードの基準を完全には満たさない.
　持続性抑うつエピソードを伴う：先行する 2 年間，抑うつエピソードの基準を完全に満たす.
　間欠性抑うつエピソードを伴う，現在エピソードあり：現在は抑うつエピソードの基準を完全に満たすが，先行する 2 年間またはそれ以上の期間において，少なくとも 8 週間，症状が抑うつエピソードの基準を完全には満たさない期間があった.
　間欠性抑うつエピソードを伴う，現在エピソードなし：現在は抑うつエピソードの基準を完全には満たさないが，少なくとも先行する 2 年間において，1 回またはそれ以上の抑うつエピソードがあった.

▶ 現在の重症度を特定せよ
　軽度
　中等度
　重度

6-5 月経前不快気分障害のDSM-5診断基準

A. ほとんどの月経周期において，月経開始前最終週に少なくとも5つの症状が認められ，月経開始数日以内に軽快し始め，月経終了後の週には最小限になるか消失する．

B. 以下の症状のうち，1つまたはそれ以上が存在する．
   (1) 著しい感情の不安定性(例：気分変動；突然悲しくなる，または涙もろくなる，または拒絶に対する敏感さの亢進)
   (2) 著しいいらだたしさ，怒り，または対人関係の摩擦の増加
   (3) 著しい抑うつ気分，絶望感，または自己批判的思考
   (4) 著しい不安，緊張，および/または"高ぶっている"とか"いらだっている"という感覚

C. さらに，以下の症状のうち1つ(またはそれ以上)が存在し，上記基準Bの症状と合わせると，症状は5つ以上になる．
   (1) 通常の活動(例：仕事，学校，友人，趣味)における興味の減退
   (2) 集中困難の自覚
   (3) 倦怠感，易疲労性，または気力の著しい欠如
   (4) 食欲の著しい変化，過食，または特定の食物への渇望
   (5) 過眠または不眠
   (6) 圧倒される，または制御不能という感じ
   (7) 他の身体症状，例えば，乳房の圧痛または腫脹，関節痛または筋肉痛，"膨らんでいる"感覚，体重増加
   注：基準A～Cの症状は，先行する1年間のほとんどの月経周期で満たされていなければならない．

D. 症状は，臨床的に意味のある苦痛をもたらしたり，仕事，学校，通常の社会活動または他者との関係を妨げたりする(例：社会活動の回避；仕事，学校，または家庭における生産性や能率の低下)．

E. この障害は，他の障害，例えばうつ病，パニック症，持続性抑うつ障害(気分変調症)，またはパーソナリティ障害の単なる症状の増悪ではない(これらの障害はいずれも併存する可能性はあるが)．

F. 基準Aは，2回以上の症状周期にわたり，前方視的に行われる毎日の評価により確認される(注：診断は，この確認に先立ち，暫定的に下されてもよい)．

G. 症状は，物質(例：乱用薬物，医薬品，その他の治療)や，他の医学的疾患(例：甲状腺機能亢進症)の生理学的作用によるものではない．

して引き起こされるとされていた．重症なうつ病もさまざまな身体的・心理的ストレス因を契機に引き起こされる証拠が集まったため，「内因性」という用語はもはや使用されない．

メランコリアであるためには，以下の2つの特徴がなければならない．喜びの消失と，快感を喚起する刺激に対する反応の欠如との2つである．6種類の付帯条件のうち，3つ以上の合致も必要である．すなわち，はっきり他と区別できる性質の抑うつ気分・抑うつは決まって朝に悪化する(日内変動)，早朝覚醒(終末不眠)，著しい精神運動焦燥または抑制，食欲不振または体重減少，過度または不適切な罪悪感の6項目である．メランコリアの特徴は，外来患者より入院患者に多く観察され，より重篤な，特に精神病性症状を示す一群に多い．膨大な研究結果から，「メランコリアの特徴」は，抗うつ薬と電気けいれん療法とへの良好な反応の予測因子であることが裏づけられている．

「不安性の苦痛 anxious distress」は，プライマリケアの現場や精神科外来における双極性障害，抑うつ障害の際立った特徴であることが知られてきた．重篤な不安は，自殺リスク，症状の長期化，低い治療反応性と関連している．このことから，不安性の苦痛の有無とその重症度の特定は，治療計画の策定と治療反応のモニタリングのために臨床上役立つ．

「混合性の特徴 mixed features」がうつ病の患者に認められる場合，双極Ⅰ型ないし双極Ⅱ型に発展する重大な危険要因を意味している．ほかの特定用語と同様，臨床上役立つ．

第2部 精神疾患

● 非定型の特徴を伴う感情障害

「非定型の特徴 atypical features」は，歴史の文脈で重要性がある．この特徴を伴う患者は，不眠，体重減少，食欲不振など古典的な「植物的症状（いわゆる自律神経症状）」を示さず，逆に，体重増加，過眠を呈する．過眠は夜間睡眠の延長または昼寝時間の延長である．さらに，一般的なうつ病とは異なり抑うつ気分は状況に反応し，生活場面に対し感情は過度に反応する．このような「気分の反応性」から，嬉しい出来事（予期せぬ褒め言葉や子どもの来訪など）により簡単に気分は舞い上がり，逆に，苦境や拒否に直面すれば，気分は一瞬にして地に落ちることもありうる．この拒絶への敏感さは，対人関係の維持を困難にすることがあり，簡単に心が傷つき，次々と恋愛対象をすげ替え，その破局を繰り返すことより成り立つ「疾風怒濤の人生」を招くことがある．患者は主観的に，自分の手足が「鉛のように重く」動かせないと訴えて，身体の状態を表現する．モノアミン酸化酵素阻害薬（MAOI）がこの一群に特に有効であることが知られている．おそらくSSRIも有効である．

● 特定用語「周産期 peripartum」，「緊張病 catatonia」，「季節型 seasonal」・「急速交代型 rapid-cycling」について

DSM-5は直近の気分障害エピソードのほかの特徴が臨床上重要性をもつことを認めている．

「周産期発症 peripartum onset」とは，妊娠中または分娩後の4週間以内に抑うつ性，躁病性，混合性のいずれかのエピソードが出現した場合に使用する．出産前と出産後の軽い抑うつ気分は稀ではないが，治療が必要とされる完全な気分障害を呈する者がいる．推定有病率には諸説あるが，約3～6％の女性が，妊娠中または出産後1か月以内にうつ病を発症する．「産後うつ」とされた50％の抑うつエピソードが，実は分娩以前に発症していたと言われる．エピソードには重篤な不安やパニック発作が併存することがある．妊娠中の，気分や不安の症状は，産後の軽症である「マタニティーブルー」と同様，産後のうつ病の発症リスクの高さを示唆する．最重症であれば，気分障害エピソードは精神病性となり，本人と新生児の生命が脅かされることもある．

特定用語の「緊張病を伴う catatonic features」とは，歴史的に主に統合失調症に観察されるとみなされてきた緊張病的特徴（例えば，奇異な姿勢，蝋屈症，カタレプシー，拒絶症，緘黙など）を伴う気分障害の患者に付与される．この特定用語は医師に緊張病が気分障害にも生じることを思い起こさせるという役目がある．

DSM-5では，上記の他に有益な特定用語として「季節型パターン seasonal pattern」を呈するうつ病患者の存在を指摘している．典型的には冬期間にうつ病を発症し，春になるとうつ病が寛解するか躁転することが多い．このような季節変化に関連した特徴的な発症パターンを有している気分障害の患者がいることを，現場の医師は数十年間も前から認識していた．光療法が季節性感情障害（この場合，冬期にうつ病を呈し，春に寛解するようなケース）の治療に有効であると報告されている．高照度光（毎朝2時間の2,500ルクス以上の光）がうつ病の症状を緩和する．光療法が有効な患者の多くは，冬期間に毎日，この治療を活用する傾向にある．これらの患者に対しても，他の標準的なうつ病に対する治療が有効である可能性がある．FDAは最近，bupropion（**本邦未発売**）徐放剤に季節性感情障害の予防に対する適応を認可した．

「急速交代型 rapid-cycling」とは，12か月間に少なくとも4回の抑うつ・躁病・軽躁病・混合のエピソードが出現する患者に付与される用語である．「急速交代型双極性障害」とは，若年発症，より頻回のうつ病相の出現，他のうつ病よりも高い自殺リスクなどと関係しているといわれる特に重症なうつ病の一種である．

■ 気分障害群の鑑別診断

気分障害の患者を評価する際に，常に医師は薬物乱用，鎮静薬，抗精神病薬，降圧薬，経口避妊薬，糖質コルチコイドなど，躁病やうつ病を引き起こしうる外的な要因に注意を払わなければならない．甲状腺機能低下症や全身性紅斑性狼瘡 systemic lupus erythematosus (SLE) などの身体疾患も判然としたうつ病を併存していることがある．気分障害のエピソードがこのように薬物や医学的疾患による場合，気分障害はこれらによって二次的に生じたと診断される．この場合の気分障害の治療は，薬物の中止や減量，内科的な疾患の治療が必要である．

不快な気分は統合失調症に生じる場合もある．統合失調症に生じる典型的な気分の変調は無感動や空っぽな感情であるが，うつ病の気分の変調は通常強烈な苦痛として体験される．通常，統合失調症の発症はより緩徐であり，典型的にはうつ病患者より，生活能力の低下が重篤かつ著しい．統合失調症や大うつ病の患者はどちらも精神病性症状を示すことがありうる．このため急性発症の統合失調症と重篤な精神病性うつ病の鑑別は，しばしば困難である．この困難な状況では，うつ病の治療を始めつつ，しばらく経過を観察することがよい．気分に関する症状が寛解しても精神病性症状が持続する場合，統合失調症または統合失調感情障害と診断されることが多い．

躁病と統合失調症の鑑別もまた重要である．鑑別に有用ないくつかの特徴がある．仮に軽度の感情の乱れが認められる場合でも，躁病ではエピソードの前後いずれも，そのパーソナリティや社会生活全般が十分に満足できる状態にあることが多い．躁病患者の会話が統合失調症でしばしば観察される解体した発語と区別できないことがあるが，躁病患者の異常な会話は通常，気分の混乱と過剰な活動性や身体的興奮を伴っている．躁病患者に幻覚・妄想を認める場合があるが，典型的にはそれらは背後にある気分の異常を反映している．（気分と一致しない精神病性症状も時に生じるが，この場合，より鑑別がより困難である．）診断が躁病エピソードであることを強く示唆する補助的ガイドラインとして，気分障害の家族歴・良好な病前適応・完全に回復した，またはほぼ寛解した気分障害エピソードの既往歴などが挙げられる．気分症状がない状態で持続する精神病症状は，統合失調症または統合失調感情障害の診断を示唆する．

「死別反応 bereavement」の患者はうつ病の症状を示すことが多く，抑うつエピソードの診断を満たすほど持続することがある．

今後 DSM-5 では，これらの患者はうつ病と診断する．かつて，死別反応は，うつ病の症状が特に重症であるか，または，自殺念慮や精神病性の特徴を合併している場合を除き，うつ病から除外するルールであった．複数の研究から，愛するものとの死別はほかのうつ病の契機と同様に抑うつエピソードを引き起こすことが示されたことから，この変更が行われた．死別は苦痛に満ちた体験であるが，多くの人は死別により抑うつエピソードを引き起こさない．しかし，より強い苦悩を示し，生き甲斐を失い，自殺念慮をもつ場合にうつ病に至る傾向がある．さらに，死別で引き起こされるうつ病は，抑うつエピソードと多くの共通の特徴を示す．すなわち，死別後のうつ病は，抑うつエピソードの既往歴や家族歴のある者に生じやすく，遺伝的要因に影響され，通常のうつ病と類似の性格傾向，併存症，予後と関連している．最後に，死別関連うつ病の症状も抗うつ薬による治療に反応する．

■ 気分障害群の疫学

National Comorbidity Study (NCS) によると，うつ病の生涯有病率は17%，双極Ⅰ型障害とⅡ型障害を合わせた有病率は，2%前後であると報告されている．持続性抑うつ障害の有病率は3%である．すべてを合計すると，気分障害は5人に1人をやや上回る率で発症してい

ることになる．うつ病は男性より女性に多い．現在の米国内の男女比はおよそ1:2である．双極性障害も女性に多く，その男女比はおよそ2:3である．同じ研究から，うつ病の発症年齢の中央値は32歳，双極性障害は25歳，気分変調症は31歳であることが示された．男性の双極性障害の初発年齢は女性よりも若年である傾向があった．

■ 気分障害の原因・病態生理

気分障害の病因は十分に解明されていない．しかし，遺伝要因・社会環境因・神経生物学的要因のすべてが関与している可能性がある．

◉ 遺伝学

気分障害は家族内で多発する傾向があることは，多くの研究により確認されている．しかし，家族性が直ちに遺伝子による形質の伝達を意味するわけではない．というのは，役割モデル・学習された行動・経済的搾取などの社会環境因，出産前・周生期の出産時合併症など身体的環境因が疾病の発症に寄与する非遺伝的要因となりうるためであり，さらにこれらすべての要因が「家族性」でありうるためである（例えば，抗生物質の発見以前の結核の家族集積性が，遺伝的理由ではなく，むしろ環境的要因によっていたことと同様である）．

双極性障害の第一度近親者の気分障害，特に双極性障害の対照群よりも有意に高い発症率が，ほとんどすべての家族研究から示されている．単極性抑うつ障害の患者の第一度近親者に双極性障害が認められることは少ない一方，単極性うつ病の出現率は高い．このように気分障害には家族性のみならず，確かに遺伝性が認められる傾向がある．しかし実際には，（すなわち，単極性からは単極性だけの患者が，双極性からは双極性のみの患者が出現するような）完全な独立した遺伝形質とみなすことは不可能であることから，この2種類の気分障害はお互いに完全に別個の病気ではないことが示唆されている．双生児研究と養子研究はこの家族研究を補完し，気分障害は家族性であるうえに遺伝性があることの証拠を提供している．気分障害の双生児研究のすべて合計した平均（全部で500組弱の双生児からなる）を求めると，全体の一卵性二卵性比はおよそ4:1（65％と14％）であった．

気分障害に関連する遺伝子同定の試みはいくつかの理由で困難に直面している．まず，表現型という言葉の定義についての議論がある．単極型と双極型の気分障害を全く別個の表現型であるとみなすものがある．双極型だけとってみても，狭義の双極Ⅰ型に限定して議論するほうが好ましいのか，双極Ⅱ型にまで拡大したモデルを使用すべきなのか，明らかでない．逆に，双極型から単極型までのすべての気分障害を同一のものとして一括りにすることを主張するものもある．うつ病はあまりにもありふれているため，疑いなく模倣された表現型もうつ病として扱われているに違いない．全ゲノム研究は，9p, 10q, 14q, 18p-q, 8qなどのいくつかの染色体領域との関連を示唆している．双極性障害との関連を再現的に示した候補として，D-アミノ酸酸化酵素遺伝子（G72）・脳由来神経栄養因子（BDNF）・ニューレグリン1遺伝子（NRG1）・ディスビンディン（DTNBP1）などがある．概日リズムの制御に関与している遺伝子（CLOCK, TIMELESS, PERIOD3）との関連も示唆されている．さらに，セロトニントランスポーター遺伝子に存在する遺伝的多型は，失業や離婚などのストレスを体験したときの発症の脆弱性と関連している．このように気分障害の遺伝子を同定する作業は困難であり，研究は今後も長い年月続くことは明白である．

◉ 社会環境因

うつ病に関する根本的疑問の1つは，苦渋に満ちた個人的な経験に対する正常な反応と臨床的に明らかなうつ病との間を，どのように線引きするかである．恋人との別れ，離婚，試験の失敗，大切な人の死去などの後に，誰もが一過

性の悲しみを体験する．うつ病とこの正常な悲嘆反応と区別するために，抑うつエピソードはより重症であることを要請する診断基準を採用している．しかし，この診断基準が，より軽度のストレス体験による影響を解明することには役に立たない．

　喪失体験・絶望を経験した人がうつ病に類似した症状を示すことは多い．具体的には，悲哀感・睡眠障害や食欲不振・決断力の低下・注意力低下・罪悪感や自己批判などの症状である．そして，われわれは誰しも，個人的な喪失体験や社会心理的ストレスを経験した後の数週間にわたりこのような症状が持続することをよく知っている．症状が十分に長く持続し，そして，このストレスを体験した人が実際にうつ病の診断基準を満たし，さらに抗うつ薬による治療に良好に反応することがある．したがって，社会心理的要因はうつ病の病因として重要な役割があることは直観的に明らかである．重要な疑問は，「社会心理的・環境的要因はうつ病の発症に重要な役割を演じているかどうか」ではなく，「社会心理的・環境的要因はどのような性質の役割をこの場合担っているか．これら要因は素質のある人がうつ病を発症するための最後の一押しをするだけなのか，あるいは，それのみで十分であるのか」ということなのである．

　ストレスフル・ライフイベントの役割に関する現実的なモデルとして，それが生物学的反応を引き起こす（例えば，コルチゾールの放出など）という考えがある．いったん，このような生物学的反応が始まると，もはや止めることは困難であり，うつ病の症状を引き起こし悪化させているかもしれず，遺伝的素質または経験の双方を基盤にうつ病の既往をもつストレスに脆弱な個人では特にそうなのかも知れない．実際，社会心理的ストレスの影響に対する神経生物学的過敏な傾向は，セロトニントランスポーターの遺伝的多型によって示されたように家系内で伝達される遺伝的要因の1つであるかもしれない．この特徴を有する個人は，ストレス対処に脳内セロトニン代謝を増強できないため，抑うつ反応を示すのかも知れない．厳しい躾や虐待的な育児など，人生初期の経験が，心理的に拒絶されることに過敏で，生物学的なストレス脆弱性が高い個人を形成し，うつ病の素地となるのかもしれない．

● 神経生物学

　カテコールアミン仮説 catecholamine hypothesis は，脳内の重要な神経終末におけるノルアドレナリンの欠損がうつ病の原因であると主張した．うつ病への神経伝達物質の関与に言及した恐らく初めての提起である．この仮説は1970～1980年代に使用された抗うつ薬の作用機序の研究から支持された．ジュリアス・アクセルロッド Julius Axelrod をノーベル賞へ導いた彼の古典的業績は，イミプラミンなど抗うつ薬はノルアドレナリンの再取り込み阻害によって神経終末のシナプス間隙で機能するノルアドレナリンの濃度上昇をもたらすことを示している．同様に，MAOインヒビターもモノアミン酸化酵素によるノルアドレナリンの分解的代謝を阻害することによって，細胞外のノルアドレナリン濃度の上昇を引き起こす．モノアミンを涸渇させるレセルピンがうつ病の悪化を招いたことも，この仮説を支持していた．

　しかし，異なったタイプの抗うつ薬が開発され，他の神経伝達物質がうつ病の発症に関与する可能性が示された．SSRIもまた，うつ病に大変有効な薬物であるが，ノルアドレナリン系には影響を与えない．実際，SSRIは神経終末のシナプス間隙におけるセロトニン濃度上昇によって治療効果を示すことが明らかにされた．さらに，重症うつ病患者はセロトニンの主要な代謝産物である5-HIAAの髄液内濃度が低下していることが判明した．さらに，自殺後の死後脳研究から，2型のセロトニン受容体（5-HT_2）の発現量の低下が示されている．

　カテコールアミン仮説とセロトニン仮説のどちらも，過度に物事を単純化しているが，有用であった．これらの仮説により，感情や認知の状態の生物学的メカニズムや気分障害の疾患プ

ロセスにおける感情と認知の役割の研究に，注意が向けられるようになったのである．

▶ 神経画像研究

　気分障害の機序研究に，構造的および機能的神経画像解析が活用されてきた．所見を統合すると，さまざまな脳内部位の中で，脳梁膝下前頭皮質がうつ病で特に重要な役割を演じていることが示されている．陽電子放出画像診断法 positron emission tomography（PET）を用いた研究では，悲しみを体験している健常者では，同部位の血流量の増加が示され，うつ病患者ではこの変化がより顕著であった．動物実験において同部位の破壊は，条件づけられた恐怖の消去を阻害し，またヒトでは社会行動の結果の評価に重要な部位であると考えられている．このように，同部位はうつ病を特徴づける強烈な自己批判と堂々巡りとなる悲観的な思考に関与しているのかもしれない．脳梁膝下前頭皮質の体積減少を指摘する構造的 MRI 研究がいくつか報告されている．霊長類を用いた脳梁膝下前頭皮質からの神経投射を明らかにする努力によって，うつ病の病態生理に重要な部位の多くに直接連絡していることが示されている．特に，視床下部−脳下垂体−副腎皮質軸 hypothalamic-pituitary-adrenal axis（HPA axis）の調節の中枢である視床下部に多くの連絡が認められた．また別に，一部の患者に白質内高シグナル焦点の多発が MRI で観察された．この高シグナル焦点の機能上の意義は不明であるが，双極性障害と単極性抑うつ障害の双方で認められている．

▶ 神経生理学的機能の異常

　気分障害の神経生理学的機能異常は精力的に研究されてきた．最大で最も一貫したデータは，睡眠脳波研究から得られた（睡眠脳波またはポリソムノグラフィについては，第 12 章「睡眠覚醒障害」で詳述する）．うつ病ではない対照との比較で，うつ病患者には，徐波睡眠（深睡眠）の減少・レム睡眠（夢や悪夢はレム睡眠で生じる）に至る潜時の短縮・レム睡眠の増加など，さまざまな電気生理学的異常所見が一貫して報告されてきた．それぞれ，専門的には，デルタ睡眠の減少，レム潜時の短縮，レム睡眠密度の上昇と表現される．これらの睡眠脳波の異常所見はすべて，うつ病患者の主観的な睡眠についての訴えと対応している．最近の陽電子放出断層イメージング（PET スキャン）を用いた研究では，対照群との比較で，うつ病の患者では覚醒状態からノンレム睡眠への移行時に前頭頭頂領域と視床で代謝の増加が認められており，このことが，うつ病患者の睡眠異常を説明する可能性もある．

▶ 神経内分泌的機能の異常

　うつ病患者における神経内分泌系の異常も幅広く検討されてきた．本領域の初期的研究により，うつ病患者におけるコルチゾール産生の概日リズム異常が発見された．デキサメタゾン抑制試験 dexamethasone suppression test（DST）は，うつ病患者の想定される神経内分泌調節不全を調べる目的で広く用いられ，HPA axis 中のどの部位に異常があるか，明らかにすることが試みられた．重症うつ病患者の 70％に，デキサメサゾン投与後のコルチゾール産生抑制に異常が認められた．拒食症・認知症・物質乱用などの他の精神疾患におけるデキサメサゾン非抑制の割合も，比較的高かった．

　HPA axis の他にも，別な神経内分泌系の異常について研究がなされてきた．うつ病の患者は，サイロトロピン放出ホルモンに対するサイロトロピン（甲状腺刺激ホルモン）の放出反応が鈍化しているうえに，同様にインスリン投与チャレンジに対する成長ホルモンの放出反応の鈍化が認められている．さまざまな内分泌標的器官（すなわち，副腎・膵臓・甲状腺）の垣根を越えて異常が認められることから，異常は標的器官にあるのではないことが示唆され，また，投与試験に対する異常反応のパターンから異常は下垂体由来でもないことが示されている．大部分をモノアミン系神経伝達物質によって調節されている脳部位である視床下部にこそ異常が

ある，と考えることがもっともらしく思われる．

■ 気分障害の治療

● 躁病の治療

リチウム，バルプロ酸，カルバマゼピンはすべて躁病の治療に対しFDAから認可されている．ラモトリギンは双極障害の維持療法に対して承認されている．（ガバペンチンやトピラマートなど）他の数点の抗てんかん薬も双極性障害の治療に使用されているが評価は一定していない．さらに，ほぼすべての第二世代抗精神病薬が躁病の急性症状に対して承認されており，一部は双極性障害の維持療法についても使用が認可されているか，または，リチウムやバルプロ酸との併用を条件に承認されている．これら薬剤の合理的使用や用量設定は第21章（「精神薬理学と電気けいれん療法」）で述べる．

電気けいれん療法は，薬物療法が無効である場合，躁病患者に対して極めて有効である．

🗒 躁病の臨床的留意点

1. 躁病に対して，できる限り早期から極めて積極的な身体的治療を行うべきである．
2. 躁病の突発後，患者にうつ病が続発していないかどうか判断するために，詳細なフォローアップが必要である．
3. 躁病エピソードの後，患者に維持療法を継続すべきである．普通，数年間，一部は生涯，気分安定薬を服薬し，以降の再発を予防する．
4. 十分な睡眠と，実際的な睡眠衛生の手法（第12章「睡眠覚醒障害」で述べた）に従うこと，この2つが重要であることを患者に指導する必要がある．
5. 症状が安定しても，服薬遵守の確認のため，かつ（可能であれば）血中薬物濃度モニタリングのため，通院の継続が必要である．
6. 躁病エピソードは個人的・社会的・経済的な損失を引き起こす．通常，躁病の結果に対処する患者を援助し，自尊心を失わせないためにも，（最低限の）支持的精神療法が必要である．
7. 家族に対して，必要に応じて心理的サポートを提供し，疾患，症状，継続治療の必要を理解させる教材などの提供をすべきである．
8. 双極性障害の患者は，病気の「よい面」について語られることを感謝することがある．すなわち，双極性障害と創造性や立派な業績との関連のことである．

● うつ病の治療

うつ病の治療には多様な薬物が用いられる．三環系，三環系の類縁薬物，MAOI，SSRI，分類困難な bupropion（**本邦未発売**），ミルタザピンなどほかの抗うつ薬などである．これら薬物はすべて，中枢神経系内の重要な神経終末におけるさまざまな神経伝達物質の濃度を変化させることによって効果を発揮すると考えられている．これらはおおむね同程度に有効であり，これら抗うつ薬を投与された患者の65～70％が著明改善を示す．不運にも，適切に治療されたにもかかわらず，治療抵抗性の傾向を帯びる患者も存在し，その現象は"tachyphylaxis"または"poop-out"（タキフィラキシー・速成耐性あるいは脱感作）と呼ばれる．

一般的に，副作用が少なく過量服薬しても安全であるため，SSRIのどれか1つから治療を開始することが推奨されている．通常，低用量でも有効であり，使用量の頻回の調整は不要である．特に心伝導系に異常がある患者にはSSRI（もしくは，他の新しい薬物）を使用すべきである．同様に，衝動的な，自殺する可能性がある患者に対しても，大量服薬時に致死的でないSSRIか，新規の抗うつ薬を用いるべきである．患者の大部分は薬物療法開始の早ければわずか1～2週間後の比較的早期から実際に改善が始まる．SSRIは古い三環系抗うつ薬やMAO阻害薬と比較して多量服薬されても安全であるが，一方で，衝動行為や自殺のリスクを

増加させる可能性が報告されている．したがって，SSRIで治療されている患者は慎重にモニターする必要があり，10代の患者や，若い成人にはこれらの薬物を注意深く使用しなくてはならない．

薬物の効果判定には4～8週間の内服が必要である．患者が4週間以内に治療に反応しない場合，使用量を増やすか，別な薬物に置換すべきだが，置換する場合，SSRIとは別なクラスに所属する(すなわち，ノルアドレナリン・セロトニン・アセチルコリンのバランスに異なった影響を及ぼすような)抗うつ薬に置換することが好ましい．

抗うつ薬の効果を一気に押し上げる有用な戦略の1つに，別な抗うつ薬との併用による治療の強化がある．リチウムの併用による強化は最も研究された治療オプションである．治療強化のために，甲状腺ホルモン(トリヨードサイロニン)，甲状腺末，メチルフェニデートのような精神刺激薬，ピンドロール，βブロッカー，ベンゾジアゼピン系薬物などが使用される．抗精神病薬も使用され，すでに第二世代抗精神病薬であるアリピプラゾールはFDAによって治療強化薬として承認されている．また第二世代抗精神病薬オランザピンとSSRIの組み合わせは治療抵抗性うつ病の治療に使用が認可されている．

精神病性うつ病の場合，一般に第二世代抗精神病薬などの抗精神病薬の併用が推奨される．ベンゾジアゼピン系薬物と抗うつ薬の併用は，不安が強く，焦燥を示す患者を比較的急速に鎮静させるために役立つ場合がある．

うつ病の初回エピソードからの回復の場合，患者の回復後，16～36週間は服薬を継続すべきである．そのうえで，医師は患者を慎重にモニタリングしつつ薬物療法の中止の可否を判断するべきである．抗うつ薬の体重増加など望ましくない副作用ため，あるいは，慎重で吝嗇な処方箋の発行は常に間違いのない臨床指針であることから，反復エピソードの既往のないうつ病患者のほとんど全例で服薬中止を試みるべき

である．三環系抗うつ薬と〔fluoxetine(**本邦未発売**)を除く〕SSRIの突然の中断は，軽い離脱症状を多くの患者に引き起こすことから，服薬中止は漸減により徐々に行う必要がある．このような離脱症状を主観的には再発や再燃としてとらえる患者もいる．抗うつ薬の中止後に生じる症状としては，不眠，イライラ，悪夢，嘔気・嘔吐などの消化管症状などがある．再発性うつ病患者は長期間の治療継続が必要であることが多く，その場合，通常，薬物は治療時と同様の用量が用いられる．長期維持療法により有意に再発リスクが低下し，患者のQOLが改善されることが研究から示されている．

モノアミン酸化酵素阻害薬(MAOI)は第一選択の抗うつ薬が無効である場合や，または第一選択薬の副作用に耐え得ない場合に使用してもよい．MAOIは他の抗うつ薬よりも潜在的に危険な副作用や相互作用があり，極めて慎重に使用すべきである．MAOIは，過眠・過食・否定への著しい敏感さなどを伴う「非定型うつ病」の特徴を示す患者に特に有効であると考えられている．

電気けいれん療法(ECT)はうつ病患者の治療の選択肢の1つである．ECTの施行手技やモニタリングおよび副作用については第21章(「精神薬理学と電気けいれん療法」)で詳述する．一般に，ECTの適応は，極めて重症，自殺の可能性が高い，心血管疾患(抗うつ薬の投与が不可能であるような)，そして妊娠している場合などがある．ECTはうつ病の症状の急速な寛解に対して極めて有効である．患者は1クールのECT終了後，抗うつ薬による維持療法を受ける必要がある．

成人の治療抵抗性うつ病患者に対して，反復経頭蓋磁気刺激 repetitive Transcranial Magnetic Stimulation (rTMS)と迷走神経刺激 Vagal Nerve Stimulation(VNS)の双方が，FDAから認可されている．どちらの治療法も広く利用されていないうえ，うつ病治療に関するそれぞれの役割もいまだ明らかにされているとは言えない．rTMSでは，手持ちコイルを用

いて頭皮上から磁気パルスが与えられる．磁界が頭皮下の組織に電流を誘導し，それによって神経を脱分極させる．患者は頭痛，吐き気，めまいを感じる場合がある．VNSでは，胸郭の皮下に装置を埋設し，電極を迷走神経と接続する．装置は頸部左側の迷走神経に微細なパルス電流を送信し，次にこのパルスが大脳に送られる．この手法の問題は，手術による埋設の不快，嗄声，咳嗽，嚥下困難などの迷走神経機能への副作用などがある．どちらの手技もうつ病で機能不全に陥っている中枢神経系内の神経伝達物質の濃度や機能的活動のレベルを変化させていると考えられている．

> **うつ病の臨床的留意点**
> 1. 初回面接において，希望のある楽観的雰囲気を作り上げることが大切である．
>   ・抑うつ状態の重症度を評価するにあたり，うつ病の主観的体験とその表現方法は個人的・文化的違いがあることを忘れないこと．
>   ・うつ病が重症な場合，広範な心理検査の施行を避ける．
>   ・自殺傾向の有無を最初から確認し，頻回に再確認すること．
> 2. 中等症から重症なうつ病は身体的治療によって積極的に治療するべきである．
>   ・重症のうつ病患者と自殺の可能性が高い患者は入院が必要であることがある．
>   ・重症うつ病の外来患者は通院回数を増やし（週2回など），短い面接（10〜15分程度の）により，うつ病が改善されるまでのサポートと薬物療法管理を行うことが好ましい場合がある．
>   ・ほとんどすべてのうつ病患者は初回抑うつエピソード後，最短16〜20週の維持療法が必要であり，その後，薬物の漸減を試み，服薬中止をする．症状が再燃した場合，薬物療法を再開し，服薬による長期維持療法を考慮すべきである．
> 3. 医師は抑うつ気分を引き起こしている心理社会的ストレス因の有無を検討し，もし存在するならば，対処方法を検討する必要がある．
> 4. うつ病患者は，うつ病ゆえに自責的な場合がある．そのため，医師は認知行動療法や他の心理療法的技法を用いて患者の否定的・自己批判的態度からの脱却を学ぶことを支援する必要がある．

● その他の治療

気分障害のエピソードの経験は，患者の自信と自尊心を打ち砕くことが多い．その結果，薬物療法の如何にかかわらず，多くの患者は，さらに支持的精神療法を必要としている．エピソードの活動期には，医師は通常，うつ病の傷が癒えることが開始されるよう努める．患者の回復に伴い，患者の負担になっていた，あるいは，うつ病の結果として悪化した，さまざまな社会・心理的要因について患者とともに省察を始めることが可能となる．職業，学業，対人関係のすべてに，気分障害による支障が生じていることがある．患者が今回の問題を再検討することを助け，患者自身の責任だと痛感させるのではなく，病気ゆえのことと認識させ，そして，今回の気分障害エピソードの結果，たとえどんな傷が生じていようとも，今すでにそこからの回復と修復が始まっているのだという自信を患者の精神に吹き込むことが肝心である．

短期精神療法だけでも良好に反応するうつ病患者が存在する．認知行動療法や対人関係療法は軽症から中等症のうつ病の治療について薬物療法と同等に有効であり，これを精神療法と組み合わせるとより強力になる．精神療法の詳細は第20章（「行動療法・認知療法・力動的精神療法」）に記載した．

第 2 部 精神疾患

> **セルフアセスメント問題集**
>
> **Q1** DSM-5 のうつ病／大うつ病性障害の定義する 9 種類の症状を述べよ．
> **Q2** 気分に一致する妄想と，気分に一致しない妄想の違いは何か．
> **Q3** 双極性障害およびうつ病それぞれの生涯有病率はどの程度か．
> **Q4** 気分障害の家族性と証拠と，遺伝の関与を示唆する証拠について概説せよ．
> **Q5** 気分障害において機能不全を生じていることが想定されている神経伝達物質は何か．
> **Q6** 気分障害への関与が示唆されている遺伝子を最低 4 種類述べよ．
> **Q7** 死別反応と抑うつエピソードの違いは何か．
> **Q8** 躁病の第一選択となる治療を述べよ．その他，どのような治療があるか述べよ．
> **Q9** うつ病の第一選択となる治療を述べ，さらにさまざまな代替となる治療とその適応を述べよ．

第7章

不安症群／不安障害群
Anxiety Disorders

I stood stunned, my hair rose, the voice stuck in my throat.

Virgil

私は恐れおののき立ち尽くし，髪の毛は逆立ち，言葉はのどに貼り付いた．

──ウェルギリウス（古代ローマの詩人）

不安症群は，全世界で最も患者数が多い精神疾患の1つであり，人類の苦悶と不健康の主要な原因である．「不安」という言葉は，さまざまな現象を表現することに用いられてきたが，医学用語としては「状況にそぐわないほど強い恐怖や危惧」を意味する．19世紀に同定された数種類の病態に，不安が重要な役割を担っていると考えられた．ジェイコブ・ダコスタ Da Costa は胸痛・動悸・めまい感が特徴的な「心臓過敏症：原文"irritable heart syndrome"」について記載を残しているが，これを心臓機能の乱れによるものと考えた．「心臓過敏症」は南北戦争に参加した元軍人に観察されたため，後に「兵士の心臓 soldier's heart」，「努力症候群 effort syndrome」，「神経循環無力症 neurocirculatory asthenia」などとさまざまな名称で呼ばれるようになった．

内科医たちは，この不安症候群の心血管系の異常ばかりを強調したが，精神科医と神経科医はその病気の心理的な側面に注目した．フロイトは，人生早期のトラウマに関連した感情が，症状や行動に現れることに最初に気づいた者の1人である．フロイトはまた，恐怖に満ちた感情・パニック・切迫した死の予感などを特徴とするこの疾患を描写するために，「不安神経症 anxiety neurosis」という用語を導入した．今日，これは「パニック症」と呼ばれている．

DSM-Ⅲにおいて不安障害群は，恐怖症を伴ったパニック障害・強迫性障害・戦争体験のある退役軍人や外傷体験の被害者にみられる症候群のために新設された「外傷後ストレス障害」のクラスにグループ化された．さらに DSM-Ⅳで，急性ストレス障害がこれに加わった．

DSM-5 では，不安症群についての刷新があった．強迫症は独立した（第8章「強迫症および関連症群／強迫性障害および関連障害群」参照）．心的外傷後ストレス障害と急性ストレス障害も「心的外傷およびストレス因関連障害群」へと移行した（第9章参照）．この分離は，それらの障害が他の不安症群と独立していることを示唆する科学的データを根拠としている．かつて DSM-Ⅳで「通常，幼児期，小児期，または青年期に初めて診断される障害」に分類されてきた分離不安症と選択性緘黙が，新たに不安症群に分類し直された．これも，これらの障害と不安症群の関連を示す研究によるが，分離不安と選択性緘黙は成人にも生じるという認識の変化にもよる．このカテゴリーには，不安が物質，医薬品，他の医学的疾患に起因しているものも含まれる．カテゴリー内で，どの診断基準も完全には満たさない不安症も，「他の特定される不安症」または「特定不能の不安症」と診断することが可能である．DSM-5 の不安症群は**表7-1**に列挙した．

表7-1　DSM-5 不安症群／不安障害群

分離不安症／分離不安障害
選択性緘黙
限局性恐怖症
社交不安症／社交不安障害（社交恐怖）
パニック症／パニック障害
広場恐怖症
全般不安症／全般性不安障害
物質・医薬品誘発性不安症／物質・医薬品誘発性不安障害
他の医学的疾患による不安症／他の医学的疾患による不安障害
他の特定される不安症／他の特定される不安障害
特定不能の不安症／特定不能の不安障害

■ 分離不安症／分離不安障害 separation anxiety disorder

　分離不安症の患者は，強く感情的に愛着する人や場所から引き離されることに対する過剰な不安を呈する．12か月有病率は小児の4％程度と推定され，成人でも1〜2％程度である．実際，分離不安症の成人例は，成人になってから発症する者が多数である．小児では，強い愛着の対象は親であることが多いが，成人例では配偶者や友人である．小児期に発症し，成人まで持ち越すことは少ない．

　分離不安症を，保護的環境にある正常に発達している健康な赤ん坊に生ずる「分離不安」と混同してはならない．幼児と小児は皆，両親から離される可能性を（または，その現実を）恐怖した経験をもつ．いったん，幼児が両親の姿形を憶えると，部屋から両親がいなくなったり，他人に預けられたりする（人見知りによる不安は9か月頃から始まる）と泣くようになる．この行動パターンがある種の喪失への恐怖や，未知な人に対する恐怖を反映していることは疑う余地がない．子どもの成長に伴い，ベビーシッターのもとに残されること，プレスクールに行くこと，幼稚園に行くことも，自然に恐怖の対象となる．そのような状況下で，号泣・緊張・身体的不調が出現し，数分〜数時間，または数日持続することがある．

　DSM-5の定義では，主に分離不安症の診断は，病的とみなしうるほどの長期にわたりその症状が持続することによる（7-1）．少なくとも，3種類の苦痛と心配〔自宅から離れる苦痛，（親など）愛着の主な対象になんらかの危害が生じる心配，なんらかの形（誘拐など）で分離される心配など〕，3種類の行動（不登校，睡眠拒否，しがみつきなど），2種類の生理的症状（悪夢，頭痛や吐き気などの身体的不調）を含む特徴的な8項目の症状のうちの3項目を，4週間以上（成人であれば，6か月以上）満たしていることが必要である．

　小児の場合，分離不安症の患者は，登校恐怖・登校拒否・不登校や無断欠席として現れることがある．このような問題がある子どもは，典型的には小学生や中学生時に学校に行くことに恐怖を感じ始める．一般的には，（軽い不安があるにせよ）とにかく通学していた生徒が，自宅にとどまる手段を編み出すようになる．子どもは頭痛や嘔気のような「具合の悪さ」を繰り返し呈するようになる．またそのような子どもの中には，無断欠席するもの，一見通学するような姿で登校し両親の知らぬうちに帰宅する者，見つからない安全な場所に隠れている者などがいる．ただ単に学校に行かず，「学校が嫌いだから」と曖昧な理由を述べるだけの者もいる．学校に来ない児童のすべてが分離不安症を患っているのではないため，医師はその他の臨床的問題（素行症に伴う不良行為，気分障害に合併する登校拒否，精神病による不登校など）や，勿論いじめなどの悩みによる者も除外する必要がある．

7-1 分離不安症／分離不安障害の DSM-5 診断基準

A. 愛着をもっている人物からの分離に関する，発達的に不適切で，過剰な恐怖または不安で，以下のうち少なくとも 3 つの証拠がある．
 (1) 家または愛着をもっている重要な人物からの分離が，予期される，または，経験されるときの，反復的で過剰な苦痛
 (2) 愛着をもっている重要な人物を失うかもしれない，または，その人に病気，負傷，災害，または死など，危害が及ぶかもしれない，という持続的で過剰な心配
 (3) 愛着をもっている重要な人物から分離される，運の悪い出来事（例：迷子になる，誘拐される，事故に遭う，病気になる）を経験するという持続的で過剰な心配
 (4) 分離への恐怖のため，家から離れ，学校，仕事，または，その他の場所へ出かけることについての，持続的な抵抗または拒否
 (5) 1 人でいること，または，愛着をもっている重要な人物がいないで，家または他の状況で過ごすことへの，持続的で過剰な恐怖または抵抗
 (6) 家を離れて寝る，または，愛着をもっている重要な人物の近くにいないで就寝することへの，持続的な抵抗または拒否
 (7) 分離を主題とした悪夢の反復
 (8) 愛着をもっている重要な人物から分離される，または，予期されるときの，反復する身体症状の訴え（例：頭痛，胃痛，嘔気，嘔吐）

B. その恐怖，不安，または回避は，子どもや青年では少なくとも 4 週間，成人では典型的には 6 カ月以上持続する．

C. その障害は，臨床的に意味のある苦痛，または，社会的，学業的，職業的，または他の重要な領域における機能の障害を引き起こしている．

D. その障害は，例えば，自閉スペクトラム症における変化への過剰な抵抗のために家を離れることの拒否；精神病性障害における分離に関する妄想または幻覚；広場恐怖症における信頼する仲間なしで外出することの拒否；全般不安症における不健康または他の害が重要な他者にふりかかる心配；または，病気不安症

　分離不安症の治療は，薬物療法と（時に家族療法や親への説明を含む）個人精神療法の組み合わせである．薬物療法は，不安や恐怖の感情をコントロールするのに役立つ．SSRI とベンゾジアゼピン系薬物が有効であることが知られている．認知行動療法は，小児（成人も）の機能不全的な信念（「みんなが僕を嫌っている」など）を修正することのほか，自己肯定的なイメージを育て，問題解決能力を身につけることに役立つ．認知行動療法は，社会技能訓練・曝露・脱感作・不安軽減ための手法（弛緩療法など）と組み合わせることも可能である．親の治療参加は，子どもの改善の強化や社会参加の後押しに役立つ．不登校が主な問題である場合，両親と子どもに不登校や登校拒否は許容の余地がなく，子どもは学校に決まって通う必要があることを強調することが重要である．

■ 選択性緘黙 selective mutism

　選択性緘黙は，（自宅など）他の状況下で話しているにもかかわらず，会話が期待されるある特定の社会的状況において一貫して話すことができないことである．稀な障害であり，小児に観察されることが多い．選択性緘黙と，正常範囲の恥ずかしがり屋や，母語でないことが理由の会話への消極性などを混同してはならない．

　選択性緘黙の患者は，特定の社交的場面で，話しかけられても発言すること（あるいは，相互的会話をもつこと）ができない．ところが自宅などでは，普通に会話することが可能である．馴染みのない教室内などで子どもは無口になりがちであり，社交場面で一貫して会話が不可能なことが診断上必要であるため，新しいクラスで会話できない状態が入学後 1 か月以下しか持続していない場合は，選択性緘黙と診断することはできない．

選択性緘黙は，生活の目立った支障となる．その子どもが成長すれば社交場面が増えるうえ，学校でも授業について，個人的なことについて，必要に応じて教師との交流をもてないことから，学業に支障をきたす．選択性の無口が1ヵ月未満と短期間であれば，選択性緘黙と診断できない．

異なる母語をもつ移民の子どもの場合，馴染みのない言語で話すことができない場合がある．しかし，十分な言葉の習熟と理解力があるうえで，会話を拒否し続ける場合には，選択性緘黙と診断することができる．

選択性緘黙の児童は正常な言語能力を有しているが，時にコミュニケーション症を併存していることがある．ただし選択性緘黙は，言語症・語音症（かつての音韻障害）・小児期発症流暢症（吃音）・社会的（語用論的）コミュニケーション症などのコミュニケーション症に起因する対話の困難と明確に区別する必要がある．

選択性緘黙と異なり，コミュニケーション症による会話の障害は，特定の社交場面に限定されない．自閉スペクトラム症，統合失調症，ほかの精神病，重篤な知的能力障害などの患者は社交的な交流に問題があることがあり，社交場面で上手く話せないことがある．対照的に，選択性緘黙の場合は，（通常家庭内だが）少なくともどこかで会話する確かな能力が確認された場合にのみ，診断可能となる．

治療は困難であり，SSRIの使用のほか，随伴性マネジメント，正の強化，脱感作，アサーティブネス訓練などの行動療法による治療が行われる．両親へのカウンセリングも重要である．親（と教師）は子どもの緘黙に慣れてしまっていることがあるが，少なくとも自宅や学校である程度の時間，その子が会話して交流をもつことへの期待を維持することが，一般的に有効である．

DSM-5の診断基準は 7-2 に示した．

■ 限局性恐怖症と社交不安症／社交不安障害（社交恐怖）specific phobia and social anxiety disorder (social phobia)

恐怖症とは，特定の対象・場所・状況などに対する不合理な恐怖のことである．恐怖そのものはある程度まで適応的であるが，恐怖症における恐怖は，非合理，過剰，実際の危険度に不釣り合いである．「社交不安症（社交恐怖）」とは社交場面での恥辱と困惑を恐怖することであり，一方「限局性恐怖症」とは例えばヘビへの不合理かつ過剰な，対象を限定した恐怖からなるカテゴリーである．

社交不安症の患者は，他者から観察される可能性がある状況を恐怖する．また，通常，公衆の面前で演説する，レストランで食事をする，他人の前で字を書く，公衆トイレを使用することなどを恐怖する．時に恐怖はあまねきにわたり，そのためほとんどの社交場面を回避することもある．限局性恐怖症の恐怖は，対象がはっきりしており，ヘビ，高所，飛行機，血液など

7-2 選択性緘黙のDSM-5診断基準

A. 他の状況で話しているにもかかわらず，話すことが期待されている特定の社会的状況（例：学校）において，話すことが一貫してできない．

B. その障害が，学業上，職業上の成績，または対人的コミュニケーションを妨げている．

C. その障害の持続期間は，少なくとも1ヵ月（学校の最初の1ヵ月だけに限定されない）である．

D. 話すことができないことは，その社会的状況で要求されている話し言葉の知識，または話すことに関する楽しさが不足していることによるものではない．

E. その障害は，コミュニケーション症（例：小児期発症流暢症）ではうまく説明されず，また自閉スペクトラム症，統合失調症，または他の精神病性障害の経過中にのみ起こるものではない．

7-3 限局性恐怖症の DSM-5 診断基準

A. 特定の対象または状況(例:飛行すること,高所,動物,注射されること,血を見ること)への顕著な恐怖と不安
   注:子どもでは,恐怖や不安は,泣く,かんしゃくを起こす,凍りつく,または,まといつく,などで表されることがある.

B. その恐怖の対象または状況がほとんどいつも,即時,恐怖や不安を誘発する.

C. その恐怖の対象または状況は,積極的に避けられる,または,強い恐怖や不安を感じながら耐え忍ばれている.

D. その恐怖または不安は,特定の対象や状況によって引き起こされる実際の危険性や社会文化的状況に釣り合わない.

E. その恐怖,不安,または回避は持続的であり,典型的には 6 カ月以上続いている.

F. その恐怖,不安,または回避が,臨床的に意味のある苦痛,または社会的,職業的,または他の重要な領域における機能の障害を引き起こしている.

G. その障害は,(広場恐怖症にみられるような)パニック様症状または他の耐えがたい症状;(強迫症にみられるような)強迫観念と関連した対象または状況;(心的外傷後ストレス障害にみられるような)心的外傷的出来事を想起させるもの;(分離不安症にみられるような)家または愛着をもっている人物からの分離;(社交不安症にみられるような)社会的場面,などに関係している状況への恐怖,不安,および回避などを含む,他の精神疾患の症状ではうまく説明されない.

▶ 該当すれば特定せよ
  動物(例:クモ,虫,犬)
  自然環境(例:高所,嵐,水)
  血液・注射・負傷(例:注射針,侵襲的な医療処置)
  状況(例:航空機,エレベーター,閉所)
  その他(例:窒息や嘔吐につながる状況;子どもでは大きな音や着ぐるみ)

潜在的には有害なものであることが多いが,患者の対象に対するリアクションは過剰かつ不適切である.

DSM-5 の限局性恐怖症と社交不安症の診断基準はそれぞれ 7-3 と 7-4 に示した.少なくとも恐怖症の症状は 6 か月以上持続し(これは一過性の恐怖症を除外するためである),恐怖症は臨床的に多大な苦痛と支障の原因となっており,また,その他の精神疾患と医学的疾患などを理由に生じた場合を除外することが診断に必須である.社交不安症の患者は,質問を受けるような場面で落ち着いていることができない.不安と恐怖に満ちているように見えることが多く,満足に返事すらできないこともある.

● 疫学・臨床所見・経過

限局性恐怖症と社交不安症は驚くほどありふれた疾患である.全米併存症調査 National Comorbidity Survey(NCS)によると,一般人口の 13% に社交不安症が認められ,限局性恐怖症が 11% に認められた.限局性恐怖症は女性に多かったが,社交不安症は男女にほぼ同率に発症していた.限局性恐怖症はその多くは 12 歳以下の小児期に発症する.社交不安症は青年期に生じ,ほぼ例外なく 25 歳以下で発症する.限局性恐怖症の中でも,最も恐怖される対象は生物,暴風雨,高所,病気,怪我,死である.

一般人口の恐怖症の高い有病率にもかかわらず,恐怖症の患者は恐怖を惹起する対象や状況に接しない限り症状がないため,治療を求める患者はほとんどいない.多くの人は単純に恐怖の対象から回避し,社会的または職業活動に支障が出ないように回避する方法を見いだす.例えば,ヘビ恐怖症の場合,社会的にも職業的にも成功することを邪魔するようには思われないが,飛行機恐怖の場合はそうともいえない面がある.恐怖症患者が精神科外来のたった 2〜

7-4 社交不安症／社交不安障害（社交恐怖）のDSM-5診断基準

A. 他者の注視を浴びる可能性のある1つ以上の社交場面に対する，著しい恐怖または不安．例として，社交的なやりとり(例：雑談すること，よく知らない人に会うこと)，見られること(例：食べたり飲んだりすること)，他者の前でなんらかの動作をすること(例：談話をすること)が含まれる．
　注：子どもの場合，その不安は成人との交流だけでなく，仲間達との状況でも起きるものでなければならない．

B. その人は，ある振る舞いをするか，または不安症状を見せることが，否定的な評価を受けることになると恐れている(すなわち，恥をかいたり恥ずかしい思いをするだろう，拒絶されたり，他者の迷惑になるだろう)．

C. その社交的状況はほとんど常に恐怖または不安を誘発する．
　注：子どもの場合，泣く，かんしゃく，凍りつく，まといつく，縮みあがる，または，社交的状況で話せないという形で，その恐怖または不安が表現されることがある．

D. その社交的状況は回避され，または，強い恐怖または不安を感じながら耐え忍ばれる．

E. その恐怖または不安は，その社交的状況がもたらす現実の危険や，その社会文化的背景に釣り合わない．

F. その恐怖，不安，または回避は持続的であり，典型的には6カ月以上続く．

G. その恐怖，不安，または回避は，臨床的に意味のある苦痛，または社会的，職業的，または他の重要な領域における機能の障害を引き起こしている．

H. その恐怖，不安，または回避は，物質(例：乱用薬物，医薬品)または他の医学的疾患の生理学的作用によるものではない．

I. その恐怖，不安，または回避は，パニック症，醜形恐怖症，自閉スペクトラム症といった他の精神疾患の症状では，うまく説明されない．

J. 他の医学的疾患(例：パーキンソン病，肥満，熱傷や負傷による醜形)が存在している場合，その恐怖，不安，または回避は，明らかに医学的疾患とは無関係または過剰である．

▶ 該当すれば特定せよ
　パフォーマンス限局型：その恐怖が公衆の面前で話したり動作をしたりすることに限定されている場合

3%でしかない理由はこんなところにあるのかもしれない．

社交不安症・限局性恐怖症の患者は，恐れている対象や状況に曝露されると不安が生じ，自律神経系の興奮と回避行動が出現する．まず初めに，曝露されることで，不安による主観的に不快な状態が引き起こされる．この状態に，頻脈，息苦しさ，そわそわ感などの生理的変化が伴っている．社交不安症では，社交場面における言動により辱めを受け，ひんしゅくを買うことを恐れている者もいる．また，あからさまになる(赤面，発汗，振戦などの)徴候から，他者に自分の不安を気づかれることを恐怖する者もいる．重症例には，社交不安からすべての社交を回避して，孤立する者もいる．限局性恐怖症の患者の場合，苦痛は恐怖する対象への曝露によって異なる．例えば，血液を恐怖する医療従事者であれば，術場での苦痛は著しいものになろう．

以下の症例は，限局性恐怖症を患い困難に直面した少年である．

症例

ジョンは母親に外来へ連れて来られた13歳の少年である．母親はジョンがボタン付きのシャツをどうしても着ようとしないと訴え，今後，この奇癖によって本人が困るのではないかと懸念していた．母親の指摘のとおり，すでにジョンは普通の襟付きシャツを着用できないことから，ユニホームを頑として着用せず，ボーイスカウト隊と校内の管弦楽団に参加できなくなっていた．かつて複数の医師は母親にジョンがその恐怖にいずれ打ち克つのではないかと語っていた．ジョンは明らかに落ち着かない様子で，母親の話の繰り返しに困惑しているように見受けられたが，襟付きシャツ

を着られないことは本当であると認めた．4歳頃よりなぜだかわからないがボタンが怖くなったのだと告白した．そのときからTシャツやセーターだけを着るようになり，襟付きのシャツを拒絶して着なくなった．しかも，彼が言うには襟付きシャツのことを考えるだけで不安な気持ちになり，兄と共用のクローゼットの中に吊してある兄のシャツを触ることすら避けているとのことである．

10年後，ジョンは大学を卒業し大学院に進学した．16歳のとき，自分自身で恐怖症を克服し，襟の付いた普通のシャツが着られるようになったが，いまだにそのようなシャツはできる限り着ないよう努めているのだと述べた．

社交不安症は徐々に発展し，慢性で，特に発症の契機となる明白な出来事がない．この障害が生活に支障を及ぼすかどうかは，患者の職業や社会的地位に加えて，恐怖症の性質と程度とによる．例えば，人と会う機会が多い会社役員が社交不安症に罹患した場合は，孤独に仕事をするソフトウェア技術者やコンピュータープログラマーが罹患した場合よりも，より多くの支障が発生すると予測できる．

社交不安症の患者の1/8が物質使用障害を併発し，約1/2がうつ病や他の不安症など，ほかの精神疾患の診断基準を満たす．

社交不安症とは異なり，限局性恐怖症は，ジョンの症例で述べたように歳をとるに従って改善される傾向がある．成人しても症状が持続している場合，慢性化することもあるが生活への支障が残ることは稀である．

● **病因と病態生理**

恐怖症は家族集積性の傾向がある．限局性恐怖症をもつ患者の家族は，対照に比較して有意に恐怖症を発症する頻度が高い．さらに，社交不安症と限局性恐怖症が「異質であり，互いに隔絶された障害」であることが示された．つまり，社交不安症の発端者は，限局性恐怖症ではなく同じく社交不安症の家族をもつことが多いことが示された．

恐怖症の生物学的基礎はよくわからない．社交不安症へのドパミン系の関与を示唆する研究がある．社交不安症の患者はドパミン系賦活作用を有している各種MAO阻害薬に反応しやすく，ドパミン代謝産物の髄液内の低濃度は，内向的な性格傾向，すなわち社交不安症の一面と関連を示していた．さらに，機能的脳画像研究から，社交不安症の患者は線条体のD_2受容体数の減少およびドパミンのトランスポーターへの結合の減少が明らかにされた．

学習もまた，恐怖症の病因として重要な役割を担っている．高所からの落下後に高所恐怖を発症するなど，多くの恐怖症は外傷体験と関連して生じてくることを行動主義者たちは指摘してきた．精神分析学者は，恐怖症が小児期の解決されない葛藤に起因し，置き換えと回避の防衛機制の採用によると長く主張してきた．

● **鑑別診断**

恐怖症の鑑別診断は，他の不安症群（パニック症など），強迫症，気分障害群，統合失調症，シゾイドパーソナリティ障害，回避性パーソナリティ障害などである．恐怖症の特徴である不合理な不安は，統合失調症の訂正不可能な誤った確信（私が人を避けているのはその人が私を殺そうと企んでいるからだ，など）からなる妄想と区別しなくてはならない．強迫症の患者は，単にほかと隔絶し境界明瞭な不安ばかりではなく，複数の不安と恐怖症を有している．シゾイドパーソナリティ障害や回避性パーソナリティ障害を社交不安症と鑑別することは困難なことがある．原則として，回避性パーソナリティ障害の患者は特定の社交場面を恐怖するのではなく，社交全般に自信がなく，他者に傷つけられることを恐れている．逆に，シゾイドパーソナリティ障害の患者は，社交場面に興味がなく，困惑や恥辱を恐れてはいない．

● **治療**

fluoxetine（**本邦未発売**）（10〜30 mg/日），パロキセチン（20〜50 mg/日），セルトラリン（50〜200 mg/日）と，長時間作用型venlafaxine（**本邦未発売**）（75〜225 mg/日）に対してのみ，

FDAは社交不安症への使用を承認している．MAO阻害薬やベンゾジアゼピン系薬物が有効であるように，他のSSRIもおそらく効果がある．三環系抗うつ薬はたぶん効果に劣り，社交不安症の患者はこの薬のアクチベーションによる副作用(そわそわ感など)に過度に敏感であることがある．ガバペンチンやプレガバリンなど他の薬剤も研究され，有効性が示唆されている．一方，buspirone(**本邦未発売**)は無効である．アドレナリンβブロッカーは演技や登壇に伴う不安に対して短期的に有効であるものの，社交不安症には無効である．薬物中止により再発する傾向がある．恐怖症に薬物療法は一般に無効である．ベンゾジアゼピン系薬剤は恐怖症を一時的に軽減する．しかし，恐怖症は慢性経過の障害であるため，ベンゾジアゼピン系薬剤の乱用や常用量依存の危険性から長期間の使用は推奨されない．

　行動療法は社交不安症と限局性恐怖症の治療に非常に有効であり，行動療法には系統的脱感作テクニックを介した曝露法とフラッディングfloodingといったものがある．前者は，最も怖くない対象から始めて，徐々に強い恐怖を引き起こす状況に曝露していく方法であり，後者のフラッディングにおいて患者は(レストランで食事をするなどの)状況による不安が軽減するまで，不安を引き起こす状況に身を置くように指示される．しかし，患者自身が恐怖する状況に直面することを望んでいない限り，症状は改善されない傾向がある．(よく使われる行動療法について，第20章「行動療法・認知療法・力動的精神療法」で詳しく述べる．)

　認知行動療法は，患者の失敗・屈辱・困惑などに対する恐れについての思考の欠陥を是正するために使われる．例えば，認知行動療法は社交不安症患者に対して，他人と比較して患者が特に過剰な注目と値踏みに曝されていることはないという事実を指摘することにも役立つ可能性がある．治療者は，患者の低下した治療への士気と全般的に低下した自信の回復をサポートすることも行う．

■ パニック症／パニック障害 panic disorder

　パニック症とは，反復性の予期しないパニック発作(不安発作)と，再びパニック発作が生じることへの少なくとも1か月以上持続する懸念と，発作が生じた結果の影響(例えば，死ぬのではないか，狂うのではないか，と)を恐れ，発作に関連した行動への際立った不適応的な変化が生じるに(発作の生じた場所を回避するなど)という特徴から成り立っている．不安のエピソードがパニック発作と認定されるためには少なくとも13項目の内の4項目以上の特徴的症状が存在している必要があり，それは息切れ，めまい感，動悸，震えなどである(パニック発作の診断基準は，7-5を参照)．医師は発作が物質(例えば，カフェイン)によるもの，または医学的疾患(例えば，甲状腺機能亢進症)ではないこと，および不安が他の精神疾患によってうまく説明されないことのすべてを明らかにしなくてはならない．DSM-5のパニック症の診断基準は7-6に示した．

　以下の症例は，パニック症と(本章で後に詳述する)広場恐怖症を呈した自験例である．

症例

　スーザンは32歳の主婦で，不安のためにクリニックの外来を受診した．初回のパニック発作は13歳のときで，大変に恐ろしかった記憶がある．今でも，歴史の授業中に生じたその発作のことを鮮明に思い出すことができる．「私は授業中で座っていただけなのに，突然心臓が荒々しく脈を打ち出し，肌はピリピリするし，自分はこれから死んじゃうんじゃないかという感じがしたわ．そのとき，私には不安なことなど何もなかったのに…」と彼女は当時を振り返って言った．その後の19年間に発作は頻度を増し，容赦なく，1日に10回以上も生じるようになった．スーザンにとって，パニックはすべてを台無しにするものであった．「当時，私は，自分はどこかがおかしいのだと心配しながら成長していたの．」パニック発作によって彼女は自分が他人とは違うと感じ，それが彼女を正常な人付き合いから遠ざける結果となった．

7-5 DSM-5のパニック発作特定用語

注：症状はパニック発作を特定する目的で提示される．しかし，パニック発作は1つの精神疾患ではなくコード化されない．パニック発作は，他の精神疾患（例：抑うつ障害群，心的外傷後ストレス障害，物質使用障害群）や，いくつかの医学的疾患（例：心臓，呼吸，前庭，胃腸）と同様に，いかなる不安症群とも随伴して生じうる．パニック発作の存在が確認された際は，特定用語として示されるべきである（例：「パニック発作を伴う心的外傷後ストレス障害」）．パニック症に関して，パニック発作の存在はパニック症の基準内に含まれ，パニック発作は特定用語として用いられない．

激しい恐怖または強烈な不快感の突然の高まりが数分以内にピークに到達し，その時間内に，以下の症状のうち4つ（またはそれ以上）が起こる．

注：突然の高まりは穏やかな状態または不安な状態から起こりうる．
(1) 動悸，心悸亢進，または心拍数の増加
(2) 発汗
(3) 身震いまたは震え
(4) 息切れ感または息苦しさ
(5) 窒息感
(6) 胸痛または胸部の不快感
(7) 嘔気または腹部の不快感
(8) めまい感，ふらつく感じ，頭が軽くなる感じ，または気が遠くなる感じ
(9) 寒気または熱感
(10) 異常感覚（感覚麻痺またはうずき感）
(11) 現実感消失（現実ではない感じ）または離人感（自分自身から離脱している）
(12) 抑制力を失うまたは"どうかなってしまう"ことに対する恐怖
(13) 死ぬことに対する恐怖

注：文化特有の症状（例：耳鳴り，首の痛み，頭痛，抑制を失っての叫びまたは号泣）がみられることもある．この症状は，必要な4つの症状の1つと数え上げるべきではない．

発作への不安のため，彼女は人混みのあるショッピングセンターやスーパーマーケット，映画館やレストランなどを特に避けるようになった．定期的に教会に通う際も，出口付近の座席を選んで座った．不安による回避行動の程度は変動したものの，家に閉じこもることは決してなかったが，買い物に行くときは夫や友だちに同伴してくれるよう強要したこともあった．

この状況について治療を求めたことはなく，誰かに救ってもらえるとは考えていなかった．救急外来を受診し診察してもらった際も，パニック症と診断はされなかった．症状を認めることは自分の弱さの現れだと信じていたので，パニック発作のことは夫にも15年間黙っていた．

フルボキサミンを投与されて1か月以内に発作は消失した．3か月以内に，人混みを避けることもなくなった．6か月後の診察でも不安と関連した症状は認められなかった．スーザンは自分が別人に生まれ変わったように感じた．

9年後，薬はfluoxetine（1日量20 mg）を服薬しているが，経過は良好のままである．この間，自信に満ちて自立したスーザンに耐えられなくなってしまった夫とは離婚した．結局，彼女は再婚し，短期大学に入学し，住んでいた小さな町から引っ越して行った．

● 疫学・臨床所見・経過

全米併存症調査（National Comorbidity Survey）によると，女性の5％，男性の2％が生涯のある時期にパニック症の診断基準を満たしていた．パニック症患者の比率はプライマリケア施設ではこれよりも3倍高く，精神科専門外来ではさらに高率であった．胸痛のために心臓病の検査を受ける患者では，冠動脈に異常を認めない患者のうち50％以上がパニック症だった．

パニック症は典型的には20代半ばに初発するが，もちろん初発年齢には大きなばらつきがある．しかし，パニック症の患者の10人のうち8人は30歳以前に発症している．パニック症と広場恐怖症の発症に，通常，きっかけとなるストレス因はないことが多い．しかし，病気や事故，別離などを契機として発症したとする

7-6 パニック症／パニック障害のDSM-5診断基準

A. 繰り返される予期しないパニック発作．パニック発作とは，突然，激しい恐怖または強烈な不快感の高まりが数分以内でピークに達し，その時間内に，以下の症状のうち4つ（またはそれ以上）が起こる．
   注：突然の高まりは，平穏状態，または不安状態から起こりうる．
   (1) 動悸，心悸亢進，または心拍数の増加
   (2) 発汗
   (3) 身震いまたは震え
   (4) 息切れ感または息苦しさ
   (5) 窒息感
   (6) 胸痛または胸部の不快感
   (7) 嘔気または腹部の不快感
   (8) めまい感，ふらつく感じ，頭が軽くなる感じ，または気が遠くなる感じ
   (9) 寒気または熱感
   (10) 異常感覚（感覚麻痺またはうずき感）
   (11) 現実感消失（現実ではない感じ）または離人感（自分自身から離脱している）
   (12) 抑制力を失うまたは"どうかなってしまう"ことに対する恐怖
   (13) 死ぬことに対する恐怖
   注：文化特有の症状（例：耳鳴り，首の痛み，頭痛，抑制を失っての叫びまたは号泣）がみられることもある．この症状は，必要な4つの症状の1つと数え上げるべきではない．

B. 発作のうちの少なくとも1つは，以下に述べる1つまたは両者が1カ月（またはそれ以上）続いている．
   (1) さらなるパニック発作またはその結果について持続的な懸念または心配（例：抑制力を失う，心臓発作が起こる，"どうかなってしまう"）
   (2) 発作に関連した行動の意味のある不適応的変化（例：運動や不慣れな状況を回避するといった，パニック発作を避けるような行動）

C. その障害は，物質の生理学的作用（例：乱用薬物，医薬品），または他の医学的疾患（例：甲状腺機能亢進症，心肺疾患）によるものでない．

D. その障害は，他の精神疾患によってうまく説明されない（例：パニック発作が生じる状況は，社交不安症の場合のように，恐怖する社交的状況に反応して生じたものではない；限局性恐怖症のように，限定された恐怖対象または状況に反応して生じたものではない；強迫症のように，強迫観念に反応して生じたものではない；心的外傷後ストレス障害のように，外傷的出来事を想起させるものに反応して生じたものではない；または，分離不安症のように，愛着対象からの分離に反応して生じたものではない）．

報告もあり，産後や，LSDやマリファナなどの意識変容作用がある薬物の使用後に発症することがある．

初回のパニック発作は大変な驚きをもって迎えられ，救急外来を受診するきっかけになることがあるが，普通，そこで行われるルーチンの血液生化学検査と心電図では異常は見いだされない．多くの患者は標的症状（**表7-2**参照）に基づいて広範でしばしば不要な精密検査を受けている．患者の症状を引き起こす明らかな身体的原因が見いだされない場合に，精神科に紹介されることになる．

パニック発作は突然生じ，10分以内に最強に達し，5〜20分程度で終息する傾向がある．発作時，患者は過呼吸を呈し恐怖も露わ，顔面蒼白，発汗して落ち着きがない．発作が数時間から数日持続すると述べる患者も多いが，それは発作後も不安による症状が持続することを意味している．パニック症と広場恐怖症に共通する主要な症状を**表7-3**に示した．

表7-2 パニック発作の主要な症状に基づく専門医への受診

専門医	標的症状
呼吸器科	息切れ，過呼吸，窒息感
循環器科	動悸，胸痛と胸苦
神経内科	チクチク感や知覚低下，振戦，ふらつき
耳鼻科	めまい感，頸部絞扼感，口渇
婦人科	ほてり，発汗
消化器科	嘔気，下痢，腹痛や腹部違和感
泌尿器科	頻尿

パニック症は慢性に経過するが，症状の重症度や出現頻度は変動する．完全寛解は稀であるが，70％までの患者にいくらかの改善が観察される．パニック障害の患者は，高血圧を含む心血管疾患や消化性潰瘍の高リスクを示し，死亡率も予想に反して高い．自殺率が高率である理由は，合併したうつ病と物質乱用による．過剰運動症候群（原文：joint hypermobility syndrome；二重関節とも呼ばれる），僧帽弁逸脱症，片頭痛，線維筋痛症，慢性疲労症候群，過敏性腸症候群，喘息，アレルギー性鼻炎と副鼻腔炎などの身体合併症を多く伴う．これらの疾患には，結合組織・痛みの知覚・自己免疫異常が共通しているようである．パニック症の患者に合併した僧帽弁逸脱症は，弛緩した僧帽弁とアドレナリンによる循環機能亢進に起因する可能性がある．

最も多く併存する精神疾患は大うつ病とアルコール使用障害である．大うつ病性障害はパニック症患者の50％以上に併存し，より重症であることがある．パニック症の約20％に，アルコールその他の物質乱用が併存し，それは自己治療の試みに由来していることがある．薬物乱用とパニック症の併存という事実を常に念頭に置き，薬物を乱用する患者を診察することは，背後にある治療可能な不安症を併存している場合もあることから重要である．パニック症患者は社交不安症や全般性不安症など独自に評価・治療が必要とされる不安症を抱えていることもある．

● 病因と病態生理

家族研究および双生児研究から，パニック症は遺伝性があることが強く示唆されている．家族研究の集積された結果から，発端者の第一度近親者のパニック症の罹患率が20％弱に及ぶ一方で，パニック症のない対照での罹患率は2％に過ぎなかった．双生児研究によっても，一卵性双生児の一致率は二卵性双生児よりも高いことから，遺伝的影響が環境による影響を上回ることが示された．分子遺伝学的研究が今まさに始まりつつあり，（ノルアドレナリンやセロトニンなどの）恐怖と不安に関連した候補遺伝子の同定が試みられているが，まだ一貫性のある結果は得られていない．

中枢神経系内のカテコールアミン濃度上昇，青斑核（覚醒度を調整する脳幹内の部位）の異常，二酸化炭素に対する高い感受性，乳酸代謝異常，γ-アミノ酪酸系の異常などが，パニック症の背景に存在する生物学的な仕組みと考えられている．これを支持する証拠はあるものの，どれもパニック障害の全体を十分に説明できない．

興味深いこれらの理論は，イソプロテレノール（アドレナリンβアゴニスト），ヨヒンビン（a_2-受容体ブロッカー），二酸化炭素，乳酸ナトリウムなどのさまざまな物質がパニック発作を引き起こすことを根拠としている．例えば，5％CO_2への曝露がパニック発作を誘発するという観察から「ニセ窒息警報 false suffocation alarm」理論が導き出された．この理論は，パ

表7-3 パニック症と広場恐怖症に認められることが多い症状

症状	％
恐怖感と心配	96
神経質	95
動悸	93
筋痛と筋緊張	89
震えと振戦	89
不安	83
めまい感とふらつき	82
死ぬことや発狂する不安	81
気が遠くなり，頭がクラクラ	80
火照りや寒気	80
落ち着かなさ	80
呼吸困難	80
易疲労感	76
集中困難	76
イライラ	74
不眠	74
胸痛と胸苦	69
知覚低下とピリピリ感	65
驚きやすくなる	57
首を絞められた感覚	54

出典）Noyesら．（1987年b）より転載

ニック症の患者は，脳幹に存在する窒息警報システムが異常に敏感であるため呼吸困難・過呼吸・不安が引き起こされることを提唱している．

精神分析家は「抑圧」というありふれた心理機制がパニック症の発症に関与しているのではないかと主張している．フロイトは抑圧によって，受け入れがたい観念・衝動・欲望などを意識できる状態から遠ざけていると論じた．受け入れがたい観念・衝動・欲動などの心的エネルギーが抑圧しきれなくなるほど強くなった場合に，それが姿を変えて意識に上る道を見つけた状態が，不安とパニックになると考えた．

それとは別に，行動主義者は，不安発作（パニック発作）とは恐ろしい状況に対する条件反射であると主張した．例えば，自動車事故が心臓の高鳴りと不安を結び付けることがあるかもしれないという意味である．事故から随分と時間が経過した後，熱心な運動により，あるいは感情的な動揺から，動悸が出現し，動悸そのもののみで，パニック発作の条件反射の引き金になる可能性を主張した．

● 鑑別診断

医師はパニック症の患者を診察する場合に，不安の原因が他の身体疾患や精神疾患による可能性を除外しなくてはならない（**表7-4**を参照）．パニック症状が甲状腺機能亢進症・褐色細胞腫・前庭神経疾患・上室性頻脈など特定の疾患に由来する場合もあることから，これら疾患の除外は必須である．

他の精神疾患も除外を要する．うつ病患者も，うつ病が治ると消失するパニック発作や不安を呈することが多い．ほかにも，パニック発作は，全般性不安症，統合失調症，離人症，身体化障害，境界性パーソナリティ障害などで生じる．明確なストレス因に反応して不安症状が生じるが，症状の程度はストレス因の強さに比例せず過剰であり，そのために生活に支障が生じている場合は，「不安を伴う適応障害」と診断することが適切である（第9章「心的外傷およびストレス因関連障害群」を参照）．

パニック発作が認められるがパニック症の診断基準を完全には満たさない患者も多く，そのような場合にもパニック発作は苦痛や支障をきたす．DSM-5では，そのようなパニック発作を，特定用語（「パニック発作を伴う」）として示すことができる．この特定用語はどの精神疾患にも付与することが可能である．

● 治療

パニック症は通常，薬物療法と個人精神療法を組み合わせて治療される．SSRIは薬物療法の選択肢の1つであり，70〜80％の患者のパニック発作を抑制する効果がある．FDAにより，fluoxetine, パロキセチン，セルトラリンのパニック症への使用が承認されている．セロトニン・ノルエピネフリン再取り込み阻害薬

表7-4　不安の鑑別診断

身体疾患
狭心症
不整脈
うっ血性心不全
低血糖
低酸素症
肺塞栓症
重度の疼痛
甲状腺中毒症
カルチノイド
褐色細胞腫
メニエール病

精神疾患
統合失調症
気分障害
回避性パーソナリティ障害
不安を伴う適応障害

薬物など
カフェイン
アミノフィリンと関連物質
交感神経作動薬（例．血管収縮薬や食欲抑制薬）
グルタミン酸ナトリウム
精神刺激薬と幻覚惹起物質
アルコール離脱
ベンゾジアゼピン系薬物と他の鎮静
睡眠薬からの離脱
甲状腺ホルモン
抗精神病薬治療

serotonin-norepinephrine reuptake inhibitor (SNRI)である venlafaxine も有効であり，長時間作用型の剤型が FDA によって認可されている．これらの薬物は抗うつ薬と呼ばれるが，不安に対して有効である．

かつて，三環系抗うつ薬(TCA)と MAOI が使用されたが，SSRI はより安全で副作用が少ない．ベンゾジアゼピン系薬物もパニック発作に対して有効であるが，潜在的に習慣性がある．プロプラノロールのような β-アドレナリン拮抗薬もパニック症の患者に処方される場合があるが，抗うつ薬やベンゾジアゼピン系薬物に比較して効果が弱い．パニック症の薬物療法については，第 21 章(「精神薬理学と電気けいれん療法」)で詳しく述べる．

概して，薬物療法に良好な反応を示す患者は，症状が軽く，晩発性で，パニック発作も少なく，パーソナリティ面での問題が少ない．

抗うつ薬の使用量は個々の薬物療法に依存するが，通常，うつ病に対する投与量と同様である．典型的な用量は，fluoxetine が 20 mg/日，セルトラリンが 50 mg/日，パロキセチンが 20 mg/日，citalopram(本邦未発売)が 20 mg/日である．とりあえずパニック発作が寛解したら，再発を予防するために 1 年間は服薬を継続すべきである．その後，薬物療法は漸減中止することができる．パニック症状は再発することもあるが，服薬中止後も再発しない患者もいる．再発しパニック発作が出現する場合，服薬を再開する．一部の患者では，継続的な服薬が患者の利益になる．

カフェインは不安症の患者の不安を誘発することがあるため摂取すべきではない．患者は知らず知らずに，コーヒーで 50～150 mg，お茶で 20～50 mg，コーラで 30～60 mg，ココアですら 1～15 mg のカフェインを摂取している．

認知行動療法もパニック症に有効であり，薬物療法と併用されることが多い．認知行動療法は対処困難な身体症状をより正確な理解を援助する教育とともに，不安から注意をそらす技法および呼吸訓練を行うことから成り立っている．具体的には，パニック時の胸痛が心臓発作に至らないことを学ぶことなどである．力動的精神療法もパニック症に有効であるとされている．

治療者は患者の低下した士気と自尊心の回復を援助する．パニック症についての書籍や読み物が推奨されており，Anxiety Disorders Association of America(全米不安障害連合)のウェブサイトを勧めてもよい．

■ 広場恐怖症 agoraphobia

広場恐怖症とは，パニック発作が生じた際にその状況または場所から速やかに逃げ去ることができないことを恐怖する状態のことである．恐怖と不安の結果として，患者は広場恐怖症が生じる可能性のある場所を回避することがある(7-7参照)．広場恐怖症は，パニック症に併存することがある．広場恐怖症はパニック症同様にありふれた精神疾患である．広場恐怖症は女性に多い．広場恐怖症とパニック症が併存する場合，診断を併記する．広場恐怖症という用語はギリシャ語の「市場を怖がる」という言葉の翻訳であり，実際，多くの患者は商店や市場を恐怖するが，患者が本当の恐れているものは安心感を与えるものから分離されている状態である．広場恐怖症をもつ患者は，公共の場でパニック発作の出現によって自身が当惑してしまうため，それを恐れることが多く，また医師やクリニックから遠く離れた場所で発作が生じることも恐怖することがある．また人混みでは捕らわれたように感じるため，ショッピングモール，レストラン，劇場，教会などを避けるようになる．自動車の運転(運転中に発作が生じた場合，助けが得られないため)，橋を渡ること，トンネル通過などが困難となる患者も多い．広場恐怖症の患者は信頼する人や，時にはペットさえ同伴すれば 1 人で行けなかった場所にも行くことができることが多い．重症例は，家から出られないことすらある．広場恐怖症の患者の不安を誘発または軽減することが多い状況を

7-7 広場恐怖症のDSM-5診断基準

A. 以下の5つの状況のうち2つ(またはそれ以上)について著明な恐怖または不安がある．
　(1) 公共交通機関の利用(例：自動車，バス，列車，船，航空機)
　(2) 広い場所にいること(例：駐車場，市場，橋)
　(3) 囲まれた場所にいること(例：店，劇場，映画館)
　(4) 列に並ぶまたは群衆の中にいること
　(5) 家の外に1人でいること

B. パニック様の症状や，その他耐えられない，または当惑するような症状(例：高齢者の転倒の恐れ，失禁の恐れ)が起きたときに，脱出は困難で，援助が得られないかもしれないと考え，これらの状況を恐怖し，回避する．

C. 広場恐怖症の状況は，ほとんどいつも恐怖や不安を誘発する．

D. 広場恐怖症の状況は，積極的に避けられ，仲間の存在を必要とし，強い恐怖または不安を伴って耐えられている．

E. その恐怖または不安は，広場恐怖症の状況によってもたらされる現実的な危険やその社会文化的背景に釣り合わない．

F. その恐怖，不安，または回避は持続的で，典型的には6カ月以上続く．

G. その恐怖，不安，または回避は，臨床的に意味のある苦痛，または社会的，職業的，または他の重要な領域における機能の障害を引き起こす．

H. 他の医学的疾患(例：炎症性腸疾患，パーキンソン病)が存在すれば，恐怖，不安，または回避が明らかに過剰である．

I. その恐怖，不安，または回避は，他の精神疾患の症状ではうまく説明できない——例えば，症状は，「限局性恐怖症，状況」に限定されない，(社交不安症の場合のように)社交的状況のみに関連するものではない，(強迫症の場合のように)強迫観念，(醜形恐怖症のように)想像上の身体的外見の欠陥や欠点，(心的外傷後ストレス障害の場合のように)外傷的な出来事を想起させるもの，(分離不安症の場合のように)分離の恐怖，だけに関連するものでない．
　注：広場恐怖症はパニック症の存在とは関係なく診断される．その人の症状提示が，パニック症と広場恐怖症の基準を満たしたならば，両方の診断が選択されるべきである．

表7-5 広場恐怖症の患者100人の不安を惹起する，または軽減することが多い状況

不安を惹起する状況	(%)	不安を和らげる状況	(%)
商店で列に並んでいる	96	配偶者が同伴	85
面会の約束	91	教会のドアの付近に座る	76
美容室でパーマの機械につながれていると感じる場合など	89	別なことを集中して考える	63
自宅から離れる	87	犬や赤ん坊，荷物などと一緒に移動中	62
近所の特定の場所にいる	66	友だちが同伴	52
曇った気が滅入る天候	56	自分を励ます	52
		サングラス着用	36

出典)BurnsとThorpe(1977年)より転載

表7-5に示した．

広場恐怖症は治療に難儀することがある．多くの場合，パニック症を併存するため，パニック症に対する薬物療法に準じた治療が推奨される．曝露法は最も効果的な治療の1つであり，最も簡単な例として，例えばスーパーマーケットに行くことを促すなど，患者が恐れる状況に徐々に自らを曝すことを励行する場合もある．患者によっては曝露時に治療者が随行する必要もある．

■ 全般不安症／全般性不安障害
generalized anxiety disorder

全般不安症 generalized anxiety disorder (GAD) の患者は，健康，家計，社会適応，職能評価，結婚生活などの生活全般に過度の憂慮を示す．この憂慮が GAD と診断する核をなす．うつ病，統合失調症などほかの精神疾患の経過中にのみ生じた場合や，パニック症，社交不安，強迫症の経過中に生じた場合は，GAD と診断しないよう診断基準は求めている．GAD の不安や心配は単に，パニック発作，社交場面での当惑，不潔，（摂食障害における）体重増加への不安などではない．診断基準はまた，落ち着きなく，緊張している・易疲労性，集中困難，易怒性，筋肉の緊張，睡眠障害からなる 6 項目のうち少なくとも 3 項目を満たすことを要請する．症状が起こる日が起こらない日よりも多く，その症状が，臨床的に意味のある苦痛，または社会的・職業的またはほかの重要な領域における機能の障害を引き起こしている必要もある．また，症状の原因が物質や他の医学的疾患の結果である場合も除外される．これが少なくとも 6 か月以上続いている場合に診断が可能となる (GAD の DSM-5 診断基準は 7-8 を参照).

● 疫学・臨床所見・経過

GAD は一般人口の生涯有病率が 4〜7％ 程度の，比較的ありふれた疾患である．有病率は女性，アフリカ系米国人，年齢 30 歳以下などの集団で，より高い．年齢にかかわらず発症する可能性があるが，20 歳代の前半に発症することが多い．筋緊張や睡眠障害などを理由に患者は症状に応じた専門科を訪れることが多いが，直接精神科を受診する者は稀である．この障害は通常慢性経過であり，重症度が変動しながら症状が持続する．最初 GAD を呈し，後にパ

7-8　全般不安症／全般性不安障害の DSM-5 診断基準

A. （仕事や学業などの）多数の出来事または活動についての過剰な不安と心配（予期憂慮）が，起こる日のほうが起こらない日より多い状態が，少なくとも 6 カ月間にわたる．

B. その人は，その心配を抑制することが難しいと感じている．

C. その不安および心配は，以下の 6 つの症状のうち 3 つ（またはそれ以上）を伴っている（過去 6 カ月間，少なくとも数個の症状が，起こる日のほうが起こらない日より多い）．
注：子どもの場合は 1 項目だけが必要
(1) 落ち着きのなさ，緊張感，または神経の高ぶり
(2) 疲労しやすいこと
(3) 集中困難，または心が空白になること
(4) 易怒性
(5) 筋肉の緊張
(6) 睡眠障害（入眠または睡眠維持の困難，または，落ち着かず熟眠感のない睡眠）

D. その不安，心配，または身体症状が，臨床的に意味のある苦痛，または社会的，職業的，または他の重要な領域における機能の障害を引き起こしている．

E. その障害は，物質（例：乱用薬物，医薬品）または他の医学的疾患（例：甲状腺機能亢進症）の生理学的作用によるものではない．

F. その障害は他の精神疾患ではうまく説明されない〔例：パニック症におけるパニック発作が起こることの不安または心配，社交不安症（社交恐怖）における否定的評価，強迫症における汚染または，他の強迫観念，分離不安症における愛着の対象からの分離，心的外傷後ストレス障害における外傷的出来事を思い出させるもの，神経性やせ症における体重が増加すること，身体症状症における身体的訴え，醜形恐怖症における想像上の外見上の欠点の知覚，病気不安症における深刻な病気をもつこと，または，統合失調症または妄想性障害における妄想的信念の内容，に関する不安または心配〕．

ニック症に発展する患者もいる．

　GADの患者は憂慮に満ちたように見受けられる．落ち着きがなく，震えていて，気が散っていることも多く，睡眠不足から疲れ切っているように見えることもある．

　GADに最も多い併存症は，うつ病と物質使用障害である．患者の多くは経過中に一度以上の抑うつエピソードを有しており，社交不安症や限局性恐怖症の診断に合致する者もいる．アルコールや他の薬物で症状をコントロールしているものもあり，物質使用障害に至ることがある．

◉ 病因と病態生理

　GADは家族性に発症することが示されている．双生児研究から，（環境など）非遺伝的要因も重要であるが，遺伝的要因の関与が示唆されている．前頭葉と辺縁系のノルアドレナリン系，GABA系，セロトニン系などいくつかの異なった神経伝達物質系が，この疾患の状態に関与していると信じられている．

◉ 鑑別診断

　GADの鑑別診断はパニック症の鑑別診断と類似している．カフェイン中毒，精神刺激薬乱用，アルコールやベンゾジアゼピン系薬物などの鎮静睡眠薬の離脱など，物質誘発性の不安を鑑別することが重要となる．パニック症・限局性恐怖症・社交不安症・強迫症・統合失調症・うつ病の診断の可能性を網羅した精神的現在症と病歴とを聴取しなくてはならない．

◉ 治療

　GADの治療は通常，個人精神療法と服薬とからなる．病状が慢性経過すること，時に外的なストレス因に一致して症状が増悪軽快する傾向を伴うことなどを患者に知らせるべきである．行動療法は患者が不安症状を認識して対処することに役立つことがある．弛緩療法，再呼吸訓練，瞑想は指導も簡単で，特に軽症の場合に有効かもしれない．

　以下は，著者らのクリニックで行動療法により改善された外来患者の症例である．

症例

　ケリーは19歳の大学生で，「神経症」の評価のために受診した．彼は物心がついて以来，ずっと不安であったが，悲嘆や憂鬱に悩んできたわけではないと述べた．不安は，高校卒業後，大学入学のために実家を出てから一段と悪化した．自分の外見，学業成績，正しい友人をもっているかどうか，両親の健康状態，性的に晩熟（おくて）なこと，ありとあらゆることをケリーは心配した．彼はちょっと震えているように見え，何度も唾液を飲み込み，眉毛の上に玉のような汗をかいた．緊張のためリラックスができないと言い，ストレス性の頭痛と最近診断されていた．慢性的に口が渇くため，ガムを噛んでいた．急に手の動作がぎこちなくなることやのどの奥に球のようなものがこみ上げてくる感じに苦しんでいた．

　この慢性的な不安に対する明らかな理由は認められなかったが，ストレスによって症状は悪化した．鎮静薬の処方を希望したが，最初の治療法として再呼吸法と系統的脱感作（あるいは進行的筋弛緩法）を試してみることにした．これらのテクニックを習得した後，鎮静薬は不要に感じられるまでになった．

　何種類かの薬物がGADの治療に対してFDAから承認されている．SSRIのパロキセチン(20〜50 mg/日)，エスシタロプラム(10〜20 mg/日)，SNRIであるvenlafaxine(75〜225 mg/日)，デュロキセチン(60〜120 mg/日)，非ベンゾジアゼピン系抗不安薬であるbuspirone(10〜40 mg/日)などである．これらの薬物は一般的に内服しやすいが，十分な効果を発揮するまで数週間を要する．ベンゾジアゼピン系薬物は急速な効果を示すが，耐性形成と依存の可能性がある．ベンゾジアゼピン系薬物の使用は，不安が重篤な場合で，（数週〜数か月など）短期間に限定されるべきである．doxepine(**本邦未発売**)やアミトリプチリンのような鎮静的三環系抗うつ薬も低用量(25〜100 mg/日)ならば有用であるが，副作用と過量服薬時の危険などから使用される頻度は低

い．抗ヒスタミン薬であるヒドロキシジン（25〜50 mg/日）も一部の患者に有効で，比較的安全であるという利点をもつ．

■ 他の不安障害群

「物質・医薬品誘発性不安症」という診断が，処方された医薬品や違法なドラッグなどにより臨床的に意味のあるパニック・心配・恐怖症・強迫観念を生ずる場合に使用できる．例えば，精神刺激薬（メタンフェタミンやコカインなど）は，比較的顕著な不安を引き起こす場合がある．不安を示す患者を診察する場合，医師は特に物質乱用の有無を常に疑うことに習熟する必要がある．乱用がある場合，生じた不安との関連の有無を判断する必要がある．因果関係を確定する検査はないが，診断を確定するに役立つ要因がある．すなわち，症状の時間経過，不安の潜在的原因となった薬物と不安症状の強度との相関についての事例報告，不安症としては非定型な症状の特徴が認められること，などである．

「他の医学的疾患による不安症」とは，特定された医学的疾患（例えば，甲状腺機能亢進症など）との関連が明らかな不安障害である．医師は，不安を引き起こす医学的疾患を鑑別しなくてはならない．

不安症群の臨床的留意点

1. 分離不安症と選択性緘黙は，主に小児に生じる．薬物療法に加えて，治療に親の参加が必要になる．
2. 軽症例のパニック症は認知行動療法に反応することもあるが，薬物療法が必要になる患者が多い．
   - SSRI は有効性と忍容性とを理由に治療の第一選択である．三環系抗うつ薬とMAO 阻害薬も有効であるが多くの副作用と大量服薬時の危険から第二選択とみなされる．
3. 広場恐怖症の患者には，外出や付近の探索を優しく促すこと．
   - 恐怖症の患者は，恐れる場所や状況に向き合わない限り改善が見込めない．正式な行動療法が必要となる患者も多い．
4. 不安症の患者は，周知の不安惹起物質であるカフェインの摂取を控えるべきである．
5. （曝露，フラッディング，脱感作など）行動療法的手技は社交不安症と限局性恐怖症の大部分に有効である．
   - 社交不安症の患者が薬物療法に良好に反応することがある．SSRI と venlafaxine が有効性と忍容性から治療薬の第一選択である．
6. GAD は簡単な行動療法的手技（例えば，弛緩療法）などに反応することがあるが，服薬を必要とする患者は多い．
   - buspirone, venlafaxine, SSRI のパロキセチンとエスシタロプラムが有効な FDA 認可薬である．
   - ベンゾジアゼピン系薬物を処方する場合，（数週間〜数か月）と期間を限定するべきである．ヒドロキシジンは比較的良質な代替薬である．

セルフアセスメント問題集

Q1 不安が正常とみなされるのはどのような場合か．また，不安が異常とみなされるのはどのような場合か．"Irritable heart syndrome"（心臓過敏症）とは何か．

Q2 分離不安症とは何か．それと登校拒否との関連について述べよ．小児の不登校の原因となるその他の障害について論述せよ．

Q3 選択性緘黙に対するさまざまな治療について述べよ．

Q4 社交不安症と限局性恐怖症とは何か．その違いは何か．

Q5 パニック症の鑑別診断は何か．

Q6 パニック症・GAD・社交不安症の薬物療法はどのように行われるか．

Q7 パニック症と広場恐怖症の関係はどのようなものか述べよ．

Q8 不安症群に属する個々の障害の自然経過の違いを論述せよ．

Q9 それぞれの不安症の治療に適切な行動療法的治療技法はどれか．

第8章

強迫症および関連症群／強迫性障害および関連障害群
Obsessive-Compulsive and Related Disorders

He had another peculiarity — This was his anxious care to go out or in at a door or passage by a certain number of steps from a certain point.

James Boswell, Life of Johnson

彼にはほかにもひとつ，奇妙な癖があった．というのは，ある地点からドアや入り口まで，常に決まった歩数で出入りすることについて，極めて強いこだわりがあったのだ．
——「サミュエル・ジョンソン伝」ジェイムズ・ボズウェル

サミュエル・ジョンソンの振る舞いは，ボズウェルによって丁寧に描き出されているが，おそらく強迫症によるものであろう．シェークスピアによって，マクベス夫人が罪悪感に苛まれて手を洗い続ける場面が描かれているが，これも強迫症の症状といくぶん類似しているようである．近代に目を向けてみると，企業家であるハワード・ヒューズも晩年，病原菌と不潔への常軌を逸したとらわれとも言うべき強迫観念のために，苦痛に満ちた生活を送った．

他の多くの精神疾患同様，強迫症はすでに数世紀にわたり認知されていたが，19世紀の後半，フロイトとその同世代の人々は，「強迫神経症 obsessional neurosis」という名でその状態を記載し，強迫神経症は精神内界の葛藤に起因するものであると信じた．DSM-Ⅲにおいて，「強迫性障害 obsessive-compulsive disorder」と名称が変更され，精力的な研究の対象とされた結果，有効な治療法が確立され，その陰惨な予後は一変された．

過去20年，現象学的・遺伝学的・病理学的な新しいデータに基づき，研究者は強迫症とそれに関連するスペクトラムの障害にも強い興味を抱くようになった．明らかにされた証拠か

表8-1 DSM-5強迫症および関連症群／強迫性障害および関連障害群

強迫症／強迫性障害
醜形恐怖症／身体醜形障害
ためこみ症
抜毛症
皮膚むしり症
物質・医薬品誘発性強迫症および関連症／物質・医薬品誘発性強迫性障害および関連障害
他の医学的疾患による強迫症および関連症／他の医学的疾患による強迫性障害および関連障害
他の特定される強迫症および関連症／他の特定される強迫性障害および関連障害
特定不能の強迫症および関連症／特定不能の強迫性障害および関連障害

ら，DSM-5の作者は，強迫性スペクトラムに包摂されるであろう障害を1つにまとめ，そのための新たな章を創設した．そこには，強迫症の他，醜形恐怖症，ためこみ症，抜毛症，皮膚むしり症が含まれる．今後，医師はこれらの障害を正しく診断し，これらの障害の重複した特徴を考慮する必要がある．物質・医薬品，医学的疾患により生じた強迫症関連症や，より特異的な強迫性関連障害の診断基準を厳密には満たさない一群に対する残遺的な診断も含まれている．DSM-5の強迫症および関連症群は表8-1に示した．

■ 強迫症／強迫性障害 obsessive-compulsive disorder

強迫観念と強迫行為は強迫症／強迫性障害 obsessive-compulsive disorder（OCD）の特徴である．DSM-5によると（8-1），「強迫観念」とは，繰り返し生じ持続する思考・衝動・イメージであり，侵入的で望ましくないものとして体験され，臨床的に意味のある苦痛を引き起こすものと定義される．強迫観念として多いのは，不潔や汚染への恐怖である．典型的な強迫観念の具体的内容については表8-2を参照のこと．

「強迫行為」とは，強迫観念に呼応した，または，特定の硬直化したルールに従った，反復的

8-1 強迫症／強迫性障害のDSM-5診断基準

A. 強迫観念，強迫行為，またはその両方の存在
　強迫観念は以下の(1)と(2)によって定義される：
　(1) 繰り返される持続的な思考，衝動，またはイメージで，それは障害中の一時期には侵入的で不適切なものとして体験されており，たいていの人においてそれは強い不安や苦痛の原因となる．
　(2) その人はその思考，衝動，またはイメージを無視したり抑え込もうとしたり，または何か他の思考や行動（例：強迫行為を行うなど）によって中和しようと試みる．
　強迫行為は以下の(1)と(2)によって定義される：
　(1) 繰り返しの行動（例：手を洗う，順番に並べる，確認する）または心の中の行為（例：祈る，数える，声を出さずに言葉を繰り返す）であり，その人は強迫観念に対応して，または厳密に適用しなくてはいけないある決まりに従ってそれらの行為を行うよう駆り立てられているように感じている．
　(2) その行動または心の中の行為は，不安または苦痛を避けるかまたは緩和すること，または何か恐ろしい出来事や状況を避けることを目的としている．しかしその行動または心の中の行為は，それによって中和したり予防したりしようとしていることとは現実的な意味ではつながりをもたず，または明らかに過剰である．
　注：幼い子どもはこれらの行動や心の中の行為の目的をはっきり述べることができないかもしれない．

B. 強迫観念または強迫行為は時間を浪費させる（1日1時間以上かける），または臨床的に意味のある苦痛，または社会的，職業的，または他の重要な領域における機能の障害を引き起こしている．

C. その障害は，物質（例：乱用薬物，医薬品）または他の医学的疾患の直接的な生理学的作用によるものではない．

D. その障害は他の精神疾患の症状ではうまく説明できない（例：全般不安症における過剰な心配，醜形恐怖症における容貌へのこだわり，ためこみ症における所有物を捨てたり手放したりすることの困難さ，抜毛症における抜毛，皮膚むしり症における皮膚むしり，常同運動症における常同症，摂食障害における習慣的な食行動，物質関連障害および嗜癖性障害群における物質やギャンブルへの没頭，病気不安症における疾病をもつことへのこだわり，パラフィリア障害群における性的衝動や性的空想，秩序破壊的・衝動制御・素行症群における衝動，うつ病における罪悪感の反芻，統合失調症スペクトラム障害および他の精神病性障害群における思考吹入や妄想的なこだわり，自閉スペクトラム症における反復的な行動様式）．

▶該当すれば特定せよ
　病識が十分または概ね十分：その人は強迫症の信念がまったく，またはおそらく正しくない，あるいは正しいかもしれないし，正しくないかもしれないと認識している．
　病識が不十分：その人は強迫症の信念がおそらく正しいと思っている．
　病識が欠如した・妄想的な信念を伴う：その人は強迫症の信念は正しいと完全に確信している．

▶該当すれば特定せよ
　チック関連：その人はチック症の現在症ないし既往歴がある．

表8-2 強迫観念の内容からの分類

内容	主な懸念
攻撃	自分や他者に対する身体的・言語的攻撃(自殺や殺人についての観念も含む). 事故. ちょっとした事件. 戦争と自然災害. 死.
不潔	人間その他の排泄物. 汚れ, ホコリ. 精液. 月経血. その他の体液. 病原体. 病気, 特に性病, AIDS.
対称性	どのようなもの(本棚の本, タンスの衣服など)であってもよいが, その配列の規則性.
性的	自他への性的接近. 近親相姦への衝動. 両性の生殖器. 同性愛. 自慰. 性行為の能力.
ためこみ	いろいろな物の収集, 特に内在的価値がほとんどないか無価値なもの(紐やレジ袋など). 物が捨てられない.
宗教	キリスト教的神の実在. 宗教的説話や実践または祭日の正当性. 罪深い行いを犯すこと.
身体	身体の部位(鼻など)に対する懸念. 美醜への不安. 病気や疾患(癌など)であるという確信.

出典) Akhtar 他(1975年)より転載

表8-3 560人の強迫症患者に認められた高頻度の強迫観念および強迫行為

強迫観念	%	強迫行為	%
不潔	50	確認	61
病的猜疑心	42	洗浄	50
身体的懸念	33	計算(数える)	36
対称性へのこだわり	32	質問や告白の欲求	34
攻撃的衝動	31	対称性と整頓	28
性的衝動	24	ためこみと収集	18
複数の種類の強迫観念	72	複数の種類の強迫行為	58

出典) Rasmussen と Eisen(1998年)から転載

かつ意図的な行為(または, 精神的活動)のことである. 例として, 反復性の手指洗浄強迫や儀式的確認行為などが含まれる. 強迫行為は落ち着かない気持ちを中和し和らげる意味のために, または恐れている事故や状況の出来を未然に防ぐために行われる. 儀式は, 事故や状況と現実的な面で整合性がなく, 明らかに過剰である. 例えば, 洗剤の使用法を読み返さなければ, 自分の子どもに悪影響が生じると信じている場合などである. つまり, 強迫観念により不安を生じ, この不安は強迫行為的儀式によって軽減される. 560人の患者に観察された強迫観念と強迫行為の一覧を表8-3に示した.

OCDと診断されるには, 明らかな苦痛をもたらし, 時間を浪費させる(1日1時間以上), あるいは, 日常生活・職業・社会生活・社交に重大な支障をきたすような強迫観念か強迫行為を伴っていなければならない. さらに, 強迫観念と強迫行為が侵入的で望ましくないものとして認識されている必要があり, 医師はその症状が, うつ病など他の精神疾患や, 物質の影響もしくは他の医学的疾患などに由来しないことを見極めなくてはならない.

特に子どもなど, 機会的に強迫観念的な思考および反復動作を示す人も多いが, これらが精神的苦痛や生活への支障となることは稀である. 実際, 多くの意味で, 儀式はわれわれの生活に必要な構造をもたらす(例えば, 日課は通年において不変である). このような儀式は望ましいものであり, かつ変化しつつある状況に

対して柔軟に変更することが可能である．一方，強迫症の患者にとって，儀式とは苦悶に満ちた避けることができない生き様を意味する．

以下の症例は著者らが治療に携わった外来患者であり，生活を破綻させるほどの OCD の影響で，日常生活が立ち行かなくなったことを堪え忍んでいた患者である．

症例

トッドは 24 歳の男性で，強迫症による儀式の評価のために母親に伴われて来院した．子ども時代に始まった儀式は，物に決まった回数触れ，教会で祈祷書を何度も読み返すことから成り立っていたが，これによって生活に支障が生じることはなかった．大学を卒業した後，中西部の大都市の大会社の会計士として就職を機会に転居した．以後，ドアの錠を繰り返し確認するようになるとともに侵入者の証拠がないか自動車の仔細を確認することが始まった．危険を恐れるあまり，その後，確認行為には電化製品，水道の蛇口，アパートの電気のスイッチまでもが対象になった．不潔を恐れて，複雑で込み入った身だしなみおよび入浴の儀式も編み出した．この儀式に時間がかかるために，遅刻が増え，やがて仕事すら彼の手に負えなくなった．「ミスがあってはならない」と，数字の列の合計を繰り返し計算し確認している自分に気づくこともあった．とうとう，会計士をやめることになった．

トッドは実家に戻った．儀式はさらに手の込んだものになり，ついには儀式に丸一日費やすようになった．儀式は，主に入浴（シャワーに 30 分，特定の決まった順番で洗う必要があった），厳密な順序での着替え，ドアの隙間を内側と外側から何回通過するなどの決まった動作を繰り返すことから成り立っていた．

トッドは痩せた，身だしなみが乱れた青年で，鬚はもじゃもじゃ，髪も爪も伸び放題だった．靴紐はほどけたまま，シャツを重ね着していた．儀式に時間がかかり過ぎるため，髭を剃ることも身体を洗うこともしないほうが楽なことに気がついたのだという．同じ理由から，毎日同じ服を着ていた．

トッドは fluoxetine（**本邦未発売**，20 mg/日）によって治療が開始され，徐々に 80 mg/日まで増量された．2 か月以内に儀式に要する時間は 1 日 1 時間まで減少し，身だしなみも改善された．治療開始 6 か月後，わずかに強迫的儀式は残存していたものの昔の自分に戻ったようだと言うようになった．復職を果たし，近所の高校の陸上競技を指導するまでになった．

それから 10 年，良好に経過した．内服の中止を試みると必ず症状が悪化した．その間，トッドは弁護士の資格を取得して，結婚もしたうえ，法律事務所の仕事に手広く携わるようになった．

DSM-5 では，強迫症を，チック関連かどうか，および病識（十分，おおむね十分，不十分，欠如）の程度に応じてサブタイプに分類することになっている．このサブタイプへの分類により医師は，妄想の域に到達したものを含む幅広い強迫観念を，病識の程度に基づいて区分けすることが可能となった．病識欠如は，予後不良を示唆する．

研究により，「チック関連」を特定することの意義を支持する証拠が得られた．チック関連のある強迫症は，家族性が強く，特徴的な臨床像（若年発症，男性優位）に加え，対称性や正確さについての強迫観念および順序や整列に関する強迫行為が高率に出現する．このサブタイプは SSRI よりも抗精神病薬への反応が良好である場合がある．

● 疫学・臨床所見・経過

OCD は，通常 10 代後半〜20 代初期に始まり，ほぼすべてが 30 歳までには発症する．発症は一般的に緩徐であるが，比較的急に発症する例や，明らかなストレス因なく生じてくることもある．

一般人口の生涯有病率は 2〜3% である．男女の有病率に差はないが，男性のほうが若く発症する傾向がある．

250 人の患者を対象にした研究によると，85% の患者は慢性の経過を，10% の患者は進行性の悪化する経過を，2% の患者は寛解期間を有するエピソード的な経過を，それぞれ辿る．現在は有効な治療法があるため，今後の予後予測の研究結果はより希望がもてる結果を示すと

予測される．若年者のOCD研究がこのことを例証しているようである．それによると，5年間の追跡研究の結果，対象患者のほとんどにOCDの症状が認められたものの，重症度の改善に加え，6％が完全寛解していた．軽症，典型的症状，病前適応が良好であることが良好な経過と関連している．若年発症，パーソナリティ障害の併存は予後不良を示唆する．強迫症状は通常，抑うつ気分やストレスとなる出来事を契機に増悪する．うつ病の反復性エピソードが，OCD患者の70〜80％に併発する．

● 病因と病態生理

OCDの原因は不明であるが，神経生物学的モデルを支持する専門家が多い．このモデルを支持する証拠として，OCDが，てんかん，シデナム舞踏病，ハンチントン病，脳腫瘍などのさまざまな神経疾患への罹患後に生じることが多いということが挙げられる．OCDは出産時外傷，脳波異常，聴性誘発電位異常，発達遅滞，神経心理学的テストの異常などと関連づけられてきた．A群β溶連菌感染の後の小児に，PANDAS（pediatric autoimmune neuropsychiatric disorders associated with streptococcal infections：A群溶連菌関連小児自己免疫神経精神疾患）と呼ばれる特殊な強迫症が見いだされた．このOCDでは，強迫症状のみならず，感情的不安定，分離不安，チックが併存する．

おそらく，セロトニンの再取り込みを阻害する抗うつ薬がOCDの治療に有効であるが，その性質がないほかの抗うつ薬は効果が弱いことから，かねてより神経伝達物質セロトニンが注目の焦点であった．「セロトニン仮説」を支持する他の証拠は間接的であるが，OCDの患者ではセロトニン濃度，またはセロトニン受容体の機能および発現量に異常があるという見解は合致している．

脳画像研究から，一部のOCD患者に基底核の関与を示す証拠が認められた．OCD患者のPETやSPECTを用いた研究により，治療によって部分的に回復される尾状核・前頭葉眼窩面のグルコース代謝の亢進が見いだされた．基底核の機能不全により，OCDにみられる複雑な行動プログラムが誘発され，一方，前頭前野の過活動により，心配が強い傾向および過剰な計画性を引き起こすと主張する仮説がある．第3章（「神経生物学と精神疾患の遺伝学」）で述べたように，前頭前野は基底核と重要な神経連絡を有している．

最後に，強迫症には家族研究と双生児研究から有意な遺伝的要因があることが示されつつある．また，トゥレット症とも関連しているらしい．

行動主義者はOCDへの発展を学習理論から説明してきた．それによると，少なくとも初期の不安は，汚れたことや病原体に曝露されたことなど，特別な環境イベントと関連づけて学習される（すなわち，古典的条件付け）．その後，不安を軽減するために洗浄強迫のような強迫的儀式が始まると考えられる．儀式によって不安が軽減されることを体験すると，その後，反復により強化がなされるととらえる（すなわち，オペラント条件付け）．

● 鑑別診断

OCDは，統合失調症，うつ病，PTSD，心気症，神経性やせ症，トゥレット症，強迫性パーソナリティ障害などを含む除外すべき多様な精神疾患と，重複している特徴がある．統合失調症の妄想は強迫観念に類似しているため，統合失調症は最も重要な鑑別診断とされる．しかし，多くの患者で強迫観念と妄想の区別は判然としている．強迫観念は，望ましくない，抵抗感がある，それでいて自分の内界に由来している思考と認識されるが，一方で，妄想は普通，抵抗感なく，外部に由来するとみなされている．しかし，稀に双方の特徴が共存している患者もいる．

OCDの患者が訴える強迫観念と，一部のうつ病患者の罪業の熟慮（「私は罪深い…」など）や病的没入を区別する必要がある．うつ病の患者

はその罪業についての熟慮が当然であると考えており，過剰かもしれないが，まず抵抗感をもたない．うつ病患者は過去に拘泥するが，逆に，強迫的な患者は，将来起こるかもしれない不測の事態の防止に気を揉んでいる．

他の疾患も同様に除外する．言語性チックと行動性チックが特徴のトゥレット症は，OCDを併存することがある．PTSDは反復性・侵入性の思考が特徴であるが，強迫観念であると示唆される可能性がある．神経性やせ症とOCDはどちらも儀式的行動を示す点で類似している．しかし，拒食症の患者は自分の行動を望ましいものであると考え，抵抗感がない．拒食症の一部の患者は，OCDの診断基準を満たし，しかも，患者の食事に関する儀式に加えて，OCDに典型的な洗浄強迫や確認強迫などを示すことがある．

強迫性パーソナリティ障害と強迫症を混同すべきでない．強迫性パーソナリティ障害は，完璧主義・秩序を重んじる・固執など多くのOCDの患者には認められない性格傾向によって特徴づけられている．強迫性パーソナリティ障害のあるものは，依存的・回避的・受動-攻撃的特徴が併存していることが多い．もちろん，この2つを鑑別することが困難な場合もある．例えば，45歳の男性で，その妻は夫の書籍収集に「うんざり」しており，家が書籍で「占拠」されているという男性患者を著者は診察したことがある．患者は自らが楽しんでいる趣味になんら問題はないとみなしていた．それらの本の多くは価値があるものだと主張した．この症例では，患者は自身の強迫性を好ましいものであると信じ，抵抗する形跡はない．硬直的で超然とした態度，加えて吝嗇と完璧主義，そして収集癖などの生育歴から彼の診断は強迫性パーソナリティ障害とされた．（強迫性パーソナリティ障害については第17章「パーソナリティ障害群」でさらに詳しく述べる．）

● **治療**

OCDの治療は通常，行動療法と薬物療法の組み合わせによる．行動療法は曝露と反応防止の組み合わせである．つまり，患者はさまざまな技法（想像曝露，系統的脱感作，フラッディングfloodingなど）で恐れている状況や出来事または刺激に曝され，通常それに引き続き生じる強迫行為の実行を阻止される．洗浄強迫の患者なら「汚染された」物体（汚れたティッシュペーパーなど）を触れるよう要請され，それから手を洗うことを阻止されるのである．

SSRIはOCDに特に有効であり，fluoxetine，フルボキサミン，パロキセチン，セルトラリンなどは，FDAにより治療適応が承認されている．セロトニン再取り込み選択性が比較的高い三環系抗うつ薬であるクロミプラミンもOCDに対して適応があるが，その副作用のためにSSRIに比べて使用される機会が少ない．無作為化臨床試験からは，venlafaxine（**本邦未発売**）も有効である可能性が示されている．抗精神病薬の併用により，SSRIへの治療抵抗性がある患者の治療反応性が高まる可能性がある．大うつ病に対するSSRIの用量に比較して，通常OCDに対して，より大量の投与が必要となるうえ，治療効果の出現も遅れることが多い．これらの理由から，患者への試験的投与期間が長くなることが見込まれる（通常，12〜16週など）．

治療抵抗性の患者の約半数は，特殊な精神外科治療（帯状回切截術や深部脳電気刺激など）によって改善される．どちらの手技も広く普及していない．

行動療法とは別に，個人精神療法は患者の低下した士気や自尊心の回復に役立ち，日々の困難を乗り越える手助けとなり，治療遵守を促進する．

家族療法も，OCDの治療とマネジメントに役立つ．家族はOCDについて熟知していないことが多く，援助を目的とした誤解に基づく協力のために，患者の強迫行為の儀式に巻き込まれることがある．すなわち，母が患者である娘の洗浄強迫と確認強迫の儀式を手伝うように依頼され巻き込まれる場合がある（「ガスレンジは止めた？　私の代わりに調べてきてくれる？」

など），家族療法では，家族は疾患を受容し，症状への対処を学び，強迫症状を助長しない方法を学ぶ．

■ 醜形恐怖症／身体醜形障害 body dysmorphic disorder

「醜形恐怖症／身体醜形障害 Body Dysmorphic Disorder（BDD）」はかつて，"dysmorphophobia"（醜形恐怖）と呼ばれたものであるが，醜形恐怖症の患者は，客観的にはとらえられない，他者と比較しても些細な身体的外見の想像上の欠損や瑕疵にとらわれた状態である（8-2）．このため，BDDは「想像上の醜さの病」と呼ばれることがある．

BDDは一般人口における有病率が1〜3％程度と推定され，男女差はない．青年期または成人後に発症する．BDDは慢性化する傾向があるが，その強度と重症度は変動する．完全寛解に至ることは稀である．この障害により患者の能力は削がれ，患者の社会的・職業的能力に支障が出る．約3/4の患者は結婚せず，結婚しても離婚することが多い．家に引きこもるものもある．ほとんどの患者は自らの能力不全を，本人が知覚する見栄えの悪さについての当惑によるものとみなしている．特に顔貌にこだわる患者は欠点のない顔を得るために繰り返し美容外科手術を受けることがあるが，その結果に満足することは，まずない．

BDDの患者は顔や頭部などの本人が知覚する欠点を気にする傾向があるが，どの身体部位も懸念の対象となる可能性がある．鏡で容姿をチェックすること，他人と自分の比較，気になる身体部位の隠匿，身だしなみを整える儀式，容姿への太鼓判の要求などが，観察されることが多い症状と行動である．BDDは大うつ病および社交不安症の高い発症率と関連がある．不幸なことに，自殺念慮と自殺企図はBDDの患者に稀ではない．

BDDの患者は，妄想（すなわち，外見についての思い込みが間違いであると説得することが不可能である）を有することがある．この場合，患者は「病識が欠如した／妄想を有する身体醜形障害」と診断され，妄想性障害と診断しない．

8-2 醜形恐怖症／身体醜形障害のDSM-5診断基準

A. 1つまたはそれ以上の知覚された身体上の外見の欠陥または欠点にとらわれているが，それは他人には認識できないかできても些細なものに見える．

B. その障害の経過中のある時点で，その人は，外見上の心配に反応して，繰り返し行動（例：鏡による確認，過剰な身繕い，皮膚むしり，安心希求行動など），または精神的行為（例：他人の外見と自分の外見を比較する）を行う．

C. その外見へのとらわれは，臨床的に意味のある苦痛，または社会的，職業的，または他の重要な領域における機能の障害を引き起こしている．

D. その外見へのとらわれは，摂食障害の診断基準を満たしている人の，肥満や体重に関する心配ではうまく説明されない．

▶ 該当すれば特定せよ
筋肉に関する（筋肉醜形恐怖）：その人は，自分の身体の造りが小さすぎる，または筋肉が不十分であるといった考えにとらわれている．これは，しばしばあることだが，その人が身体の他の部分にとらわれている場合にも用いられる．

▶ 該当すれば特定せよ
醜形恐怖症の確信に関する病識の程度を示せ（例：「私は醜く見える」「私はゆがんでいるように見える」）．
病識が十分または概ね十分：その人は，醜形恐怖症の信念がまったく，またはおそらく正しくない，あるいはそれらが正しいかもしれないし，正しくないかもしれないと認識している．
病識が不十分：その人は，醜形恐怖症の信念がおそらく正しいと思っている．
病識が欠如した・妄想的な信念を伴う：その人は，醜形恐怖症の信念が正しいと完全に確信している．

以下は著者らのクリニックで治療されたBDDの症例である．

症例

アーサーは20歳の男性で，高校2年生のときに自分の顔には問題があると考えはじめた．なにもしないでいるときの自分の顔は目の上に眉毛が垂れ下がって「常軌を逸した顔貌」だと気づいたのだ．また，下顎のラインが弱く，後退していることにも気がついた．この「欠点」を包み隠すためにアーサーは下顎を突き出し眉毛が垂れないよう保ち続けることを試みた．この欠点の隠匿は，ほとんど習慣になった．このような行為をしつつ自分のことばかり気にしてしまい，自律性を失いつつあることに気づいた彼は，ついに顎の整形と眉毛を挙上する件で病院を受診した．

彼は高校ではよい学生であったが，どちらかというと種々の活動には参加しなかった．時々デートをするにはしたが，女性と親密な関係になることはなかった．高校時代の一時期，勉強することをやめてマリファナを吸うという短い反抗期があった．この数か月後，抑うつ的になり，無気力で，罪業的かつ疑心暗鬼になった．これは大うつ病の診断には合致せず，妄想も幻覚も出現しなかった．反抗とマリファナ吸引をやめたところ，このエピソードも終息した．大学に1年間通学したものの，働くために退学し，そして美容外科手術のためのお金を稼いだ．手術後，大学に戻る計画だった．いつしか医科大学に入学したいと考えるようになった．

アーサーは太く濃い眉毛ではあったがハンサムな若者で，顎のラインは全く正常だった．彼は美容外科手術を求めた動機について，人生すべてについて完璧を追求する自分の傾向と関連があるのではないかと述べた．彼は自分の適応が良好で，しかも正常であると信じており，事実，ほとんどの人よりも優秀であった．彼自身は精神科の治療は不要であると考えており，試しに服薬することを拒否した．

BDDは薬物療法と認知行動療法によって治療されることが多い．SSRIも選択肢の1つであり，対照試験によってBDDに有効であることが示されている．薬物療法への良好な反応は，患者が軽症であること，および自分の「欠点」への執着が弱いことを意味しており，そのような患者は社会的・職業的機能の回復も認められる．妄想との区別が困難なレベルのBDDでは，第二世代抗精神病薬（オランザピンやリスペリドンなど）のSSRIとの併用が治療効果を後押しすることがある．認知行動療法では，患者は自分の「欠点」についての認知の歪みを再考することと，鏡で姿を確認することのようなとらわれを助長する行動を修正するよう促される．支持的精神療法も患者の治療士気を高め，希望を与え，障害に対する内省を深めることを促すことができる．美容整形は外科的合併症をきたすことがあり，ほとんど利益がなく，患者のこだわりを変化させない．したがって，手術はすべきでない．

■ ためこみ症 hoarding disorder

ためこみ症は，DSM-5で初めて採用された病名であり，価値のほとんどないものや不要なものを収集して捨てることができない状態のことである（8-3）．この状態は，"pack rat"症候群と大勢の人から呼ばれるものだが，本人は自分を「コレクター」だと考えていることが多い．ためこみ症は，驚くほどありふれた精神障害であり，時に生活に支障をきたす．臨床的に問題となる程度のためこみ症は一般人口の5%もいる．ためこみ症の高い有病率と問題の深刻さは，強迫症や強迫性パーソナリティ障害からの独立性を示す研究と相俟って，DSM-5において診断として独立させるという結論へ導いた．

ためこみ症の特徴の中心は，所有物をためこもうとする意図である．ガラクタの山は，懐かしさや再利用の可能性あるいは美的な価値などを理由に捨てることができないことと，意図的に物品をためこむことに由来する．ためこまれる物品には，衣服，新聞紙，雑誌などが多い．特に衣服の場合は，物品は未使用で新品同様であることが多い．

愛着の程度は，捨てようとするときの患者の反応に映し出される．すなわち，不安と悲しい

第8章 強迫症および関連症群／強迫性障害および関連障害群

8-3 ためこみ症のDSM-5診断基準

A. 実際の価値とは関係なく，所有物を捨てること，または手放すことが持続的に困難である．

B. 品物を捨てることについての困難さは，品物を保存したいと思われる要求やそれらを捨てることに関連した苦痛によるものである．

C. 所有物を捨てることの困難さによって，活動できる生活空間が物で一杯になり，取り散らかり，実質的に本来意図された部屋の使用が危険にさらされることになる．もし生活空間が取り散らかっていなければ，それはただ単に第三者による介入があったためである（例：家族や清掃業者，公的機関）．

D. ためこみは，臨床的に意味のある苦痛，または社会的，職業的，または他の重要な分野における機能の障害（自己や他者にとって安全な環境を維持するということも含めて）を引き起こしている．

E. ためこみは他の医学的疾患に起因するものではない（例：脳の損傷，脳血管疾患，プラダー-ウィリー症候群）．

F. ためこみは，他の精神疾患の症状によってうまく説明できない（例：強迫症の強迫観念，うつ病によるエネルギー低下，統合失調症や他の精神病性障害による妄想，認知症における認知機能障害，自閉スペクトラム症における限定的興味）．

▶ 該当すれば特定せよ
過剰収集を伴う：不必要であり，置く場所がないのにもかかわらず過度に品物を収集する行為が，所有物を捨てることが困難である状態に伴っている場合

▶ 該当すれば特定せよ
病識が十分または概ね十分：その人はためこみに関連した信念や行動（品物を捨てることの困難さ，取り散らかし，または過剰な収集に関連する）が問題であると認識している．
病識が不十分：その人は，反証の根拠があるにもかかわらず，ためこみに関連した信念や行動（品物を捨てることの困難さ，取り散らかし，過剰な収集に関連する）に問題がないとほとんど確信している．
病識が欠如した・妄想的な信念を伴う：その人は，反証の根拠があるにもかかわらず，ためこみに関連した信念や行動（品物を捨てることの困難さ，取り散らかし，過剰な収集に関連する）に問題がないと完全に確信している．

喪失感として体験される．これに関して，「これを捨てることは，まるで自分の体の一部を失うことと同じ気持ちがする」という，まるで所有物を擬人化した感覚も付与される傾向がある．愛着のまた別の形態には，所有物から得られる慰めと安心感がある．所有物の廃棄は，安心感の喪失として体験される．

ためこみ症は，とりわけ居住空間を元来の目的に従って使用できないために，重篤な苦痛（患者本人より，同居する家族の苦痛になることが多い）と生活の支障の原因になる．典型的には，この障害に起因する無秩序なガラクタの山は，居住空間を使用不可能かつ不潔にするため，家族や知人の大きな悩みを引き起こす．重要な物品を探し出すことができなくなる．場合によっては，家族は居住空間がガラクタで埋まることがないよう努めて，現在進行中のためこみに抵抗を示すことがある．

家の中の居住空間が使用不可能であることもしばしばあるが，重症例になると電化製品は使用できず，水道や電気が止められていることがある．患者は，当惑のあまり，修理人を家の中に入れることができず，火災の発生またはネズミや虫の大量発生の懸念から誰かが当局に通報するのではないかと恐れていることがある．

別の病態から，ガラクタを収集し，物品を捨てられなくなることがあるため，それらを除外して診断する必要がある．例えば，前腹内側前頭前野や帯状回の損傷によりためこみ行為が出現することがある．（低身長，過食，満腹感の欠如，食物探索行動などと関連した遺伝病である）プラダー-ウィリー症候群 Prader-Willi syndrome も，主に食べ物を対象とする（食物と無関係の場合もある），ためこみ行動を示すことがある．

ためこみが，独立した疾患としてではなくむしろ，強迫症，GAD，うつ病などと関連して出現することもある．重症の認知症に合併し

て，ためこみがみられることもある．この場合，ためこみは，対象への愛着ではなく，認知機能の低下に起因していることがいずれ明らかになる．統合失調症でもためこみが報告されているが，対象への愛着によらないのは同様である．強迫症はためこみを示すことが多い精神障害であり，患者の30％程度にある種のためこみ行為が生ずる．ためこみが不潔恐怖のような強迫症の症状から二次的に生じている場合，ためこみ症と診断することは不適切である．

DSM-5は「過剰収集を伴う」という特定用語が採用されている．研究から，ためこみ症の患者の多くが過剰に購入し消費する傾向（「強迫的な購入者」という表現が当てはまるほどの）があることが示されている．ためこみ症の過剰な収集の一形態としての窃盗がみられることもある．特に重症例のためこみ症では，妄想と表現してよい様相を呈することがある．ためこみ症の多くの患者は自分の収集行為に問題があることを認識しているが，その所有物の価値に対する不合理な信念により，何一つ捨てることができない．家族などの他者にとって，病識が欠如していると思われることがあるが，実際には，所有物の価値と有用性についての患者の信念はこの病気の一部分なのである．

ためこみ症の治療は困難である．軽症例の一部は，SSRIが有効な場合がある．ためこみ症に対する認知行動療法の治療モデルが開発されたが，治療効果は一定しない．医師は，例えば，患者に個人的な「管財人＝整理人」（あるいは，信頼できる知人や親戚）を雇うよう勧め，患者の家を掃除および整頓してもらい，おそらくその整頓直後から再開されるためこみに備えて，以後も継続的に家の中の状態をチェックさせるなど，常識にとらわれずに治療を発想する必要があるかも知れない．

■ 抜毛症 trichotillomania (hair-pulling disorder)

「抜毛症」は，反復的な抜毛の結果，他人が気づく程度の脱毛に至る病態である．通常，抜毛する前は緊張感が高まり，抜毛するときに満足と解放感を感じる．抜毛症の患者は通例かなりの主観的苦悶があると述べるか，他の面で明白な機能の障害をきたしている（8-4）．

抜毛症は一般に慢性であるが，症状は悪化と軽快を繰り返す．対象となる毛は，頭髪，睫毛，眉毛，体毛，腋毛，陰毛など，生えているものであればすべてありうる．臨床的には，患者の70〜90％は女性で，ほとんどが小児期に発症している．調査によると青年と大学生の1〜4％が罹患している．強迫的な抜毛は，気分障害，不安症，その他の衝動制御の障害，パーソナリティ障害を高頻度に合併している．診断は，他の精神疾患と医学的疾患が除外されているのであれば，簡単である．ほとんどの患者には，一見してわかる禿げを伴わないが，小さく，簡単に隠すことができる脱毛部位や，眉毛・睫毛の消失が観察される．以下は，著者らが経験した症例である．

症例

シャーリーは42歳の主婦で，強迫的抜毛のため病院を受診した．最近，クロミプラミンが有効であることを知り，試してみたくなったのだという．

患者は中西部の小さい農村部に育った．幼小児期は比較的幸福であり，家族生活は調和に満ちていた．この頃から，髪の毛を捩り，絡めて弄ぶようになり，10歳になる以前から，頭髪，睫毛，眉毛を抜くようになった．

数年間，抜毛の程度は変動したが，やむことはなかった．読書中やテレビ観賞中など，抜毛が半ば自動的である場合や，逆に，意図して抜毛に専念することもあった．自分の意思で抜毛をやめることはできなかったと彼女は述べた．

インタビュー中，彼女はカツラを外し，頭頂部の一部の除いてほとんど髪の毛のない頭を見せた．化粧とサングラスで隠していたが，睫毛と眉毛も全くなくなっていた．彼女は抜毛に困惑し，抜毛を恥じており，子ども時代に抜毛を同級生にからかわれた様子を涙ながらに語った．数年間，このことで内科や皮膚科で診察も受けたという．軟膏やローションが処方されたが効果はなかった．

8-4 抜毛症のDSM-5診断基準

A. 繰り返し体毛を抜き，その結果体毛を喪失する．

B. 体毛を抜くことを減らす，またはやめようと繰り返し試みる．

C. 体毛を抜くことで，臨床的に意味のある苦痛，または社会的，職業的，または他の重要な領域における機能の障害を引き起こしている．

D. 体毛を抜くこと，または脱毛は，他の医学的疾患（例：皮膚科学的状態）に起因するものではない．

E. 体毛を抜くことは，他の精神疾患の症状（例：醜形恐怖症における本人に認識された外見上の欠陥や傷を改善する試み）によってうまく説明されない．

クロミプラミン（150 mg/日まで増量）による治療で，抑うつ的気分は改善されたが，抜毛に変化はなかった．支持的精神療法により，彼女の自尊心を回復した．治療から13年後の診察時においても，抜毛に変化はないものの，幸福で満ち足りた生活を送っていると述べた．

抜毛症の治療は薬物療法と行動療法からなり，時にその組み合わせによるが，受診する患者はほとんどいない．行動療法では，患者はどのような機会（しばしば，半ば自動的に）に抜毛が生じているのかを学び，より有害性の低い別な行動（例えば，ボールを握りしめる行為など）へと変化させる．手袋や帽子を着用して，障壁を作り抜毛予防に応用する手法を学び，有効な場合がある．これらの治療技法は総称として，ハビットリバーサル法 habit reversal と呼ばれ，研究から有効性が確認されている．

SSRIとクロミプラミンは現在，抜毛症に対して最もよく処方されている薬物であり，抜毛の衝動を抑える効果があると思われる．最近の研究により，グルタミン酸調節薬であるN-アセチルシステインにより抜毛が減少する可能性が示された．

低下した自尊心の回復・家庭内問題や人間関係の理解・（眉毛がない私などを好む人はいない，などの）認知の歪みの是正への援助として，認知行動療法が役立つ患者もある．局所的なステロイドの使用は，痒みが抜毛の引き金となっている患者には役立つかもしれない．催眠も利用されており，有効な患者もいると言われている．

■ 皮膚むしり症 excoriation（skin-picking）disorder

「皮膚むしり症」は，DSM-5で新規採用された診断である．患者は，繰り返し，強迫的に皮膚をむしるために，身体を損傷する．皮膚むしり症と抜毛症は臨床的に極めて類似していたため，診断基準も互いに似ている（8-5）．皮膚むしり症は，特に稀ではなく，一般人口の1〜5％に認められる．かつては慢性とみなされたが，症状の程度と重篤度は変動する．患者が受診することは稀である．

皮膚をむしらない人はいないが，普通，不揃いな部分を直し，ニキビや傷を目立たなくするために行うが，皮膚むしり症では，むしることを繰り返し，結果，傷を残す．顔が最もむしられやすい．手，指，胴，腕，脚もむしられることが多い．患者は，爪，ナイフ，毛抜き，ピンなどを用いる．むしった結果，組織への損傷を生じることがあり，局所の感染症や菌血症を合併することがある．むしることで，学校や職場やその他の社会活動に遅刻する，自尊心が低下する，あるいは人間関係に悪影響が生じることがある．稀に，精神刺激薬が皮膚むしりの原因になるため，これを除外する必要がある．疥癬，アトピー性皮膚炎，乾癬，水疱性皮膚疾患などの皮膚病も同様に除外しなくてはならない．治療は確立されていないが，抜毛症と同様

8-5 皮膚むしり症のDSM-5診断基準

A. 皮膚の損傷を引き起こす繰り返される皮膚むしり行為．

B. 皮膚むしり行為を減らす，またはやめようと繰り返し試みている．

C. 皮膚むしり行為によって，臨床的に意味のある苦痛，または社会的，職業的，または他の重要な領域における機能の障害を引き起こしている．

D. 皮膚むしり行為は，物質（例：コカイン）の身体的作用または他の医学的疾患（例：疥癬）に起因するものではない．

E. 皮膚むしり行為は，他の精神疾患の症状（例：精神病性障害における妄想または幻触，醜形恐怖症における外見の欠陥または欠点を改善しようという試み，常同運動症における常同運動，または自殺目的以外の自傷企図）によってはうまく説明できない．

の治療が行われることがある．すなわち，SSRIによりむしりたい衝動を抑え，ハビットリバーサル法により皮膚むしりに立ち向かうなどである．

強迫症および関連障害群の臨床的留意点

1. 強迫症についての患者教育：
   - 孤独，不安，混乱の軽減．
   - 不安に満ちた患者に，恐ろしく荒れ狂う内容の強迫観念に基づいて実際に行動してしまうことは稀であることを保証する．
   - 強迫症の「よい面」を示す．すなわち，患者の多くは，良心的かつ信頼できるうえに人から好かれるという事実．
2. 共感的な関係を構築する．
   - 儀式をやめるように指図しないこと．なぜなら，彼らにそれはできず，それゆえに，助けを求めているのであるから．
   - 強迫症状について話すことで，症状は悪化しない事実を説明すること．
3. 患者の多くは，服薬も行動療法も最善を尽くす傾向がある．
   - 通常，クロミプラミンとSSRIが有効である．SSRIを用いる場合，うつ病よりも高用量で使用する必要がある．
   - 薬物療法の効果が明らかになるのは，うつ病治療と同様に，週単位ではなく月単位のタイムラグがある．
4. 醜形恐怖症は，SSRIによる治療に良好な反応をすることがある．
   - 妄想の定義を満たす醜形恐怖症ですら，抗精神病薬の追加が不要であることが多い．
5. ためこみ症の治療について，治療者は常識にとらわれない発想が必要となる．
   - 薬物療法も精神療法もためこみ症の治療にあまり効果がないことがあるが，典型的な強迫症状を示す場合にはSSRIが有効であることがある．
   - 可能ならば，個人的な「整理屋」として働く人物を雇用し，家庭内を整頓してもらうことが役立つであろう．
   - ためこみは整頓直後から再開されるため，整理屋は定期的に物品がためこまれた家のチェックを繰り返す必要がある．
6. 抜毛症は行動療法が最も有効である可能性がある．
   - ハビットリバーサル法の効果が示されている．
   - SSRIとクロミプラミンは，抜毛への衝動を抑える可能性があるが，結論は得られていない．
   - 脱毛が顕著な患者には，カツラやその他の増毛法が最も気の利く，しかも自尊心を回復させて治療意欲を高める援助である．
7. 皮膚むしり症は抜毛症と極めて似ているため，ハビットリバーサル法が有効である可能性が高い．

> **セルフアセスメント問題集**
>
> **Q1** 強迫症の診断法を述べよ．典型的な特徴は何か．
> **Q2** 強迫症の神経生物学的モデルを支持する証拠を述べよ．
> **Q3** 強迫症の鑑別診断を述べよ．
> **Q4** 強迫観念と妄想の違いを述べよ．
> **Q5** 強迫症の治療に用いられる行動療法について述べよ．
> **Q6** 醜形恐怖症の共通する特徴は何か？
> **Q7** ためこみ症と強迫症の類似点はどこか述べよ．なぜ，ためこみ症の治療が困難であるか述べよ．
> **Q8** 抜毛症とは何か．治療はどのように行われるか述べよ．
> ハビットリバーサル法について述べよ．
> **Q9** 皮膚むしり症と抜毛症の類似点を述べよ．

第9章
心的外傷およびストレス因関連障害群
Trauma-and Stressor-Related Disorders

Whether 'tis nobler in the mind to suffer
The slings and arrows of outrageous fortune...

William Shakespeare, Hamlet

どちらが男らしい生き方か，じっと身を伏せ，不法な運命の矢弾を堪え忍ぶのと…
——「ハムレット」ウィリアム・シェイクスピア（福田恆存訳）

　心的外傷およびストレス因関連障害群は，DSM-5で初めて採用された診断分類であり，そこには急性ストレス障害，心的外傷後ストレス障害，反応性アタッチメント障害，脱抑制型対人交流障害，適応障害が含まれている．ここに含まれる障害群はすべて，心的外傷やストレス因となる明白な状況または事件に遭遇した結果として生じる．DSM-5において，このように直接の因果関係の存在に言及する診断は，ほかにない．

　これら診断は，どれも精神障害の直接の原因となるような，戦時下の戦闘，テロリストによる攻撃，親からの著しいネグレクトなどの状況下などではありふれた体験と関連している．この障害群には，「心に傷を負った者たち：（原文・walking wounded）」の多くが患う適応障害が含まれている．すなわち，適応障害とは日常のストレス因が抑うつ，不安，行動面の問題の出現に直接関与している状態のことである．また，完全に診断基準を満たさない場合に使用できる残遺的な診断群も用意されている．DSM-5の心的外傷およびストレス因関連障害の診断基準は表9-1に示した．

■ 反応性アタッチメント障害／反応性愛着障害と脱抑制型対人交流障害
reactive attachment disorder and disinhibited social engagement disorder

　反応性アタッチメント障害と脱抑制型対人交流障害は，子どもと（多くは親である）養育者との間に通常生じる愛着行動の混乱が特徴である．どちらも親からのネグレクトや虐待で生じる．

　反応性アタッチメント障害では，愛着が欠如しているか形成されていない(9-1)．この障害は非常に不適切な養育に起因しているため，過酷なネグレクトの徴候（栄養失調や不衛生など）を伴っている場合や，言語や認知の発達の遅れを合併していることがある．反応性アタッチメント障害の子どもは他者へほとんど反応を

表9-1　DSM-5 心的外傷およびストレス因関連障害群

反応性アタッチメント障害／反応性愛着障害
脱抑制型対人交流障害
心的外傷後ストレス障害
急性ストレス障害
適応障害
他の特定される心的外傷およびストレス因関連障害
特定不能の心的外傷およびストレス因関連障害

9-1 反応性アタッチメント障害/反応性愛着障害のDSM-5診断基準

A. 以下の両方によって明らかにされる，大人の養育者に対する抑制され情動的に引きこもった行動の一貫した様式：
  (1) 苦痛なときでも，その子どもはめったにまたは最小限にしか安楽を求めない．
  (2) 苦痛なときでも，その子どもはめったにまたは最小限にしか安楽に反応しない．

B. 以下のうち少なくとも2つによって特徴づけられる持続的な対人交流と情動の障害
  (1) 他者に対する最小限の対人交流と情動の反応
  (2) 制限された陽性の感情
  (3) 大人の養育者との威嚇的でない交流の間でも，説明できない明らかないらだたしさ，悲しみ，または恐怖のエピソードがある．

C. その子どもは以下のうち少なくとも1つによって示される不十分な養育の極端な様式を経験している．
  (1) 安楽，刺激，および愛情に対する基本的な情動欲求が養育する大人によって満たされることが持続的に欠落するという形の社会的ネグレクトまたは剥奪
  (2) 安定したアタッチメント形成の機会を制限することになる，主たる養育者の頻回な変更(例：里親による養育の頻繁な交代)
  (3) 選択的アタッチメントを形成する機会を極端に制限することになる，普通でない状況における養育(例：養育者に対して子どもの比率が高い施設)

D. 基準Cにあげた養育が基準Aにあげた行動障害の原因であるとみなされる(例：基準Aにあげた障害が基準Cにあげた適切な養育の欠落に続いて始まった)．

E. 自閉スペクトラム症の診断基準を満たさない．

F. その障害は5歳以前に明らかである．

G. その子どもは少なくとも9カ月の発達年齢である．

▶ 該当すれば特定せよ
  持続性：その障害は12カ月以上存在している．

▶ 現在の重症度を特定せよ
  反応性アタッチメント障害は，子どもがすべての症状を呈しており，それぞれの症状が比較的高い水準で現れているときには重度と特定される．

示さず，快適・援助・養育・養育者による保護を得る努力をしない．さらに，簡単に説明することができない陰性感情(恐怖，悲しみ，苛立ちなど)を示すことがある．この診断は特定の人物に愛着を示す能力がない子どもへ適応することができない．(DSM-5の診断基準は，9-1参照．)

DSM-5では，診断の条件として，子どもが生後9か月に達してからと規定している．この条件のねらいは，発達の問題で特定の人物に愛着を示すことがない子どもにこの診断を下さないことである．すなわち，子どもは通常，生後7～9か月の間に，特定の人物からの慰めを欲し，特定の人物に愛着を示し始めることに加えて，いわゆる「人見知り」や養育者との別離への抵抗を示し始めるからである．

反応性アタッチメント障害は臨床的に遭遇することは稀であり，苛烈なネグレクトを経験した子どもに限っても有病率が10％より低い稀な状態である．

診断のための子どもの評価は特に難しく，子ども，親(養育者)，その他の家族の評価をすべて必要とする．第4章「神経発達症群/神経発達障害群(児童精神医学)」にある，幼児・小児・青年の評価の方法の記述を参照して欲しい．DSM-5によると，極端に不健全な養育にはパターンが存在するとされる．つまり，子どもの要求する，快適さ・刺激・愛着への軽視が実在している．ほかにも，度重なる養育者の交代，養育者が同時に多くの子どもを世話する施設のような特殊な養育環境なども関係している．多くの(全員ではないにせよ)養育者がその養育が

不健全だったことを認めたがらず，また，子どもも自身の体験を陳述できないことなどから，診断は一筋縄ではいかない．このことから，医師が子どもの虐待に気がつかなければ，この診断に至ることはない．逆に，少なくとも，深刻な養育上の不適切があったと確定する理由がない状況で，反応性アタッチメント障害を示した子どもの報告例もない．

鑑別診断として，自閉スペクトラム症の除外は必須である．これら診断は，ネグレクトの有無，限定された興味や儀式的な動作の有無，対人コミュニケーションの特徴的な欠損，特定の人物に対する愛着の有無などに基づいて鑑別する．

治療に関しては，反応性アタッチメント障害の子どもを虐待やネグレクトの現場である自宅から，フォスターケアなどの場に移すことが極めて重要である．通常，医師は子どもに対する虐待とネグレクトを当局に通報する義務が課せられている．そのほかにも，子どもに安全かつ安定した住環境，または医療アクセスや医学的疾患の治療，日常を覆い尽くしていた虐待とネグレクトを帳消しにするような適切な養育を提供することなども重要である．子どもが成長した後，この障害に関する教育を行う必要がある．混乱した感情と人間関係に焦点を当てた種々の家族療法などの精神療法を行う必要がある．

「脱抑制型対人交流障害」とは，DSM-5で新たに採用された診断であり，これはDSM-Ⅳの「幼児期または小児期早期の反応性愛着障害」から分離された診断である．反応性アタッチメント障害とは異なり，この診断に不可欠な特徴は，ほとんど面識のない他者への不自然かつ過剰な親密さからなる行動パターンと，そのために特定の文化の社会的ルールから逸脱することである（9-2）．

脱抑制型対人交流障害の有病率は不明であるが，フォスターケアや共同住居的な施設内においては，20％と高率である．この病態は，2歳

9-2 脱抑制型対人交流障害のDSM-5診断基準

A. 以下のうち少なくとも2つによって示される，見慣れない大人に積極的に近づき交流する子どもの行動様式：
　(1) 見慣れない大人に近づき交流することへのためらいの減少または欠如
　(2) 過度に馴れ馴れしい言語的または身体的行動（文化的に認められた，年齢相応の社会的規範を逸脱している）
　(3) たとえ不慣れな状況であっても，遠くに離れて行った後に大人の養育者を振り返って確認することの減少または欠如
　(4) 最小限に，または何のためらいもなく，見慣れない大人に進んでついて行こうとする．

B. 基準Aにあげた行動は注意欠如・多動症で認められるような衝動性に限定されず，社会的な脱抑制行動を含む．

C. その子どもは以下の少なくとも1つによって示される不十分な養育の極端な様式を経験している．
　(1) 安楽，刺激，および愛情に対する基本的な情動欲求が養育する大人によって満たされることが持続的に欠落するという形の社会的ネグレクトまたは剥奪
　(2) 安定したアタッチメント形成の機会を制限することになる，主たる養育者の頻回な変更（例：里親による養育の頻繁な交代）
　(3) 選択的アタッチメントを形成する機会を極端に制限することになる，普通でない状況における養育（例：養育者に対して子どもの比率が高い施設）

D. 基準Cにあげた養育が基準Aにあげた行動障害の原因であるとみなされる（例：基準Aにあげた障害が基準Cにあげた病理の原因となる養育に続いて始まった）．

E. その子どもは少なくとも9カ月の発達年齢である．
▶ 該当すれば特定せよ
　持続性：その障害は12カ月以上存在している．
▶ 現在の重症度を特定せよ
　脱抑制型対人交流障害は，子どもがすべての症状を呈しており，それぞれの症状が比較的高い水準で現れているときには重度と特定される．

〜青年期までに生じる．まだ幼い子どもは，知らない人物に対して警戒して内気に振る舞う．一方，この障害と診断される子どもはそのような遠慮が欠落しているばかりか，喜んで未知の人物とかかわりをもち，馴染みのない大人とどこかへ出かけてしまうことすらある．

　幼稚園児の場合，言葉と社交における厚かましさが目立ち，注目を集めるための行動を伴うことが多い．言葉と体で示される過度な親密さは小児期の半ばまで続き，青年期までには，無分別な行動は知人にも示されるようになる．

　脱抑制型対人交流障害は，認知的および言語的な発達の遅れ，栄養不良や不衛生など，ネグレクトを示す徴候を伴っていることがある．ネグレクトの問題が解決された後まで，この障害の典型的症状が持続することがある．このように，この障害はネグレクトを体験し愛着が欠如した子どもにみられることがあるが，患者児童の養育者への愛着は正常から混乱している場合まで多様である．

　診断には，脱抑制型の4種の具体的行動のうち，少なくとも2種類が認められる必要がある．これは，馴染みのない大人への遠慮のなさ（欠如），過剰に親密な行動，養育者を振り返る行動の減少や欠如，未知の大人と外出することへの躊躇のなさである．このような行動は多くの文化で異常とみなされ，普通，そのような状況で子どもは混乱を示すとされている．

　ある特定のタイプの病因となる養育態度により，脱抑制型対人交流障害よりも反応性アタッチメント障害を生じやすいという証拠が存在しないため，反応性愛着障害とまさに同様の不健全な養育が，この障害の発症に関与するとみなされている．興味深いことに，第7染色体の欠失を伴う子どもでは，適切に養育されたものの，脱抑制型対人交流障害と同様の行動が認められるということが知られている．

　対人関係の質および能力の向上を目指した治療が行われることが多い．

第9章 心的外傷およびストレス因関連障害群

■ 心的外傷後ストレス障害
posttraumatic stress disorder

　心的外傷後ストレス障害 posttraumatic stress disorder（PTSD）は，実際または危うく死ぬ，重傷を負う，性的暴力を受ける出来事へ曝露された人に生じる．出来事は通常，普通の人生経験の範囲から逸脱している．そのような出来事の例として，戦闘，傷害事件，強姦，災害（火事などを含む）などがある．年齢，精神疾患の既往歴，得られる社会的援助のレベル，ストレス因との時間的距離的近接性などすべてがPTSDの発症の可能性に影響する．PTSDの主な構成要素は，1）夢や反復的かつ侵入的な思考としての心的外傷体験の追体験，2）出来事と関連した刺激からの回避，3）気分の陰性の変化（他者から孤立し隔絶されたような感情の麻痺など），4）苛立ち／怒りの暴発あるいは過剰な驚愕反応など覚醒度と反応性に変化などである．DSM-5では，2種類のサブタイプが特定されており，現実感消失あるいは離人症が存在する場合は，「解離症状を伴う」とし，発症が心的外傷体験から6か月以上経過した後の場合を「遅延顕症型」とする．DSM-5のPTSDの診断基準は，9-3 に示した．

● 疫学・臨床所見・経過

　PTSDの有病率は一般人口の約7％である．この障害と診断される男性の多くはなんらかの戦闘を体験している．ベトナム戦争に従軍した退役軍人の15％がPTSDと診断されている．女性の場合，契機となることが多い外傷体験は傷害事件や強姦である．この障害は年齢にかかわらず生じ，2001年の9.11のテロ攻撃後や，より近年の学校内乱射事件の後などに観察されたように，小児期に発症することすらある．カタストロフィを切り抜けた生存者にPTSDが発症する頻度はばらつくが，よく研究された悲劇である1942年のボストンでおきた「ココナッツグローブナイトクラブ火災」では57％の患者に，火災の1年後も心的外傷後の症状が持続し

9-3 心的外傷後ストレス障害のDSM-5診断基準

心的外傷後ストレス障害
　注：以下の基準は成人，青年，6歳を超える子どもについて適用する．6歳以下の子どもについては後述の基準を参照すること．

A. 実際にまたは危うく死ぬ，重症を負う，性的暴力を受ける出来事への，以下のいずれか1つ（またはそれ以上）の形による曝露：
　(1) 心的外傷的出来事を直接体験する．
　(2) 他人に起こった出来事を直に目撃する．
　(3) 近親者または親しい友人に起こった心的外傷的出来事を耳にする．家族または友人が実際に死んだ出来事または危うく死にそうになった出来事の場合，それは暴力的なものまたは偶発的なものでなくてはならない．
　(4) 心的外傷的出来事の強い不快感をいだく細部に，繰り返しまたは極端に曝露される体験をする（例：遺体を収集する緊急対応要員，児童虐待の詳細に繰り返し曝露される警官）．
　注：基準A4は，仕事に関連するものでない限り，電子媒体，テレビ，映像，または写真による曝露には適用されない．

B. 心的外傷的出来事の後に始まる，その心的外傷的出来事に関連した，以下のいずれか1つ（またはそれ以上）の侵入症状の存在：
　(1) 心的外傷的出来事の反復的，不随意的，および侵入的で苦痛な記憶
　注：6歳を超える子どもの場合，心的外傷的出来事の主題または側面が表現された遊びを繰り返すことがある．
　(2) 夢の内容と情動またはそのいずれかが心的外傷的出来事に関連している，反復的で苦痛な夢
　注：子どもの場合，内容のはっきりしない恐ろしい夢のことがある．
　(3) 心的外傷的出来事が再び起こっているように感じる，またはそのように行動する解離症状（例：フラッシュバック）（このような反応は1つの連続体として生じ，非常に極端な場合は現実の状況への認識を完全に喪失するという形で現れる）．
　注：子どもの場合，心的外傷に特異的な再演が遊びの中で起こることがある．
　(4) 心的外傷的出来事の側面を象徴するまたはそれに類似する，内的または外的なきっかけに曝露された際の強烈なまたは遷延する心理的苦痛
　(5) 心的外傷的出来事の側面を象徴するまたはそれに類似する，内的または外的なきっかけに対する顕著な生理学的反応

C. 心的外傷的出来事に関連する刺激の持続的回避．心的外傷的出来事の後に始まり，以下のいずれか1つまたは両方で示される．
　(1) 心的外傷的出来事についての，または密接に関連する苦痛な記憶，思考，または感情の回避，または回避しようとする努力
　(2) 心的外傷的出来事についての，または密接に関連する苦痛な記憶，思考，または感情を呼び起こすことに結びつくもの（人，場所，会話，行動，物，状況）の回避，または回避しようとする努力

D. 心的外傷的出来事に関連した認知と気分の陰性の変化．心的外傷的出来事の後に発現または悪化し，以下のいずれか2つ（またはそれ以上）で示される．
　(1) 心的外傷的出来事の重要な側面の想起不能（通常は解離性健忘によるものであり，頭部外傷やアルコール，または薬物など他の要因によるものではない）
　(2) 自分自身や他者，世界に対する持続的で過剰に否定的な信念や予想（例：「私が悪い」，「誰も信用できない」，「世界は徹底的に危険である」，「私の全神経系は永久に破壊された」）
　(3) 自分自身や他者への非難につながる，心的外傷的出来事の原因や結果についての持続的でゆがんだ認識
　(4) 持続的な陰性の感情状態（例：恐怖，戦慄，怒り，罪悪感，または恥）
　(5) 重要な活動への関心または参加の著しい減退
　(6) 他者から孤立している，または疎遠になっている感覚
　(7) 陽性の情動を体験することが持続的にできないこと（例：幸福や満足，愛情を感じることができないこと）

E. 心的外傷的出来事と関連した，覚醒度と反応性の著しい変化．心的外傷的出来事の後に発現または悪化し，以下のいずれか2つ（またはそれ以上）で示される．
　(1) 人や物に対する言語的または肉体的な攻撃性で通常示される，（ほとんど挑発なしでの）いらだたしさと激しい怒り
　(2) 無謀なまたは自己破壊的な行動
　(3) 過度の警戒心

（次頁に続く）

9-3 (続き)

 (4) 過剰な驚愕反応
 (5) 集中困難
 (6) 睡眠障害(例:入眠や睡眠維持の困難,または浅い眠り)

F. 障害(基準 B, C, D および E)の持続が 1 カ月以上

G. その障害は,臨床的に意味のある苦痛,または社会的,職業的,または他の重要な領域における機能の障害を引き起こしている.

H. その障害は,物質(例:医薬品またはアルコール)または他の医学的疾患の生理学的作用によるものではない.
▶ いずれかを特定せよ
 解離症状を伴う:症状が心的外傷後ストレス障害の基準を満たし,加えてストレス因への反応として,次のいずれかの症状を持続的または反復的に体験する.
  1.離人感:自分の精神機能や身体から遊離し,あたかも外部の傍観者であるかのように感じる持続的または反復的な体験(例:夢の中にいるような感じ,自己または身体の非現実感や,時間が進むのが遅い感覚)
  2.現実感消失:周囲の非現実感の持続的または反復的な体験(例:まわりの世界が非現実的で,夢のようで,ぼんやりし,またはゆがんでいるように体験される)
  注:この下位分類を用いるには,解離症状が物質(例:アルコール中毒中の意識喪失,行動)または他の医学的疾患(例:複雑部分発作)の生理学的作用によるものであってはならない.
▶ 該当すれば特定せよ
 遅延顕症型:その出来事から少なくとも 6 カ月間(いくつかの症状の発症や発現が即時であったとしても)診断基準を完全には満たしていない場合

6 歳以下の子どもの心的外傷後ストレス障害

A. 6 歳以下の子どもにおける,実際にまたは危うく死ぬ,重症を負う,性的暴力を受ける出来事への,以下のいずれか 1 つ(またはそれ以上)の形による曝露:
 (1) 心的外傷的出来事を直接体験する.
 (2) 他人,特に主な養育者に起こった出来事を直に目撃する.
 注:電子媒体,テレビ,映像,または写真のみで見た出来事は目撃に含めない.
 (3) 親または養育者に起こった心的外傷的出来事を耳にする.

B. 心的外傷的出来事の後に始まる,その心的外傷的出来事に関連した,以下のいずれか 1 つ(またはそれ以上)の侵入症状の存在:
 (1) 心的外傷的出来事の反復的,不随意的,および侵入的で苦痛な記憶
 注:自動的で侵入的な記憶は必ずしも苦痛として現れるわけではなく,再演する遊びとして表現されることがある.
 (2) 夢の内容と情動またはそのいずれかが心的外傷的出来事に関連している,反復的で苦痛な夢
 注:恐ろしい内容が心的外傷的出来事に関連していることを確認できないことがある.
 (3) 心的外傷的出来事が再び起こっているように感じる,またはそのように行動する解離症状(例:フラッシュバック)(このような反応は 1 つの連続体として生じ,非常に極端な場合は現実の状況への認識を完全に喪失するという形で現れる).このような心的外傷に特異的な再演が遊びの中で起こることがある.
 (4) 心的外傷的出来事の側面を象徴するまたはそれに類似する,内的または外的なきっかけに曝露された際の強烈なまたは遷延する心理的苦痛
 (5) 心的外傷的出来事を想起させるものへの顕著な生理学的反応

C. 心的外傷的出来事に関連する刺激の持続的回避,または心的外傷的出来事に関連した認知と気分の陰性の変化で示される,以下の症状のいずれか 1 つ(またはそれ以上)が存在する必要があり,それは心的外傷的出来事の後に発現または悪化している.
 刺激の持続的回避
 (1) 心的外傷的出来事の記憶を喚起する行為,場所,身体的に思い出させるものの回避,または回避しようとする努力
 (2) 心的外傷的出来事の記憶を喚起する人や会話,対人関係の回避,または回避しようとする努力
 認知の陰性変化
 (3) 陰性の情動状態(例:恐怖,罪悪感,悲しみ,恥,混乱)の大幅な増加
 (4) 遊びの抑制を含め,重要な活動への関心または参加の著しい減退
 (5) 社会的な引きこもり行動
 (6) 陽性の情動を表出することの持続的減少

(次頁に続く)

9-3 (続き)

D. 心的外傷的出来事と関連した覚醒度と反応性の著しい変化．心的外傷的出来事の後に発現または悪化しており，以下のうち2つ（またはそれ以上）によって示される．
(1) 人や物に対する（極端なかんしゃくを含む）言語的または肉体的な攻撃性で通常示される，（ほとんど挑発なしでの）いらだたしさと激しい怒り
(2) 過度の警戒心
(3) 過剰な驚愕反応
(4) 集中困難
(5) 睡眠障害（例：入眠や睡眠維持の困難，または浅い眠り）

E. 障害の持続が1カ月以上

F. その障害は，臨床的に意味のある苦痛，または両親や同胞，仲間，他の養育者との関係や学校活動における機能の障害を引き起こしている．

G. その障害は，物質（例：医薬品またはアルコール）または他の医学的疾患の生理学的作用によるものではない．
▶ いずれかを特定せよ
解離症状を伴う：症状が心的外傷後ストレス障害の基準を満たし，次のいずれかの症状を持続的または反復的に体験する．
1. 離人感：自分の精神機能や身体から遊離し，あたかも外部の傍観者であるかのように感じる持続的または反復的な体験（例：夢の中にいるような感じ，自己または身体の非現実感や，時間が進むのが遅い感覚）
2. 現実感消失：周囲の非現実感の持続的または反復的な体験（例：まわりの世界が非現実的で，夢のようで，ぼんやりし，またはゆがんでいるように体験される）
注：この下位分類を用いるには，解離症状が物質（例：意識喪失）または他の医学的疾患（例：複雑部分発作）の生理学的作用によるものであってはならない．
▶ 該当すれば特定せよ
遅延顕症型：その出来事から少なくとも6カ月間（いくつかの症状の発症や発現が即時であったとしても）診断基準を完全には満たしていない場合

以下は，性的暴行を受けた後にPTSDを発症した女性を最近外来で診察した症例である．

症例

ミーガンは21歳の大学生で，抑うつとフラッシュバックの評価のために外来を受診した．ミーガンは3か月前に，男子学生寮のパーティーで出会ったある男子学生に興味をもった．その学生は別などこかに行ってセックスしようとミーガンを誘った．彼女は随分と酒に酔っていたものの，それを断ったが，相手はしつこく迫ってきた．男はミーガンを無理矢理隣の部屋へ連れ込んで，服を引き裂いてミーガンを犯した．その後，当惑と屈辱感に襲われたものの，彼女は誰にも打ち明けず，医師も受診しなかった．警察は同意のうえでのセックスだとみなし，真剣に取り上げてはくれないだろうと彼女は考えた．

授業を休むこともアルバイトの事務仕事も休むことはなかったが，気が沈み，不安が強くなり，怒りと易刺激的なエピソードが出現するようになった．レイプのことを頻繁に思い返し，友人とは没交渉になっていった．心配した友人数名が受診する決心を後押ししてくれた．

病歴と症状から，PTSDと診断され，それを告知された．彼女は地域のレイプ危機支援センターに集団療法を目的に紹介された．fluoxetine（**本邦未発売**，20 mg/日）が抑うつと不安の治療のために処方された．治療によって，ミーガンは徐々に回復し，PTSDの症状を乗り越えることができた．

一般にPTSDはストレス因の体験直後に始まるが，時に数か月，数年後から始まることもある．多くの患者は慢性に経過するが，典型的にはストレスに曝されると症状が悪化するという変動を示す．症状の急激な発症，良好な病前適応，社会的サポートの充実，精神科的または医学的合併症の欠如などが，予後良好と関連する因子である．PTSD患者は，うつ病，不安症，アルコールやドラッグへの依存など，他の精神

疾患を併存することが多い．

　小児および青年にもPTSDは発症する．就学前の小児は円滑な生活には親または保護者の存在が不可欠であるため，心的外傷に対して，とりわけ脆弱である．低年齢の児童や青年が被りやすい心的外傷には，感情面または身体的な虐待，不慮の事故，戦争の影響，災害などが含まれる．災害を生き延びた子どもの60％，心的外傷体験あるいは暴力などの被害または目撃者となった高校生の40％がPTSDを発症するという研究結果と比較して，小児や青年期のPTSDの有病率は，PTSDの患者全体の約3〜6％を占めるとされ，成人と同様，報告されることが実際より少ないと考えられている．

● 病因と病態生理

　PTSDを発症させる主要な病因は，その定義に従って，通常の人生経験の範囲を逸脱した重大な外傷体験である．経済的損失，夫婦間の不和，死別などはPTSDを引き起こすストレス因とはみなされない．研究からは，ストレス因が強度であるほど，PTSDを発症するリスクが上昇することが示された．戦時下の体験はPTSDの発症に関連する．それは，戦友が殺害される場面の目撃，残虐な場面の目撃，残虐行為への参加などである．

　年齢，感情的混乱の既往の有無，社会的サポートの程度や有無，ストレス因の身近さなどすべてが，PTSDの発症のしやすさに影響する．例えば，熱傷を負った80％の子どもは受傷の1〜2年後になんらかのPTSDの症状を示すが，成人の場合は同様の経験をしてもそれが30％にとどまる．また，おそらく精神科的既往歴を有することは，患者のストレス脆弱性を意味しているため，そのような患者はPTSDをより発症しやすい．社会的サポートが充実している個人は，貧弱な社会的サポートしかない者よりPTSDを発症しにくい．

　ある種の生物学的要因がPTSDの患者に見いだされており，このような異常所見が発症に関与している可能性もある．最新の研究によって，高レベルの感情的喚起が維持されることによって視床下部-下垂体-副腎皮質軸（HPA axis）の失調を引き起こすことが示された．また，中枢神経系のノルアドレナリンとセロトニン系神経伝達系がPTSDの形成に関与することも示唆されている．

　神経画像研究もまた，PTSDの神経生物学的背景の学問的理解に役立つ．海馬の萎縮および辺縁系，特に扁桃体の代謝活性の増加が再現性の高い所見である．これらの所見は，PTSDの混乱した感情的記憶の役割を説明することに役立つ可能性がある．

● 鑑別診断

　PTSDの鑑別診断は，うつ病，適応障害，パニック症，GAD，急性ストレス障害，OCD，離人感／現実感消失障害，虚偽性障害，詐病などが含まれる．外傷体験に際して身体的外傷が生じることがあるため，身体的・神経学的診察が必要である．

● 治療

　他のSSRIも恐らく有効であると思われるが，現在，パロキセチン（20〜50 mg/日）とセルトラリン（50〜200 mg/日）だけがFDAによりPTSDの治療薬として承認されている．これらは抑うつ的傾向の改善・悪夢やフラッシュバックなどの侵入的な症状の軽減，睡眠の正常化に役立つ．長時間作用型SNRIのvenlafaxine（**本邦未発売**），大規模臨床試験の結果，有効であるようである．ベンゾジアゼピン系薬物（ジアゼパム5〜10 mg/日，1日2回，クロナゼパム1〜2 mg/日，1日2回など）も不安軽減に役立つが，乱用の潜在的危険から短期間に限定した（例えば，数日〜数週間）使用にとどめるべきである．α_1アドレナリン受容体拮抗薬プラゾシン（10 mg/日）がPTSD患者の訴える難治性の悪夢を改善することに有望であることが示された．

　安心感の提供，外傷体験と関連した場所や状況から遠ざけることの2点が，PTSD治療の重

要な第一歩となる．患者にとって信頼できる治療作業を行うための医師-患者関係を構築するには時間が必要である．認知行動療法がPTSDの症状の軽減に有効であることを示す研究がある．認知行動療法によって，不安のコントロールおよび機能不全の思考(例えば，「私はレイプされて当然の女なのだ」などの)に対抗する技術を学ぶ．外傷体験に関連した事物などへの，節度ある曝露は，回避行動を減少させることに有用であるかもしれない．集団療法や家族療法も有効であり，特に戦場からの帰還兵には広く推奨されてきた治療である．アメリカ合衆国退役軍人省は，苦痛に苛まれる退役軍人のために全米各地にそのようなグループを組織している．

■ 急性ストレス障害 acute stress disorder

急性ストレス障害は心的外傷に一部の人に生じる障害で，PTSDの前駆的な障害であると考えられている．定義によれば，侵入的症状，陰性気分，解離症状，回避症状，覚醒症状からなる5種類のカテゴリーの14項目のうち，9項目以上を満たしている必要がある．心的外傷への曝露後に，3日〜1か月間持続し，臨床的に意味のある苦痛と機能障害を生じている必要がある(9-4)．

心的外傷体験直後の解離症状の出現がPTSDの発症を予測させるとことが研究によって示されたことを受け，急性ストレス障害という診断がDSM-Ⅳ-TRから導入された．この診断を採用した目的は，どのような個人が心的外傷後に回復せず，PTSDに至るか医師がより正確に見分けることを可能にすることにあった．後の研究により，感情的な麻痺症状などもPTSDへの発展を予想させる徴候であることが示された．

急性ストレス障害は，心的外傷を体験した人の20％未満に発症する．第三者が関与する，暴行・強姦・銃の乱射事件などの心的外傷体験は，より高い発症率と関連すると報告されている．急性ストレス障害の発症リスクは女性に高いようである．

鑑別診断は，PTSD，短期精神病性障害，解離性障害，適応障害などである．PTSDは1か月以上持続し，解離症状があったとしてもそれは通常目立たない．短期精神病性障害は持続が1か月以内であるが，幻覚，妄想，まとまりのない発語と行動が特徴である．解離性障害は，必ずしも外傷体験と関連せず出現し，必ずしも感情的麻痺，心的外傷の追体験をせず，自律神経の過剰な喚起の徴候も認めない．適応障害はストレスに満ちた出来事(自己破産など)に呼応して発症するが，必ずしもそれは個人の危機という深刻な外傷体験ではない．適応障害が6か月まで持続することもあるが，適応障害という診断は他の精神障害の診断基準をどれも満たさない場合に主に使用される．適応障害という診断に対しては，急性ストレス障害は診断として優先される．

曝露法と不安マネジメントからなる認知行動療法(弛緩療法，再呼吸法など)が完全なPTSDへの発展の防止に役立つことが明らかにされている．不安が強い場合，短期間のベンゾジアゼピン系薬物の投与が有用である(例えばクロナゼパム1〜2mgを1日2回など)．外傷体験直後のβブロッカーの投与が，爾後のPTSDの症状の出現率を下げる可能性を示す証拠もある．

■ 適応障害 adjustment disorders

重要な試験に落第し，奨学金を貰えなくなるかも知れなくなった学生，夫が浮気をしていることに気づいた女性医師，差し迫る破産の危機と従業員の解雇をなんとか乗り切りたい会社社長――このような日常の強いストレス場面を多くの者はどうにか対処して切り抜けている．しかし，このような状況に圧倒され，抑うつ，不安，労働能力の低下などの症状を示してしまう者もいる．その症状は，短期間の精神科治療を必要とするほどには重篤であるものの，通常入

9-4 急性ストレス障害の DSM-5 診断基準

A. 実際にまたは危うく死ぬ，重症を負う，性的暴力を受ける出来事への，以下のいずれか1つ（またはそれ以上）の形による曝露：
　(1) 心的外傷的出来事を直接体験する．
　(2) 他人に起こった出来事を直に目撃する．
　(3) 近親者または親しい友人に起こった出来事を耳にする．
　注：家族または友人が実際に死んだ出来事または危うく死にそうになった出来事の場合，それは暴力的なものまたは偶発的なものでなくてはならない．
　(4) 心的外傷的出来事の強い不快感をいだく細部に，繰り返しまたは極端に曝露される体験をする（例：遺体を収集する緊急対応要員，児童虐待の詳細に繰り返し曝露される警官）．
　注：仕事に関連するものでない限り，電子媒体，テレビ，映像，または写真による曝露には適用されない．

B. 心的外傷的出来事の後に発現または悪化している，侵入症状，陰性気分，解離症状，回避症状，覚醒症状の5領域のいずれかの，以下の症状のうち9つ（またはそれ以上）の存在
　侵入症状
　(1) 心的外傷的出来事の反復的，不随意的，および侵入的で苦痛な記憶
　注：子どもの場合，心的外傷的出来事の主題または側面が表現された遊びを繰り返すことがある．
　(2) 夢の内容と情動またはそのいずれかが心的外傷的出来事に関連している，反復的で苦痛な夢
　注：子どもの場合，内容のはっきりしない恐ろしい夢のことがある．
　(3) 心的外傷的出来事が再び起こっているように感じる，またはそのように行動する解離症状（例：フラッシュバック）（このような反応は1つの連続体として生じ，非常に極端な場合は現実の状況への認識を完全に喪失するという形で現れる）．
　注：子どもの場合，心的外傷に特異的な再演が遊びの中で起こることがある．
　(4) 心的外傷的出来事の側面を象徴するまたはそれに類似する，内的または外的なきっかけに反応して起こる，強烈なまたは遷延する心理的苦痛または顕著な生理的反応
　陰性気分
　(5) 陽性の情動を体験することの持続的な不能（例：幸福，満足，または愛情を感じることができない）
　解離症状
　(6) 周囲または自分自身の現実が変容した感覚（例：他者の視点から自分を見ている，ぼーっとしている，時間の流れが遅い）
　(7) 心的外傷的出来事の重要な側面の想起不能（通常は解離性健忘によるものであり，頭部外傷やアルコール，または薬物など他の要因によるものではない）
　回避症状
　(8) 心的外傷的出来事についての，または密接に関連する苦痛な記憶，思考，または感情を回避しようとする努力
　(9) 心的外傷的出来事についての，または密接に関連する苦痛な記憶，思考，または感情を呼び起こすことに結びつくもの（人，場所，会話，行動，物，状況）を回避しようとする努力
　覚醒症状
　(10) 睡眠障害（例：入眠や睡眠維持の困難，または浅い眠り）
　(11) 人や物に対する言語的または肉体的な攻撃性で通常示される，（ほとんど挑発なしでの）いらだたしさと激しい怒り
　(12) 過度の警戒心
　(13) 集中困難
　(14) 過剰な驚愕反応

C. 障害（基準Bの症状）の持続は心的外傷への曝露後に3日〜1カ月
　注：通常は心的外傷後すぐ症状が出現するが，診断基準を満たすには持続が最短でも3日，および最長でも1カ月の必要がある．

D. その障害は，臨床的に意味のある苦痛，または社会的，職業的，または他の重要な領域における機能の障害を引き起こしている．

E. その障害は，物質（例：医薬品またはアルコール）または他の医学的疾患（例：軽度外傷性脳損傷）の生理学的作用によるものではなく，短期精神病性障害ではうまく説明されない．

9-5 適応障害のDSM-5診断基準

A. はっきりと確認できるストレス因に反応して，そのストレス因の始まりから3カ月以内に情動面または行動面の症状が出現

B. これらの症状や行動は臨床的に意味のあるもので，それは以下のうち1つまたは両方の証拠がある．
 (1) 症状の重症度や表現型に影響を与えうる外的文脈や文化的要因を考慮に入れても，そのストレス因に不釣り合いな程度や強度をもつ著しい苦痛
 (2) 社会的，職業的，または他の重要な領域における機能の重大な障害

C. そのストレス関連障害は他の精神疾患の基準を満たしていないし，すでに存在している精神疾患の単なる悪化でもない．

D. その症状は正常の死別反応を示すものではない．

E. そのストレス因，またはその結果がひとたび終結すると，症状がその後さらに6カ月以上持続することはない．

▶ 該当すれば特定せよ
急性：その障害の持続が6カ月未満
持続性(慢性)：その障害が6カ月またはより長く続く．

▶ いずれかを特定せよ
抑うつ気分を伴う：優勢にみられるものが，落ち込み，涙もろさ，または絶望感である場合
不安を伴う：優勢にみられるものが，神経質，心配，過敏，または分離不安である場合
不安と抑うつ気分の混合を伴う：優勢にみられるものが，抑うつと不安の組み合わせである場合
素行の障害を伴う：優勢にみられるものが，素行の異常である場合
情動と素行の障害の混合を伴う：優勢にみられるものが，情動的症状(例：抑うつ，不安)と素行の異常の両方である場合
特定不能：適応障害のどの特定の病型にも分類できない不適応的な反応である場合

院は不要である．「適応障害」という診断名は，生命を危険に曝すような状況ではないストレスの直接的帰結として精神症状を発症するという事実を認めたものである．

● 定義

DSM-5における適応障害の診断基準は，ストレスイベントの発生から3か月以内に感情面と行動面の症状が出現し，臨床的に明らかな問題となることを条件としている．症状は以前から持続する精神障害の単なる増悪ではなく，また，通常の死別反応によるものでもない．さらに，症状は，ストレス因やその要因により生じた結果の終息から6か月を越えて持続していてはならない(9-5)．

適応障害は5つのサブタイプに分類される．そのため，サブタイプの診断はストレス因に反応して出現した，抑うつ気分・不安・不安と抑うつ気分の混合・素行の障害・情動と素行の障害の混合のように，主要な症状に基づき分類される．どのサブタイプにも当てはまらない場合(例えば，AIDSと診断されたがそれを否認して，治療を拒否し続ける状態など)のために特定不能の適応障害という項目も設けられている．

● 疫学

適応障害はありふれた精神疾患であるが，信頼できる推定有病率のデータは存在しない．精神科外来における頻度は5〜20％の範囲であり，一般病院での精神科リエゾン-コンサルテーション部門における適応障害の頻度はこれよりも多い．例えば，心臓手術の対象となった患者の51％が適応障害と診断される．また別な研究によると，精神科コンサルテーション部門で診察される適応障害の患者の最も多いストレス因は医学的疾患であると報告されている．医学的疾患を契機とする場合，患者は精神疾患の既往歴がなく，癌や糖尿病など重い身体疾患のために入院が長期化していることが多い．医

学的疾患がストレス因ではなかった患者の場合，精神疾患の既往や，対人関係上または金銭的な問題が繰り返し生じている傾向があった．

適応障害は，女性，未婚者，若者に多い傾向がある．思春期症例には，行動上の変化や「アクティングアウト」が多く観察される．典型的には，成人の場合，気分と不安の症状が出現する．適応障害は幼小児期から老年期の範囲で年齢に無関係に発症する可能性があるが，適応障害と診断される平均年齢は，20代半ば〜30代初期である．

● 臨床所見

サブタイプは，ストレス因により生じる症状の差異によって分類される．

- 抑うつ気分 depressed mood：不快気分，涙もろさ，絶望
- 不安 anxiety：心理的不安，動悸，イライラ，過呼吸
- 素行の障害 conduct disturbance：他者の権利の侵害や年齢相応の社会規範とルールの軽視（器物損壊，無謀運転，暴力沙汰など）
- 情動と素行の障害の混合 mixed disturbance of emotions and conduct：抑うつや不安など感情面の症状に加え，問題行動
- 特定不能 unspecified：例えば就労不能となる患者の場合など

表9-2は成人と思春期症例の研究から明らかにされた，適応障害を引き起こした心理社会的ストレス因の頻度を示している．患者は，複数かつ反復的で持続的なストレス因に曝されていることが多い．思春期には，学校での問題が最も多いストレス因である．両親による養育拒否，アルコールなどの薬物問題，両親の別居や離婚も同様に高頻度である．成人では，夫婦関係・別居と離婚・転居・金銭問題が最も頻度の高いストレス因である．ストレス因はしばしば慢性的である．例えば，思春期症例のストレス因の約60％が1年以上持続しており，3か月未満でストレス因が消失していたのはわずか9％であった．成人の場合，ストレス因がより多様化し，1年以上持続するストレス因は36％に止まり，40％ものストレス因が3か月以内に消失した．思春期の場合，ストレス因は性別によって異なることを示唆する別の研究もある．学校に関する，または，法的な諸問題は少年のストレス因になることが多く，少女のストレス因は親の病気であることが多い．

以下は，抑うつ気分を伴った適応障害を発症し著者らの病院を受診した症例である．

症例

ジョアンは，三環系抗うつ薬の大量服薬後に入院してきた34歳の主婦である．入院当日，自分の13歳になる娘の養育権を元夫に奪われたことを知るまでは，なんら普段と変わるところはなかった．養育権剥奪のことを知り彼女は興奮し，不安になり泣きわめいた．その晩，人生はこれ以上生きても意味がないと思えてきて自暴自棄となり，薬棚の中の，1か月前に片頭痛に対して処方されたノルトリプチリンの錠剤を一掴み分ほどの量，一気に飲み込んだ．現在の夫が仕事から帰宅し，ジョアンは自分が何をしたか夫に告げた．救急車が要請され，病院の救急外来に搬送され，活性炭による消化管の洗浄が行われた．彼女に精神科既往歴はなかった．

十分に落ち着きを取り戻してから，ジョアンは現在の夫が娘に対する性的暴行の疑いで，地域の社会福祉事務所からの報告に基づき訴えられていると述べた．その結果，娘は一時的な養父母に預けられることになった．現在の夫が娘に対して不適切な身体接触をもったことなどないとジョアンは否定したが，そのような告発が深刻な問題であることはしぶしぶ認め，ひょっとすると，このことが娘の養育権を決定する判決に考慮されたかもしれなかった．このようにジョアンは自分自身の置かれた状況をもう一度よく考えた末，もはや抑うつ気分も自殺願望もなくなったと述べ，娘の養育権を取り戻すために弁護士と協力していくというまっとうな精神状態に至った．

● 経過と予後

青年期の適応障害に関するデータは，やや複雑である．青年期の適応障害52例の5年間の追跡では，57％が回復していたが，残る43％

表9-2 青年と成人の適応障害の発症に寄与したストレス因

青年		成人	
ストレス因	%	ストレス因	%
学校に関する問題	60	夫婦関係の問題	25
両親からの拒絶	27	離婚や別居	23
アルコールやドラッグの問題	26	転居	17
両親の離婚や別居	25	家計の問題	14
異性との交際の問題	20	学校に関する問題	14
両親の不仲	18	職場の問題	9
転居	16	アルコールやドラッグの問題	8
法的問題	12	病気	6
職場の問題	8	法的問題	6
その他	60	その他	81

出典）AndreasenとWasek（1980年）より引用

が，統合失調症，うつ病，アルコールやドラッグの乱用，反社会性パーソナリティ障害などの精神疾患と診断された．青年期の適応障害の入院の理由としては自殺傾向であることが多く，再入院率も他の精神障害と同様に高かった．このことは，青年期の適応障害という診断が，一様な予後を予測させることに役立たないことを意味する．しかし，適応障害という診断名は，どちらかというと侮蔑的な響きがなく，若者には好評であると考える医師もいる．これらの医師は，適応障害という診断は，診断によって予言が現実になってしまうことがある，より重く厳しい診断による患者のステレオタイプな見方を避ける効用があると考えている．

● 病因

ストレスフルな状況からの立ち直りが早く，精神症状など出現しない人が多い事実は，適応障害を発症する人々の背景に精神的脆弱性があることを想定させる．

このことを模式的に説明するならば，加えられたストレスの量，元来の素質，パーソナリティ構造，気質などに応じた，人それぞれの「限界点」があるのであろう．喩えて言うなら，骨に大きな負荷がかかれば骨折するが，骨折に必要な負荷の大きさは個人差があり，それは年齢，性別，身体の丈夫さなどによることと同様

である．この比喩をさらに一歩進めるならば，圧倒的な負荷がかかれば健康な人の骨が折れることと同様に，精神的に「正常」な人々にも適応障害は生じうるということとなる．ストレスに対する頑健性の逆に位置する極端を眺めてみれば，骨粗鬆症の患者の骨のような精神的脆さをもつ個人は，簡単に「限界」に達するのである．

● 鑑別診断

適応障害と診断する過程で極めて重要なことは，「どのようなトラブルに患者は適応できなかったのか？」と問うことである．不適応を引き起こすストレス因なしに，適応障害は発症しない．また，仮にストレス因が存在している場合でも，ほかの精神疾患が症状を引き起こしている場合は除外せねばならず，ストレス因が通常の死別反応の場合は適応障害とは診断できない．より特定の精神疾患の診断は常に，適応障害という診断よりも優先される．重要なストレス因（例えば，最近の離婚など）を体験した個人が適応障害から抑うつ気分を呈したと診断できるのは，その個人の症状がうつ病の診断基準を満たさない場合のみである．

適応障害に観察される幅広い症状に応じて，鑑別診断を進める．鑑別診断は，気分障害（うつ病など），不安症（パニック症や全般性不安症など），小児期と青年期の素行症などである．

パーソナリティ障害は，情動不安定と問題行動などを示すことが多いため鑑別を要する．例えば，境界性パーソナリティ障害の患者がストレスフルな状況において，自己に不利益を生じる反応をすることは多く（例えば，怒鳴る，激昂する，自殺すると周囲を脅すなど），このようなときは，新規の反応が元来の不適応的行動パターンと明らかに異なっていない限り，通常，適応障害という診断を追加する必要はない．精神病性障害群は，時に社会的引きこもり，学業や仕事上の能率低下，不快気分などが先行して出現するため，適応障害と鑑別を要する．ストレス因に反応して精神病的症状が出現する短期精神病性障害や，実際に，または危うく死ぬ，重症を負うなどの（例えば，戦争体験など）外傷体験後に生じる急性ストレス障害やPTSDなど，ストレスに反応して生じる他の精神疾患も鑑別のために考慮しなくてはならない．

ほかの精神疾患と同様，適応障害が疑われる患者にも，ほかの可能性を除外するための全身の身体診察および精神科的現在症の評価を怠ってはならない．

● 治療

おそらく，支持的精神療法が最も広く活用されている適応障害への治療である．治療者は，ストレス因が持続しているのであれば，そのストレスへの適応を援助し，ストレス因が過ぎ去った後であれば，よりよい理解を得ることへの援助を行う必要がある．集団療法は，乳癌の診断を受けた後に適応障害を発症した患者集団で行う場合のように，類似したストレス因を経験した患者へ支持的な環境を提供することが可能である．

薬物療法も有効であると考えられ，患者の主要症状に対応した処方を行う．具体例として，不眠を伴う患者には睡眠薬を，数日間分処方する（例：ゾルピデム，5〜10 mg/日，就寝前）．不安の強い患者にはベンゾジアゼピンの（数日〜数週間程度の）短期間の服用（ロラゼパム，0.5〜2.0 mg/日，分2）が有効であることもある．

症状が持続する場合，診断を再考する必要がある．例えば，あるとき，抑うつ気分を伴った適応障害がうつ病に発展することがあり，診断がうつ病となれば抗うつ薬への良好な反応が期待できるかもしれない．

> **心的外傷およびストレス因関連障害の臨床的留意点**
> 1. 反応性愛着障害と脱抑制型対人関係障害は病的な養育環境に起因している．多くの場合，子どもを保護し，より適切な養育的環境に置くことが最も有効である．
> 2. PTSDは慢性に経過する傾向があるが，薬物療法と認知行動療法の併用によって改善される患者も多い．
>   - パロキセチンとセルトラリンがPTSDに対する適応がある．他のSSRIも有効かもしれない．
>   - プラゾシンが混乱を引き起こす夢や悪夢を軽減するかもしれない．
>   - 集団療法で経験する相互扶助によって改善される患者が多い．
>   - 集団療法は従軍経験のある退役軍人の間では，すでに標準である．ほとんどの退役軍人支援組織は集団療法のグループを探す手伝いを行っている．
> 3. 適応障害は，うつ病など，より具体的な精神障害に発展することがある．精神状態の変化および症状の変転に，十分な注意を要す．
>   - 適応障害の多くは一過性である．通常，必要なものは「時間による癒し」と支持的精神療法だけである．
>   - 向精神薬による治療は短期間（数日〜数週間）で主要症状を標的にすべきである．
>   - 不眠に睡眠薬（ゾルピデム，就寝前に5〜10 mgなど）
>   - 不安な患者にベンゾジアゼピン（ロラゼパムを0.5〜2.0 mg/日，分2など）
>   - 治療が長期間に及ぶ場合，その患者は適切に診断・治療される必要がある別な精神疾患（うつ病など）を患っている可能性がある．

第 2 部　精神疾患

> **セルフアセスメント問題集**
>
> **Q1** 反応性愛着障害と脱抑制型対人関係障害はどのように生じるか？　なぜ，心的外傷およびストレス因関連障害に含まれるか．治療に不可欠な重要なステップは何か．
> **Q2** どのような場合に PTSD を発症するか．発症と関連するリスク要因は何か？　治療には，どのような薬物を使用してよいか？
> **Q3** PTSD の治療に有効な行動療法は何か？
> **Q4** 適応障害の頻度は？　典型的な契機（ストレス因）や症状は何か？　適応障害の鑑別診断について述べよ．
> **Q5** 適応障害の「原因」は何か？　また，その「原因」がある人には適応障害を引き起こし，またある人には影響を及ぼさない理由を述べよ．青年期と成人のストレス因の差異を述べよ．
> **Q6** 適応障害の治療はどのように行われるか述べよ．

第10章
身体症状症群および解離症群
Somatic Symptom Disorders and Dissociative Disorders

So it is that a patient can confront his doctor with his symptoms, and put on him the whole onus of their cure.

Mayer-Gross, Slater, and Roth, Clinical Psychiatry

患者は医師に症状をさらけ出すことができるように，その症状の治癒のためのすべての責務を医師に押しつけることさえも可能である．

——マイヤー-グロス，スレイター，ロスの共著「臨床精神医学」より

　身体症状症群は，医学的精査によっても解決されない身体症状によって特徴づけられる精神障害である．臨床的に意味のある苦痛を引き起こし，生活面への支障となるものである．患者は厄介な身体症状を訴え，そして受診し，不要な検査を施行され，不要な治療処置まで受けることさえある．社会生活と職業の支障が顕著となり障害年金を受給していることもある．この疾患に対して医師は，当惑し葛藤することになることが多い．というのも，医師は，患者の援助を希求する行動を意図せず助長しないという真の目標に逆らって，患者の身体的訴えを診察しなくてならず，その両方のバランスを取る必要があるためである．

　身体症状症は驚くほどありふれた疾患である．つまり，プライマリケア場面における30％の患者は，医学的に説明不能の症状を訴え，その多くが身体症状症によるものである．身体症状症の患者は，自身の症状が医学的な疾患によるという信念に基づいて，精神科外来ではなく，むしろプライマリケア外来を受診することが多い．任意の1週間で，健康な人に間欠的な病気への懸念が生じる率は10～20％であるが，一過性の身体的愁訴の出現は60～80％にも及び，非常にありふれている．身体症状症の患者とは異なり，多くの人は症状が医学的に大きな問題ではないという保証を受け入れることができる．

　DSM-5では，身体症状症の概念は変更された．身体症状に重きを置くのではなく，身体症状に反応して出現する患者の考え，感情，行動の極端さに重きを置くこととしたのである．「身体症状症」という新たな診断は，DSM-Ⅳの身体化障害，心気症，疼痛性障害，鑑別不能型身体表現性障害をまとめたものである．これら4つの診断はあまり使用されず，患者および医師にとって混乱の元だった．新しい診断は，医師にとってより使用しやすく，患者にとっても烙印と感じられることが減ると思われる．

　DSM-5の7種類の身体症状症群を列記した（表10-1）．ここには，身体症状症，病気不安症，転換性障害・他の医学的疾患に影響する心

表10-1　DSM-5 身体症状症と関連障害群

身体症状症
病気不安症
変換症／転換性障害
他の医学的疾患に影響する心理的要因
自らに負わせるまたは他者に負わせる作為症／虚偽性障害
他の特定される身体症状症および関連症
特定不能の身体症状症および関連症

理的要因・虚偽性障害と，他に2つの診断が，詳細な診断基準を完全には満たさない場合のために用意されている（他の特定される身体症状症と関連障害および特定不能の身体症状症）．

解離性障害群と詐病も本章の最後で論述する．

■ 身体症状症 somatic symptom disorder

「身体症状症」は，苦痛の原因となる，あるいは著しい日常生活の支障をきたす身体症状の存在を特徴とする．診断の条件には，その状態が6か月以上持続している必要があるが，1つの症状が持続している必要はない（10-1）．患者がとらわれて懸念する症状が別な症状に移り変わる「症状の移動」という現象も稀ではない．主な症状が疼痛である場合は，「疼痛を主症状のもの」と特定する．

身体症状症によって置き換えられたかつてのDSM-Ⅳの4種類の診断とは対照的に，身体症状症の診断は，DSM-Ⅳの身体表現性障害の診断で中心的な概念として重要であった「医学的に説明されない」事実を強調することをやめた．

すなわち，身体症状症は，身体症状に起因する苦痛に対する個人の反応に基づいて行われることとなり，特異的な医学的症状や，多くの医師が恣意的だと考えてきた特殊な症状の数に依存しない．

身体症状症の患者にとって，仕事や家庭生活上の責務を始め，健康への懸念がすべてに優先されることが特徴的である．患者は自らの症状を尋常ならざる危機であるとみなし，極めて深刻な何かである可能性を危惧する（このホクロは悪性黒色腫ではないか？　この腫れ物は，癌ではないか？　などのように）．患者の訴えは，同時に，または時間経過とともに，複数の臓器系に跨ることがあり，劇的な様子で症状が立ち現れることも多い．実例として，著者らが携わった1人の症例が示した多岐にわたる身体症状を表10-2に示した．

身体症状症の患者は莫大な時間と労力を，その症状自体および健康への懸念に費やす傾向がある．生活の質が低下することが多く，この障害の結果から高額医療を受けることとなった場合などでは，特にそれが目立つ．一部の患者では，（診断や治療を求めての）「ドクターショッピング」と呼ばれる頻回の受診や，救急外来へ

10-1　身体症状症のDSM-5診断基準

A．1つまたはそれ以上の，苦痛を伴う，または日常生活に意味のある混乱を引き起こす身体症状

B．身体症状，またはそれに伴う健康への懸念に関連した過度な思考，感情，または行動で，以下のうち少なくとも1つによって顕在化する．
　(1) 自分の症状の深刻さについての不釣り合いかつ持続する思考
　(2) 健康または症状についての持続する強い不安
　(3) これらの症状または健康への懸念に費やされる過度の時間と労力

C．身体症状はどれひとつとして持続的に存在していないかもしれないが，症状のある状態は持続している（典型的には6カ月以上）．

▶ 該当すれば特定せよ
　疼痛が主症状のもの（従来の疼痛性障害）：この特定用語は身体症状が主に痛みである人についてである．

▶ 該当すれば特定せよ
　持続性：持続的な経過が，重篤な症状，著しい機能障害，および長期にわたる持続期間（6カ月以上）によって特徴づけられる．

▶ 現在の重症度を特定せよ
　軽度：基準Bのうち1つのみを満たす．
　中等度：基準Bのうち2つ以上を満たす．
　重度：基準Bのうち2つ以上を満たし，かつ複数の身体愁訴（または1つの非常に重度な身体症状）が存在する．

第10章 身体症状症群および解離症群

表10-2 ある1人の身体症状症患者が訴えた症状

器官系	訴え
精神神経系	「両大脳半球が正常に働きません」.「日常の品々の名前が思い出せません」.「医師が説明できない全身のピリピリ感と知覚低下で入院していたんです」
循環器呼吸器系	「階段を昇るとものすごい眩暈がするんです」.「息をするのも苦しい」.「心臓がドキドキ・ドッキンドッキンと脈打つから私はきっと死にます…」
消化管系	「10年間も胃弱,大腸カタル,胆嚢を治療されてきたが,医師は何もできなかった」.「リンゴを食べるとものすごい胃けいれんが起こって,次の日までひどいんです」.「お腹のガスが,まるで爆発するんじゃないかってほどひどいんです」
泌尿生殖系	「セックスに興味がなくて,夫を満足させるために興味があるふりをしているんです」.「小陰唇に赤い腫れ物があって,ホウ酸を塗るように言われています」.「尿漏れがあるので,膀胱の検査を受けたんですが,なにも見つからないんです」.「激しいけいれんのために子宮への神経を切断されました」
筋骨格系	「脱力と疲労を常時抱えて生きていくことを学びました」.「腰の筋肉を痛めたと思うのですが,カイロプラクティックの先生は椎間板が問題だと言います」
知覚系	「目がかすむんです.まるで霧の中にいるみたいですが,医師はメガネじゃ治らないといいます」. 「急に耳が聞こえなくなりました.また聞こえるようになりましたが,キーンという耳鳴りがして,まるでそれは反響しているようです」
代謝内分泌系	「冷え性が耐えがたく,半日のみしか授業ができなくなりました」.「夫に勝る速さで髪の毛が抜けるんです」

の受診,入院,不要な治療手技の施術などが認められる.医学的症状への没入は,人生の比較的早い時期から始まり,数年〜数十年持続することがある.

以下の症例は身体症状症の患者に認められることがある多彩な症状および一定の症状の両方を示す例である.また,この症例は身体症状症を知らない医師によって患者が不適切に診断され不要な検査を受けているかを描写している.

症例

キャロルは26歳の女性で,主婦であり,約1年間持続している脱力と疲労の精査のために受診した.ほかにも,眼球の灼熱感,筋肉痛と下部腰背部痛,頭痛,肩こり,「両側で臍より下の」腹痛,「まるで食中毒による,硝子のような白いものを」吐くことなどを訴えた.

6か月前に,キャロルは目のかすみを感じ,歩行時に生じる刺すような直腸の痛みがあり,便に血液と粘液が付着していたと述べた.S状結腸の内視鏡検査は特に異常所見がなかったにもかかわらず,軽度の潰瘍性大腸炎と診断されスルファサラジンによる治療が開始された.注腸バリウムの再検査によっても所見は陰性であった.精神科受診の5か月前,両手の「萎縮」に気付き,右手には,左手よりも大きい手袋が必要となったと言う.また,血管の拍動と白っぽい結節が手に認められることを心配した.

当科受診時,彼女は他にも症状があると訴えた.骨盤内と手足の灼熱痛,腟からの大量不正出血と「拳大の凝血塊」の流出,腹部膨満,「泡だった粘液がちょっとついた」悪臭の強い便,尿意切迫,咳による腹圧性尿失禁,手足のチクチク感,「明らかにちょっと変な」排便習慣などがそれであった.

しかし,キャロルが再び精神科クリニックに姿を現したのは,21年後の47歳時であり,多彩な身体的訴えの評価のためであった.症状も,21年前とほぼ同様で,しかも21年間それらの症状が消失することはなかったことが明らかにされた.彼女の訴えは,食事をこぼす原因となる右手の振戦,移動性の疼きと痛み,四肢の冷感,(「1日に48枚の生理用ナプキンを必要とする」ほどの)月経過多などであった.さらに,吐き気,腹満,腸管ガス,

頻回の嘔気と嘔吐，そして便秘があるとも訴えた．皮膚がどんどん黒ずんで，髪の毛も次から次へと抜けることに怯えていた．しかし，より詳細な検査によっても，なんら異常が認められなかった．

6年後，精神科部門に入院した．その間に，子宮卵巣全摘術を施行されたが，月経関連の症状以外，同様の身体的不調の訴えが容赦なく持続していた．再度の医学的精査によってもなんら異常が見いだされなかった．

本症例の27年にも及ぶ際立った病歴は，気づかれなかった身体症状症によるものであるという疑いに結び付くことはなかった．長年にわたるの訴えは一貫していて，不必要な診察と検査が繰り返された．医師に訴えた苦痛とその執拗さにより，症状が本来良性である事実を欺く結果となったのである．訴えの多さや派手さに反して，実際の身体は，健常かつ健康だったのである．

一般人口における身体症状症の有病率は5〜7%であり，プライマリケアの患者の有病率はそれより高い．女性は身体症状を訴える傾向が強いため，男性より女性の有病率は高い．好発年齢は20歳代であるが，過剰な健康への懸念はより高齢でも生じる．教育レベルと収入の低さがリスク要因となる．理由は不明であるが，より厳密に定義されたDSM-Ⅳの「身体化障害」の場合，家族性が認められており，遺伝的要因の関与が疑われている．身体症状症の女性患者の多くは，小児期の性的虐待を報告している．

鑑別診断として，パニック症，うつ病，統合失調症などが含まれる．パニック症の患者も複数の自律神経症状（例えば，動悸，呼吸困難）を訴えるが，これらがパニック発作時以外に生じることはまずない．うつ病でも多くの身体症状が出現するが，これらは不快気分を反映するうつ病の自律神経症状（例えば，食欲不振，気力の低下，不眠）である．統合失調症では身体的訴えもあるが，多くは奇妙で妄想的である（例えば，「背骨がクルクルと回転する板になりました」という陳述など）．

■ 病気不安症 illness anxiety disorder

病気不安症は，DSM-5の新たな診断であり，重い病気に罹患した可能性を思いわずらうときに適応される病名である（10-2）．患者は普通の生理的感覚を強く感じることがあり，さらに，病気の徴候だと誤解するが，主にそれを病気だと確信する根拠は，症状そのものではなく，その症状の意味・重要性・原因についての不安などに基づいている．DSM-Ⅳでは，このような患者は，病気ではないという保証されたにもかかわらず，自らが重い病を患っていると信じる「心気症」と診断されていた．

身体症状や徴候が存在するとしても，それは正常範囲内の生理的感覚あるいは良性の自然に消退する異常または通常病気を意味しない身体の不調であることが多い．医学的に診断される病気があったとしても，患者の不安や思いわずらう程度がその病気と比較して過度である．病気不安症の患者は，身体的不調に簡単に驚き，病気がないことを示す検査結果や良性である事実を受け入れないことが多い．絶えざる心配は家族にとっても負担となり，夫婦や家庭の不和に至ることもある．

そのような重い病気ではないかという不安は，他の活動の妨げになり，対人関係にも支障をきたす．以下の症例メイベルは，著者らのクリニックを受診した明らかにこの病気不安症の患者である．

症例

メイベルは80歳の元教師で，大腸癌を罹患しているのではないかという8か月間持続する懸念の評価を目的に精神科へ入院した．患者は単一の動脈に限局する冠動脈疾患と（経口血糖降下薬で良好にコントロールされている）糖尿病を患っているほかに，身体的な問題はなかった．彼女には精神科的既往歴はなかった．入院時，兄弟2人が罹患した大腸癌を自分も患っているのではないかとの懸念を述べた．大腸癌を罹患している可能性の証拠として，広範囲の腹痛があることと，1年前の注腸バリウム検査での異常所見（大腸憩室であると判明

した)を引き合いに出した．大腸癌への懸念のため，メイベルはすでに11人の医師を受診しているが，誰一人として彼女に癌ではないことを納得させることができなかった．

メイベルは人好きのする人柄で病棟スタッフにも協力的であった．身体所見と入院時のルーチン検査に異常を認めなかった．執拗な訴えはあったものの，本人は抑うつ気分の存在を否定し，感情的にも問題がなかった．不眠はあるが，腹部不快感によるとみなしていた．彼女自身が「狂っている」と判断した患者とは交流しないと決心しているようだった．大腸癌ではないという保証にもかかわらず，大腸癌に罹患しているという懸念にとらわれ続けた．睡眠障害に対してベンゾジアゼピン系薬物が処方されたが，他の精神科的治療のすべてを拒否した．

病気不安症の患者は，健康について過敏である．病気の徴候がないか自分の身体を隈なく探し，些細な痛み，疼き，変色，便通の変化，雑音を大袈裟にとらえる．強迫症のように，確認行為(例えば，腫れや瘤がないことを何度も確認するなど)を伴う場合もある．診断基準のとおり，この状態は6か月以上続くとされるが，その多くは数年も持続する．

医師は心気症の患者をフラストレーションを与える困難な患者とみなす．一方で患者は，医師に軽視され拒絶されていると感じることが多く，患者の訴えに正当性がない(例えば，「それは貴方の頭の中で作られた症状ですよ」など)ことを告げる医師によって侮辱されたと感じている．身体症状症の患者と同様に心気症の患者もしばしば「ドクターショッピング」をして，不必要な診察，検査，手術を施行されている．また，患者はアルコールや薬物の依存を併発するリスクが高い．

病気不安症の有病率は，かつての「心気症」の有病率に基づき一般人口の1～10%程度と推定される．男女の有病率には大きな差はない．

病気不安症の発症の様相および経過は不明な点が多い．慢性かつ再発しやすいとみられており，発症年齢は成人早期または中年である．高齢者の健康不安の中心は「物忘れ」である．小児期に発症することもあるが，稀である．

他の精神疾患も健康への過剰な不安を示すことから，それによる健康不安や医学的疾患によるものを除外する必要がある．不安症害や気分障害の患者が，健康への懸念をもつことは稀ではない．強迫症の患者は別な症状(例えば，手洗い強迫など)を合併している．パニック症の患者は心臓発作を心配しているが，これはパニック発作と関連して生ずる．他の精神疾患(例えば，パニック症など)の経過中に病気不安症に至った場合は，元来の精神疾患の治療によ

10-2 病気不安症のDSM-5診断基準

A. 重い病気である，または病気にかかりつつあるというとらわれ

B. 身体症状は存在しない，または存在してもごく軽度である．他の医学的疾患が存在する，または発症する危険が高い場合(例：濃厚な家族歴がある)は，とらわれは明らかに過度であるか不釣り合いなものである．

C. 健康に対する強い不安が存在し，かつ健康状態について容易に恐怖を感じる．

D. その人は過度の健康関連行動を行う(例：病気の徴候が出ていないか繰り返し体を調べ上げる)，または不適切な回避を示す(例：受診予約や病院を避ける)．

E. 病気についてのとらわれは少なくとも6カ月は存在するが，恐怖している特定の病気は，その間変化するかもしれない．

F. その病気に関連したとらわれは，身体症状症，パニック症，全般不安症，醜形恐怖症，強迫症，または「妄想性障害，身体型」などの他の精神疾患ではうまく説明できない．
▶ いずれかを特定せよ
医療を求める病型：受診または実施中の検査および手技を含む，医療を頻回に利用する．
医療を避ける病型：医療をめったに受けない．

り，症状の軽減や消失に至ることがある．

■ 変換症／転換性障害（機能性神経症状症）conversion disorder（functional neurological symptom disorder）

変換症は精神医学の中で長い歴史をもつ．DSM-5では，「変換症／転換性障害（機能性神経症状症）」は，神経疾患または医学的疾患を示唆する随意運動または感覚機能の症状が存在する病態とされている（10-3）．注意すべきことは，主な症状が痛みに限定される場合は，変換症ではなく，身体症状症と診断される．さらに重要なことは，症状は既知の神経疾患や医学的疾患と合致しないことである．DSM-ⅢやDSM-Ⅳでは，症状の形成や出現に心理学的要因が関与するとされていたが，DSM-5の作成者は，そのような要因の証明は困難であり，診断を不可能にするとして，その条件を取り除いた．

入院や外来場面における変換症状の出現頻度は驚くほど高い．例えば，神経内科病棟の入院患者の20～25％が転換症状を示すと推定されている．変換症状は，女性や田舎に住む者，無教養で低い社会経済階層に属している者に，より多く認められる．

変換症状の典型は，麻痺，異常運動，発声できない（失声），盲，聾などである．偽発作もありふれた症状であり，真のてんかん患者に偽発作が出現することもある（偽発作とは真性のてんかん発作に類似した発作であるものの，脳波異常を伴わないものをいう）．変換症状は通常，よく知られている生理学的規則に従わず，むしろその患者本人の信じる「病気概念」に従う．例えば，知覚低下は「ストッキング＆手袋タイプ」の分布をして，デルマトームに従った分布をしない．症状は，患者の既往症の症状に類似している，または患者にとっての（両親や祖父母など）重要人物の病気の症状に類似している場合がある．

将来，振り返ると後に医学的疾患または神経疾患であることが判明する症状を，変換症と誤診するケースがあるために，医師は，その症状が変換症ではなく，医学的疾患に由来している

10-3 変換症／転換性障害（機能性神経症状症）のDSM-5診断基準

A．1つまたはそれ以上の随意運動，または感覚機能の変化の症状

B．その症状と，認められる神経疾患または医学的疾患とが適合しないことを裏づける臨床的所見がある．

C．その症状または欠損は，他の医学的疾患や精神疾患ではうまく説明されない．

D．その症状または欠損は，臨床的に意味のある苦痛，または社会的，職業的，または他の重要な領域における機能の障害を引き起こしている，または医学的な評価が必要である．
▶ 症状の型を特定せよ
　脱力または麻痺を伴う
　異常運動を伴う（例：振戦，ジストニア運動，ミオクローヌス，歩行障害）
　嚥下症状を伴う
　発話症状を伴う（例：失声症，ろれつ不良など）
　発作またはけいれんを伴う
　知覚麻痺または感覚脱失を伴う
　特別な感覚症状を伴う（例：視覚，嗅覚，聴覚の障害）
　混合症状を伴う
▶ 該当すれば特定せよ
　急性エピソード：6カ月未満存在する症状
　持続性：6カ月以上現れている症状
▶ 該当すれば特定せよ
　心理的ストレス因を伴う（▼ストレス因を特定せよ）
　心理的ストレス因を伴わない

可能性に対して，十分自覚的である必要がある．同様の理由から，常に変換症という診断を暫定的なものとみなし続ける必要がある．"la belle indifférence"（「満ち足りた無関心」，つまり，症状の性質やその意味についての心配の欠落のこと）はこの障害と関係するが，確定診断に役立つわけではない．

変換症の原因はよくわからないが，気分障害，身体症状症，精神病性障害などの精神疾患の既往歴があることが多い．変換症は，特に発症時や症状の頻発する時期に，離人症や現実感消失または解離性健忘などの解離性障害を併存することが多い．脳外傷の患者も変換症が高率に生じることは興味深い．オーストラリアと英国で行われた変換症の研究は，対照群が6%であるに対して，64%の患者は，てんかん，脳腫瘍，脳卒中など脳疾患の既往を有していることを見いだしている．

年齢にかかわらず発症する可能性があるが，多くの症状は一過性であることが多く，一般的に，変換症と診断された患者の予後が良好であることを示唆する条件は，急性発症，発症にストレス因が関係していること，良好な病前適応，医学的または神経学的併存症のないことなどである．ある調査によると，追跡4～6年の時点で83%の入院・外来患者は良好に経過しているか，または改善されることがわかった．別の精神疾患を有する患者に変換症状が出現する場合，変換症状の経過は，うつ病や統合失調症などの原疾患の自然経過を反映する．

■ 身体症状症，病気不安症，変換症の治療

身体症状症の治療のガイドとなる原則がある．第一に，医師はヒポクラテスの誓い「まず害をなすなかれ Do no harm」に従うべきである．なぜなら症状はしばしば修飾され誤解されているからであり（例えば，月経期間中に少量の出血があれば「血液が噴出した」と訴える場合があるため），医師も過剰反応することが多く，診断的に「無駄な追求」をしでかすからである．身体症状症のさまざまな症状が，不必要な検査や，不要な外科手術，背後の精神障害とは無関係な薬物療法へとつながっていくことは驚くには当たらない．このことから，複数の説明のつかない身体症状をもつ患者を診察する医師は，身体症状症を正しく診断し，同定することが肝心となる．医師は身体症状症の患者の苦痛が事実であることと正当性を保証すべきことも理解する必要がある．

定期的な外来受診により身体症状症の患者による医療サービスの濫用を減らすことができる．このアプローチが暗示することは，医師を受診するには新しい身体症状が必要ではないというメッセージである．医師は注意深く耳を傾け，患者の症状について詳細な質問をするのではなく，しかし患者への真の関心を有していることを伝達すべきであり，諸症状に焦点を当てることを避けることで，医師は，身体的愁訴が患者の最も重要かつ興味深い特徴ではないというメッセージを伝達するのである．担当医は，このような患者のプライマリケアを行う唯一の医師であることが理想である．医師の目的は，患者の症状への対処を援助し，そのうえ，患者ができる限り高い機能を発揮できるようにすることである．この目的のため，患者に症状の説明をすること，食事や運動に関する適切なアドバイス，有意義な活動や仕事への復帰を奨励することなどは，有益な効果を及ぼすであろう．おそらく，最も重要な治療上の要素は共感的な医師-患者関係である．

向精神薬と鎮痛薬の処方には慎重を要する．薬物療法は，反応が期待される別の精神障害を併存していない限り，適応があることは稀である．例えば，抗うつ薬はうつ病の治療やパニック発作の出現を予防する効果があるが，その背後の身体化障害の治療にほとんど効果を示さない．一般的に，ベンゾジアゼピン系薬物は乱用の可能性から避ける必要がある．

これらの簡単な対処によって，身体化障害患者（DSM-IV）にかかる医療費が削減されること

が示されたうえ，患者がドクターショッピングをする可能性を低め，高額で不要な検査や手技を減らすことができる．ある研究によると，精神科にて安価を前提とした治療を受けた患者群（すなわち，実質的に前段で述べた，不要な処方を控えるなどと同一の方策による）は治療コストが53％も減少し，それは主に入院回数の減少と身体機能の回復に起因していた．患者の一般健康状態と治療への満足には変化がなかった．対照群の治療コストには変化がなかった．

病気不安症の患者は，疾患への構えと症状の選択的知覚とに関する教育を含む個人精神療法によって大きな恩恵を受ける可能性がある．対照研究の結果，認知行動療法cognitive behavioral therapy（CBT）によって疾患に対する誤解と患者が不適切な治療を求める傾向を修正するに役立つことが示された．薬物療法も治療のオプションの1つである．SSRIが心気症（DSM-Ⅳ）の治療に有効であるという報告があり，同様に病気不安症の治療に有効であるかもしれない．

変換症の治療は確立していないが，症状の除去が目標となる．引き金となったストレスフルな状況の解決と並んで，勇気づけることと穏やかな示唆（例えば，徐々に改善されると予想されるなど）が適切な対処である．特別な介入を行わない場合ですら，急性の変換症の自然寛解率は高いので，ほとんどの患者は改善され，おそらく深刻な合併症に苦しむことはない．慢性経過の変換症の入院患者に対する，行動変容技法を用いた治療アプローチが知られている．患者はベッド上にて絶対安静を命じられ，病棟施設の利用は自身の症状の改善度に依存して拡大できることを説明される．症状が改善されるとベッドから出て活動できる時間が徐々に増やされ，それが完全に自由にベッドから出られるようになるまで続けられる．変換症状（変換性盲と両側手首の脱力の範囲までを含む）を有するほとんどすべて（84％）の患者は，この技法にて寛解に至る．患者の面子を保つことを許すことによって，この技法は二次的な疾病利得（例えば，有害な活動から逃げることや，家族や友人，ほかの人々からの望んでいた注目が得られることなど）を最小限に抑えるという利点がある．

変換症の治療中，病棟スタッフは支持的でなくてはならず，また自助努力を促しつつも患者を気にかけている様子を示さねばならない．変換症を本人に説明する場合，心理的ストレスからくる身体の不随意の反応であると説明してもよい．患者に対して症状の成立について直視させることが役立つことは稀であり，むしろ恥と屈辱を与える．痛み，脱力，能力低下は患者にとってはリアルなことだからである．医師は治療が地味なものになることと，それは薬物療法ではなくむしろリハビリテーションであることを説明する必要がある．

身体症状症の臨床的留意点

1. 医師はまず患者が苦しんでいることを認め，症状に理解を示すこと．
2. 患者がドクターショッピングをする機会を減らすためにも，共感をもって良好な医師–患者関係を構築する必要がある．
   - プライマリケアの担当医が，患者の唯一の医師となることが望ましい．
3. 短い予約診察を続けることで，患者はメリットを得る．
4. 医師の目標は症状を取り除くことではなく，患者の生活能力の回復と生活の質の向上である．
5. 向精神薬の使用は最小限に留める．
   - 身体症状症に有効とされる薬剤はない．
   - 病気不安症は，SSRIにより改善される可能性がある．
   - （ベンゾジアゼピン系薬物とオピオイドなど）乱用の可能性がある薬剤の使用は避けること．
6. 支出の抑制と医原性の問題の発生を予防するために，不要な検査は行わないこと．
   - 検査などを倹約した治療を行えば，医療費の抑制につながることが示されている．

■ 他の医学的疾患に影響する心理的要因
psychological factors affecting other medical conditions

「他の医学的疾患に影響する心理的要因」という診断の基本的特徴は，既存の医学的疾患に対する，苦痛，死亡，または機能障害の危険性を高める，好ましくない影響を与える心理学的要因や行動的要因が，臨床的に明らかに認められるということである（10-4）．このような心理的要因は治療に影響を与え，健康リスクを増やし，医学的疾患による生理的機能を悪化させることによって，悪影響を及ぼす．心理学的要因や行動要因には，精神的苦痛，対人相互作用のパターン，対処技能，症状の否定や推奨される医学的アドバイスの無視などによる不適応的な自助努力などを含んでいる．この障害のよくある例として，不安により喘息が悪化する患者，急激に悪化した胸痛に対する緊急治療の拒否，体重減少を望む糖尿病患者によるインスリン投与量の自己調整などが挙げられる．

この障害では，どの臓器系でも構わないが，医学的疾患がまず存在していることが前提である．さらに，「心理的要因か行動的要因」がその医学的疾患に悪影響を与えていることが必要である．そして，その心理的要因と，医学的疾患の発生やその悪化と改善には明らかな密接な時間的関係が存在していなければならない．診断には他の精神疾患の除外も必要である．

■ 作為症／虚偽性障害 factitious disorder

作為症の特徴は，身体的・精神的な症状と徴候の意図的な創出や偽りである（10-5）．患者は，そのようなことをするための金銭的利得など明確な理由をもたない．むしろ，患者は「病人であること」を意図せずに望んでいると考えられている．

まるで入院生活を人生としているような作為症の患者もいて，「病院浮浪者」とか「渡り鳥的問題患者」と呼ばれてきた．「ミュンヒハウゼン症候群 Münchausen syndrome」という用語も，さまざまな病気の振りをしながら病院から病院を渡り歩く患者を表すために使用されてきた．「ミュンヒハウゼン」という名は，大ぼらと空想的に誇張された逸話で知られる19世紀の「ミュンヒハウゼン男爵」という想像上の人物に由来している．

作為症の頻度は，多くのケースが見逃されていることから不明である．ある研究によると，不明熱患者の10％が作為症と診断されたとい

10-4 他の医学的疾患に影響する心理的要因のDSM-5診断基準

A. 身体症状または医学的疾患が（精神疾患以外に）存在している．

B. 心理的または行動的要因が以下のうちの1つの様式で，医学的疾患に好ましくない影響を与えている．
　(1) その要因が，医学的疾患の経過に影響を与えており，その心理的要因と，医学的疾患の進行，悪化，または回復の遅延との間に密接な時間的関連が示されている．
　(2) その要因が，医学的疾患の治療を妨げている（例：アドヒアランス不良）．
　(3) その要因が，その人の健康へのさらなる危険要因として十分に明らかである．
　(4) その要因が，基礎的な病態生理に影響を及ぼし，症状を誘発または悪化させている，または医学的関心を余儀なくさせている．

C. 基準Bにおける心理的および行動的要因は，他の精神疾患（例：パニック症，うつ病，心的外傷後ストレス障害）ではうまく説明できない．
▶ 現在の重症度を特定せよ
　軽度：医療上の危険性を増加させる（例：高血圧の治療においてアドヒアランスが安定しない）．
　中等度：基礎にある医学的疾患を悪化させる（例：喘息を悪化させる不安）．
　重度：入院や救急受診に至る．
　最重度：重篤で，生命を脅かす結果になる（例：心臓発作の症状を無視する）．

10-5 作為症の DSM-5 診断基準

自らに負わせる作為症
A. 身体的または心理的な徴候または症状のねつ造,または外傷または疾病の意図的な誘発で,確認されたごまかしと関連している.
B. 自分自身が病気,障害,または外傷を負っていると周囲に示す.
C. 明らかな外的報酬がない場合でも,ごまかしの行動が確かである.
D. その行動は,妄想性障害または他の精神病性障害のような他の精神疾患ではうまく説明できない.
▶ 特定せよ
単一エピソード
反復エピソード(2回以上の病気のねつ造,および/または外傷の意図的な誘発)

他者に負わせる作為症(従来の,代理人による虚偽性障害)
A. 他者においての,身体的または心理的な徴候または症状のねつ造,または外傷または疾病の意図的な誘発で,確認されたごまかしと関連している.
B. 他者(被害者)が,病気,障害,または外傷を負っていると周囲に示す.
C. 明らかな外的報酬がない場合でも,ごまかしの行動が確かである.
D. その行動は,妄想性障害または他の精神病性障害のような他の精神疾患ではうまく説明できない.
注:本診断はその被害側ではなく,加害者に与えられるものである.
▶ 特定せよ
単一エピソード
反復エピソード(2回以上の病気のねつ造,および/または外傷の意図的な誘発)

われる.稀に,作為症を他者に負わされることがある.例えば,親が子どもに病気か怪我を負わせて(あるいは,病気に見える状態にして),繰り返し入院させていることがある.

作為症の多くは,身体疾患を模倣することからなる.患者は以下の3つの戦略のどれかを用いて病気であるように欺く.1)病気を疑わせる,ありもしない症状を訴える.2)病気である証拠を捏造する(例えば,体温計をこすって高熱のように見せかける).3)意図的に本当の病気を作り出す(糞便を注射して感染症となったり,ワルファリンを内服して出血したりするなど).病気を捏造するための方法として観察されることが多い行為を,表10-3に示す.

作為症は成人早期に始まり,慢性に経過する.自身や近親者(親など)に入院歴や重病の既往がある場合に多く生じる傾向がある.社会適応・職場適応は著しく低下していることがあり,作為症は通常,パーソナリティ障害(例えば,境界性パーソナリティ障害など)と関連がある.

表 10-3 作為症患者が病気を捏造する手法

手法	頻度(%)
汚染物質を注入・塗布する	29
薬物を秘密裏に使用する	24
外傷を悪化させる	17
体温計に細工する	10
尿道に細工する	7
病歴を偽る	7
打撲傷や身体的変形を自らに負わせる	2
瀉血	2

出典)Reich と Gottfried(1983)より借用.

ある研究によると,作為症の患者のほとんどが,医療保健領域での職歴を有していた.多くは適応に問題がある性格傾向を備え,しかし誰一人として,うつ病や統合失調症などの主要な精神疾患とは診断されなかった.ほぼ全例が女性だった.

作為症の診断には,患者が身体症状を作り出す時に必要とする創意発想とほぼ同程度の想像力が必要である.診断の鍵は,患者の外見上の

健康で元気な様子とはうらはらに対応しない長ったらしく込み入った病歴，教科書的記述に似すぎる症状の出現，玄人風の医学用語を使用，特定の治療薬や治療法の要求，過度に繰り返される手術の既往などである．過去の診療録を集め，虚偽性障害が疑われる場合は前医と連絡を取る必要がある．

文献的に非常に興味深いものとして，2年間に少なくとも15回の入院が確認された，複数回の冠動脈カテーテル造影や血管造影を含む医学的検査が行われていた症例を発見したとの報告がある．検査の合併症としてその患者は四肢を1つ失ったという．この特別な患者を作為症と診断するに至るきっかけとなったことは，患者が病歴を語るときのその語り方，家族がなく，また入院中に友人が居なかったこと，手術による複数の瘢痕，押しつぶされるような胸骨の疼痛の訴えにもかかわらず苦悶の様子が認められなかったことなどであった．

作為症の治療は困難かつ苦痛を伴う．最初の仕事は，潜在的に有害なさらなる医療行為を回避するために，まず作為症と診断することである．多くの患者はすでに内科や外科病棟に入院しているため，精神科へ紹介をする必要がある．精神科医は診断に協力し，医療チームに虚偽性障害とはどのようなものか知らせる必要がある．診断を確定するに十分な情報がいったんそろえば，患者は主治医と精神科医から脅かさないような態度でその事実に直面させる．42人の作為症の患者の追跡で，33人は病名を告知された．そのうち，病院から退院した者も，自殺企図者も全くなかったが，わずか13人のみが自ら症状を引き起こしていたことを認めたに過ぎなかった．しかし，告知後にほとんどの患者は改善を示し，4人は症状が消失した．この著者らによると，弁護団から，診断のために病室内を捜索することは法的にも倫理的にも問題がないとアドバイスされたことを報告している．自殺傾向のある患者の危険物の所有を捜索する場合と同様に，作為症の患者に対してもそのような捜索手段が正当化されるほどに，作

症は命に危険を及ぼす可能性をはらむ状態であると言える．

■ 詐病 malingering

DSM-5では詐病は，身体症状症群とみなされないが，それらの障害との鑑別が重要であるためここに含めた．DSM-5では，精神障害に帰することができない問題(V/Zコードに対応した診断となる)として「臨床的関与の対象となることがある状態」に分類されている．

詐病とは，懲役や兵役や職務を免除，金銭的な保証の獲得，服役の回避，薬物の不法入手，よりよい生活の確保など外的な理由を動機とする偽の，または，極めて大袈裟な身体症状と精神症状の意図的な捏造のことである．

詐病は，個人的な(金銭，休職などの)利得を目的とした意図的な症状の申告であることが，虚偽性障害と異なっている．虚偽性障害は対照的に，そのような明確な目的がないことが診断の要件である．

詐病のほとんどは男性であり，病気と偽る明確な理由が存在する．多くは受刑者，工場労働者，生活苦のある者(ホームレスなど)である．病気が厳しい現実からの逃避手段となり，さらに病院が一時的な隠れ場所を提供しているとも言える．

詐病は以下のヒントが1つでもある場合に疑わなくてはならない．それは，診察に関する医学法律的背景の存在(弁護士に診察を勧められている場合など)，客観的所見と患者の訴える障害の度合いの著しい乖離，診断的評価への非協力や治療を遵守しない態度，反社会性パーソナリティ障害の合併などである．詐病者の訴える症状は曖昧，主観的，実証不能であることが多い．

詐病者とかかわる場合の正しいアプローチには議論がある．診断を確定するに十分な証拠を集めた後に，告知するほうがよいとする専門家がいる．単に，告知は医師-患者関係を破壊するばかりではなく，その患者が再び詐病である

と露見しないよう，慎重にさせるだけだと感じている医師もいる．第二の立場を取る医師は，患者の症状がまるで現実の病気であるかのように患者を手当することが最善であると思っている．治療に反応して患者の面子を潰すことなく症状が消える場合もある．

■ 解離症群 / 解離性障害群 dissociative disorders

解離症の際立った特徴は，通常よく統合されているはずの自我，記憶，意識が混乱し変調することである．解離症は，（かつて多重人格性障害と呼ばれた）解離性同一症，解離性健忘，離人感・現実感消失症からなる．このような詳細な診断基準に合致しない解離症のための診断を2つ備えており，それは，「他の特定される解離症」と「特定不能の解離症」である（DSM-5の解離症群 / 解離性障害群は表10-4を参照）．

解離は一種のスペクトラムに沿って現れ，軽症の解離は珍しいことではなく，それはヒトの正常な意識の一部分を形成している．例えば，多くの人はどこかを自動車でドライブしたがその旅行をよく覚えていない経験があるはずだ（いわゆる「高速道路催眠」と呼ばれる）．すべての人がちょくちょく体験する白日夢はさらにありふれた例である．この2つは規範的な解離の実例であり，一方で，催眠と瞑想は誘発された解離の実例である．このような状況下では，解離には日常の出来事を心が処理するための，なんらかの適応的機能を果たしているのではないかと言われている．しかし，一部の人では，解離のプロセスが歪むことによって，盛んに正常な生活機構の妨げとなり，苦痛と障害を引き起こすのである．

表10-4　DSM-5解離症群 / 解離性障害群

解離性同一症 / 解離性同一性障害
解離性健忘
離人感・現実感消失症 / 離人感・現実感消失障害
他の特定される解離症 / 他の特定される解離性障害
特定不能の解離症 / 特定不能の解離性障害

解離症状は，主観的体験の連続性の消失を伴った意識および行動への，望まない侵入現象として体験されるほか，通常はアクセスと制御可能である記憶および精神機能へのアクセスと制御能力の喪失として体験される場合もある．

● 解離性同一症 / 解離性同一性障害 dissociative identity disorder

「解離性同一症」とは，一部の文化圏では「憑依」と関連しているとみなされることがある．1人の人に複数の全く異なるパーソナリティ状態が存在していることが特徴である（10-6参照）．DSM-5によれば，この状態には，主に，自己感覚や能動的に自己を制御している感覚（意志作用感）の不連続の他，それに関連した，感情，行動，意識，記憶，知覚，認知，知覚運動機能にかかわる変容が，他の人により観察されるか，本人から報告されることから成り立っている．例えば，解離性同一症の患者は，突如，自分の会話や動作を外から観察している人物になったような感じがして，それを止めることができないと感じていることがある．

一般人の解離性同一症の認識は，数世紀にわたる映画や小説などで描かれた状態に基づいており，その最たるものが小説の映画化，"The three faces of Eve"（邦題「イブの三つの顔」）と"Sybil"（邦題「多重人格・シビルの記憶」）であろう．どちらも驚くほど異なった多数の人格に交代する女性の詳細を描き出している．

調査から，解離性同一症の有病率は一般人口の1.5%程度であることが示された．精神科の入院患者や外来患者の有病率は，5〜15%と極めて高いことが報告されている．かつて解離性同一症は稀であると思われていたが，一見すると増加傾向にあることから，善意の治療者が気づかぬうちに暗示と催眠のプロセスを通じて障害を誘発させているのではないかという疑惑が生じている．これらの手技は被暗示性の高い人物に別個の人格を生じさせることが可能であると考える人もいる．

10-6 解離性同一症／解離性同一性障害のDSM-5診断基準

A. 2つまたはそれ以上の，他とはっきりと区別されるパーソナリティ状態によって特徴づけられた同一性の破綻で，文化によっては憑依体験と記述されうる．同一性の破綻とは，自己感覚や意志作用感の明らかな不連続を意味し，感情，行動，意識，記憶，知覚，認知，および／または感覚運動機能の変容を伴う．これらの徴候や症状は他の人により観察される場合もあれば，本人から報告される場合もある．

B. 日々の出来事，重要な個人的情報，および／または心的外傷的な出来事の想起についての空白の繰り返しであり，それらは通常の物忘れでは説明がつかない．

C. その症状は，臨床的に意味のある苦痛，または社会的，職業的，または他の重要な領域における機能の障害を引き起こしている．

D. その障害は，広く受け入れられた文化的または宗教的な慣習の正常な部分とはいえない．
　注：子どもの場合，その症状は想像上の遊び友達または他の空想的遊びとしてうまく説明されるものではない．

E. その症状は物質（例：アルコール中毒時のブラックアウトまたは混乱した行動）や他の医学的疾患（例：複雑部分発作）の生理学的作用によるものではない．

以下は解離性同一症の症例である：

症例

シンディは24歳の女性で，地域社会への定着を促進する目的で精神科に紹介されてきた．この数年間シンディは，統合失調症・境界性パーソナリティ障害・統合失調感情障害・双極性障害など，さまざまな異なる診断を下されてきた．このときの診断は解離性同一症であった．

入院する3年前まで特に問題はなかったが，抑うつ，「声」が聞こえること，多彩な身体的愁訴，健忘，リストカッティングなどが出現した．シンディが後に自身で否定する言動を繰り返すため，家族や友人は彼女を病的な嘘つきだとみなしていた．慢性化したうつ病と反復される自殺企図のために入院を繰り返した．治療のために抗精神病薬，抗うつ薬，気分安定薬，抗不安薬が試されたがどれも無効であった．状態は悪化し続けた．

彼女は小柄でこざっぱりした格好をして治療スタッフに対して協力的だった．年齢が2歳から48歳に及ぶ9つの別人格（うち2人が男性）がいると述べた．本人の最大の懸念は別人格の交代が意志でコントロールできないことであり，そのことは彼女に自分自身を制御できない気持ちにさせていた．さらに，小児期に父親から性的に虐待されていたと述べ，父親からナイフで脅されている幻視を見ると言った．客観的な性的虐待の事実は確認できなかったが，幼小児期の崩壊した家庭生活から推定すれば，それはなかったともいえないと思われた．

看護スタッフは，何度も厄介な事態を引き起こす別人格に交代するところを確認してきた．ジョーイという名の8歳の少年に代わると，声の抑揚とトーンが変化し，子どもじみた様子に変わった．個人精神療法が行われる予定となり退院した．

3年後のフォローアップのとき，まだ多くの別人格を有していたが，生活は改善されており，人格の交代は減少し，単身生活をしていた．精神療法を週1回受けつつ将来すべての別人格を統合することを願っていた．

解離性同一症と診断されるほとんどが女性である．発症は小児期で，通常9歳より以前だと考えられており，多くは慢性に経過する．家族性に発症し，複数世代に出現したと報告されている．

小児期早期の身体的または性的な虐待が原因であると考える研究者もいる．その研究者らは，解離性同一症の原因を，性的／身体的虐待，感情的虐待，ネグレクトなどに対処するために用いた自己催眠の結果であろう推定している．この障害を，生命の危機に瀕して発症するPTSDと対比する研究者もいる．

PTSDの患者同様，解離性同一症の患者の海馬と扁桃体の体積の減少が報告されており，これは人生早期の外傷体験が記憶と関連した脳領域の神経回路の変化に影響を及ぼす可能性を示

表 10-5 解離性同一症の患者に共通の症状と別人格の特徴

症状	%	別人格の特徴	%
明らかな気分の相違	94	健忘を示す人格	100
変化の顕示	84	固有名詞をもつ人格	98
話し方の変化	68	（例えば，祐子と弥生など）	
憤怒の突発を忘却	58	怒りに満ちた人格	80
人格間での内的会話	58	抑うつ的人格	74
筆跡の変化	34	年齢の違う人格	66
服装と化粧の変化	32	自殺的人格	62
馴染みのない人によく知られている．	18	保護的人格	30
学習したことを健忘	14	自己虐待的人格	30
馴染みのない所持品の発見	14	異性の人格	26
利き手の変化	14	固有名詞のない人格	
		（「傍観者」や「教師」などと呼ばれる人格など）	24
		名称のない人格	18

出典）Coons ら（1988 年）より転載

唆している．

　症例を集めて調べたところ，患者の人格の平均は7つであり，およそ1/2の患者は11以上の人格を有していた．異なる人格はそれぞれ異なった時間的長さで患者の行動を支配していたと報告された．ある人格から別な人格への推移は，突然または緩徐に生じ，ストレスフルな状況が契機になっていることが多かった．

　別人格の他に，解離性同一症の患者に多く認められた症状を表10-5に示した．

　解離性同一症の患者は，他の精神疾患の診断基準を満たすことが多い．症例シンディのように説明できない身体的愁訴をもつ者や，身体症状症の診断基準を満たす患者が多い．頭痛と健忘（「時間がすっぽり抜け落ちた」原文 "losing time"）は特にありふれた症状である．解離性同一症の患者の70％までが，気分不安定，自己同一性の混乱，自傷行為，その他の特徴から境界性パーソナリティ障害と診断される．解離性同一症の患者が幻聴など精神病症状を訴えることは多く，すでに統合失調症，統合失調感情障害，精神病性気分障害と診断されていることも稀ではない．これらの精神障害を除外診断する必要がある．

　解離性同一症の患者は「声」が耳から聞こえる性質ではなく，頭の中から聞こえてくると言うことがあり，その「声」は気分の変調と関連がなく，また通常病識をもつ．対照的に，精神病患者は幻聴は「外界から来る」と述べ，（自身の思考とは異なり）知覚としての性質があるといい，さらに気分の変調を伴っている．また，病識は欠如している．解離性同一症に合併する幻聴はおそらく偽幻覚，すなわち知覚ではなく心の中に生じる幻覚のような表象であって，病的な状態であるために出現しているという自覚があり，かつ，現実ではないことがわかるものである．

　解離性同一症に対する標準的な治療はないが，別人格を統合するため，長期間の個人精神療法による援助を推奨する臨床家が多い．ある研究によれば，治療意欲がある患者が熟練した治療者によって治療されると，交代人格が統合され症状の寛解に至る場合もあることが示された．治療の別な側面については，議論がある．精神療法としての催眠療法を，交代人格への接触を容易にする目的で使用する専門家がいる．認知行動療法も人格の再統合に活用されてきた．しかし，すべての治療者が合意することは，治療は長期化し，かつ困難が多いという点に尽きる．

　解離性同一症の中核症状に対して薬物療法は無効であるものの，うつ病性障害や不安症が併存している患者も多く，それに対して薬物療法が効果的である．例えば，抗うつ薬によって併

存している大うつ病が改善され，パニック発作が抑制されることがある．

● 解離性健忘 dissociative amnesia

解離性健忘とは，通常の物忘れではとても説明できないほどの広範囲に及ぶ，重要な生活史上の個人的情報を想起できないことを特徴とする（10-7）．解離性健忘では，患者は混乱し困惑する．患者は重要な個人的情報のほか，氏名さえ思い出せないことがある．健忘は急に生じることがあり，数分～数日，時にはより長時間続く．多数の症例を調査した結果，健忘エピソードの79%は，1週間以上持続しないことがわかった．

一般人口の解離性健忘の有病率はおよそ1～3%と推定されており，女性に多い．重大な身体的・心理的ストレス（自然災害や戦争など）に引き続いて生じるといわれている．戦闘経験のある退役軍人の調査では5～20%が戦闘場面を想起できなかった．戦争にかかわることで心理的被害を受けたすべての人々のうち5～14%がさまざまな程度の健忘を呈すると推定された．

「解離性遁走」は，部分的なものから完全なものまであるが，過去の記憶を喪失し別な人格になりきることが特徴である．通常，解離性遁走は突然予期せず自宅や職場から失踪するが，それは解離性同一性障害にはよらず，またそれは薬物や身体疾患（側頭葉てんかんなど）によらないものである．解離性遁走は，自然災害や戦争などのように心理的にストレスフルな状況で生じると言われている．対人関係上の拒絶・死別，経済的苦境が遁走に先立っている例もある．遁走は数か月間続く場合があり，複雑な遁走経路や人物設定に至る場合もある．

以下は遁走を示した女性の症例である．

症例

キャリーは中西部の小さな町に住む31歳の弁護士であり，不可思議な状況で4日間，行方知れずになったという．キャリーが仕事を終え，フィットネスクラブで運動したところまでは明らかにされているが，その後，自宅に戻らなかった．キャリーの自動車はあるところに乗り捨てられていた．捜索が開始され，特に首なし死体が発見されるに及び，誘拐されたか殺害されたのではないかと推定された．ロウソクをたずさえた集会，キャンドル・ビジルが開かれ，霊能力者へも相談がもちかけられ，友人らにより町内全域に彼女の所在を明らかにしたものに報酬を出すというポスターが貼られた．失踪から1か月後，彼女から父親にラスベガスから電話があり，ずっとそこにいたことが明らかになった．地元の病院に入院しており，記憶がないと言った．失踪した当日の夜，彼女はジョギング中に身体的暴力を受けたと述べた．格闘と

10-7 解離性健忘のDSM-5診断基準

A. 重要な自伝的情報で，通常，心的外傷的またはストレスの強い性質をもつものの想起が不可能であり，通常の物忘れでは説明ができない．
注：解離性健忘のほとんどが，特定の1つまたは複数の出来事についての限局的または選択的健忘，または同一性および生活史についての全般性健忘である．

B. その症状は，臨床的に意味のある苦痛，または社会的，職業的，または他の重要な領域における機能の障害を引き起こしている．

C. その障害は，物質（例：アルコールまたは他の乱用薬物，医薬品），または神経疾患または他の医学的疾患（例：複雑部分発作，一過性全健忘，閉鎖性頭部外傷・外傷性脳損傷の後遺症，他の神経疾患）の生理学的作用によるものではない．

D. その障害は，解離性同一症，心的外傷後ストレス障害，急性ストレス障害，身体症状症，または認知症または軽度認知障害によってうまく説明できない．
▶ 該当すれば特定せよ
解離性とん走を伴う：目的をもった旅行や道に迷った放浪のように見え，同一性または他の重要な自伝的情報の健忘を伴うもの

なり，殴られて意識がなくなったという．「意識が戻ると，ぼんやりし，混乱していて，どこにいるかわからなかった」と述べた．暴行により記憶喪失になり，過去の記憶を失ったと思っていたという．その後，ヒッチハイクでラスベガスに向かい，あてどなく歩いているところを保護された．警察によって付近の病院に搬送され，そこで自分が誰だかわからないと主張した．

心理学者による催眠術によってキャリーはすぐに記憶と人格を取り戻した．自宅に戻り法律家としての仕事を再開した．キャリーの家族と友人は彼女のことを「習慣の虫」と呼んでいて，キャリーと同じくらいこの記憶喪失事件の件で当惑している．キャリーには精神疾患の既往歴もなかった．

解離性健忘の鑑別診断は，薬物の影響（アルコールによるブラックアウトなど）の他，記憶障害を引き起こす（脳腫瘍，閉鎖性頭部外傷，認知症などの）さまざまな身体疾患と神経疾患を含んでいる．精査には徹底した身体診察のほか，精神的現在症の評価，薬物スクリーニング，脳波，必要に応じたほかの検査（頭部MRIなど）が必要である．

原則として，医学的疾患や薬物が原因の健忘の場合，その開始や終了が心理学的ストレスと関連していることはない．頭部外傷による記憶障害の場合，遠隔記憶よりも近時記憶のほうがより重篤に障害されていることが多く，また，ともかく徐々に回復する．頭部外傷による場合，記憶が完全に回復することは稀である．注意・見当識・感情の障害は多くの脳障害（脳腫瘍，脳卒中，アルツハイマー病など）の特徴であるが，解離性健忘で認められることは少ない．（ブラックアウトと呼ばれる）アルコールによる記憶喪失は，即時記憶の障害が特徴で，アルコールの重篤な乱用の証拠がある．「詐病」においても，明瞭な二次的利得（犯行の記憶がないと主張することなど）がある状況で，普段の本人からは想像もできない行為であるとして，記憶がないと主張する場合がある．

解離性健忘や解離性遁走に確立された治療法はなく，自然と回復することが多い．一部の患者では，精神病院内への保護という安全な環境により回復が促進されることがある．「遁走fugue」という病名が示唆するように，この状態は圧倒されるような状況からの心理学的逃避でもあるため，状況が解消されたならば，遁走もまた自然に解消される．解離性遁走の状態からは，過去の記憶の回復と以前の人格の再獲得が突然（数時間以内に）生じることもあるが，かなり長時間かかることもある．きっかけとなったストレス因が解決されず，再び生じると，健忘や遁走が再発することがある．催眠によって喪失した記憶を取り戻すことができることが報告されている．記憶が回復したならば，なぜ，記憶が喪失したかその理由を患者が理解できるよう，また，より健康的な心理的対処方法を強化するよう援助する必要がある．

● 離人感・現実感消失症／離人感・現実感消失障害 depersonalization/derealization disorder

離人感・現実感消失症とは，あたかも外部の傍観者になったかのように，自身と自身の周囲から隔絶されているという感覚を特徴としている．夢幻用状態として体験する患者もいる（10-8）．離人症患者は自分の思考・感情・自我から切り離されているかのように感じることがある．離人症には，現実感喪失，隔絶感，非現実感，外部の世界に対する関与の変化などを伴うことがある．

DSM-Ⅳでは，離人症と現実感消失症は別個な診断である．DSM-5において，研究結果から，離人症単独の場合と，離人症に現実感消失を合併した場合との間に，相違がほとんど認められなかったことから，この2つの診断は融合された．

離人感・現実感消失症の有病率は一般人口の2％程度とされており，男女差がない．正常人でも一過性に軽い離人感・現実感消失を体験することは多い．断眠，未知の土地への旅行のほか，幻覚薬，マリファナ，アルコールの急性中毒によって離人症が生じることがその例である．大学生を対象にした研究によると，学生の

第10章 身体症状症群および解離症群

10-8 離人感・現実感消失症／離人感・現実感消失障害のDSM-5診断基準

A. 離人感，現実感消失，またはその両方の持続的または反復的な体験が存在する．
 (1) 離人感：自らの考え，感情，感覚，身体，または行為について，非現実，離脱，または外部の傍観者であると感じる体験（例：知覚の変化，時間感覚のゆがみ，非現実的なまたは存在しない自分，情動的および/または身体的な麻痺）．
 (2) 現実感消失：周囲に対して，非現実または離脱の体験（例：人または物が非現実的で，夢のような，霧がかかった，生命をもたない，または視覚的にゆがんでいる，と体験される）

B. 離人感または現実感消失の体験の間，現実検討は正常に保たれている．

C. その症状は，臨床的に意味のある苦痛，または社会的，職業的，または他の重要な領域における機能の障害を引き起こしている．

D. その障害は，物質（例：乱用薬物，医薬品）または他の医学的疾患（例：てんかん発作）の生理学的作用によるものではない．

E. その障害は，統合失調症，パニック症，うつ病，急性ストレス障害，心的外傷後ストレス障害，または他の解離症のような，他の精神疾患ではうまく説明できない．

1/3〜1/2が離人感・現実感喪失を体験したことがあると答えた．事故による外傷体験など命の危険に曝されるような体験をした人もまた，離人感を体験することがある．このことからわかるように，離人感・現実感消失症とは長時間持続し，精神的苦痛の原因になっている場合にのみ診断が可能である．

通常，離人感・現実感消失症は思春期または成人後早期に始まるが，稀に40歳代で発症することもある．突然に生じることが多く，初回の離人体験を鮮明に記憶している患者が多い．マリファナ吸引などの引き金となる出来事を認めることがある．個々の離人体験エピソードの持続時間は多様であり，数時間〜数日，時には数週間に及ぶ．典型的には離人感・現実感消失症は慢性持続性であるものの，寛解期間を経験する者もいる．増悪は重要な交際が破綻するなどの心理的ストレス体験に引き続き生じることがある．

離人感に中枢神経系の混乱（例えば，複雑部分発作，腫瘍，卒中，脳炎，片頭痛など）が高率に合併する事実から，生物学的基盤の存在が示唆されている．最新理論の1つは，離人感で観察される過覚醒状態は前頭前野注意制御系の活性化と前部帯状回の相互影響的な抑制を引き起こし，それが「心が空っぽの状態（原文 "mind emptiness"）」を発生させていると提唱している．

統合失調症，うつ病，恐怖症，パニック症，強迫症，薬物乱用などの離人感・現実感消失症と同様の症状を引き起こすことの多い精神疾患を除外する必要がある．（複雑部分発作や片頭痛などの）身体疾患，断眠，薬物の影響下の状態なども同様に除外する．

離人感・現実感消失症に対する標準的治療はないが，ベンゾジアゼピン系薬物（ジアゼパム15 mg/日，分3など）は合併する不安の軽減に役立つ場合もある．対照試験でfluoxetine（**本邦未発売**）は無効と判定されているが，SSRIとクロミプラミンは離人感・現実感消失症の症状を軽減すると報告されている．催眠と認知行動療法も離人感・現実感消失エピソードのコントロールに役立ち患者に利益があるという報告がある．認知行動療法によって，自身の認知の歪みを直視することと自己の現実感の喪失に立ち向かう方策を学ぶ．

⚠ 解離症／解離性障害の臨床的留意点

1. （腫瘍，側頭葉てんかんなど）身体的原疾患が健忘，解離，離人感・現実感消失症の原因ではないことを確実に除外診断する．
2. 治療者は辛抱強く支持的であるべし．健忘の場合，記憶の回復は急速かつ完全である．
3. 解離性同一症の患者は特に困難であり，治療は長期に及ぶ．担当医は解離性同一性障害の治療経験が豊富な医師に患者を依頼したいと思う場合もあろう．
    - 患者が段階的に自身の中の交代人格の数，性質を学ぶことを援助していくことが最善かもしれない．
    - 患者と共通する治療目的は，より高い適応状態を得ること，交代人格同士のよりよい交流をもたらすこと，とするのがよい．
4. 抗うつ薬は離人感・現実感消失症の患者に有用である可能性があるが，解離症の治療に薬物療法が有効であることは証明されていない．
    - ベンゾジアゼピン系薬物は離人に伴うことの多い不安の軽減に役立つことがある．

セルフアセスメント問題集

Q1 身体症状症はどのように診断され，そのリスク要因は何か．
Q2 身体症状症は，病気不安症とどのように異なるか述べよ．
Q3 変換症について述べよ．その鑑別診断を述べよ．
Q4 身体症状症の治療について述べよ．
Q5 作為症は詐病とどのような相違があるか？
Q6 解離症について述べよ．鑑別診断は何か？
なぜ，解離症には議論があるか述べよ．解離性遁走とは何か？
Q7 解離性同一症の原因として現在有力な説は何か？
Q8 幻覚と偽幻覚をどのように区別するか述べよ．
Q9 離人感・現実感消失症とは何か？　その有病率は？
どのような経過を辿り，どのように治療されるか述べよ．

第11章

食行動障害および摂食障害群
Feeding and Eating Disorders

> O! that this too, too solid flesh would melt.
> ——William Shakespeare, Hamlet
>
> ああ，この穢らわしい体，どろどろに溶けて露になってしまえばいいのに．
> ——「ハムレット」ウィリアム・シェイクスピア（福田恆存訳）

食行動障害および摂食障害群とは，食欲と食行動の機能不全を意味しており，あらゆる年齢に生じうる障害である．現象学的かつ病態生理的な共通点から，通常小児期に認められる食行動障害と，古典的な摂食障害の双方を本章で一括して取り扱うこととする．過去10年の膨大な研究に基づきDSM-5から新たに，「過食性障害」（binge-eating disorder）が摂食障害群に加わった．他にも，より詳細な食行動および摂食障害群の診断基準を完全に満たさない場合への残遺的診断も用意されている（ほかの特定される食行動障害および摂食障害・特定不能の食行動障害および摂食障害）．表11-1は，本章で取り扱う診断の一覧である．

表11-1　DSM-5食行動障害および摂食障害群

異食症
反芻症／反芻性障害
回避・制限性食物摂取症／回避・制限性食物摂取障害
神経性やせ症／神経性無食欲症
神経性過食症／神経性大食症
過食性障害
他の特定される食行動障害または摂食障害
特定不能の食行動障害または摂食障害

■ 食行動障害群 feeding disorders

● 異食症 pica

異食症は少なくとも1か月以上，一貫して栄養価のないものを食べ続けた場合に診断される（11-1参照）．数世紀にわたり記述されてきたとおり，歴史的に異食症は妊娠，知的能力障害，鉄欠乏など医学的疾患に付随する状態とみなされてきた．24か月齢までの幼児は食物ではないものを口に入れ食べてしまうことがある

11-1　異食症のDSM-5診断基準

A. 少なくとも1カ月間にわたり，非栄養的非食用物質を持続して食べる．

B. 非栄養的非食用物質を食べることは，その人の発達水準からみて不適切である．

C. その摂食行動は文化的に容認される慣習でも，社会的にみて標準的な慣習でもない．

D. その摂食行動が他の精神疾患〔例：知的能力障害（知的発達症），自閉スペクトラム症，統合失調症〕や医学的疾患（妊娠を含む）を背景にして生じる場合，特別な臨床的関与が妥当なほど重篤である．

▶ 該当すれば特定せよ
　寛解状態：かつて異食症の診断基準をすべて満たしていたが，現在は一定期間診断基準を満たしていない

が，このような行動はその幼児の異食症を示唆するものではない．異食症は小児のみならず，知的能力障害者に限定された障害でもない．診断基準により，異食が1か月以上持続することが必要である．栄養価のない非食物性のものを口に運ぶ行動は幼児では普通であるため，2歳以上であることも診断の要件である．

興味深いことに，世界中の人々は，さまざまな理由から粘土や土を食べる（土食症geophagy）．通常，土食症は，特に中央アフリカや米国南部で行われる，妊娠中に生じる，宗教儀式や病気治療などを目的とした，伝統文化的な行為である．カリフォルニア北部の原住民ポモ族も土を食べる．この行為は文化的でありながら，栄養不足を生理的必要（あるいは自覚された必要）に応じて満足させる行為でもある．

異食症の治療は確立されていないが，適切な食行動に報酬を与え，栄養のない物質の摂取には負の強化を行う行動療法の報告がある．

● 反芻症/反芻性障害 rumination disorder

反芻症は，食物の反芻を繰り返すことが特徴である（11-2）．この障害は年齢と性別に無関係に生じる．患者は飲み込んで半ば消化された食物を反芻することを繰り返し，それをまた咀嚼したのち再度嚥下したり吐き出したりする．小児と比較して，青年や成人は吐き戻した未消化物をまた咀嚼することは少ない．えずき，嘔気，胸焼け，異臭がなく，通常の嘔吐と異なり逆流に関連した腹痛などを伴わない．この障害は小児や児童または発達障害を有する者に多いものの，反芻以外は異常が認められない健康な青年や成人にも生ずることがある．典型的な嘔吐と異なり，食物を無理に努力せずとも逆流させられることが多い．食物の反芻が少なくとも1か月以上持続すれば診断が可能である．

特に高齢者や知能が正常の場合など，反芻症の患者のすべてが，再度咀嚼するわけではない．反芻症の患者は食道逆流症の既往歴が認められる場合があり，反芻の原因を，医学的なもの，あるいは心理的なものへと臨床的特徴から間違いなく分類することは困難である．この臨床上の困難を考慮して，DSM-5では関連する消化器系疾患と他の医学的疾患を除外することにしている．

反芻は，通常の摂食障害でも生じることが多く報告されてきた．反芻症の診断は，反芻が他の摂食障害の一症状であれば適応できない．摂食障害と独立して反芻が認められた場合にのみ，反芻症として単独で診断することができる．反芻症は発達遅滞を背景に出現することが多いが，それは自己刺激動作の1つであることが多い．このような場合，反芻が他の精神障害の一症状であるとみなすことが，より適切である．反芻が独自の臨床的関与の対象とされるほど重度の場合にのみ，反芻症と診断し併記することが適切と言える．

11-2 反芻症/反芻性障害のDSM-5診断基準

A. 少なくとも1カ月間にわたり，食物の吐き戻しを繰り返す．吐き戻された食物は，再び噛んだり，飲み込んだり，吐き出されたりする．

B. その繰り返される吐き戻しは，関連する消化器系または他の医学的疾患（例：胃食道逆流，幽門狭窄）によるものではない．

C. その摂食の障害は，神経性やせ症，神経性過食症，過食性障害，回避・制限性食物摂取症の経過中にのみ生じるものではない．

D. 症状が他の精神疾患〔例：知的能力障害（知的発達症）や他の神経発達症〕を背景として生じる場合，その症状は，特別な臨床的関与が妥当なほど重篤である．

▶ 該当すれば特定せよ
寛解状態：かつて反芻症の診断基準をすべて満たしていたが，現在は一定期間診断基準を満たしていない．

異食症同様に，決まった治療は確立されておらず，反芻しなければ親が褒めることで報酬を与え，反芻に対しては負の強化を行う行動療法が有効かもしれない．

● 回避・制限性食物摂取症／回避・制限性食物摂取障害 avoidant/restrictive food intake disorder

回避・制限性食物摂取症とは，食物摂取を避け，制限する形式を示す摂食や食行動上の異常を特徴とする障害である．主要な3種類のサブタイプに分類される．1）十分に食べず食事や摂食に興味を示さない型，2）感覚的特徴に関連した一定の食事のみを受けつける型，3）嫌悪経験と関連した食物の拒絶という型（11-3）である．

食物の不十分な摂取や興味の欠如を伴った食物の回避または制限は，通常，幼小児期に生じるが，青年期に生じることもあり得る．成人では稀である．発達上の正常範囲の食物の回避，すなわち小児期のいわゆる「好き嫌い」や高齢者の小食などはこの診断には相当しない．妊娠女性が，感覚的感受性の変化のために食事制限や食物を避けることがあるが，これは一過性の行動であり，食物摂取の異常が極端かつすべての診断基準が満たされていない限り，回避・制限性食物摂取症という診断は正当化されない．

幼小児期のこの障害の頻度に男女差はないことが明らかにされた．身体的発達への支障，対人関係や社交に関する困難，養育者の悩み，家族の正常機能の問題などのさまざまな生活にかかわる問題が，この障害に関連して発生する．

著しい貧困または宗教的な断食など文化的営為を原因として，明らかな体重減少が生じることがあるが，この障害の診断は，食物が入手不可能であることを原因とせず，また特殊な宗教的文化的儀式など「文化的に公認された」営為の単なる結果としての体重減少でもないことを要件とする．

カロリー摂取量が必要なエネルギーを下回ることは，結果として体重減少を招くが，この体重減少が神経性やせ症の中核的特徴であることや，神経性大食症の過食を相殺する行為である可能性もある．高学年の児童や思春期早期には，回避・制限性食物摂取症とこれら摂食障害群が，体重減少や食物の回避といった特徴の多くを共有するようになる．しかし，神経性やせ症は，体重増加への恐怖や体重や体型についての知覚の歪みなどと関連している点で本障害と

11-3 回避・制限性食物摂取症／回避・制限性食物摂取障害のDSM-5診断基準

A. 摂食または栄養摂取の障害（例：食べることまたは食物への明らかな無関心；食物の感覚的特徴に基づく回避；食べた後嫌悪すべき結果が生じることへの不安）で，適切な栄養，および／または体力的要求が持続的に満たされないことで表され，以下のうち1つ（またはそれ以上）を伴う：
 (1) 有意の体重減少（または，子どもにおいては期待される体重増加の不足，または成長の遅延）
 (2) 有意の栄養不足
 (3) 経腸栄養または経口栄養補助食品への依存
 (4) 心理社会的機能の著しい障害

B. その障害は，食物が手に入らないということ，または関連する文化的に容認された慣習ということではうまく説明されない．

C. その摂食の障害は，神経性やせ症または神経性過食症の経過中にのみ起こるものでなく，自分の体重または体型に対する感じ方に障害をもっている形跡がない．

D. その摂食の障害は，随伴する医学的疾患によるものでなく，または他の精神疾患ではうまく説明できない．その摂食の障害が他の医学的疾患または精神疾患を背景として起きる場合は，その摂食の障害の重症度は，その状態または障害に通常関連するような摂食の障害の重症度を超えており，特別な臨床的関与が妥当なほどである．

▶ 該当すれば特定せよ
　寛解状態：かつて回避・制限性食物摂取症の診断基準をすべて満たしていたが，現在は一定期間診断基準を満たしていない．

は異なっている．また神経性過食症の場合は，反復される過食エピソードへの相殺行為としての食事制限や断食が観察される．体重や体型への懸念がある摂食障害群とそのような懸念をもたない制限型食物摂取障害という相違点の比較から，食物摂取の制限を明確に区別する必要がある．

消化管系(胃食道逆流など)，内分泌系(糖尿病など)，神経系(神経学的な口腔，咽喉頭，食道の機能や構造の問題など)の疾患などからなるほかの疾患が食行動の異常の原因であることもあり，鑑別を要する．

■ 摂食障害群 eating disorders

二大摂食障害である，「神経性やせ症」と「神経性過食症」は，どちらも体重と体型について強く執着することと強く結び付いた食行動の異常によって特徴づけられる．これら障害にDSM-5では，過食による体重・体型への影響を相殺するための行動を伴わない特徴を有する「過食性障害」が加わった．若さ，美しさ，身体の細さなど現代社会で過度に崇拝された価値観をおそらく反映して，摂食障害を比較的近年に出現した病気であると信じているものが多い．だが実際には，摂食障害の歴史は数世紀にわたる．"Anorexia Nervosa"という言葉はウィリアム・ガル卿 Sir William Gull の1873年の造語であるが，神経性無食欲症という病態の発見は1694年の英国の医師リチャード・モートン Richard Morton の記述が最初であることが一般に認められている．ウィリアム・ガル卿の患者は，無月経・便秘・異常な徐脈にもかかわらず，明らかな過活動を呈するやせ細った女性ば

11-4 神経性やせ症／神経性無食欲症のDSM-5診断基準

A. 必要量と比べてカロリー摂取を制限し，年齢，性別，成長曲線，身体的健康状態に対する有意に低い体重に至る．有意に低い体重とは，正常の下限を下回る体重で，子どもまたは青年の場合は，期待される最低体重を下回ると定義される．

B. 有意に低い体重であるにもかかわらず，体重増加または肥満になることに対する強い恐怖，または体重増加を妨げる持続した行動がある．

C. 自分の体重または体型の体験の仕方における障害，自己評価に対する体重や体型の不相応な影響，または現在の低体重の深刻さに対する認識の持続的欠如
▶ いずれかを特定せよ
摂食制限型：過去3カ月間，過食または排出行動(つまり，自己誘発性嘔吐，または緩下剤・利尿薬，または浣腸の乱用)の反復的なエピソードがないこと．この下位分類では，主にダイエット，断食，および／または過剰な運動によってもたらされる体重減少についての病態を記載している．
過食・排出型：過去3カ月間，過食または排出行動(つまり，自己誘発性嘔吐，または緩下剤・利尿薬，または浣腸の乱用)の反復的なエピソードがあること
該当すれば特定せよ
部分寛解：かつて神経性やせ症の診断基準をすべて満たしたことがあり，現在は，基準A(低体重)については一定期間満たしていないが，基準B(体重増加または肥満になることへの強い恐怖，または体重増加を回避する行動)と基準C(体重および体型に関する自己認識の障害)のいずれかは満たしている．
完全寛解：かつて神経性やせ症の診断基準をすべて満たしていたが，現在は一定期間診断基準を満たしていない．
▶ 現在の重症度を特定せよ
重症度の最低限の値は，成人の場合，現在の体格指数(BMI：Body Mass Index)(下記参照)に，子どもおよび青年の場合，BMIパーセント値に基づいている．下に示した各範囲は，世界保健機関の成人のやせの分類による．子どもと青年については，それぞれに対応したBMIパーセント値を使用するべきである．重症度は，臨床症状，能力低下の程度，および管理の必要性によって上がることもある．
軽度：BMI ≧ 17 kg/m^2
中等度：BMI 16 〜 16.99 kg/m^2
重度：BMI 15 〜 15.99 kg/m^2
最重度：BMI < 15 kg/m^2

かりであった．ガル卿の，「神経性やせ症はやせることを追い求めることを動機とした飢餓を呈する病気」であるという説明は，その細部への注目ゆえ現在も価値を失っていない．

● 神経性やせ症 / 神経性無食欲症
anorexia nervosa

神経性やせ症とは，有意の低体重を引き起こすに十分なカロリー摂取の制限が体重増加と肥満への猛烈な恐怖により生じ(または，体重増加を妨げる活動の継続がある)同時に自分の体型への知覚が混乱している状態と定義される(11-4参照)．さらに診断上，「摂食制限型」(すなわち，過食と排出がないタイプ)と「過食・排出型」のどちらかを特定する必要がある．Body Mass Index(BMI；kg 単位の体重を，m を単位とする身長の二乗で割り算した指数；kg/m^2)は便利な指標であり，成人の場合，BMI が 18.5 以上の場合，著しい低体重ではないとみなすことができる．BMI が 17 未満を，著しい低体重とみなす．神経性無食欲症の患者は，この BMI に基づいて軽度，中等度，重度，最重度と細分類される．

神経性やせ症と診断するには，客観的な体重と主観的なボディイメージとの乖離が認められることが重要である．低体重の人々の多くも，体重を気にしつつ生活している．しかし，その場合，体重が軽すぎることを理解し，体重を増やすことを望む．神経性やせ症の場合は対照的に，体重減少に喜びを見いだし，太ることを恐怖しているのである．過食症では，むちゃ食いや排出行動などを誰にも気づかれずに継続し，体重が正常範囲にとどまっている場合がある．実際，後に，摂食障害群の「疫学」の部分で提示するメアリーの症例のように，神経性やせ症と過食症は重複していることが多く，患者にはこれら障害の症状が併存していることが多い．

11-5 神経性過食症 / 神経性大食症の DSM-5 診断基準

A. 反復する過食エピソード．過食エピソードは以下の両方によって特徴づけられる．
　(1) 他とはっきり区別される時間帯に(例：任意の2時間の間の中で)，ほとんどの人が同様の状況で同様の時間内に食べる量よりも明らかに多い食物を食べる．
　(2) そのエピソードの間は，食べることを抑制できないという感覚(例：食べるのをやめることができない，または，食べる物の種類や量を抑制できないという感覚)．

B. 体重の増加を防ぐための反復する不適切な代償行動．例えば，自己誘発性嘔吐；緩下剤，利尿薬，その他の医薬品の乱用；絶食；過剰な運動など

C. 過食と不適切な代償行動がともに平均して3カ月間にわたって少なくとも週1回は起こっている．

D. 自己評価が体型および体重の影響を過度に受けている．

E. その障害は，神経性やせ症のエピソードの期間にのみ起こるものではない．

▶ 該当すれば特定せよ
　部分寛解：かつて神経性過食症の診断基準をすべて満たしていたが，現在は一定期間，診断基準のすべてではなく一部を満たしている．
　完全寛解：かつて神経性過食症の診断基準をすべて満たしていたが，現在は一定期間，診断基準のいずれも満たしていない．

▶ 現在の重症度を特定せよ
　重症度の最も低いものは，不適切な代償行動の頻度に基づいている(以下を参照)．そのうえで，他の症状および機能の能力低下の程度を反映して，重症度が上がることがある．
　軽度：不適切な代償行動のエピソードが週に平均して1～3回
　中等度：不適切な代償行動のエピソードが週に平均して4～7回
　重度：不適切な代償行動のエピソードが週に平均して8～13回
　最重度：不適切な代償行動のエピソードが週に平均して14回以上

● 神経性過食症 / 神経性大食症 bulimia nervosa

神経性過食症は，過食エピソードの反復からなり，過食の間はこれをコントロールすることはできないと感じ，過食による体重増加を避けるために，嘔吐，下剤および利尿薬の乱用，無理な減量または断食，過剰な運動などの不適切な対抗措置が繰り返される．また，少なくとも週1回の過食エピソードが3か月間持続し，体型と体重への過度の懸念が持続している（11-5）．さらに，過食症と診断するには，過食が神経性やせ症の経過中にのみ出現するものであってはならない．

● 過食性障害 binge-eating disorder

過食性障害とは，摂食制限や排出などの代償行動を伴わない反復性の過食のことである（11-6）．過食性障害と神経性過食症の相違は不明瞭なことがあり，同一の病態を経過中の異なった時点で観察している可能性もある．神経性過食症と比較して，過食性障害の患者は一般的により高齢で，男性に多く，発症年齢が高いという傾向が認められる．過食性障害の患者の2/3以上に，不適切な代償行動の既往があり，過去には神経性過食症と診断される状態であったことが示唆されている．体重と体型への懸念は診断に必須ではないものの，通常，多くの患者はそれを懸念している．

● 摂食障害の疫学

高校生と大学生を対象とした調査によると，女性の1％が神経性やせ症を，4％以下が過食

11-6 過食性障害のDSM-5診断基準

A. 反復する過食エピソード．過食エピソードは以下の両方によって特徴づけられる．
　(1) 他とはっきり区別される時間帯に（例：任意の2時間の間の中で），ほとんどの人が同様の状況で同様の時間内に食べる量よりも明らかに多い食物を食べる．
　(2) そのエピソードの間は，食べることを抑制できないという感覚（例：食べるのをやめることができない，または，食べる物の種類や量を抑制できないという感覚）

B. 過食エピソードは，以下のうち3つ（またはそれ以上）のことと関連している．
　(1) 通常よりずっと速く食べる．
　(2) 苦しいくらい満腹になるまで食べる．
　(3) 身体的に空腹を感じていないときに大量の食物を食べる．
　(4) 自分がどんなに多く食べているか恥ずかしく感じるため1人で食べる．
　(5) 後になって，自己嫌悪，抑うつ気分，または強い罪責感を感じる

C. 過食に関して明らかな苦痛が存在する．

D. その過食は，平均して3カ月間にわたって少なくとも週1回は生じている．

E. その過食は，神経性過食症の場合のように反復する不適切な代償行動とは関係せず，神経性過食症または神経性やせ症の経過の期間のみに起こるのではない．

該当すれば特定せよ
　部分寛解：かつて過食性障害の診断基準をすべて満たしていたが，現在は一定期間過食エピソードが平均して週1回未満の頻度で生じている．
　完全寛解：かつて過食性障害の診断基準をすべて満たしていたが，現在は一定期間診断基準のいずれも満たしていない．

▶ 現在の重症度を特定せよ
　重症度の最も低いものは，過食エピソードの頻度に基づいている（以下を参照）．そのうえで，他の症状や機能の能力低下の程度を反映して，重症度が上がることがある．
　軽度：過食エピソードが週に1〜3回
　中等度：過食エピソードが週に4〜7回
　重度：過食エピソードが週に8〜13回
　最重度：過食エピソードが週に14回以上

症を患ったことがあると推定された．どちらの疾患の有病率も男性では女性の1/3程度であった．過食，自己誘発嘔吐ほかの排出型の行為，断食など，個々の症状を取り上げると，摂食障害自体よりも高頻度に認められた．臨床医らが気づいていた有病率の性差が，人口調査によっても裏づけられたことから，有病率の性差は偶然のものであると考えられない．

過食性障害は一般人口に最も多い摂食障害であると考えられており，女性の3.5%，男性の2%に生じ，減量を望んでいる人に多く認められる．

摂食障害は思春期か成人早期に発症する．(10代後半～20代前半に発症する)神経性過食症よりも，神経性やせ症が若年発症(10代前半)であることが多い．かつて摂食障害は比較的高い社会経済的階層に多いと考えられてきたが，どの階層にあっても発症する．神経性やせ症だけは，非工業化社会では稀であり，米国内でもアフリカ系米国人の間では稀である．（モダンバレエのダンサーなど）体型の維持管理に気を使う職業に摂食障害の発症の多さが突出して認められている．厳密な体重制限をクリアする必要から，アマチュアレスリング選手や競馬の騎手など，男性運動選手も摂食障害を発症することがある．

以下のパラグラフは，当初，神経性やせ症を発症したが正常体重に復帰した後，過食症を併存した症例である．

症例

メアリーは36歳の正看護師で，16年間の食行動異常の既往があった．現在は正常体重を維持し月経周期には問題がないものの，頻回の過食と排出行動を繰り返していた．

メアリーは競争意識の高い中産階級の家庭に育った．5人同胞の第3子であり，両親はほかの子に愛情を注ぐばかりで，自分は愛されておらず，無視されていると感じて育った．子ども時代に時々かんしゃくを爆発させる以外，学校にはよく適応し，成績は優秀，クラブ活動にも熱心で，友人も多かった．

20歳時，友人とのヨーロッパ旅行中，お金を節約するために食事を抜いた．メアリーと友人は，これで体重も減らすことができると考えた．事実，11kgも体重が減り，彼女の帰宅時に両親は案山子のようになってしまった娘を非常に心配した．逆に，体重が減ったとメアリーはハッピーで，それが魅力的なことに思われた．

以後5年間，彼女の体重は変動したが，ずっと正常以下の体重であった．家族は彼女の奇妙な食べ方を案じていた．その食べ方とは，家族と一緒に食事することがなくなり，菜食主義的な食事をしつつも，高カロリーな間食を手作りしている場面がしばしば目撃されていた．そのようななか，メアリーはアパートで単身生活を始めた．たまたま兄弟の1人がスーパーマーケットで彼女に出くわしたとき，買い物用カートの中にはダイエットコーラ，レタス一球，数袋のキャンディが入っているだけだったという．

経過の早い内から自分で吐くことを覚え，その後，嘔吐は努力なしで生じるようになった．

メアリーは身体を動かすことにも熱中した．毎日16kmのジョギングをして，マラソンにも数回参加した．後に，走り過ぎによる変形性関節症と腰痛の再発によってジョギングは控えなければならなくなった．それに代わり，16kmの自転車走行とその後の45分間の水泳を新たなルーチンと決めて，続行した．身体を動かすことに忙しすぎて，友だちと会う時間がなくなり，デートすることへの興味もなくしてしまった．

メアリーが25歳になったとき，母親からやせすぎたその状態を医者に診せるよう説得されたものの，受診した先の医師は摂食障害にとんと不慣れであったため，メアリーのやせすぎと食行動上の異常を「無害な特異体質による」と診断した．その後メアリーが対人関係についてカウンセラーに助けを求めたことはあったが，摂食障害について助けを求めることは二度となかった．

9年後になっても，メアリーはむちゃ食いと嘔吐を時々行っている状態であったが，体重は正常を維持していた．正規職員としてフルタイムで働き，結婚して健康な二児をもうけた．

● 臨床所見

神経性やせ症は，減量のための一連の行動を伴っている．例えば，極端な食事制限，特別な食生活の選択（菜食主義など），家族と伴って食

事をすることへの拒絶，外食の拒否などである．神経性やせ症の患者は，体重増加への恐れと矛盾する食べ物への異常な関心を示す場合がある．そのような人は料理のレシピを切り取って収集し，友人や親類に手の込んだ料理を振る舞ったりすることがある．栄養学に異常な興味を示す患者もいる．食事中に，皿の上の料理を弄ぶことや，肉を細かく刻んだりすることもある．友人や家族の心配をよそに，自分の体重は正常であって，むしろ，実際には太りすぎなのだと言い張ることが多い．前述のメアリーの症例のように，フィットネスに猛烈かつ強迫的な関心を示し，非常に凝った日々の運動プログラムを組んで実行している者も多い．減量を効率的にする目的で，下剤，利尿薬，覚醒薬を乱用する者も，比較的多く認められる．

過食と排出行動は通常，人目に付かないところ行われる．過食のときには，驚くほどの量（ホールケーキを丸ごと1つ，アイスクリームを1L，クッキーの大袋を全部など）の食べ物が胃の中に詰め込まれる．過食により当初は患者の精神的緊張は和らげられるが，その緊張緩和は長続きせず，通例，罪悪感と吐き気を催す嫌悪感を引き起こす．そして患者は，典型的には指をのどの中に突っ込むことによって，自分で嘔吐を引き起こす．その後，指を使わずに意思だけで吐けるようになる者もいる．吐根や他の催吐薬が嘔吐を引き起こすために使用される場合がある．おそらく10％以上の多くの過食症患者が，万引きやその他の手段で食べ物を盗んでいる．

神経性やせ症の患者に重篤な低体重が認められることがある．単にやせているほかに，低体温，（心臓より下の位置に生じる）就下性浮腫，徐脈，低血圧などを生じることもある．気温に敏感になり，常時，寒さや冷えを感じている神経性やせ症の患者もいる．ほとんど慢性の便秘により下剤に頼る者も多い．成長ホルモンの過剰，血清コルチゾールの増加，性腺刺激ホルモンの低下など，ホルモン代謝の異常もきたす．甲状腺ホルモンと同刺激ホルモンは，T_3（トリヨードサイロニン）の低下があるときでも正常なことがある．神経性やせ症の男性のテストステロンレベルは一般に低く，性腺ホルモン低下症候群の臨床的徴候を認めることがある．このことから，神経性やせ症の患者は性的発達の遅れと，性的関心を失っていることが多い．無月経は，女性患者の1/5では明らかな体重減少に先立って出現するが，診断に必要とされる症状ではない．

過食症では，（のどに指を入れるときに歯に接触する結果としてできる）手の背側のいわゆる「吐きだこ胼胝」，酸蝕歯，う歯多発が認められることがある．稀に，食道びらんやマロリー－ワイス症候群 Mallory-Weiss syndrome が生じることもある．すべて頻回の嘔吐の合併症である．

過食という行為に伴う身体合併症として，低カルシウム血症，（自己誘発嘔吐をする者や下剤と利尿薬を乱用する患者に認められる）低カリウム性アルカローシスがある．このような電解質異常の結果，脱力，傾眠，陰性Tを伴う心電図変化などが生じる．肝臓での脂肪の分解を反映したGOTやGPTなど血清トランスアミナーゼの上昇，栄養の偏りを反映した血清コレステロール値の上昇やカロチン血症，耳下腺の肥大と血清アミラーゼの上昇などが認められることもある．摂食障害の身体合併症は**表11-2**にまとめた．

● **臨床経過と予後**

摂食障害の長期的経過は，完全な回復をする場合もあるが，悪性の低体重から急速に死亡する経過を辿ることまでと幅が広い．12年間の追跡調査で11％と，予想をはるかに上回る死亡率を示した研究がある．25～40％の患者は，正常な食行動を回復し，過食や排出行動をせず，感情的にも良好な適応を示し，予後良好である．これらに当てはまらない患者は，摂食障害の（歪んだボディイメージ，食行動上の異常など）特徴的症状が持続する．予後不良と関連する要因は，罹病期間の長さ，より高年齢での

表 11-2 摂食障害の身体合併症

身体症状
　無月経
　寒さに弱い
　便秘
　低血圧
　徐脈
　低体温
　毳毛（産毛）
　脱毛
　点状出血
　柑皮症（カロチン血症）
　耳下腺肥大[a]
　酸蝕症・う歯[a]
　足蹠浮腫
　皮膚の乾燥
内分泌異常
　成長ホルモン分泌の増加
　血清コルチゾール増加と日内変動の消失
　性腺刺激ホルモンの低下（LH,FSH,LHRH への反応の欠如）
　T_3 低値，T_3 摂取率高値，rT_3 増加
　耐糖能試験結果の異常
　デキサメサゾン抑制試験結果の異常[a]
臨床検査的異常
　脱水[a]
　低カリウム血症[a]
　低クロール血症[a]
　アルカローシス
　白血球減少症
　トランスアミナーゼの高値
　血清コレステロール値の上昇
　カロチン血症
　BUN の上昇[a]
　血清アミラーゼの上昇[a]

註）BUN＝血中尿素窒素；FSH＝卵胞刺激ホルモン；LH＝黄体形成ホルモン；LHRH＝黄体形成ホルモン放出ホルモン；T_3＝トリヨードサイロニン；TRH＝サイロトロピン放出ホルモン．
[a] 過食と排出放出のある過食症患者に認める．

発症，摂食障害に先立つ精神科入院歴，病前適応の悪さ，パーソナリティ障害の併存などであった．

病因と病態生理

摂食障害の原因は不明であるが，生物学的脆弱性，心理的素質，社会的影響などの要因が複合されたものによると考えられている．神経性やせ症については，おそらく遺伝的要因が重要であり，一卵性双生児の一致率が 70％ であるのに対して，二卵性双生児の一致率は 20％ に過ぎない．過食症患者の親類がいる場合に過食症を発症する可能性が上昇することを示す研究が複数存在する．

その他の要因として，中枢神経系内のセロトニン神経伝達の異常が考えられる．視床下部において，セロトニンは満腹感と満足を引き起こすことで，食行動の調整に関与している．神経性やせ症の患者は食後に「あまりにも満腹」な感覚があると述べることが多い．中枢神経系内の

セロトニン系はこのほかにも，気分・衝動性・強迫性の制御に関与している．神経性やせ症の患者はしばしば頑固，控えめ，完全主義者である．

いったんダイエットを開始すると，異常な食行動を持続するような心理的・生理的変化が生じる．神経性やせ症は，混乱に満ちた個人生活や，対人関係および性的成熟に関する発達成長の懸案などを一時棚上げにすることを可能にすることから，個人的には，ある種の肯定的意味をもつ働きをすることがある．神経性やせ症を，幼年期を長引かせるための，また，大人としての責任を回避するための企てであるとみなす臨床家もいる．そして，患者はこの障害にしがみつき，ダイエットの成功の中に心地よさを見いだす．拒食と排出行動によって得られる緊張感の緩和は，強烈な正の強化因子となる．

神経性やせ症に生じる生理的変化もまたこの障害の強化に作用する．副腎皮質刺激ホルモン放出ホルモンの分泌が神経性やせ症では刺激されるが，これが異常な食行動の維持に作用している可能性がある．低体重の神経性やせ症患者の髄液内では，バソプレシンが低値を，オキシトシンが高値を示す．これら2つのホルモンが協働して歪んだ思考パターンと食事に関係する強迫観念を引き起こしているという仮説もある．

● 診断と評価

摂食障害の診断は，患者の病歴と慎重な精神的現在症の評価による．全身の身体診察は診察の重要な一部であり，体温，脈拍，血圧，呼吸数のほか，体重，皮膚の性状と張り，心臓血管系などに特に注意を払う必要がある．患者の体重，身長を測定し，BMIおよび予想される身長体重と比較し，身長，年齢，性別との兼ね合いから妥当な体重であるかを判定する．このように得られた情報は，全身管理と栄養管理に関する治療方針を決定することに役立つ．

臨床検査は除外診断に役立つ．臨床検査項目には，血算，検尿，BUN，血清電解質が必須である．栄養不良で重篤な患者に対しては，血清コレステロールと脂質，血清中のカルシウム・マグネシウム・リン酸の濃度，血清アミラーゼ，その他，肝機能検査，心電図検査など追加検査の適応である．MRIやCTによる神経画像検査は，頭蓋内占拠病変を除外するための適応がある．甲状腺機能検査は，体重減少の原因が甲状腺機能亢進症にあると疑われた場合に適応がある．骨密度検査は，骨粗鬆症の評価とモニタリングのために有用である．神経性やせ症の女性患者の半数は，骨密度が平均より標準偏差の2倍も離れた低値を示す．

摂食障害と診断するために，事前にほかの精神疾患を除外する必要がある．統合失調症は奇怪な食習慣を伴う場合があるが，通常それらは妄想と連動している．うつ病は食欲低下と体重減少が目立つことが多いが，この場合の体重減少は歪んだボディイメージと関係がなく，患者が望んだものでもない．強迫症の患者の儀式的食習慣が顕著な体重減少を引き起こすこともあるが，この場合もやはり歪んだボディイメージや体重増加への恐怖を伴わない．

神経性やせ症や過食症の患者は，うつ病，不安症，パーソナリティ障害などほかの精神疾患の診断基準を満たすことが多い．強迫症，限局性恐怖症，広場恐怖は，神経性やせ症に最も多く併存する不安症である．過食症患者は物質使用障害の併存や境界性パーソナリティ障害など「アクティングアウト」を示すパーソナリティ障害の併存が多い．

身体疾患も，摂食障害や体重減少の原因から除外することが必要である．重篤な体重減少と関連しやすい身体疾患には，消化管疾患（吸収不良症候群など），内分泌疾患（甲状腺機能亢進症など）がある．頭蓋内の正中に発生する脳腫瘍は，神経学的所見を示すことなく食欲低下と体重減少を引き起こす場合があるので注意が必要である．しかしながら，肥満への病的な不安や飢餓状態を自分で作り出す努力など摂食障害の中核症状が認められる場合に，身体疾患が原因である可能性はほとんどない．

● 治療

　摂食障害の治療には3つの目標がある．第一の目標は患者の栄養状態の回復である．神経性やせ症の患者の場合，体重を正常範囲内にまで回復させることを意味する．過食症の場合，代謝のバランスを達成することを意味する．第二の目標は，歪んだ食行動の修正である．これは患者が正常体重を維持し，過食と排出行動，その他の食行動異常をやめる（あるいは減らす）ことに役立つ．第三の目標は，体重減少によって得られる利点についての患者の歪んだ，しかも間違っている確信を変容させることである．

　治療は通常，外来で開始されるが，入院が必要になる患者も多い．重篤な飢餓状態と体重減少，低血圧と低体温，電解質異常が主な入院適応の理由である．うつ状態にある摂食障害患者に自殺念慮や精神病症状が出現したときも，入院させる必要がある．体重が増加しない場合，および重篤な過食／排出行動のサイクルからの脱出が不可能な場合などを目安に，外来治療が失敗したと判断される場合も，入院治療が必要となる．デイホスピタルや部分入院治療プログラムは，入院治療が必ずしも必要ではないが外来での治療より多くの監督とサポートを必要とする患者に有用である．この場合，患者は自宅で生活しつつ，日中は病院に来ることになる．

　一般的に，神経性やせ症および過食症の治療には，個人精神療法や集団精神療法に行動変容法を用いた行動療法を組み合わせて行うことが多い．行動療法の目的は正常食行動の回復である．入院治療では，この目的は目標となる食事量と体重増加を設定し，特定の食行動異常を修正することを目指すこと（過食症患者の自己誘発嘔吐の回数を減少させることを課題にするなど）によって達成される．患者が同意した治療契約に沿った目標の達成を後押しするために正の強化法が使用される．目標体重に到達するできた患者には，家族と一時の外出許可をすることでなど特典を与えることがこの正の強化法の例である．行動変容プログラムの具体例は第20章（「行動療法・認知療法・力動的精神療法」）にも記載されている．

　患者の体重は，早朝，小便を排泄した後に病衣のみを着た状態のまま規則的に測定する必要がある．毎日の水分摂取量と排泄量を記録する．嘔吐を予防する目的で，少なくとも食後2時間は患者の様子を観察する必要があり，トイレに行く場合にさえ職員の同伴者を付けなければならない．通常，患者のその時点の体重を維持するに必要なカロリーよりも500キロカロリーを上乗せした食事量から治療は開始される．食事より摂取されるカロリーは段階的に増加させる．治療開始初期には，不快を避けるため，1日の食事を6回に分割して提供することが推奨される．極端な低体重または体重増加が困難な症例に対しては経管栄養が必要になることがある．

　心電図検査は，動悸の評価，低カリウム血症を示す心電図変化の有無を評価するために必須である．QT延長は三環系抗うつ薬使用の禁忌であり，心室性頻脈や急死のリスクが高まる危険性から緊急な内科的治療開始が必要である．消化管運動促進薬が，食事再開に伴う腹部膨満感の解消に役立つことは稀である．膨張性下剤や食物繊維などは，長期間の大腸刺激性下剤の使用とその離脱に伴う著しい便秘の改善に役立つことがある．エストロゲンの補充は通常不要であるが，1日1,000〜1,500 mgのカルシウムと適切な量のビタミンD（400 IU／日）を確保する目的でマルチビタミン剤を服用する必要がある．

　向精神薬による治療が役立つことがあり，特に過食症の症状を伴う患者には有効である．ある種の抗うつ薬は，神経性やせ症の治療に特に効果がなかったが，過食と排出行動を減少させる効果が示されてきた．SSRIのfluoxetine（**本邦未発売**）（60 mg／日）は，過食症の治療に対してFDAに承認された唯一の薬物である．その他のSSRIも日常処方されており，同様に有効であるようである．三環系抗うつ薬とMAOIも，過食／排出行動のサイクルの軽減に，恐らく同等に有効であるが，第一線の治療薬とはみ

なされていない．bupropion（**本邦未発売**）は，電解質異常を伴う摂食障害の患者に対して，けいれん閾値を低下させる可能性から禁忌とされている．抗うつ薬は短期的に，過食／排出サイクルを70％も軽減することがあるほど有効であることがわかってきた．研究の多くが短期間の評価を目的としているため，長期的な有効性はまだ明らかにされていない．ある研究は，短期的に有効だった場合，少なくとも6か月間は治療継続すべきであると主張している．（オランザピンなどの）第二世代抗精神病薬が神経性やせ症の患者に使用されてきたが，体重増加を促進し，認知の歪みを軽減することに効果があるかもしれない．その他，気分安定薬，抗うつ薬，抗不安薬などを用いた薬物療法は，摂食障害に精神病・うつ病，双極性障害，不安症などを併存しているときに使用の適応がある．

　自分から治療を求めず，病気を否認する摂食障害の患者は多い．治療に抵抗する患者もいて，入院しても，医師のアドバイスに反して退院を要求することがある．こういう場合に備えて，医師は患者の協力を取り付けるための機転と技能に長けている必要がある．そして治療が開始されたなら，医師と患者は行動に関する取り決めを結ぶ必要がある．この治療契約が批判の対象になる場合は多く，患者が医師にその変更を頻回に要求することも予想される．それに対する最善の対策は，当初の契約を毅然として変更せず，その後に要求されることが間違いない追加変更に関する患者との繰り返される押し問答を避けることである．

　個人精神療法は，実践的に，しかも目標を設定して行うべきである．精神療法は病気についての患者教育に焦点を当て，その症状の理解を援助し，治療の必要性を説明することである．そうして，患者の食行動の異常に寄与していた（あるいは，それを強化していた）さまざまな問題や葛藤を解決するために，患者の内省を促す精神療法的アプローチを用いることが可能となる．家族療法は，特に患者が実家で生活し，家族関係が異常な食行動のきっかけになっているような場合や，逆に食行動の異常が家庭内の問題を引き起こしている場合などに役立つことが多い．栄養指導や認知再構成法に心理社会的サポートを加えた行動療法的アプローチを謳う集中プログラムが最も効果的であるようである．

　認知行動療法と対人関係療法は過食症の治療に有効であることが示されてきた．認知行動療法は，過食症患者の自己と病気に対する不適切な認識と確信を是正することを目的に行われる．対人関係療法では，食行動の異常に先立ち，寄与すると思われる対人関係に由来するストレスを解明する．この両者は，過食／排出エピソードを減らすことによって食行動を正常化することに役立つ．同様に，過食性障害の患者の治療にも有効である．

摂食障害群の臨床的留意点

1. 共感的関係を形成することが推奨される．神経性やせ症の患者は反抗的かつ望ましい変化を成し遂げる動機が不十分であるため，これらの目標の達成が困難である．病識を欠き，治療を拒否する患者もいる．
2. 医師は摂食障害の患者の精神科的併存症を十分に評価すべきである．
    - 精神科的併存症は治療を複雑にするため，取り組まなくてはならない問題である．摂食障害の患者が，うつ病・不安症・物質乱用・パーソナリティ障害を併存している可能性は高い．
    - 過食症に，（境界性パーソナリティ障害など）クラスターBのパーソナリティ障害の併存することは極めて多く，予後不良と関連している．
3. 治療に際しては，厳格であるが懲罰的ではない行動上の約束事について契約を取り交わし，署名捺印を得る必要がある．
    - 行動修正の納得できる目標を作り出すべきである．
    - 治療目標を変更せず，その変更について医師は厳格な態度で臨む必要がある．治療契約の些細な変更が，治療上の「パンドラの箱」を開けることとなる．

4. 神経性やせ症の治療で薬物療法を過信することは禁物である.
5. 過食症の患者に対する薬物療法は治療上,重要である.
   - SSRI が第一選択薬である. fluoxetine（20〜60 mg/日）が最も研究されているが, ほかも同様に有効であるようである（セルトラリン, 50〜200 mg/日. パロキセチン, 20〜60 mg/日. エスシタロプラム, 10〜20 mg/日など）.
   - 三環系抗うつ薬と MAO 阻害薬は有効であるが, 想定される副作用や過量服薬時の危険性などから第二線級の選択である.
   - bupropion は, けいれん閾値を低下させるため禁忌である.
6. 家族療法は, いまだに患者が生家で生活する場合や, 患者の行動が家族内に問題を引き起こす場合などで特に有用である. 夫婦セラピーは摂食障害により夫婦関係に破綻をきたした場合に有用である.

セルフアセスメント問題集

Q1 食行動障害とは何か. また, 摂食障害とどのような重複があるか述べよ.
Q2 過食症と神経性やせ症はどこが違い, どこが共通しているか.
Q3 過食性障害の定義を述べよ.
Q4 摂食障害患者の社会的特徴や人口動態的特徴は何か. 摂食障害の発症率は増加しているか否か.
Q5 神経性やせ症の病因についての, 生理学的理論と心理学的理論を論述せよ.
Q6 神経性やせ症と過食症の典型的な臨床上の特徴を述べよ.
Q7 神経性やせ症に起因して生じる可能性がある身体的合併症は何か. 同様に過食症に起因するものは何か.
Q8 摂食障害の自然経過の概要を述べよ. 摂食障害により死亡することはあるか.
Q9 摂食障害の治療の主要な目標は何か.
Q10 摂食障害の治療に用いられる薬物は何か.

第2部 精神疾患

第12章
睡眠-覚醒障害群
Sleep-Wake Disorders

The woods are lovely, dark and deep.
But I have promises to keep,
And miles to go before I sleep...

Robert Frost

森は，麗しく薄暗くそして深い．
だけど，わたしには残る約束の誓い，
眠りにつく道のりは，まだまだ長い．

——ロバート・フロスト

睡眠の目的は未だ謎であるが，睡眠は人生の1/3を占め，しかも生存のために必須である．睡眠剥奪が長期化すると，体温や代謝の調節に問題が生じ，認知機能障害が引き起こされ，最悪，死に至る．患者の最も多い訴えが不眠であることがゆえなきことではない．

ヒトの概日リズムは気分を調整し，認知能力の増強に重要であることから，正常な睡眠覚醒サイクルの維持は，生活全般の適応が首尾よく行われるための重要な鍵である．プライマリ・ケア場面でも，50％の患者に睡眠の問題が認められる．例えば，ある肥満した弁護士の妻は，夫のいびきがうるさく，日中は眠たそうにしていると訴えたし，ある会社の重役は重要な会議で居眠りしてしまうという．またある若者は，睡眠時遊行症のように徘徊し，家具につまずいて怪我をしたと訴えた．

DSM-5は，12種類の睡眠-覚醒障害群を定義し，さらにそれ以外への残遺的カテゴリーを用意した（**表12-1**）．この分類は，アメリカ睡眠医学会が出版した「睡眠障害国際分類（第2版）：ICSD-2」を反映している．DSM-5はICSD-2よりも診断の種類こそ少ないが，それに整合するように作成されている．

■ 正常な睡眠と睡眠の構造

睡眠により十分に休息がとれたと実感する時間の長さには個人差があるが，平均的な健康成人は一晩で7.5〜8.5時間の睡眠が必要である．正常な睡眠はさまざまな要因に影響される．例

表12-1　DSM-5 睡眠-覚醒障害群

不眠障害
過眠障害
ナルコレプシー
呼吸関連睡眠障害群
　閉塞性睡眠時無呼吸低呼吸
　中枢性睡眠時無呼吸
　睡眠関連低換気
概日リズム睡眠-覚醒障害群
睡眠時随伴症群
　ノンレム睡眠からの覚醒障害
　悪夢障害
　レム睡眠行動障害
レストレスレッグス症候群（むずむず脚症候群）
物質・医薬品誘発性睡眠障害
他の特定される不眠障害
特定不能の不眠障害
他の特定される過眠障害
特定不能の過眠障害
他の特定される睡眠-覚醒障害
特定不能の睡眠-覚醒障害

えば若年者の睡眠は，全睡眠時間が短縮される傾向にある高齢者より長い．また，長時間覚醒を保った者はより早く眠りに就く．

成人の睡眠ステージは，レム REM 睡眠とノンレム non-REM（NREM）睡眠に二分される．この睡眠ステージは 70～120 分のサイクルで繰り返される．一般に一晩でこのサイクルが 4～6 回，繰り返される．初回のレム睡眠は 5～10 分間持続する．睡眠中，レム期は徐々に長くなり，レム期出現の間隔は狭まり，レム睡眠密度が時間経過に従って高くなる．

成人の正常な睡眠ステージは以下のとおりである：

- 「睡眠ステージ 0」とは，入眠までの閉眼覚醒状態をいう．脳波は後頭部の正弦波（サインウェーブ）様の 8～13 Hz の α 波で，振幅（または電位）はかなり低い．筋緊張は増加する．傾眠すると α 波は減少する．
- 「睡眠ステージ 1」とは，入眠段階または「うとうとしている状態」と呼ばれるが，それはこのステージが覚醒から睡眠への短い遷移期間を形成しているからである．α 波は脳波の 50％未満に減少する．主に β 波と θ 波（4～7 Hz）の低電位の活動の混合から脳波が成り立っている．ステージ 1 は全睡眠の 5％を構成している．
- 「睡眠ステージ 2」とは，主に θ 波よりなり，睡眠紡錘波や K コンプレックスが出現する．「睡眠紡錘波」とは 12～14 Hz，500～1,500 ms という短時間の突発的活動である．K コンプレックスとは持続 500 ms の高電位の陰性鋭波とそれに引き続くより緩徐な陽性電位よりなる．これらは内部からの刺激に対する中枢神経系の反応を反映していると考えられている．また，これらの脳波活動は（騒音などの）外部刺激によっても，睡眠中に引き起こすことができる．ステージ 2 は全睡眠時間の 45～55％を構成している．
- 「睡眠ステージ 3」は，「徐波睡眠」または「深睡眠」であり，周波数の 1～2 Hz の高電位の δ 波の活動が特徴である．ステージ 2 と同様，筋緊張が上昇するが，急速眼球運動は認められない．このステージは，全睡眠時間の 15～20％を占める．
- 「レム睡眠（ステージレム）」とは，ステージ 1 と類似の脳波に加え，共同的な急速眼球運動の突発と筋緊張の消失を伴っていることから定義される．レム期は，相性に突発するように生じ，陰茎とクリトリスの勃起に加え呼吸数と心拍数の変動を伴う．このステージは「脱同期化睡眠」とも呼ばれ，全睡眠時間の 20～25％を占めている．

健康な若い成人は入眠して 90 分間ほどのノンレム睡眠が続いた後，初回のレム睡眠を迎える．このノンレム睡眠の時間を「レム潜時」と呼ぶ．ほとんどの成人は，ノンレム睡眠のいくつかのステージを経てからレム睡眠に至る．若い成人のレム睡眠は全睡眠時間の約 25％を占め，新生児であればその割合は 50％になることもある．幼児では入眠直後からレム睡眠が出現することがあり，同様な現象が成人のナルコレプシーの患者にも観察される．

覚醒状態から睡眠への移行は，神経生理学的な機構に制御されていると同時に，相互抑制メカニズムによってコントロールされている．橋に存在する神経核群がレム睡眠を調節し，青斑核アルファ傍核が運動機能を抑制している．神経化学的なレベルでは，アセチルコリンによりレム睡眠が生じる．また，レム睡眠はモノアミン系神経伝達物質の代謝の低下と関連しており，それはアドレナリンに目立つが，ドパミン，ノルアドレナリン，セロトニンも同様である．逆に，ノンレム睡眠は，アドレナリン作働性およびアセチルコリン作働性の神経，双方の活動の低下と関連しており，これは主に腹外側視索前野で調節されている．

■ 睡眠の評価

睡眠に関する症状を訴える患者に対しては，医学的疾患の病歴のほか，精神科的および睡眠障害の病歴を隈なく評価することが必須である

（表12-2参照）．医学的疾患の病歴では，薬物や医薬品の使用歴を慎重に再検討する必要がある．患者には，入眠時刻，睡眠潜時（入眠するまで必要な推定時間），起床時刻，中途覚醒の回数，午睡の記録，ドラッグや医薬品の使用について記録する睡眠日誌を継続するよう依頼する．いびき，呼吸の異常，脚のぴくつき（けいれん）などの有無を本人のベッドパートナーに質問することは有用である．

ポリソムノグラフィ polysomnography とは，睡眠医学の主要な診断ツールであるとともに，睡眠中の脳波・眼球運動を記録する眼電図，筋電図を記録する手技の名称である．実際に，このテストの結果は，ナルコレプシー，呼吸関連睡眠障害，レム睡眠関連行動障害などに代表される睡眠障害の診断に非常に重要である．ポリソムノグラフィにより，睡眠の連続性，睡眠構造，急速眼球運動の生理，睡眠関連の呼吸異常，酸素飽和度，不整脈，周期的運動などのデータが入手可能である．

過眠を測定するには，広く活用されているMSLT（multiple sleep latency test：睡眠潜時反復検査）というまた別の検査がある．この検査は，通常患者が覚醒している時間帯の2時間をかけて，各20分間を5回に分割し，暗い部屋の中で入眠する機会を与えるという検査である．入眠に至る平均的な潜時をポリソムノグラフィで測定し，入眠しやすい傾向を評価するものである．睡眠潜時の平均が5分未満であれば，過眠が存在しているとみなすことができる．

睡眠に関するありふれた症状は，睡眠の専門家でなくとも診断・治療することが可能であるが，複雑な睡眠障害を抱えた患者の場合や特殊な検査が必要な場合には，専門の睡眠クリニックなどに紹介すべきである．

■ **不眠障害** insomnia disorder

不眠障害は，入眠困難・睡眠維持の困難・再入眠困難である早朝覚醒などを特徴とする．睡眠困難は，1週間に3日以上，3か月間持続し，他の睡眠障害や物質の影響によらない．また，その状態は他の精神障害や医学的疾患によってより適切に説明されるものではない（12-1）．

質の悪い回復感のない睡眠への主観的な不満は，客観的な睡眠の質を反映しているとは限らず，また，逆に客観的な不眠があるときも，その問題の深刻さを正確に反映しているとは断言できない．また入眠に要する時間（睡眠潜時）と全睡眠時間は時として，大袈裟に表現されることが多く，客観的な証拠になることは稀である．

一般人口における不眠はかなり多く，精神疾患をもつ者ではさらに多い．しかし，不眠患者のごく一部が外来を受診するにとどまっている．高齢者，女性，低学歴，低所得者，慢性で複数の病気を有する患者などに不眠はより高率に認められる．

不眠の罹病期間は患者の問題を評価するうえで最も有用な因子である．何日も持続しない一過性の不眠は，通常，睡眠に問題がない人に出

表12-2　睡眠病歴の概略

患者・温度板・看護スタッフから情報を入手する．違法薬物の使用や睡眠薬の内服に至るまでの服薬の履歴を詳細に検討する．睡眠に関する以下の項目に関する情報を入手する．
・通常の睡眠のパターン
・問題とされる睡眠の特徴（不眠であれば，入眠困難，中途覚醒，早朝覚醒など）
・臨床経過．すなわち，発症時期，持続期間，出現頻度，重症度，悪化や改善のきっかけとなる要因など．
・24時間の睡眠覚醒周期（スタッフと協力し，温度板を参考にして）
・幼小児期の睡眠パターンやストレスに曝された場合の睡眠の変化など過去の睡眠問題．
・睡眠障害の家族歴
・その他の睡眠障害の既往の有無
・同居人やベッドパートナーからの自宅における睡眠パターンの情報
・アルコール消費量，カフェインの使用状況，コーヒー・お茶・コーラ・チョコレートなどの使用状況に加えて，覚醒作用のあるカヴァなど薬草の使用の有無．
・処方薬や薬局で購入した薬剤の使用状況．

12-1 不眠障害の DSM-5 診断基準

A. 睡眠の量または質の不満に関する顕著な訴えが，以下の症状のうち1つ（またはそれ以上）を伴っている：
  (1) 入眠困難（子どもの場合，世話する人がいないと入眠できないことで明らかになるかもしれない）
  (2) 頻回の覚醒，または覚醒後に再入眠できないことによって特徴づけられる，睡眠維持困難（子どもの場合，世話する人がいないと再入眠できないことで明らかになるかもしれない）
  (3) 早朝覚醒があり，再入眠できない．

B. その睡眠の障害は，臨床的に意味のある苦痛，または社会的，職業的，教育的，学業上，行動上，または他の重要な領域における機能の障害を引き起こしている．

C. その睡眠困難は，少なくとも1週間に3夜で起こる．

D. その睡眠困難は，少なくとも3カ月間持続する．

E. その睡眠困難は，睡眠の適切な機会があるにもかかわらず起こる．

F. その不眠は，他の睡眠-覚醒障害（例：ナルコレプシー，呼吸関連睡眠障害，概日リズム睡眠-覚醒障害，睡眠時随伴症）では十分に説明されず，またはその経過中にのみ起こるものではない．

G. その不眠は，物質（例：乱用薬物，医薬品）の生理学的作用によるものではない．

H. 併存する精神疾患および医学的疾患では，顕著な不眠の訴えを十分に説明できない．
  ▶ 該当すれば特定せよ
   非睡眠障害性の併存する精神疾患を伴う，物質使用障害を含む
   他の医学的併存疾患を伴う
   他の睡眠障害を伴う
  ▶ 該当すれば特定せよ
   一時性：症状は，少なくとも1カ月持続するが，3カ月は超えない．
   持続性：症状は，少なくとも3カ月以上持続する．
   再発性：1年以内に2回（またはそれ以上）のエピソードがある．
   注：急性で短期間の不眠（すなわち，症状の持続は3カ月未満であるが，それ以外の頻度，強度，苦痛，および／または障害についてはすべて基準を満たす）は，他の特定される不眠障害としてコードするべきである．

現する．このタイプの不眠は，愛する人の死後など実際の心理的ストレスがある場合に生じる．また，入院中・公衆の面前での演説の直前・学生ならば試験期間中など，状況により生ずることもある．このような場合は病的とはみなされず，自然治癒する傾向により病院を受診することは稀である．

慢性の不眠症に対して考案された「睡眠衛生」対策は以下のとおりである．

- 週末を含む毎日，同一の起床時刻・入眠時刻を守ること．
- 眠らないのに，ベッドの中に長時間いることは避ける．
- ベッドを読書・テレビ観賞・仕事の場所として使用しないこと．
- （20～30分など）一定の時間に眠くならないようであれば，ベッドを離れ，再び眠くなるまで戻ってこないこと．
- 昼寝をしないこと．
- 毎週3～4回，運動をすること（ただし，睡眠の邪魔をするため夕方以降は避けること）．
- アルコール飲料の量を減らすか，飲むのをやめること．カフェイン入り飲料，タバコ，睡眠薬も同様．

睡眠の質の改善のためにこのような手段のみで十分である患者も多いが，一部の患者は睡眠薬が有効である．睡眠薬は不眠症の根本的治療法ではないが，睡眠薬により劇的な改善が一過性に認められる患者は多い．睡眠薬は，前述の睡眠衛生の手法と組み合わせて，主に一過性で罹病期間が短い不眠症の治療に使用すべきである．この薬物による長期的なメリットがあるという報告は見いだせず，しかも習慣性がある．過去には，ベンゾジアゼピンが安全性と効果の

面から第一選択とみなされてきた．バルビツール酸やその類縁薬物，または抗ヒスタミン薬などと比較してベンゾジアゼピン系薬物の催眠効果は耐性が生じにくいことが徐々に明らかになった．ゾルピデムやエスゾピクロンのような非ベンゾジアゼピン系の睡眠薬が登場している．ベンゾジアゼピンに比較すると，これらの非ベンゾジアゼピン系薬物は乱用の危険性が低く，耐性を形成せず，日中の眠気を引き起こすことも少ない．ベンゾジアゼピン系薬物と非ベンゾジアゼピン系薬物を表12-3に示した．

その他に睡眠補助薬として，むしろアルコールとの併用で著しい相乗効果を示すことでその名が知られる非バルビツール酸系の鎮静催眠薬の抱水クロラール（500～2,000 mg）の他，ベンゾジアゼピン系薬物ほど催眠効果がないものの抗ヒスタミン薬であるジフェンヒドラミン（25～100 mg）や doxylamine（25～100 mg，**本邦未発売**）などが，しばしば使用されている．鎮静効果のある抗うつ薬のトラゾドン（50～200 mg）が睡眠薬として使用され，有効であることが明らかになりつつある．その他，三環系抗うつ薬の doxepin（**本邦未発売**）の低用量の剤型に，睡眠維持の困難を特徴とする不眠の治療に対する適応が FDA から最近与えられた．

■ 過眠障害 hypersomnolence disorder

成人の5％は，日中の過剰な眠気（以後，過眠）に悩んでいる．過眠障害では，日中の過眠が，1週間に3回，3か月以上持続すること，長時間の睡眠エピソード，日中の睡眠エピソード，突然起こされた場合に完全に覚醒することが困難であることなどによって裏づけられる．日中の過眠は明らかに生活への支障となり苦痛を引き起こしている．過眠は他の睡眠障害や医学的疾患，精神疾患，物質の影響で説明されない（12-2）．

通常，過眠障害には，夜間睡眠の長時間化と日中の過眠が含まれる．過眠の患者のほぼ半数が，起床時の「睡眠酔い sleep drunkenness（すなわち過度にもうろうとした状態）」とそれが数時間続くことを体験しているという．ナルコレプシーの患者の短時間の昼寝とは異なり，患者

表12-3 不眠症に使用される薬剤

薬剤名（商標名）	効果発現	半減期（時間）	使用量（mg）
ベンゾジアゼピン			
エスタゾラム （ProSom®，**本邦ではユーロジン®他**）	即効	10～24	1～2
フルラゼパム （Dalmane®，**本邦ではダルメート®他**）	即効	50～100	15～30
クアゼパム （ドラール®）	即効	15～30	7.5～15
temazepam （**本邦未発売**）	中間	8～18	15～30
トリアゾラム （ハルシオン®他）	即効	2～3	0.125～0.25
非ベンゾジアゼピン			
エスゾピクロン （ルネスタ®）	即効	6	1～3
ラメルテオン （ロゼレム®）	即効	1～3	8
zaleplon （Sonata®：**本邦未発売**）	即効	1	5～20
ゾルピデム （Ambien®，**本邦ではマイスリー®**）	即効	2～3日	5～10日

12-2 過眠障害のDSM-5診断基準

A. 主な睡眠時間帯が少なくとも7時間持続するにもかかわらず，過剰な眠気（過眠）の訴えがあり，少なくとも以下の症状のうち1つを有する：
 (1) 同じ日のうちに，繰り返す睡眠期間がある，または睡眠に陥る．
 (2) 1日9時間以上の長い睡眠エピソードがあっても回復感がない（すなわち，爽快感がない）．
 (3) 急な覚醒後，十分に覚醒を維持するのが困難である．

B. その過眠は，少なくとも1週間に3回起き，3カ月間以上認められる．

C. その過眠は，意味のある苦痛，または認知的，社会的，職業的，または他の重要な領域における機能の障害を伴っている．

D. その過眠は，他の睡眠障害（例：ナルコレプシー，呼吸関連睡眠障害，概日リズム睡眠-覚醒障害，または睡眠時随伴症）ではうまく説明されず，その経過中にだけ起こるものではない．

E. その過眠は，物質（例：乱用薬物，医薬品）の生理学的作用によるものではない．

F. 併存する精神疾患や医学的疾患では，顕著な過眠の訴えを十分に説明できない．

▶ 該当すれば特定せよ
 精神疾患を伴う，物質使用障害を含む
 医学的疾患を伴う
 他の睡眠障害を伴う

▶ 該当すれば特定せよ
 急性：1カ月未満の期間
 亜急性：1～3カ月の期間
 持続性：3カ月以上の期間

▶ 現在の重症度を特定せよ
 例えば，座っている間，運転中，友人と雑談中，仕事中に起こる，抗しきれない眠気の発作が1日の中で複数回起こることによって現れる，日中の覚醒を維持する困難の程度に基づいた重症度を特定せよ．
 軽度：日中の覚醒維持困難が週に1～2日
 中等度：日中の覚醒維持困難が週に3～4日
 重度：日中の覚醒維持困難が週に5～7日

のなかには（いずれも1時間以上の）昼寝（仮眠）を毎日1～2回とるというものもいる．

ポリソムノグラフィを用いた研究により，過眠障害の患者では，δ睡眠の減少，中途覚醒回数の増加，レム潜時の短縮が認められた．睡眠潜時の短縮を明らかにするために，前述したMSLTが行われる．過眠障害は除外診断により確定され，ナルコレプシーなどのより特異的な睡眠障害を除外することが優先される．

過眠障害の治療は，睡眠衛生の確保，覚醒剤，一部の患者への昼寝の推奨などのコンビネーションよりなる．覚醒剤は覚醒状態を維持可能とする．覚醒剤のデキストロアンフェタミンとメチルフェニデートはどちらも半減期が短い薬物であるため，複数回に分けて内服する．ナルコレプシーの治療に用いられている（次項参照）モダフィニールも過眠障害に用いてもよい．覚醒剤は乱用の原因になるため，投与に際しては監視下にて慎重に使用する必要がある．

以下は著者が治療した過眠障害の症例である．

症例

クリスは24歳の大学生で，主に「他人に危害を加えるのではないか」という望まない侵入的な強迫観念よりなる強迫症（OCD）の治療を受けていた．これはSSRIのパロキセチンで良好にコントロールされていた．

いつも外来へ同伴する母によると，今やOCDよりも眠り過ぎることと居眠りがより重要な問題となっていた．母親はクリスが夜に12～14時間も寝て，さらに午後に昼寝すると訴えた．クリス本人も，遅刻が多く授業中も居眠りしていると

言った．この過眠の症状は OCD の治療以前から存在していた．

クリスは睡眠クリニックに紹介された．ポリソムノグラフィの結果に異常は認められなかった．睡眠発作，情動脱力発作（カタプレキシー），睡眠麻痺や入眠時幻覚の証拠がなかったため，過眠障害の診断でメチルフェニデートによる治療が開始された．治療により，昼寝することなく覚醒を維持できるようになった．授業中にはさらにはっきりと目覚めていて，学業成績も向上した．

■ ナルコレプシー narcolepsy

ナルコレプシーとは，耐えがたい眠気が反復して生じることを特徴とする睡眠障害である．この睡眠発作の他，以下の症状を伴っている．すなわち，1)情動脱力発作（カタプレキシー）のエピソード，2)髄液中ヒポクレチン欠乏，3)夜間ポリソムノグラフィでレム潜時が 15 分以下に短縮，4)MSLT による平均睡眠潜時が 8 分以下である（12-3）．

有病率は 1/2,000 である．男女差はない．一

12-3 ナルコレプシーの DSM-5 診断基準

A. 抑えがたい睡眠欲求，睡眠に陥るまたはうたた寝する時間の反復が，同じ 1 日の間に起こる．これらは，過去 3 カ月以上にわたって，少なくとも週に 3 回起こっていなければならない．

B. 少なくとも以下のうち 1 つが存在する：
(1) (a)または(b)で定義される情動脱力発作のエピソードが，少なくとも月に数回起こる．
   (a)長期に罹患している人では意識は維持されるが，突然の両側性の筋緊張消失の短い（数秒〜数分）エピソードが，笑いや冗談によって引き起こされる．
   (b)子どもや発症 6 カ月以内の人では明確な感情の引き金がなくても，不随意的にしかめ面をする，または顎を開けるエピソードがあり，舌の突出，または全身の筋緊張低下を伴う．
(2) 脳脊髄液（CSF）のヒポクレチン-1 の免疫活性値によって測定されるヒポクレチンの欠乏（同じ分析を用いて測定された，健常者で得られる値の 1/3 以下，または 110 pg/ml 以下）．脳脊髄液のヒポクレチン-1 低値は，急性脳外傷，炎症，感染の状況下のものであってはならない．
(3) 夜間のポリソムノグラフィでは，レム睡眠潜時が 15 分以下であり，睡眠潜時反復検査では，平均睡眠潜時が 8 分以下，および入眠時レム睡眠期が 2 回以上認められる．

▶ いずれかを特定せよ
情動脱力発作を伴わないがオレキシン（ヒポクレチン）欠乏を伴うナルコレプシー：脳脊髄液のヒポクレチン-1 低値と，ポリソムノグラフィ／睡眠潜時反復検査の所見が陽性という，基準 B の要件は満たすが，情動脱力発作が存在しない（基準 B1 を満たさない）．
情動脱力発作を伴うがオレキシン（ヒポクレチン）欠乏を伴わないナルコレプシー：このまれな下位分類は（ナルコレプシー症例の 5% 未満），情動脱力発作とポリソムノグラフィ／睡眠潜時反復検査の所見が陽性という，基準 B の要件は満たすが，脳脊髄液のヒポクレチン-1 の値は正常である（基準 B2 を満たさない）．
聾とナルコレプシーを伴う常染色体優性小脳失調：この下位分類は，エクソン 21 の DNA（シトシン-5）-メチル基転移酵素-1 の突然変異で引き起こされ，晩発性（30〜40 代）
のナルコレプシー（脳脊髄液のヒポクレチン-1 値は低いか中等度），聾，小脳失調，最終的には認知症により，特徴づけられる．
肥満と 2 型糖尿病を伴う常染色体優性ナルコレプシー：ナルコレプシー，肥満，2 型糖尿病および脳脊髄液のヒポクレチン-1 低値がまれな症例でみられ，ミエリンのオリゴデンドロサイトにある糖蛋白遺伝子の突然変異と関連する．
他の医学的疾患に続発するナルコレプシー：この下位分類は，ヒポクレチンニューロンの感染性（例：ウィップル病，サルコイドーシス），外傷性，または腫瘍性の破壊を引き起こす医学的疾患に続発して生じるナルコレプシーである．

▶ 現在の重症度を特定せよ
軽度：情動脱力発作は低頻度で（週に 1 回よりも少ない），うたた寝の必要性は日に 1，2 回で，夜間睡眠の障害は少ない．
中等度：情動脱力発作は毎日または数日に 1 回で，夜間睡眠が障害され，日に複数回のうたた寝が必要になる．
重度：薬剤抵抗性の情動脱力発作が日に複数回起き，ほとんどいつも眠気があり，夜間睡眠は障害されている（すなわち，体動，不眠，鮮明な夢を見る）．

部に遺伝性が認められる．約半数の患者は第一度近親にナルコレプシーの血族がいる．

ナルコレプシーは，DSM-5の中で例外的に生物学的原因が同定されている疾患であり，それが診断基準に含まれている稀有な疾患である．ナルコレプシーはほぼ例外なく，視床下部のヒポクレチン産生細胞の喪失が原因であり，このためヒポクレチン-1欠乏を伴っている（患者のヒポクレチン濃度は正常の1/3, 110 pg/mL以下の検査結果を示す）．ヒポクレチンは，目覚め・覚醒維持・食欲をコントロールしている神経伝達物質である．

「睡眠発作 sleep attacks」はナルコレプシーの最大の特徴である．睡眠発作は，数秒～30分，時にそれ以上の長時間に及ぶことがある．ナルコレプシーの患者は，仕事中や会話中，刺激に満ちた状況下などで睡眠発作に襲われる．睡眠発作は，テレビの観賞中やコンピューターの使用中などのように，一定の場所にいて単調な作業を行っているときにも出現する．

「情動脱力発作（カタプレキシー cataplexy）」とは，笑いやジョークをきっかけとした両側の抗重力筋の突然の脱力，または，情動的きっかけのない突然のしかめ面あるいは下顎開口エピソードのことである．およそ70%の患者が情動脱力発作を経験している．

ナルコレプシーの診断には，両親，配偶者，恋人などから提供された情報に基づき注意深く聴取された病歴が役立つ．情動脱力発作のような副次的症状が存在する場合には，診断は比較的たやすい．診断にはポリソムノグラフィを施行し，（睡眠時無呼吸などの）呼吸関連睡眠障害など他の睡眠障害を同時に除外する．ナルコレプシーの患者は典型的な睡眠後90～120分ではなく，昼寝の間にも速やかにREM睡眠が出現することが多い．また，ナルコレプシーの症状に起因する困難が家庭生活，仕事，交際などに及ぼす影響から心理的な問題を抱えていることがあるため，それらの有無も患者と共同して確認する必要がある．

ナルコレプシーの治療は，睡眠発作と副次的症状に対してそれぞれ別の対応が必要である．覚醒剤は即効性で副作用も少ないため，睡眠発作に対して好んで使用される薬剤である．メチルフェニデートは1回5 mgで開始し，それを複数回に分割服用するよう処方する．1日総内服量は，60 mgを超えないよう段階的に増量する．デキストロアンフェタミンも同様の用量で処方してよい．モダフィニル（1日用量は200～400 mg）は，FDAが承認した有効な覚醒剤の代用薬である．副作用が少なく，また心血管系への負担も軽い．

sodium oxybate（**本邦未発売**）は，FDAが承認したナルコレプシーに伴う情動脱力発作の薬で，情動脱力発作の出現頻度を減少させる．内用薬として使用し，1日用量6～9 g，就寝時（そのおよそ2時間半～4時間後）に分割して内服する．この薬は中枢神経に抑制的に作用するため，他の抑制的薬剤やアルコールとの併用は大変に危険である．三環系抗うつ薬は情動脱力発作と睡眠麻痺に対して処方されることが多いが，睡眠発作への効果はない．

医師は患者とその家族にナルコレプシーについて詳しく説明する．知人や雇用主に対しても，ナルコレプシーの症状は本人の意思でコントロールできないことを周知し，理解を得る必要がある．1, 2回程度のごく短時間の仮眠により就労の困難は解消され，覚醒剤の減量が可能であるため，雇用主の協力は非常にありがたい．患者には，運転中や常時覚醒維持を要する作業中に睡眠発作が生じる危険性を周知徹底する必要がある．

■ 呼吸関連睡眠障害群 breathing-related sleep disorders

呼吸機能の障害は睡眠を阻害し，重大な医学的・社会的・心理的結果を引き起こすことがある．DSM-5は多様な呼吸関連睡眠障害スペクトラムに対応した個々の診断を定義して採用している．すなわち，1）閉塞性睡眠時無呼吸低呼吸症候群，2）中枢性睡眠時無呼吸，3）睡眠関連

低換気などである．これらの障害は互いに類似した生理的リスク要因（例えば，不安定な呼吸調節）を共有しているものの，生理学的および解剖学的研究は，これらの病態生理はそれぞれ別であることを示している．中枢性睡眠時無呼吸は，上気道の抵抗に起因するところが大である閉塞性睡眠時無呼吸低呼吸と比べて，気道の構造的異常とは無関係である．睡眠関連低換気は他の換気を抑制する疾患に合併していることが多い．

● 閉塞性睡眠時無呼吸低呼吸 obstructive sleep apnea hypopnea

閉塞性睡眠時無呼吸低呼吸は，呼吸関連睡眠障害で最も多くみられる障害である．睡眠中に呼吸の停止と再開を繰り返すことから，深刻な結果に至る可能性をもつ．呼吸停止のことを「無呼吸 apnea」エピソードと呼ぶ．呼吸時の気流の減少を，「低呼吸 hypopnea」エピソードと呼ぶ．睡眠中に短時間の無呼吸エピソードがあることは珍しいことではないが，閉塞性睡眠時無呼吸の患者は，自らの呼吸に問題があるとは無呼吸により目覚めたときですら，ほとんど気づかない．筋弛緩により患者の気道は吸気時に狭窄または閉塞し，呼吸は10〜20秒間の間に困難となり，その結果，血中の酸素分圧が低下する．この低酸素を脳が検知し，患者を短時間，覚醒させる．

いびきは，最も目立つ閉塞性睡眠時無呼吸のサインである．いびきは本人の睡眠を観察していた他者に問題として気づかれるか，患者自身が身体への影響から疑うようになる．通常睡眠中は筋緊張が低下すること，そして，咽喉頭の気道は軟部組織に囲まれ潰れて閉塞することがあることから，睡眠中に呼吸が閉塞されることはなんら驚くことではない．極軽度の閉塞性睡眠時無呼吸は，正常睡眠の一部であり，誰もが生きている間にいくらかの閉塞性睡眠時無呼吸を経験するものであるが，そのうち一部の人が，重篤かつ慢性の閉塞性睡眠時無呼吸を患うのである．

閉塞性睡眠時無呼吸低呼吸（12-4）は，中年またはより高齢の肥満した男性に最も多く認められる．症状として，日中の過眠，大きないびき，睡眠中に観察される呼吸停止エピソード，呼吸が苦しくなったための突然の覚醒，口腔の乾燥と咽頭痛，朝からの頭痛，長時間寝ることの困難，コントロール不良な高血圧などがある．呼吸障害により深く安らかな眠りを得ることが困難となり，このため，覚醒時に眠気が出現するようになる．重要なことは，閉塞性睡眠時無呼吸低呼吸の患者の多くは主観的には日中の眠気を感じることもいびきがあることも知らないことが多いため，いびきと眠気が明らかでないことがあるという点を忘れてはならない．例えば，不眠と疲労感を主訴に，この障害をもつ女性が受診することもあることを予期する必要がある．

12-4 閉塞性睡眠時無呼吸低呼吸の DSM-5 診断基準

A．（1）または（2）のいずれか：
　（1）ポリソムノグラフィにおいて，睡眠1時間あたり5回以上の閉塞性無呼吸または低呼吸の証拠，および以下の睡眠時の症状のいずれか：
　　（a）夜間の呼吸障害：睡眠中にいびき，鼻鳴らし，喘ぎ，または呼吸停止
　　（b）日中の眠気，疲労感，睡眠をとる機会が十分だったにもかかわらず回復感のない睡眠で，（睡眠障害を含む）他の精神疾患ではうまく説明できず，他の医学的疾患によるものではない．
　（2）随伴症状とは関係なく，ポリソムノグラフィにおいて睡眠1時間あたり15回以上の閉塞性無呼吸および／または低呼吸の証拠がある．
▶ 現在の重症度を特定せよ
　　軽度：無呼吸・低呼吸指数が15より低値
　　中等度：無呼吸・低呼吸指数が15〜30
　　重度：無呼吸・低呼吸指数が30より高値

重大な心理的合併症として，思考過程の顕著な停滞，記憶障害，不注意など重大な問題を引き起こす場合がある．患者は，不安，不快気分，複数の身体的不調を訴えることも多い．

全身状態の診察を疎かにしてはならず，それには睡眠ラボでの呼吸状態の記録評価と夜間の酸素飽和度の測定が含まれる．

最初に行うべき治療は，減量，睡眠薬の中止，睡眠ポジション訓練（睡眠中になるべく仰向けを避けるよう指導する）などである．軽症例の場合，特別注文で作製された口腔内器具によって気道を確保することで状態の改善が認められることもある．

持続陽圧呼吸療法（シーパップ continuous positive airway pressure：CPAP）は最も選択されることが多い治療法である．鼻マスクまたは経鼻的カニューレを介して鼻から室内の空気を吹き入れるというものである．CPAP を嫌がる患者もいるが，慎重な治療継続によって使用遵守率を高めることも可能である．口蓋垂口蓋咽頭形成術は外科的な治療法であり，中咽頭組織の肥大がある患者に施行される．気管切開は，これらの方法で改善されない生命が危機的な患者にのみ施行される．

● **中枢性睡眠時無呼吸 central sleep apnea**

「中枢性睡眠時無呼吸」は，換気努力の変動により生じる睡眠中に繰り返される無呼吸と低呼吸エピソードを特徴とする（12-5）．これは脳が呼吸を行う筋肉に適切なシグナルを送ることができないために生じる．これは，閉塞性睡眠時無呼吸低呼吸の患者が上気道閉塞によるため正常に呼吸できないことと対照的である．

中枢性睡眠時無呼吸は睡眠時無呼吸全体の5％程度とかなり稀な疾患である．中枢性睡眠時無呼吸に多く認められる症状と徴候は，実質的に閉塞性睡眠時無呼吸と同様である．いびきはある程度の気道閉塞のサインではあるが，中枢性睡眠時無呼吸の患者にいびきが伴うことは珍しいことではない．中枢性睡眠時無呼吸は，心不全やオピオイド使用など，他の病態と関連がある．重要なことは，中枢性と閉塞性の睡眠時無呼吸が併存している（「複合性睡眠時無呼吸 complex sleep apnea」と呼ばれる）ことがあることである．

主な下位分類が2種類存在する．その1つは「特発性中枢性睡眠時無呼吸 idiopathic central sleep apnea」で，眠気や不眠と睡眠中1時間あたり5回以上出現する中枢性無呼吸に関連した呼吸不全による中途覚醒を特徴とする．2つ目の中枢性睡眠時無呼吸は，心不全，脳梗塞，腎不全にも生じ，典型的には，「チェーン-ストークス呼吸 Cheyne-Stokes breathing」と呼ばれる呼吸パターンを示す．チェーン-ストークス呼吸パターンとは，頻繁な中途覚醒を伴う睡眠

12-5 中枢性睡眠時無呼吸の DSM-5 診断基準

A. ポリソムノグラフィで睡眠1時間あたり5回以上の中枢性無呼吸の証拠

B. その障害は，現在認められている他の睡眠障害ではうまく説明されない．
▶ いずれかを特定せよ
　特発性中枢性睡眠時無呼吸：換気努力の多様性によって引き起こされているが気道閉塞の証拠がない，睡眠時の無呼吸と低呼吸のエピソードの反復によって特徴づけられる．
　チェーンストークス呼吸：1回換気量は周期的な漸増漸減型の様式で，それが1時間あたり少なくとも5回の頻度で中枢性の無呼吸と低呼吸を起こしており，頻回の覚醒を伴う．
　オピオイド使用に併存する中枢性睡眠時無呼吸：この下位分類の病態生理は，オピオイドの延髄呼吸リズム中枢への影響および低酸素対高二酸化炭素による呼吸促進への差動性影響によるものである．
　注：DSM-5 中の「診断的特徴」の項目を参照．
▶ 現在の重症度を特定せよ
　中枢性睡眠時無呼吸の重症度は，呼吸障害の頻度と，繰り返される換気障害の結果として生じる関連する酸素飽和度低下と睡眠の断片化の程度によって分けられる．

1時間あたり5回以上の頻度で生じる中枢性の無呼吸・低呼吸のことであり，1回換気量は漸増漸減型の様式で，周期的に変動することを特徴とする呼吸である．

中枢性睡眠時無呼吸の治療は閉塞性睡眠時無呼吸と同様である．呼吸を促進する目的で薬物（アセタゾラミド，テオフィリン）が処方されることもある．

● 睡眠関連低換気 sleep-related hypoventilation

睡眠関連低換気は，睡眠中の高濃度の二酸化炭素に対する反応の減弱の結果であり，睡眠中の10秒以上の浅い呼吸のエピソードが繰り返されることを特徴とする（12-6）．ポリソムノグラフィによって，二酸化炭素分圧の上昇を伴った呼吸の減少が明らかにされる．睡眠関連低換気は，肺疾患，神経筋疾患，胸壁の病変と関連していることが多い．

睡眠関連低換気の患者は不眠と過眠を訴えることが多い．また，仰臥すると呼吸困難を感じ（起座呼吸），覚醒時に頭痛がする．睡眠中に，浅薄性の呼吸が観察でき，閉塞性睡眠時無呼吸低呼吸または中枢性睡眠時無呼吸が合併する場合もある．換気不全の結果，肺高血圧症，肺性心（右心不全），赤血球増加症，認知機能障害が生じることがある．換気不全の進行に伴い，血液ガスの異常は覚醒時まで持続する．睡眠関連低換気の原因となった身体疾患に附随する特徴も伴う．特発性睡眠関連低換気は，緩徐進行性の呼吸不全である．ほかの障害（慢性閉塞性肺疾患，神経筋疾患，肥満など）が合併している場合，低換気の重症度は，背景の原疾患の重症度を反映する．

低換気の治療は背景の原疾患を改善することである．すなわち，気管支拡張薬（サルブタモール，サルメテロールなど）は閉塞性肺疾患の患者の治療に有用である．テオフィリンは，横隔膜の収縮性を改善し，呼吸中枢を刺激することに有効なことがある．患者には呼吸抑制作用のある薬物（アルコールやベンゾジアゼピン系薬物など）を使用しないよう指導する．患者によっては，気管内挿管後の機械的人工換気あるいは低侵襲二相性陽圧換気など換気補助が必要になる．肥満を伴った患者には，わずかな体重減少でも分時換気量が改善されるため，体重の減量を勧める．難治例では手術も考慮する．

12-6 睡眠関連低換気のDSM-5診断基準

A. 二酸化炭素値の上昇と関連する呼吸減少のエピソードがポリソムノグラフィで認められる（注：二酸化炭素の客観的測定がない場合，無呼吸／低呼吸と関連しない持続性のヘモグロビン酸素飽和度の低値は，低換気を示唆するかもしれない）．

B. その障害は現在認められている他の睡眠障害ではうまく説明されない．
▶ いずれかを特定せよ
特発性低換気：この下位分類は，いかなる既存の特定される状態によらない．
先天性中枢性肺胞低換気：この下位分類は，まれな先天性疾患で，その人は定型的には周産期に浅い呼吸，または睡眠中にはチアノーゼと無呼吸を呈する．
併存性睡眠関連低換気：この下位分類は，肺疾患（例：間質性肺炎，慢性閉塞性肺疾患），または神経筋疾患や胸壁の疾患（例：筋ジストロフィー，ポリオ後症候群，頸部脊髄損傷，脊柱後側弯症），または医薬品（例：ベンゾジアゼピン，オピオイド）のような医学的疾患の結果として生じる．それは，肥満とともに生じ（肥満性低換気障害），胸壁協働低下による呼吸運動の仕事量の増大，換気／血流の不一致，さまざまに減少した換気推進力の組み合わせを反映している．そのような人は，通常体格指数が30を超えており，覚醒中の高二酸化炭素血症（二酸化炭素分圧が45を超える）によって特徴づけられ，他の低換気の証拠がない．
▶ 現在の重症度を特定せよ
重症度は，睡眠中に存在する低酸素血症と高二酸化炭素血症の程度とこれらの異常によって生じる終末器官の障害（例：右心不全）によって点数がつけられる．覚醒時の血液ガス異常の存在は，より高い重症度を示唆している．

■ 概日リズム睡眠-覚醒障害群 circadian rhythm sleep-wake disorders

「概日リズム睡眠-覚醒障害群」は睡眠覚醒スケジュールの変化の結果生じた慢性または反復性の睡眠障害であるか，または，個人の日々のスケジュールと正しく同期しない睡眠-覚醒リズムにより生じる睡眠障害である．この障害の患者は，通常，体内時計に従って睡眠をとる場合には十分に眠ることができる．つまり，睡眠の質は正常なのである（12-7）．

われわれの体内時計（つまり概日周期）は，深部体温，遺伝，光への曝露と密接な関係がある．持続する暗黒下において，概日周期は，およそ24.2時間であるが，早朝の太陽光への曝露により，24時間へと調整し直されている．このことから，ヒトは，覚醒時間に比例して増加する「睡眠負債 sleep debt」が高まり，賦活系の活動が減衰し始めたときに寝付くと最高の睡眠を得ることができる．睡眠により減少された睡眠負債が賦活系の活動の高まりと同程度となった時点で我々は自然に覚醒し，それは通常，最低深部体温を記録した約2.5時間後である．深部体温が上昇しつつある状態で入眠することは困難であり，これは交代勤務者が昼間に入眠するときに体験することが多い問題である．また，最も賦活系が活発な，深部体温が下がり始める数時間前には，寝付くことはほとんど不可能である．

「睡眠相後退型」では，望ましい睡眠-覚醒時間に関して，主要睡眠時間帯の出現時刻が（通常2時間以上）遅れるという病歴から始まり，このため不眠と日中の眠気が出現する．ほかの症状として，入眠困難，朝の覚醒困難，午前中

12-7 概日リズム睡眠-覚醒障害群のDSM-5診断基準

A. 持続性または反復性の睡眠分断の様式で，基本的には，概日機序の変化，または内因性概日リズムとその人の身体的環境または社会的または職業的スケジュールから要求される睡眠-覚醒スケジュールとの不整合による．

B. その睡眠の分断は，過剰な眠気または不眠，またはその両者をもたらしている．

C. その睡眠の障害は，臨床的に意味のある苦痛，または社会的，職業的，または他の重要な領域における機能の障害を引き起こしている．

▶ いずれかを特定せよ
睡眠相後退型：睡眠開始と覚醒時間が後退している様式であり，希望する，または慣習的に受け入れられている早い時刻での入眠と覚醒ができない．

▶ 該当すれば特定せよ
家族性：睡眠相後退の家族歴がある．

▶ 該当すれば特定せよ
非24時間睡眠-覚醒型との重畳：睡眠相後退型は，もう1つの概日リズム睡眠-覚醒障害である非24時間睡眠-覚醒型と重畳することがある．
睡眠相前進型：睡眠開始と覚醒時間が前進している様式で，希望する，または慣習的に受け入れられている遅い時刻まで覚醒または睡眠を維持できない．

▶ 該当すれば特定せよ
家族性：睡眠相前進の家族歴がある．
不規則睡眠-覚醒型：時間的にばらばらになった睡眠覚醒様式で，睡眠と覚醒時間帯の時間合わせが24時間を通して変化する．
非24時間睡眠-覚醒型：睡眠覚醒周期が24時間の環境に同期しない様式で，睡眠開始と覚醒時間が一方的に毎日（通常はより遅い時間に）ずれていく．
交代勤務型：交代勤務スケジュール（すなわち慣習的でない勤務時間の要求により）に関連した，主要睡眠時間帯における不眠，および／または主要な覚醒時間帯における過剰な眠気（不注意な睡眠を含む）
特定不能型

▶ 該当すれば特定せよ
エピソード型：症状は少なくとも1～3カ月未満続く．
持続型：症状は3カ月またはそれ以上続く．
再発型：1年の間に2回以上のエピソードが起こる．

の過眠が認められる．このパターンの人々は，夜間に最も活発で，朝の起床が困難な「夜のフクロウ」と呼ばれる．逆に，「睡眠相前進型」であれば，「朝型人間」であり，早朝を好む．睡眠相前進型の人々の，メラトニンや深部体温のような概日バイオマーカーは，通常2～4時間ほど出現が早期に「セット」されている．

睡眠相後退を修正する1つの方法として，連日，患者の睡眠時間を30分～3時間ほど遅らせていくというやり方がある．色々な活動や，コーヒーなどの覚醒効果のある物質，太陽光や人工の高照度光などによって，徐々に睡眠開始時刻を約24時間遅らせることがこの目的である．そして患者は通常の入眠時刻である夜11時頃に寝付くことが可能になる．

「交代勤務型」は，正常の睡眠－覚醒スケジュールを維持することが困難な変則的な時刻に働く人に生ずる（夜勤者や看護師のように頻繁な交代勤務を経験する者）．交代勤務者は職務中の眠気を訴えること，職務上の不注意やミス，薬物使用や離婚に至ることなどが多い．睡眠による回復感が欠如している場合もある．寝付きたいときには眠れず，目覚めて意識をはっきりと保ちたいときには，眠くてうとうとしてしまうのである．当然，この問題を解決するには交代勤務をなくすことがベストであるが，職種によってはそれは不可能である．armodafinil（Nuvigil®：**本邦未発売**）という覚醒剤は「交代勤務障害」の過眠に対して，覚醒レベルを改善させるための使用がFDAにより承認されている．

他の関連障害として，転々と飛び回る海外旅行や複数の時間帯を越える旅行により生じる「ジェットラグ jet lag（いわゆる時差ぼけ）」がある．この状態は通常一過性であることからDSM-5において睡眠障害から除外されたものの，今でも旅行者を悩ませる厄介なものである．ジェットラグへの最良の対処法は，時差があっても元来の睡眠覚醒リズムを維持することである．経験的知識から，東回りの旅行では時差が1時間あればそれに適応するには1日ほど必要になることが知られており，西回りなら，より短時間で適応する．睡眠に影響するアルコールや他の物質は避けるべきであるが，睡眠薬（ゾルピデム，5～10 mg）の服用が役立つことがある．

■ 睡眠時随伴症群 parasomnias

「睡眠時随伴症群」とは，睡眠，特定の睡眠ステージ，睡眠から覚醒への遷移時などと関連して生じる異常な行動や体験または生理的イベントの出現を特徴とする障害である．なかでもノンレム睡眠からの覚醒障害群とレム睡眠行動障害が最も多い．これらは，睡眠と覚醒は互いに排他的であるという常識に反した障害である．

● ノンレム睡眠からの覚醒障害群 non-rapid eye movement sleep arousal disorders

この障害群は，睡眠時遊行症 sleepwalkingと睡眠時驚愕症 sleep terrors からなり，自然発生的な覚醒とノンレム睡眠の構成要素のさまざまな混合から成り立っており，結果，複雑な運動が覚醒状態を伴わずに出現する（英語圏では時に，"state dissociation"と呼ばれる）(12-8)

睡眠時遊行症（かつての夢遊病）とは，睡眠中に起き上がって歩き回ることが繰り返されることである．通常，それは睡眠前半1/3の時間帯に生ずる．典型的には，患者は虚ろな目をして，他者が話しかけてもほとんど反応せず，目覚めさせるには非常な苦労が必要である．覚醒した場合，本人は睡眠時遊行した事実を記憶しておらず，数分で完全に覚醒し周囲の状況を正しく把握する．睡眠遊行と睡眠時驚愕症は，通常，就寝から3時間以内に生じる．脳波記録によると，睡眠時遊行症と睡眠時驚愕症を引き起こす筋肉活動の活発化に先行して，高振幅の徐波が認められている．すなわち，睡眠時遊行症は深睡眠の時に生じている．

典型的には，睡眠時遊行症のエピソードは短時間である（10分未満）．周囲に関心も払わず，

12-8 ノンレム睡眠からの覚醒障害の DSM-5 診断基準

A. 睡眠から不完全に覚醒するエピソードが反復し，通常は主要睡眠時間帯の最初の 1/3 の間に起こり，以下のいずれかの症状を伴う．
  (1) 睡眠時遊行症型：睡眠中にベッドから起き上がり歩き回るエピソードの反復．睡眠時遊行の間，その人はうつろな表情で視線を動かさず，他の人が話しかけようとしてもあまり反応せず，覚醒させるのがきわめて困難である．
  (2) 睡眠時驚愕症型：睡眠から突然驚愕覚醒するというエピソードの反復で，通常は恐怖の叫び声で始まる．各エピソード中に，強い恐怖と，瞳孔散大，頻拍，呼吸促迫，発汗など自律神経系緊張の徴候がある．エピソード中，他の人達が落ち着かせようとしても反応がかなり悪い．

B. 夢の映像はまったく，または少ししか想起されない(例：たった 1 つの情景しか)．

C. エピソードについての健忘がある．

D. そのエピソードは，臨床的に意味のある苦痛，または社会的，職業的，または他の重要な領域における機能の障害を引き起こしている．

E. その障害は，物質(例：乱用薬物，医薬品)による生理学的作用によるものではない．

F. 併存する精神疾患または医学的疾患では，睡眠時遊行症または睡眠時驚愕症のエピソードを説明できない．
▶ いずれかを特定せよ
  睡眠時遊行症型
▶ 該当すれば特定せよ
  睡眠関連食行動を伴う
  睡眠関連性行動を伴う
  睡眠時驚愕症型

辺りをあてどなく彷徨う．睡眠時遊行症の患者は部屋の中の物を扱ったり，ドアや窓を開けるなど簡単な作業を行ったりすることが可能で，そのために余計に危険である．

睡眠時遊行症は成人よりも小児に多い．およそ 15％の小児が，睡眠時遊行症の経験があり，多くが思春期後半までには睡眠時に遊行しなくなる．睡眠時遊行症の成人例では，うつ病などの精神障害と関連していることが多い．小児期に睡眠時遊行の既往のない成人での発症は，呼吸関連睡眠障害や睡眠てんかん，医薬品の副作用など特定の原因の有無を検討することが必要となる．2〜4％に成人後も，睡眠時遊行症が持続するとの報告がある．

睡眠時驚愕症(かつての夜驚症)とは，突然の叫び声と大暴れを伴った深睡眠からの部分的な覚醒のことである．睡眠時驚愕症は一晩の睡眠の前半 1/3 に生じることが多く，恐ろしい叫び声で始まり，その後の猛烈な不安と，交感神経の興奮状態(呼吸促迫など)を伴うことがある．

睡眠時驚愕症の患者はそのようなエピソードの後に完全に覚醒しないことがあり，また，翌日，詳細な記憶を欠如していることもある．睡眠時驚愕症は比較的稀であり，小児の 3％未満に発生する．

睡眠時驚愕症の原因は不明であるが，睡眠時遊行症と同様，どちらも家族性がある．多くは思春期後半までに改善される．

ベンゾジアゼピン系薬物(クロナゼパムやジアゼパムなど)は，深睡眠を減少させる効果があり，夢遊と睡眠時驚愕症を減らすことに役立つ場合がある．この薬剤を中止したときやストレス状況下で再発が予想される．三環系抗うつ薬，SSRI，メラトニンなども治療に使用され有効である可能性はあるが，これらの有効性を支持する研究結果は得られていない．

睡眠時遊行症と睡眠時驚愕症の治療で最も肝心なことは，怪我をしないようにする工夫である．夢遊や睡眠時驚愕症を積極的に妨害する試みは，患者を余計に混乱させ驚かせる結果とな

るため，してはならない．寝室の窓ガラスを簡単には開けられないように留め金をつける．ドアの開放を検知するアラームの設置，本人を一階の寝室に寝かせる工夫などが用心のために行われる．また，患者の寝室には細々とした物を置かないよう工夫し，周囲に壊れ物を配置してはならない．

● 悪夢障害 nightmare disorder

悪夢障害では，通常，生存・安全・身体保全への脅威を回避しようとする内容を含んだ，長くて非常に不快かつ詳細に想起できる悪夢が反復して生じる．悪夢は，延々と続く複雑な夢であり，悪夢はありありとしており，不安，恐怖，ほかの否定的感情を引き起こすことがある（12-9）．悪夢障害は通常，一晩の睡眠の後半に生じる．悪夢により覚醒した場合，すぐに完全に覚醒し，見当識を取り戻す．発汗，頻脈，頻呼吸などの軽度の自律神経亢進が悪夢を特徴づけることがあるが，体動や発声は特徴的なものではない．この障害の有病率は一般人口の6%以下であり，慢性に経過することがある．

悪夢はレム睡眠時に生じやすい．いつでも生じうるが，レム期の頻度と持続時間が増加する全睡眠帯の後半に生じることが多い．小児期には，悪夢は特定の発達段階に関連して生じることがあり，幼稚園児や小学校低学年には特に多い．この時期の小児は，悪夢の内容と現実を区別できないこともある．

また悪夢は，特に高齢者や慢性身体疾患の患者の，熱性疾患やせん妄と関連することがある．ベンゾジアゼピン系薬物などのある種の薬物からの離脱が悪夢を引き起こす場合がある．バルビツール酸やアルコールの離脱後のレム睡眠の増加が，夢や悪夢の一過性の増加と関連しているかもしれない．最近になり，（パロキセチンやセルトラリンなどの）SSRIの使用やそれらの中断が，鮮明な夢や悪夢と関係することが

12-9 悪夢障害のDSM-5診断基準

A. 長引いた非常に不快な，詳細に想起できる夢が反復して生じる．その夢は通常，生存，安全，または身体保全への脅威を回避しようとする内容を含み，一般的には主要睡眠時間帯の後半に起こる．

B. 不快な夢から覚めると，その人は急速に見当識と意識を保つ．

C. その睡眠障害は，臨床的に意味のある苦痛，または社会的，職業的，または他の重要な領域における機能の障害を引き起こしている．

D. その悪夢症状は，物質（例：乱用薬物，医薬品）の生理学的作用によるものではない．

E. 併存する精神疾患または医学的疾患では，不快な夢の訴えの主要部分を十分に説明できない．
▶ 該当すれば特定せよ
  入眠時に生じる
▶ 該当すれば特定せよ
  非睡眠障害を伴う，物質使用障害を含む
  他の医学的疾患を伴う
  他の睡眠障害を伴う
▶ 該当すれば特定せよ
  急性：悪夢の期間が1カ月以内
  亜急性：悪夢の期間が1カ月を超えるが6カ月未満
  持続性：悪夢の期間が6カ月以上
▶ 現在の重症度を特定せよ
  重症度は，悪夢が生じる頻度で評価できる．
  軽度：エピソードが平均して週に1回未満
  中等度：エピソードは週に1回以上であるが，毎夜ではない．
  重度：エピソードが毎夜生じる．

明らかとなった.

悪夢障害の主要な鑑別診断は，悪夢を引き起こす可能性がある（うつ病などの）主な精神疾患，薬物に起因するもの，薬物やアルコールの離脱である．この場合，精神疾患が正しく診断・治療されると，悪夢も消失することがある．（交通事故や性的被害など）トラウマとなる心理的要因と関係する悪夢は，短期的カウンセリングや鎮静催眠薬の慎重な使用により改善されることがある．

● レム睡眠行動障害 rapid eye movement sleep behavior disorder

レム睡眠行動障害とは，睡眠中に発声や複雑な行動を伴う覚醒エピソードを特徴とする．これはレム睡眠から生じ，劇的かつ暴力的な場合があり，怪我の原因にもなりかねない行動が引き起こされる(12-10).

その行動は，「夢で演技する行動」とも呼ばれる，攻撃されたり，危険な状況から逃げ出したりする，アクションに満ちた暴力的な夢の内容に影響された行動的反応であることがある．声は大きく，感情的で，時に粗野である．この行動は，患者やベッドパートナーにとって非常に厄介であり，しばしば怪我の原因になる（転落，ベッドからの飛び降り，走り回る，パンチする，打ち付ける，殴打する，蹴るなど）．レム睡眠行動障害は，睡眠関連の外傷や暴力的行為の主要な原因の1つである．覚醒直後から，患者は意識清明で見当識があり，夢の内容も思い起こすことができる．

レム睡眠行動障害と（特にパーキンソン病，レビー小体型認知症，多系統萎縮症などの）神経変性障害に関連が認められている．睡眠外来を受診したレム睡眠行動障害の患者の少なくとも50%が，後にこれらの神経変性疾患を合併する．レム睡眠行動障害の有病率は一般人口の1%にも満たないが，精神科患者での有病率は高い．三環抗うつ薬，SSRI，β-ブロッカーはレム睡眠行動障害と関係しているが，これらが原因であるか，または単に背景にある体質を表面化させるだけであるか不明である．

診断は臨床的に明らかな苦痛と生活の支障になっていることが必要である．物質（乱用物質と医薬品）の生理的効果や他の医学的疾患がこの障害を引き起こしていることを除外し，ほかの精神障害も同様に除外する必要がある．

クロナゼパムは治療に有効であるが，服薬中止で容易に再発する．少なくとも短期間は，患者とそのベッドパートナーは寝室を分けて寝る

12-10 レム睡眠行動障害のDSM-5診断基準

A. 睡眠中に，発声および／または複雑な運動行動を伴う覚醒エピソードの反復

B. これらの行動はレム睡眠中に生じ，したがって，通常は入眠から90分以上経過して，睡眠時間の後半により多く起こるが，昼寝の間に起こることは多くない．

C. これらのエピソードから覚醒するとき，その人は完全に覚醒しており，敏感であり，混乱や失見当識はない．

D. 以下のうちのいずれかにあてはまる：
　(1) ポリソムノグラフィ記録で筋緊張消失を伴わないレム睡眠
　(2) レム睡眠行動障害を示唆する既往があり，シヌクレイン病（例：パーキンソン病，多系統萎縮症）の診断が確定している．

E. その行動は，臨床的に意味のある苦痛，または社会的，職業的，または他の重要な領域における機能の障害を引き起こしている（自傷または一緒に床につく人への傷害を含んでいるかもしれない）．

F. その障害は，物質（例：乱用薬物，医薬品）による生理学的な作用，または他の医学的疾患によるものではない．

G. 併存する精神疾患または医学的疾患では，そのエピソードを説明できない．

ほうがよい.

■ レストレスレッグス症候群（むずむず脚症候群）restless legs syndrome

　DSM-5で新しく加わったレストレスレッグス症候群（むずむず脚症候群）は，足を動かしたいという欲求で特徴づけられる感覚運動的，神経学的睡眠障害であり，通常，足がむずむずする，はい回るような感覚がある，うずく，ヒリヒリする，かゆい，などといった不快な感覚を伴っている（12-11）．症状は睡眠時に悪化し，不快な状況を改善しようと頻繁に足を動かすことになる．症状は夕方や夜に悪化するが，なかには夕方や夜にしか症状が出ないという患者もいる．

　レストレスレッグス症候群は，睡眠を妨害し，睡眠中の周期的四肢運動症候群を合併する場合もあることから，睡眠-覚醒障害に分類される．有病率は全人口の約5％にも上る．患者は夕方から症状が始まり，脚を動かすことや歩くことで症状が軽減するという．この不快感は入眠を妨害し，中途覚醒の原因となることがある．

　レストレスレッグス症候群に起因しない安静時に四肢を動かしたい衝動と欲求が多くの人に認められることから，レストレスレッグス症候群と他の障害の鑑別は重要である．最も類似している障害は，下肢けいれん，姿勢による不快感，関節痛，関節炎，筋痛，肢位による虚血（いわゆる，「脚がしびれた状態」），下肢の浮腫，末梢神経障害，神経根症状，いわゆる「貧乏揺すり」である．筋肉の「こむら返り」やけいれん，単回の肢位変換による改善，関節内への限定，触診で痛む場合，その他の身体診察の異常所見はレストレスレッグス症候群に特徴的でない．夜間増悪および周期的四肢運動は，薬物誘発性アカシジアや末梢神経障害より，レストレスレッグス症候群に多い所見である．

　プラミペキソール（0.125～0.5 mg/日）やロピニロール（0.25～4.0 mg/日）などのドパミンアゴニストが治療に有効であることがある．望ましい臨床効果を目指し慎重に，漸増する．

■ 物質・医薬品誘発性睡眠障害 substance/medication-induced sleep disorder

　物質・医薬品誘発性睡眠障害の本質的特徴は，乱用物質や医薬品の既知の効果が主要な理由であると判断される著しい睡眠障害であることである．この状態は臨床場面では比較的ありふれ

12-11 レストレスレッグス症候群（むずむず脚症候群）のDSM-5診断基準

A. 脚を動かしたいという強い欲求は，通常，落ち着かない不快な下肢の感覚を伴い，またはそれに反応しており，以下の特徴のすべてを有している．
　(1) 脚を動かしたいという強い欲求は，安静時または低活動時に始まるか，増悪する．
　(2) 脚を動かしたいという強い欲求は，運動することで，部分的または完全に改善する．
　(3) 脚を動かしたいという強い欲求は，日中より夕方または夜間に増悪するか，または夕方または夜間にしか生じない．

B. 基準Aの症状は週に3回以上生じ，その状態が3カ月以上続いている．

C. 基準Aの症状は，臨床的に意味のある苦痛，または社会的，職業的，教育的，学業的，行動的，または他の重要な領域における機能の障害を引き起こしている．

D. 基準Aの症状は，他の精神疾患または他の医学的疾患（例：関節炎，下肢の浮腫，末梢虚血，下肢けいれん）によるものではなく，行動的障害（例：姿勢による不快感，貧乏揺すり）では説明できない．

E. その症状は，乱用薬物または医薬品の生理学的影響（例：アカシジア）によるものではない．

たことであるが，関係が明らかではないことも多く，物質（医薬品）のタイプ，物質への特異的反応，物質の薬理作用など複数の要因による．例として，カフェインは不眠の原因となることの多い成分の1つであり，不眠の診断に際して必ず除外しなければならないものである．薬物ごとに4種類の睡眠障害の原因となるが，その4種類とは，不眠型，日中の眠気型，睡眠時随伴症型，混合型であり，混合型は，複数の特徴がありどの型も優位ではない場合に特定される．

> **睡眠−覚醒障害の臨床的要点**
>
> 1. 以下の内容を含む睡眠についての詳細な病歴聴取が正確な診断には不可欠である．
>   - 医薬品，違法薬物などの使用パターン
>   - カフェインやその他の覚醒剤の使用の有無
>   - ベッドパートナーからの情報聴取
> 2. 不眠症の患者に対して，本章で示した睡眠衛生の工夫は最も簡単であるが，最も看過されやすい．
> 3. 睡眠障害の訴えに際しては，医師はその背後にありふれた精神疾患が存在する可能性に注意せよ．うつ病やアルコール使用障害と依存は睡眠障害の原因となることが最も多い精神疾患である．
> 4. 診断を確定しないまま，不眠を訴える者に睡眠薬を処方することは不適切な行為である．不眠障害への睡眠薬の使用は一時的（数日〜数週間）であるべきことも説明しなくてはならない．
> 5. temazepamとエスタゾラムはベンゾジアゼピン系薬物として最も治療的性質を強く有する薬剤であると思われる．素早い吸収，不要な中間代謝物の欠如，終夜睡眠効果を示す中間型の半減期をもつためである．非ベンゾジアゼピン系睡眠薬もこれらと遜色のない優良な代替可能薬物である．
> 6. ナルコレプシーと過眠障害に対する薬物として，メチルフェニデートを選択する医師がいる．これは徐々に60 mg/日まで増量する．この薬剤の乱用の危険から，医師の管理下で適正に使用をしなくてはならない．モダフィニルは覚醒剤の代用になりうる．
>   - sodium oxybateは情動脱力発作を合併したナルコレプシーに使用可能であるが，煩雑な投与スケジュールが必要であるためにその利便性には問題が残されている．
> 7. 睡眠に関する稀な訴えや状態に遭遇した場合，ポリソムノグラフィとMSLTを含む精密検査の目的で睡眠障害の専門家に紹介すべきである．

セルフアセスメント問題集

Q1 主要な睡眠障害群とは何か．
Q2 睡眠衛生のための具体的対策を述べよ．
Q3 レム期・ノンレム期とは何か．その意義と相違を述べよ．
Q4 睡眠薬の適正使用について述べよ．また好ましい薬物はなにか．
Q5 過眠障害の治療について述べよ．
Q6 ヒポクレチンとは何であり，ナルコレプシーとどのような関係があるか述べよ．
Q7 概日リズム睡眠-覚醒障害について述べよ．概日リズムは何によって調節されているか述べよ．「夜のフクロウ」や「朝型」とは何か？
「ジェットラグ（時差ぼけ）」とは何か？
Q8 悪夢障害と睡眠時驚愕症（夜驚症）の違いを述べよ．
Q9 小児と成人では，睡眠時遊行症のもつ意味は同一であるか否か．この患者たちに怪我をさせないための簡単な工夫について述べよ．
Q10「夢を演技する行動」とは何か述べよ．
Q11 レストレスレッグス症候群とは何か？どのように治療するか？

第13章
性機能不全群・性別違和・パラフィリア障害群
Sexual Dysfunction, Gender Dysphoria, and Paraphilias

Lolita, light of my life, fire of my loins. My sin, my soul. Lo-lee-ta.
　　　　　　　　　　　　　　　　　　　　Vladimir Nabokov, Lolita

ロリータよ，わが生命の光，わが肉欲の炎，そしてわが罪，わが魂．ロリーター！
　　　　　　　　　　　　　　　　　　——「ロリータ」ウラジミール　ナボコフ

　本章では，性機能不全群・性別違和・パラフィリア障害群を概説する．DSM-5では，これらはそれぞれ別の章が割り当てられているが，本書では便宜上，ここでまとめて取り扱う．

■ 性機能不全群 sexual dysfunctions

　DSM-5では，性的関心・性的興奮・性機能に影響を与える7種類の性機能不全を特定した．さらに，物質と医薬品の影響による「物質・医薬品誘発性性機能不全」というカテゴリーを作成した．また，残遺的カテゴリーとして，「他の特定される性機能不全」と「特定不能の性機能不全」をより詳細に定義された診断基準を完全に満たさない場合や十分な情報が得られない場合のために準備した．すべての性機能不全群は表13-1に列挙した．

　性機能不全は驚くほどありふれた問題である．近年の"The Global Study on Sexual Attitudes and Behaviors"（GSSAB）によると，北米在住の対象者における，定期的または頻回の性機能障害の有病率は，男性29％，女性38％であることが示された（表13-2）．しかし，自分の性機能障害を医師に告げる患者はほとんどおらず，治療を求める患者はさらに少ないことから，表面

表13-1　DSM-5 性機能不全群

射精遅延
勃起障害
女性オルガズム障害
女性の性的関心・興奮障害
性器-骨盤痛・挿入障害
男性の性欲低下障害
早漏
物質・医薬品誘発性性機能不全
他の特定される性機能不全
特定不能の性機能不全

表13-2　北米在住40〜80歳男女の自己申告による性的問題の頻度

性機能不全	%
女性	
性的関心の欠如	33
潤滑不足	27
オルガズムに到達しない	25
性交時の痛み	14
男性	
射精のタイミングが早い	27
勃起不全	21
性的関心の欠如	18
オルガズムに到達しない	15

出典）Laumannら（2005年）より引用

化するケースは氷山の一角にとどまっている．臨床的に直面することが多い典型は，腟の乾燥による性交時痛を訴える閉経後の女性や，加齢に伴い妻との性交中の勃起を十分に維持できなくなりつつある男性などである．性機能不全は重複する傾向があるため，複数の診断に同時に合致する例も多い．その場合，診断のすべてを併記する必要がある．

　正常性機能の最も有名なモデルは，ウィリアム・マスターズ William Masters とヴァージニア・ジョンソン Virginia Johnson によって1960年に初めて提案された．最近の研究から，この研究の拠って立つ前提に疑問が示されてはいるが，今なお，ヒトの性的反応を理解するときにこのモデルの価値は認められている．彼らは，ヒトの性反応サイクルは4つの相から成り立っているとした．

1．「欲望相」は数分から数時間続く．この段階で，性的空想と性的親密さへの欲情が生じる．
2．「興奮相」(「前戯」)では，快感を体験し，男性ではペニスの膨張と勃起，女性では骨盤臓器の充血，腟の潤滑と開口，外陰部の膨張などがそれに伴って生じる．
3．「オルガズム相」は，性的緊張からの解放と会陰筋群と生殖器のリズミカルな収縮を伴った性的快感のピークよりなる．男性では，射精することが不可避である感覚が生じ，それに精液の射出が引き続き，女性では(必ずしも主観的には，そのように感じないケースもあるが)腟の手前1/3の部分が収縮し，男女ともに，肛門括約筋がリズミカルに収縮を繰り返す．
4．「消散相」は筋肉が弛緩した感覚と全身的な満足感よりなる．この間，男性は，生理的な勃起とオルガズムを再び迎えることが不可能な，個々に異なる長さの不応期を迎える．対照的に，女性は，まさにオルガズム直後から，さらなる性的刺激に反応することが可能である．

　性機能不全の評価の困難は，何が正常な性機能を構成しているか判断するための広く合意されている基準がないことである．誰もが想像するように，性機能は，年齢，性体験の有無，性的パートナーの有無のほか，文化・民族・宗教的な所属に由来する慣習などにより大きく異なっている．

　DSM-5 は各診断特異的な症状(例えば，射精遅延など)が6か月以上持続し，そのために臨床的に意味のある苦痛を引き起こしていることを要件とする．さらに，それは対人関係上の重篤なストレス因，他の精神疾患(性機能不全を除く)，物質や医薬品または医学的疾患(糖尿病など)によるものではない．医師は，その障害が「生来型」か「獲得型」かを特定する．生来型であれば，患者が性的活動を始めたときから障害が存在していたことを意味する．さらに，「全般型」か「状況型」も特定する．全般型であれば，障害は，刺激，状況，パートナーなどの特定のタイプと無関係に出現する．

● 射精遅延　delayed ejaculation

　射精遅延とは，適切な性的刺激によっても，性的活動によって射精が極めて困難か，全く射精できない場合をいう(13-1)．

　この場合，通常，パートナーとの性的行為であって，単独の自慰は含まない．「遅延」の時間的定義は合意されたものがなく，どれほどの時間が，オルガズムに到達するに妥当な時間であるかは，男性ごとに，またその男性のパートナーごとに異なる．また，医師は男性の年齢，性体験，受けた性的刺激の総量を考慮に入れる必要がある．

　射精困難によるフラストレーションのために，性行為を避ける患者もいる．通常，その男性とパートナーは疲労困憊や陰部の不快感が生ずるほど長引いたピストン運動をしたと述べる．患者の性的パートナーが射精困難に責任を感じ，自分を責める(自分に魅力が足りないなど)場合もある．

● 勃起障害　erectile disorder

　「勃起障害」は，3つの症状のうち少なくとも

13-1 射精遅延のDSM-5診断基準

A. 以下の症状のいずれかが，パートナーとの性行為において（特定の状況，または全般型ではあらゆる状況での），ほとんどいつも，または常に（約75〜100％）経験されなければならない．かつ，本人が遅延を望んでいない．
   (1) 射精の著明な遅延
   (2) 射精がきわめてまれ，または欠如している．

B. 基準Aの症状は，少なくとも約6カ月間は持続している．

C. 基準Aの症状は，その人に臨床的に意味のある苦痛を引き起こしている．

D. その性機能不全は，性関連以外の精神疾患，または重篤な対人関係上の苦痛，または他の意味のあるストレス因の影響ではうまく説明されないし，物質・医薬品または他の医学的疾患の作用によるものではない．
   ▶ いずれかを特定せよ
   生来型：その障害は，その人が性的活動を始めたときから存在していた．
   獲得型：その障害は，比較的正常な性機能の期間の後に発症した．
   ▶ いずれかを特定せよ
   全般型：ある特定の刺激，状況，または相手に限られない．
   状況型：ある特定の刺激，状況，または相手の場合にのみ起こる．
   ▶ 現在の重症度を特定せよ
   軽度：基準Aの症状について軽度の苦痛の証拠がある．
   中等度：基準Aの症状について中等度の苦痛の証拠がある．
   重度：基準Aの症状について重度または極度の苦痛の証拠がある．

13-2 勃起障害のDSM-5診断基準

A. 次の3つの症状のうち少なくとも1つが，性行為において（特定の状況，または全般型ではあらゆる状況での），ほとんどいつも，または常に（約75〜100％）経験されなければならない．
   (1) 性行為中に勃起することがきわめて困難である．
   (2) 性行為を完了するまで勃起を維持することがきわめて困難である．
   (3) 勃起時の硬さの著しい減少

B. 基準Aの症状は，少なくとも約6カ月間は持続している．

C. 基準Aの症状は，その人に臨床的に意味のある苦痛を引き起こしている．

D. その性機能不全は，性関連以外の精神疾患，または重篤な対人関係上の苦痛，または他の意味のあるストレス因の影響ではうまく説明されないし，物質・医薬品または他の医学的疾患の作用によるものではない．
   ▶ いずれかを特定せよ
   生来型：その障害は，その人が性的活動を始めたときから存在していた．
   獲得型：その障害は，比較的正常な性機能の期間の後に発症した．
   ▶ いずれかを特定せよ
   全般型：ある特定の刺激，状況，または相手に限られない．
   状況型：ある特定の刺激，状況，または相手の場合にのみ起こる．
   ▶ 現在の重症度を特定せよ
   軽度：基準Aの症状について軽度の苦痛の証拠がある．
   中等度：基準Aの症状について中等度の苦痛の証拠がある．
   重度：基準Aの症状について重度または極度の苦痛の証拠がある．

1つがパートナーとの性行為のときに認められる，勃起が得られない状態をいう（13-2）．この障害は，比較的ありふれたことであり，老年男性ではなおさらである．勃起障害は，自尊心の低下，自信の喪失，男性性が傷付けられたと感じることなどと結び付いている．勃起障害は，性交失敗の恐怖および失敗に続く当惑のために，それ以後の性交渉を避ける結果を招くこ

とがある．患者のパートナーの性的満足も弱まる傾向がある．

勃起困難は，素性を知らないパートナーとの性体験，薬物やアルコールの使用，性交を望まない状態などと関連がある．獲得型の勃起障害の場合，糖尿病や心血管疾患などの医学的要因が関係していることがあり，ほとんどの男性では勃起困難が慢性化しやすい．予想に違わず，加齢に伴い勃起障害は増加する．中等度の勃起困難と診断され，医療的援助なくして自然に勃起が回復することは稀である．

● **女性オルガズム障害** female orgasmic disorder

「女性オルガズム障害」では，オルガズム体験が，ほとんどの性行為の場面で，減弱や遅延，あるいは完全に欠如さえしている状態のことである（13-3）．「無オルガズム症 anorgasmia」としてより人口に膾炙しているが，女性のオルガズムは，個人により，または同じ女性でも時により，非常に異なった体験となることが示唆されるとおり，それは極端にバリエーションに富むために，この障害を評価することは極めて困難であることがある．さらに，女性はオルガズムを引き起こす刺激のタイプおよび強さにも，顕著な相違が存在する．

オルガズムを得るためにクリトリスへの刺激が必要な女性が多く，ペニスと腟の性交で毎度オルガズムが得られるという女性はむしろ少数派である．したがって，クリトリスへの刺激でオルガズムが得られるが，性交中には得られない場合を，この障害と診断することはできない．不適切な性的刺激の結果，オルガズムが得られない可能性を考慮することも重要である．その場合も，この障害には該当しない．女性オルガズム障害は，性的関心と性的興奮の問題と併発することが多い．

女性オルガズム障害の患者は，ほかの女性と比較して性的話題についての情報交換に困難を感じている．男性と異なり，女性の性的満足の全体は，オルガズムそのものとあまり相関しない傾向もある．稀にしかオルガズムが得られな

13-3 女性オルガズム障害のDSM-5診断基準

A. 以下の症状のいずれかが存在し，性行為において（特定の状況，または全般型ではあらゆる状況で），ほとんどいつも，または常に（約75～100％）経験される．
  (1) オルガズムの著しい遅延，著しい低頻度，または欠如
  (2) オルガズムの感覚の著しい強度低下

B. 基準Aの症状は，少なくとも約6カ月間は持続している．

C. 基準Aの症状は，その人に臨床的に意味のある苦痛を引き起こしている．

D. その性機能不全は，性関連以外の精神疾患，または重篤な対人関係上の苦痛（例：パートナーからの暴力），または他の意味のあるストレス因の影響ではうまく説明されないし，物質・医薬品または他の医学的疾患の作用によるものではない．

▶ いずれかを特定せよ
  生来型：その障害は，その人が性的活動を始めたときから存在している．
  獲得型：その障害は，比較的正常な性機能の期間の後に発症した．

▶ いずれかを特定せよ
  全般型：ある特定の刺激，状況，または相手に限られない．
  状況型：ある特定の刺激，状況，または相手の場合にのみ起こる．

▶ 該当すれば特定せよ
  いかなる状況においてもオルガズムを経験したことがない．

▶ 現在の重症度を特定せよ
  軽度：基準Aの症状について軽度の苦痛の証拠がある．
  中等度：基準Aの症状について中等度の苦痛の証拠がある．
  重度：基準Aの症状について重度または極度の苦痛の証拠がある．

い，あるいは，全くない場合ですら，性的満足が著しく高い女性も多い．女性は男性より恋愛関係のロマンチックな側面により強い関心を寄せているというが，それはあまり性器と性器の接触には関係がない．

● 女性の性的関心・興奮障害 female sexual interest/arousal disorder

「女性の性的関心・興奮障害」の患者は，性行為への関心または興奮が欠如しており，6項目の症状のうち，3項目以上を満たしていることが必要である（13-4）．この障害は既婚女性の1/3に生じ，興奮相の特徴とされる性器の潤滑と膨張反応が完全に，または部分的に生じないか維持できない，もしくは，性的な興奮や快感の完全に欠如していることと定義される．その結果，痛みを伴う性交，性交の回避，夫婦間不和へと発展することがある．性欲の欠如や女性オルガズム障害と関連することもある．医師は，女性の性的関心・興奮障害と診断する前に，患者の年齢，ジェンダー，文化的背景など性生活へ影響を及ぼす要因を考慮に入れる必要がある．

性的関心の低下は，過労やプライバシーの欠如などのストレスフルな状況と，性行為の機会の欠如とから一過性に生じることがある．家庭内での虐待を経験している女性もまた性的関心や興奮の低下を述べることがあるため，医師はそれを念頭に置く必要がある．この障害の女性は，性全般について十分な知識がないことも多く，特殊な宗教上または文化的背景のために性的に控えめであることもある．

● 性器−骨盤痛・挿入障害 genito-pelvic pain/penetration disorder

「性器−骨盤痛・挿入障害」は，性交時に，痛み，不快，（陰部）骨盤底筋群の収縮，痛みに対する恐怖が出現する状態のことである（13-5）．

13-4 女性の性的関心・興奮障害のDSM-5診断基準

A. 以下のうち3つ以上で明らかになる性的関心・興奮の欠如，または意味のある低下：
　(1) 性行為への関心の欠如・低下
　(2) 性的・官能的な思考または空想の欠如・低下
　(3) 性行為を開始することがない，または低下しており，典型的には相手の求めに受容的でない．
　(4) ほとんどすべて，またはすべて（約75～100％）の性的出会い（そのような状況的環境，または全般型ではあらゆる状況）における，性行為中の性的興奮や快楽の欠如・低下
　(5) 内的または外的な性的，官能的な手がかり（例：記述，言葉，映像）に反応した性的関心・興奮の欠如・低下
　(6) ほとんどすべて，またはすべて（約75～100％）の性的出会い（そのような状況的環境，または全般型ではあらゆる状況）における，性行為中の性器または性器以外の感覚の欠如・低下

B. 基準Aの症状は，少なくとも約6カ月間は持続している．

C. 基準Aの症状は，その人に臨床的に意味のある苦痛を引き起こしている．

D. その性機能不全は，性関連以外の精神疾患，または重篤な対人関係上の苦痛（例：パートナーによる暴力），または他の意味のあるストレス因の影響ではうまく説明されないし，物質・医薬品または他の医学的疾患の作用によるものではない．

▶ いずれかを特定せよ
　生来型：その障害は，その人の性的活動を始めたときから存在していた．
　獲得型：その障害は，比較的正常な性機能の期間の後に発症した．

▶ いずれかを特定せよ
　全般型：ある特定の刺激，状況，または相手に限られない．
　状況型：ある特定の刺激，状況，または相手の場合にのみ起こる．

▶ 現在の重症度を特定せよ
　軽度：基準Aの症状について軽度の苦痛の証拠がある．
　中等度：基準Aの症状について中等度の苦痛の証拠がある．
　重度：基準Aの症状について重度または極度の苦痛の証拠がある．

13-5 性器-骨盤痛・挿入障害の DSM-5 診断基準

A. 以下のうち1つ(またはそれ以上)の持続性または再発性の困難:
  (1) 性交の際の腟挿入
  (2) 腟性交または挿入を試みる際の外陰腟または骨盤の著しい疼痛
  (3) 腟挿入の予期,最中,またはその結果起こる外陰腟または骨盤の疼痛に対する著しい恐怖や不安
  (4) 腟挿入の際の骨盤底筋の著しい緊張または締めつけ

B. 基準Aの症状は,少なくとも約6カ月間は持続している.

C. 基準Aの症状は,その人に臨床的に意味のある苦痛を引き起こしている.

D. その性機能不全は,性関連以外の精神疾患,または重篤な対人関係上の苦痛(例:パートナーからの暴力),または他の意味のあるストレス因の影響ではうまく説明されないし,物質・医薬品または他の医学的疾患の作用によるものではない.

▶いずれかを特定せよ
　生来型:その障害は,その人が性的活動を始めて以来存在していた.
　獲得型:その障害は,比較的正常な性機能の期間の後に発症した.
▶現在の重症度を特定せよ
　軽度:基準Aの症状について軽度の苦痛の証拠がある.
　中等度:基準Aの症状について中等度の苦痛の証拠がある.
　重度:基準Aの症状について重度または極度の苦痛の証拠がある.

この診断は DSM-Ⅳ の「性交疼痛症」と「腟けいれん」という2種類の性的疼痛性障害から,新しい分類に変更されたことを反映している.診断上この2つの障害を区別をすることは困難で信頼性も低かったことから,これらは1つの障害として統一された.

性器-骨盤痛・挿入障害の診断は,以下の問題の少なくとも1項目に合致している必要がある.1)性交困難,2)性器-骨盤痛,3)疼痛と腟挿入への恐怖,4)骨盤底筋群の緊張.これらの症状はどれも臨床的に明らかな苦痛の原因となるため,これらのうち1つでも顕著な問題が認められれば診断可能である.しかし,4項目すべてを評価する必要があることは言うまでもない.

性器-骨盤痛・挿入障害は,女性の性的関心興奮障害などの他の性機能不全と併存していることがある.性行為に十分な関心と欲求があるが,それは痛みがなく,挿入も伴わない性行為(口唇性愛:オーラルセックスなど)に限定されていることもある.しかし,性的関心や欲求が保たれている場合ですら,性的な状況や機会を避けることを習慣とし,婦人科的診察すら避ける,または拒否する場合もある.性交を成し遂げたことがない女性(すなわち,「未完成の婚姻状態」にある)が,初めて妊娠を望んだことのみを理由に,治療に訪れることは稀ではない.この障害をもつ女性が性的パートナーや夫婦の間に重大な不和を抱えているケースは多いが,患者は自分の女性性が失われた感覚に苦しんでいる場合もある.

性交時に表在性の痛みを経験する女性は,しばしば腟感染症の既往を有しており,治療が完了した後に疼痛のみが持続している場合もある.タンポン挿入時の疼痛や処女がタンポンを挿入できなかった場合は,どちらもこの障害のリスク要因である.宗教または文化的背景もこの障害に影響を与えており,イスラム国家であるトルコからは,DSM-Ⅳ の腟けいれんの異常な高さの有病率の報告が散見される.

● 男性の性欲低下障害 male hypoactive sexual desire disorder

「男性の性欲低下障害」は,性行為に対して欲求が減弱し,あったとしてもごく稀にしか,性的・官能的なことを思考または空想しないときに診断される(13-6).DSM-5では,女性の低下した性欲と興奮の問題を新規の診断(女

13-6 男性の性欲低下障害の DSM-5 診断基準

A. 性的・官能的な思考または空想，および性的活動への欲求が，持続的または反復的に不十分である（または欠如している）．不十分かどうかの判断は臨床医によってなされ，年齢やその人の人生の全般的および社会文化的背景など，性的活動に影響を与える要因を考慮に入れる．

B. 基準 A の症状は，少なくとも約 6 カ月間は持続している．

C. 基準 A の症状は，その人に臨床的に意味のある苦痛を引き起こしている．

D. その性機能不全は，性関連以外の精神疾患，または重篤な対人関係上の苦痛，または他の意味のあるストレス因の影響ではうまく説明されないし，物質・医薬品または他の医学的疾患の作用によるものではない．

▶ いずれかを特定せよ
　生来型：その障害は，その人が性的に活動を始めて以来存在している．
　獲得型：その障害は，比較的正常な性機能の期間の後に発症した．
▶ いずれかを特定せよ
　全般型：ある特定の刺激，状況，または相手に限られない．
　状況型：ある特定の刺激，状況，または相手に限って起こる．
▶ 現在の重症度を特定せよ
　軽度：基準 A の症状について軽度の苦痛の証拠がある．
　中等度：基準 A の症状について中等度の苦痛の証拠がある．
　重度：基準 A の症状について重度または極度の苦痛の証拠がある．

13-7 早漏の DSM-5 診断基準

A. パートナーとの性行為の間に腟挿入から約 1 分以内で，その人が望む以前に射精が起こる，持続的または反復的な様式
　注：腟以外の性行為を行う人に早漏の診断が適用されるかもしれないが，このような行為には特定の時間基準は定まっていない．

B. 基準 A の症状は，少なくとも約 6 カ月間は持続しており，性行為において（特定の状況場面，または全般型の場合はすべての場面で），ほとんどいつも，または常に（約 75〜100％）経験されなければならない．

C. 基準 A の症状は，その人に臨床的に意味のある苦痛を引き起こしている．

D. その性機能不全は，性関連以外の精神疾患，または重篤な対人関係上の苦痛，または他の意味のあるストレス因の影響ではうまく説明されないし，物質・医薬品または他の医学的疾患の作用によるものではない．

▶ いずれかを特定せよ
　生来型：その障害は，その人が性的活動を始めて以来存在している．
　獲得型：その障害は，比較的正常な性機能の期間の後に発症した．
▶ いずれかを特定せよ
　全般型：ある特定の刺激，状況，または相手に限られない．
　状況型：ある特定の刺激，状況，または相手に限って起こる．
▶ 現在の重症度を特定せよ
　軽度：腟挿入から約 30 秒〜 1 分以内に射精が起こる．
　中等度：腟挿入から約 15 〜 30 秒以内に射精が起こる．
　重度：性行為前，性行為開始時，または腟挿入から約 15 秒以内に射精が起こる．

性の性的関心・興奮障害）として別に扱ったため，男性の性欲低下を扱うための診断としてこれを創出した．

この障害は，勃起や射精の障害に合併して生じることがある．実際に，勃起困難が持続した場合に，引き続き性欲低下が生じることがあった．患者は性行為に関して自ら行動を起こさず，パートナーから仕掛けられた性行為に辛うじて最低限付き合っている場合もある．このことは，性欲が低下していても，ある程度の性行

為(マスターベーションや相手がいる性交渉など)が認められることから,患者は性行為を行うことが不可能ではないことを意味している.

● 早漏 premature (early) ejaculation

「早漏」とは,射精を望まない時間である腟挿入の約1分以内に射精してしまうことである(13-7).この状態にある男性は,射精をコントロールすることが困難であり,その後の性行為でも射精を遅らせることが不可能であることを予想してそれを恐れていると述べることが多い.18〜70歳の男性の20〜30%は射精が早いことを懸念している.DSM-5の新しい定義によれば,男性のおよそ1〜3%がこの診断を受ける可能性がある.年齢とともに有病率が上昇する可能性がある.

早漏は初体験から始まり,生涯持続する.一部の男性は,性体験の初期にのみ早漏である.逆に,「獲得型早漏」として知られる,正常な射精時間を維持していた時期を経た後に,早漏になる場合もある.獲得型早漏は,より晩発する傾向が強く,40歳代から始まることが多い.甲状腺機能亢進症や前立腺炎のような医学的疾患の治療により,射精に至るまでの時間はまた元に戻ることが明らかにされた.

● 物質・医薬品誘発性性機能不全 substance/medication-induced sexual dysfunction

「物質・医薬品誘発性性機能不全」は臨床的に意味のある性機能不全が,医薬品や薬物などの直接的な生理的効果により引き起こされている場合に適応される(13-8).薬物(コカイン,麻薬,アンフェタミン,鎮静催眠薬など)の急性中毒や慢性的乱用は性的関心を低下させ,オルガズムや性的興奮を妨げる原因になることがある.また,多くの医薬品(降圧薬,抗ヒスタミン薬のH_2-ブロッカー,抗うつ薬,蛋白同化ステロイド,覚醒剤,抗不安薬など)も性的関心の減弱と勃起・オルガズムの問題の原因となる.

13-8 物質・医薬品誘発性性機能不全のDSM-5診断基準

A. 臨床的に意味のある性機能の障害が臨床像の中で優勢である.

B. 病歴,身体診察,または検査所見から,次の(1)と(2)の両方の証拠がある.
 (1) 基準Aの症状が,物質中毒中またはその直後,または医薬品からの離脱または曝露の後に生じている.
 (2) 関連した物質・医薬品は基準Aの症状を生じる可能性がある.

C. その障害は,物質・医薬品誘発性ではない性機能不全ではうまく説明されない.そのような独立した性機能不全の証拠には,以下のものが含まれるであろう.
 症状が物質・医薬品の使用開始に先行する;症状が,急性の離脱または重篤な中毒が終わった後,相当な期間(例:約1カ月間)持続している;または物質・医薬品誘発性でない性機能不全が独立して存在していることを示唆する他の証拠(例:物質・医薬品に関連しない反復エピソードの既往歴)がある.

D. その障害は,せん妄の経過中に限って起こるものではない.

E. その障害は,その人に臨床的に意味のある苦痛を引き起こしている.
 注:基準Aの症状が臨床像において優勢であり,かつ臨床的関与に値するほど十分に重度であるときのみ,物質中毒または物質離脱に代わって下されるべきである.

▶ 該当すれば特定せよ(物質分類に関連した診断についてはDSM-5の「物質関連障害および嗜癖性障害群」の表1を参照):
 中毒中の発症:その物質による中毒の基準を満たし,症状が中毒中に発症した場合
 離脱中の発症:その物質からの離脱の基準を満たし,症状が離脱中または直後に発症した場合
 医薬品使用後の発症:医薬品の開始,または修正後や変更後に症状の生じることがある.

▶ 現在の重症度を特定せよ
 軽度:性的活動の25〜50%の機会で生じる.
 中等:性的活動の50〜75%の機会で生じる.
 重度:性的活動の75%以上の機会で生じる.

● 性機能不全群の病因

　性機能不全は，心理的要因・医学的要因・乱用された物質などの要因や，時にこれらの組み合わせにより生じることがある．すなわち，慢性ストレス，不安，うつ状態などによって性欲低下が生じ，または中枢神経系を抑制する薬物やテストステロンの産生の低下によっても同様の状態が引き起こされることがある．長期間の禁欲生活自体も性欲を低下させる．医学的疾患，特にボディイメージに変化を及ぼすような手術（例えば，乳房切除やストーマ造設）など，多大な身体的ストレスもまた，性欲を低下させる．

　女性オルガズム障害は，服薬や手術のような身体要因や，妊娠への不安，性的パートナーからの拒絶，うつ病など心理的要因によるものもある．文化的要因もこれに関与する．例えば，19世紀末のビクトリア時代には，若い女性は，結婚したら性交することは義務であると母親からしばしば教えられており，それにより，セックスとはパートナーがともに楽しむものではなく，男性を満足させるものであるという考え方を強いることを意味していた．

　勃起障害（インポテンス）は身体的要因と心理的要因の双方から引き起こされていると考えられる（**表13-3**）．ある研究によると，勃起不全の精査のために病院を受診した男性の75%までが，心血管障害（動脈硬化性病変など），腎臓病（慢性腎不全など），肝臓病（肝硬変など），栄養失調，糖尿病，多発性硬化症，外傷性脊椎損傷，アルコールや薬物の乱用，向精神薬の内服，前立腺の術後，骨盤臓器への放射線治療など原因となる身体疾患を有していることが示された．

　勃起障害の原因を評価するにあたり，性交を予想していない場合に生ずる自発的勃起（睡眠時の勃起や自慰による勃起など）の有無を確認することが重要となる．このような自発的な勃起が生じることは，心理的原因による可能性が高くなること示唆する．

　男性の勃起障害には服薬治療（以下，参照）が

表13-3　インポテンスの原因

　身体疾患
　　末端肥大症
　　アジソン病
　　糖尿病
　　甲状腺機能亢進症
　　甲状腺機能低下症
　　クラインフェルター症候群
　　多発性硬化症
　　パーキンソン病
　　骨盤内手術と放射線治療
　　末梢の血管病変
　　下垂体腺腫
　　脊髄損傷
　　梅毒
　　側頭葉てんかん
　精神疾患
　　不安障害
　　認知症
　　うつ病
　　統合失調症

　薬物
　　アルコール
　　抗男性ホルモン薬
　　抗コリン薬
　　抗うつ薬
　　降圧薬（特に中枢作用性）
　　抗精神病薬
　　バルビツール酸
　　フィナステリド
　　マリファナ
　　麻薬
　　覚醒剤

非常に効果的であるため，さらに詳細な検査は必要でない．限定的な検査として，糖尿病を除外する目的の空腹時血糖値の測定と，勃起不全は心血管疾患の1つの徴候であることから空腹時血中脂質濃度の測定とが行われる．甲状腺機能異常を除外すべきだと主張する専門家もいる．テストステロン欠乏症と関連した性腺機能低下を除外するために，血中テストステロン濃度の測定が必要になる患者もいる．これが低値のときは，黄体ホルモン，卵胞刺激ホルモン，プロラクチンの各血中濃度を含む内分泌検査の追加が必要になる．

　治療が失敗した場合，勃起障害の原因を評価するために特殊な検査が役立つ．まずアルプロ

スタジルのような血管拡張薬を陰茎海綿体に直接注射し勃起機能が残存しているかどうか確認する．勃起が得られた場合，ペニスの血管には異常なしと評価することができる．勃起が得られない場合，ペニスの血管系のカラードップラー式超音波検査，陰茎海綿体造影法，球海綿体筋反射潜時測定，ペニスへの神経支配に異常がないことを評価するための体性感覚誘発電位などが行われる．陰茎血管造影は，カラードップラーにおいて単一の動脈閉塞が疑われた場合に，より詳細に調べる目的で行われる場合がある．血管造影は血行再建術の対象となる稀な患者にのみ行われる．

男性オルガズム障害は比較的稀な疾患であり，精液が膀胱に逆流する逆行性射精と鑑別する必要がある．男性オルガズム障害も逆行性射精もともに，薬剤の影響，（前立腺切除術などの）泌尿生殖器への手術，脊髄の腰仙部の神経障害などのような身体的要因に起因していることが多い．中枢神経作働性の降圧薬（グアネチジン，α-メチルドパ），三環系抗うつ薬（アミトリプチリンなど），特に（クロールプロマジンやチオリダジンなどの）フェノチアジン系抗精神病薬などが，男性オルガズム障害を引き起こすことが知られている．

抗うつ薬は性機能不全の原因になることが多く，性欲低下，射精障害，オルガズム障害を引き起こすことがある．抗うつ薬であるSSRI〔fluoxetine（**本邦未発売**），パロキセチン，セルトラリンなど〕を内服している患者の65％程度が，慎重な問診によりなんらかの性機能障害を体験していることを認めている．男性の場合，SSRIは射精の遅延や射精困難が生じることが多い．おそらく，いまだ十分に認識されていないが，性機能不全を理由にした治療コンプライアンスの低下は少なくない．

年齢という要因も性機能不全の原因として考慮すべきである．高齢になればなるほど，ほかの性機能不全と同様，性欲低下の訴えが増加する．性交時に毎回射精せず，2～3回に1度しか射精しないという訴えも高齢になると増加する．

● **性機能不全群の治療**

性機能不全群の治療は，マスターズとジョンソンにより1960～1970年代に開発された．導入時，彼らの短期「dual（2人1組）」セックスセラピー（通常，8～12セッションの）は，それまでの慣習を打破し，精神保健の領域で急速に受け入れが進んだ．現在も広く行われているセックスセラピーは通常，認知行動療法と組み合わされ，パートナー双方の不合理で機能不全的な信念や思考の修正を目的としている．

カップルはまず正常な性機能を学習し，性行為に対する態度や，カップルのコミュニケーション能力および親密さを評価することから開始される．問題が明らかになれば，カップルには個々の性行為に対応した段階的な一連の課題が与えられ，私生活でそれを実践するよう期待される．

男性の勃起障害のセックスセラピーを例に説明すると，カップルは性交が禁じられた状態で，まず「感覚集中訓練」（これは，性器を除いた領域への愛撫など）が与えられ，段階的にカップルの性感帯への理解を深めていく．

段階的に性器への刺激が訓練に導入される．いつしか役割に対するプレッシャーが消失し，男性はついに勃起し，腟内への挿入を成功裡に遂げる．

この方法は，ほかの性機能不全の治療にも用いることが可能であり，問題によって治療の詳細を変更して行われている．別の例として，女性オルガズム障害の場合，女性はカップルとして治療を受ける前に，まず自慰行為でオルガズム体験を得る訓練（時に性具やバイブレーターの力も借りて）から始める．性器-骨盤痛，挿入障害の一種であり筋肉の緊張により挿入が不可能となる腟けいれんに対しての治療であれば，個人療法，瞑想やほかのリラクゼーション法，ヘーガル拡張器という器具（段階的に腟口部を拡張するために3～5日ごとに，サイズを慎重に大きくしていく）を用いて腟口を拡張するこ

となどが必要になることもある．もし腟の潤滑が不十分なために性交時疼痛が出現しているならば，エストロゲンの局所への使用が有効であるが，最も簡単な解決法は潤滑剤の使用である．

早漏の治療には，「スクイーズ法」が用いられてきた．この方法では，男性が今にも射精しそうだと感じたら，パートナーはその親指を陰茎小帯の上に置き，人差し指と中指で亀頭を5秒間つまむことと指導される．この動作により射精は効果的に中断され，カップルはさらに前戯を続けることができるようになる．

薬物療法が性機能不全の治療に大きな役割を担い始めている．SSRI（パロキセチン20 mg/日など）は射精を遅延する副作用のため，早漏の治療に用いることができる．また，局所麻酔薬の1％ジブカイン軟膏（Nupercaine，**本邦未発売と思われる**）を陰茎亀頭冠と陰茎小帯に塗って刺激を弱めることで早漏を防止できることもある．

テストステロンの適応についての研究の結論は，明らかな性腺機能不全に対しての使用を除き合意に至っていないが，男女双方の性欲低下障害の治療に使用されている．適応に関する議論に加え，（多毛症などの）男性化を伴う副作用が生じる可能性があり，特に女性ではこの点が問題になる．エストロゲンの内服や局所的使用は女性の性欲低下に対して使用されてきたが，効果は一定ではない．

勃起障害（ED）の治療に対してFDAが認可している経口薬は3剤ある．それは，シルデナフィル，バルデナフィル，タダラフィルであり，いずれもホスホジエステラーゼ-5阻害薬に分類される薬物である．この種の薬物は一酸化窒素（NO）の作用を増強し，その結果，陰茎の平滑筋が弛緩し，陰茎への血流量が増加し，性的刺激に応じて勃起することを可能にする．これらの薬物は，用量，効果の持続時間，副作用の点で異なっている．シルデナフィル（バイアグラ®）は勃起を引き起こすまでの効果発現が素早く，必要に応じて25〜100 mgを服用する．バルデナフィル（レビトラ®）は効果が1日中持続し，用量は5〜20 mgの範囲で使用する．タダラフィル（シアリス®）の効果は3日間持続し，1日の用量は5〜20 mgの範囲である．どれも，頭痛や胃部不快感，吐き気，筋肉痛といった副作用がある．またこれらは女性オルガズム障害にも使用されているものの，女性への有効性は確立されたものではない．

また別に合成プロスタグランジンE_1であるアルプロスタジルも勃起障害の治療に使用されている．アルプロスタジルはペニスの根元や側面の部分から直接注射するか，特殊なシリンジで尿道に注入して使用される．どちらの方法でも数分以内にペニスへの血液の流入が増加する．この薬物の主な欠点はこのような使用が煩雑で不快であることである．

手術による勃起障害の治療法もあるが，その適応は薬物治療が無効の場合に限られている．最も多く施行されている手術は，陰茎にプロテーゼを挿入するというものである．普通，この場合のプロテーゼは，完全には固くなく可動性があるか，もしくは膨らませることができるものである．どちらにしても，利点と欠点がある．それとは別に，ペニスの血流を増加させ勃起させる真空ポンプ装置も利用されている．ポンプにより勃起したら，金属製のリングでペニスの根部を絞扼し約30分間，勃起を維持することが可能となる．

> ### 性機能不全の臨床的留意
> 1. 医師は性生活に関する履歴の聴取に際して恥ずかしがらず，当惑しないこと．患者が医師の不安を察知すると，患者自身の不安を増大させることになるだけである．
> 2. 性的な関係について質問することに詫びる必要はない．
>   その個人がどのような性生活を送っているかは評価のために重要なことである．
>   ・ほとんどの人は自身の性生活を語ることに驚くほど前向きである．
>
> （次頁へ続く）

（前頁より続く）
3. カップルも個人も，どちらもセックスセラピーを受けられる．また，異性愛者にも同性愛者にも等しく効果があると思われる．
4. セックスセラピーの原則を学ぶことは比較的たやすく，すなわち性機能に関する教育・カップルのよりよいコミュニケーションへの援助のほか，カップルが共有する，または個人的なセックスに対する機能不全を引き起こすとらえ方の修正が，重要であると言われている．
5. セックスセラピーは，カップルが感覚に注意を向けることを学習するための宿題を活用している．技法として，マスターベーション・感覚集中訓練・特殊な性交テクニックや体位などからなる．
    ・これによりカップルは生理的反応（勃起など）と性的快感を分離することを学ぶことができる．
6. 勃起不全は，心理的要因または身体的要因のどちらを主要因としようとも，薬物療法により効果的治療が可能である．経口薬として，シルデナフィル，バルデナフィル，タダラフィルがある．ほかにも，特殊なアプリケーターで尿道に注入するか，ペニスに直接注射するアルプロスタジルという薬物もある．
    ・手術法もあり，半硬化タイプまたは膨張収縮タイプのプロテーゼを埋め込む．
    ・ペニスを膨らませる真空ポンプ装置もある．

■ 性別違和 gender dysphoria

「性別違和」とは，生物学的な性と自分自身の認識上の性が異なっていることに起因する苦痛のことである．DSM-Ⅳでは，異なった性に同一化していることを強調する意図が，「性同一性障害」という病名に反映されていた．他の病名として「性転換症」もあり，これは割り当てられた性別からの転換を強調している．性別違和という新しい病名は，臨床的に性同一性そのものを問題視するのではなく，結果として生じる苦悩に焦点を当てるためのものである．性同一性に問題があったとしても苦痛が生じない人々もいるが，身体的治療（ホルモン療法や性別適合手術など）で治療がなされない場合に苦悶する者もいる．

DSM-5では，小児と，青年と成人の2つのカテゴリーに分かれている．厳密に診断基準へ合致しない場合の残遺的診断もある．**表13-4**はDSM-5の性別違和の分類である．

性別違和は比較的稀な障害であり，その有病率は，男性の1/30,000人，女性の1/100,000と推定されている．性別違和は通常，小児期に始まる．男の子の場合，早期に認められる特徴は，母親への過剰な同一化，包み隠すことのない女性的行動（例えば，人形遊び），男の子の好きなことへの無関心（そのためのスポーツ嫌いなど），一緒に遊ぶ友達もいつも女の子が多いことなど，である．性別違和の女児の場合には「お転婆」にみられることがあるが，女々しく振る舞う男児に比較してこれは社会的に許容されており，そのため「お転婆」が気づかれないこともある．

性別違和の症状は，DSM-5の診断にも反映されているとおり，年齢によって大きく異なっている．とても幼い子どもの場合は，両親がその子どもの「実際」の性別は本人の同一化している性とは違うことを説明した際に限って，（大声で泣くなど）苦痛を表す．もし両親その他の人々が，本人が所属していると信じる性別の役割に従って生活することに理解がある場合ならば，その子どもはそれが妨げられない限り，苦痛は最小限にとどまる．青年と成人の場合は，より苦痛を体験することが多いが，支持的環境（家族の受容など）やホルモン療法や性別適合手術があるという知識などにより苦痛は軽減される．生活上の機能障害は，子どもの不登校から，青年と成人の社会参画の回避まで幅広く生

表13-4 DSM-5 性別違和

子どもの性別違和
青年および成人の性別違和
他の特定される性別違和
特定不能の性別違和

じることがある．うつ病，不安症，物質使用障害などが併存することがある．

性別違和の診断をするうえで重要なことは，自身の性にまつわる不快感を体験する可能性がある統合失調症や服装倒錯的フェティシズムなど，ほかの原因を除外することである．統合失調症の場合，解剖学的な性からの転換の欲求は，より複雑な妄想の一部分であることがある（例えば，FBIが自分の性別を転換しようと企んでいるなどの妄想）．服装倒錯的フェティシズムの人々が，女装の自然な延長線上だとして性別適合手術を希望することは，稀ならず認められる．

以下は著者らが外来で経験した性別違和の症例についての記述である．

症例

ウィルは25歳の凶悪犯で，性別違和の評価のために紹介されてきた．最近ウィルは，州政府は彼の性別適合手術のための資金を提供し，刑務所の中で女装することを許可すべきであるという訴訟を起こした．彼は女囚用の刑務所に移送されることを要求し，女性ホルモンの注射を希望した．刑務官はこの要求を拒否した．

彼は一度も自分の生物学的なジェンダーに満足したことはなかった．子どものときから女性的で，ままごとを好み，ままごとの役割は母親や姉妹など女性の役割を担っていたという．石蹴り遊びや縄跳びなど女の子の遊びが好きで，集団スポーツはあまり得意ではなかった．9歳時から女装し始め，それはかつてないほど快適でしっくりとしたと述べた．

20歳代前半から，常に女装するようになり，5か月の間，ジュリーという女性として暮らしていた．女性を相手に性交することは可能だったが，自分が女性として愛されることを空想していたという．100人を越す同性の性的パートナーと関係し，6か月ほど交際が続くこともあったという．今回の入院の2か月前にはガラスの破片で自分のペニスを切りつける事件まで起こしてる．

性別違和のほかに，若いときから留置を繰り返す，躾けと素行の問題も抱えていた．アルコールとマリファナの乱用歴があり，万引き，窃盗，通貨偽造などの犯罪歴もあった．抑うつと自殺念慮を主な理由とした精神科入院歴もあった．

彼は性別違和の診断の要件を完全に満たしていたが，結局，敗訴の判決により，男性として服役を続けることとなった．

DSM-5では，先天性副腎過形成やアンドロゲン不応症などの性的発達の障害の有無によって，性別違和を下位分類する．さらに，すでに本人が望む性別で常に生活している場合も特定することができる（「性別移行後」）．

ホルモン療法と性別適合手術を望む患者が多い．性別適合手術にたずさわる米国内外のクリニックでは，術前に少なくとも1年間以上，転換を希望している異性の状態で生活することを手術の前提とすることが多い．男性から女性への性転換の場合，女性の第二次性徴を促すためにホルモン療法（エストラジオールやプロゲステロンなど）が行われる．さらに，レーザー脱毛や電気脱毛により体毛を処理する．最終的に，ペニスと精巣を切除し，人工的な膣を形成する手術（造腟術）が行われる．女性から男性に性転換する場合は，乳房切除術，子宮切除術，卵巣切除術が行われる．筋肉を発達させ，声音を低く男性化させるためにテストステロンが処方される．人工ペニスを形成する手術を選択する者も一部存在する．

性別適合手術を受けたほとんどの患者はその結果に満足する．術後の適応が良好な患者の特徴は，生涯にわたり移行した性別が揺るがない，術前から異性のメンバーとして確信をもって生活していた，社会的に孤立していない，大卒・定職をもっている，などの条件との相関が認められている．術後も新しいジェンダーとしての役割に適応する手助けとして，精神療法が有益だとして継続する者もいる．

■ パラフィリア障害群 paraphilic disorders

DSM-5では，「パラフィリア」とは，「正常ではない」性的行動への嗜好性のことであり，

一般の人々の間で,「性的な興味・空想・行為の偏り」と呼ばれる状態として定義される.DSM-5では,さらに「パラフィリア」と「パラフィリア障害」に分類する.パラフィリアは,性的関心の嗜好性そのものを意味し,パラフィリア障害とは,その異常な嗜好性の結果としての障害を意味する.

パラフィリア障害の診断は,異常な性的嗜好により「反復的で強烈な性的興奮を覚える」ことに加え,その衝動に従って行動するために,臨床的に意味のある社会的・職業的・その他の生活にかかわる機能障害が認められるか,または,小児性愛障害の場合,「著しい苦痛と対人関係上の困難を引き起こしている」ことである(もちろん,「困難」とは,行動の結果としての法的な問題へ至ることも含むことは当然である).空想・衝動・行動が6か月以上持続している必要がある.パラフィリア的な空想や刺激が,性的興奮に必須であり,かつ,性行為に必ずそれが伴う患者もいる.それとは対照的に,ストレスの強い状況下においてのみ,パラフィリアが出現し,通常はパラフィリア的な空想も刺激も不要で,性的に正常に機能できる者もいる.

DSM-5では,8種類のパラフィリア障害を採用している(表13-5).パラフィリアが稀ではないことと,他害の可能性がある行動を伴い,犯罪行為(小児性愛障害など)にも分類されるため,病名は,以前のDSM診断との整合性を保つよう選択された.他にも2種類の残遺的カテゴリー(「他の特定されるパラフィリア障害」と「特定不能のパラフィリア障害」)が用意されている.

複数のパラフィリア障害と診断される者もいる.そのような場合,性的関心が互いに関連していること(脚フェティシズムと靴フェティシズムなど)もあるが,そのような関連が不明瞭な患者もいる.どのような場合も,パラフィリア障害の併記が認められている.

パラフィリア障害の8種の分類は,すべての考えられるパラフィリア障害のバラエティと

表13-5　DSM-5パラフィリア障害群

窃視障害
露出障害
窃触障害
性的マゾヒズム障害
性的サディズム障害
小児性愛障害
フェティシズム障害
異性装障害
他の特定されるパラフィリア障害
特定不能のパラフィリア障害

下位分類を網羅していない(表13-6).DSM-5に含まれないパラフィリアの下位分類の例として,「幼稚症 infantilism」があり,著者はこの幼稚症の患者を一例経験しており,それは30歳の元戦闘機パイロットの男性で,オムツをしめ,「おしゃぶり」を口にくわえている場合のみ,性的に興奮するというものであった.相手にオムツを交換され,ベビーパウダーを塗られ,哺乳瓶で飲ませてもらって性的に興奮するのだという.最初,このロールプレイは性的満足のためにだけ行われていたが,後に彼は普段も服の下にオムツを着けていると心地よく,オムツを常用するようになったという.

● 病因

パラフィリア障害群についての体系的研究は,1870年代にクラフト＝エービング Kraft-Ebing,ヒルシュフェルト Hirschfeld,エリス Ellis らの仕事によって始まった.1886年,ウィーンの精神科医,クラフト＝エービングは彼の著書「Psychopathia Sexualis(邦題：性の精神病理)」の中で,世界初のパラフィリアの体系的解説を編纂した.性的倒錯は遺伝性であると考えた彼は,それがまた社会的かつ心理的方法で修正可能とも考えた.当時活発に活動中のフロイトは,パラフィリアを小児期の発達的プロセスの失敗に起因していると主張した.

学習理論もまた,オルガズムの快楽的体験と偏った性的空想の連結によるとして,パラフィリアの病因を説明することに応用されてきた.空想とオルガズム体験の結び付きが形成される

表13-6 パラフィリア障害群

好まれる性的活動	満足を与える対象/行動
窃視障害	気づかれずにのぞく(「出歯亀」)
露出障害	自分の性器を予期せぬ人に見せる
窃触障害	嫌がる人を撫で回す
性的マゾヒズム障害	自分への痛みと恥辱を好む
性的サディズム障害	他人への痛みと恥辱を好む
小児性愛障害	第二次性徴前の子どもを対象とする
フェティシズム障害	無生物や性器以外の身体器官
異性装障害	異性の服装をする
DSM-5で採用されていないパラフィリア	
糞便愛	糞便を好む
低酸素愛(自己発情窒息)	低酸素による意識変容を好む
幼稚症	赤ちゃんのように振る舞う
浣腸愛	浣腸にまつわるものを好む
電話わいせつ	電話でわいせつなことを言う
小便愛	小便を好む
獣愛(獣姦)	動物と性行為に及ぶ

と，それは自慰行為によってより強化されることとなる．

性倒錯行為に神経生物学的背景が存在している可能性がある．例えば，性的に不適切な行動が，衝動制御が困難な脳障害（精神病，重度認知症など）の患者に生じるからである．性犯罪者には，脳波異常が認められることが多いことが示されている．小児性愛障害や性的に残虐な男性に，頭部CTで異常所見が認められたという報告もある．また小児性愛の患者では，家族内での多発や，視床下部–脳下垂体–性腺系不全が報告されている．反社会性パーソナリティ障害の者が，刹那的衝動を満足する目的で逸脱した性行動に出る場合があるが，真性のパラフィリアではない可能性がある．

● 疫学

パラフィリアの有病率は不明であるが，スウェーデンでは，一般人口の3%に露出障害が，7%に窃視障害が発覚したと報告されている．パラフィリア障害のほぼ全例が男性である．通常の精神科臨床において遭遇することはかなり稀であり，そのほとんどが治療を求める場合か，逮捕後に鑑定（法的責任能力の有無の評価のため）など法的問題となった場合にのみに限られている．パラフィリアによる性的活動は，同意した成人同士，または単独で行われるため，ほとんど報告されることがない．例えば，服装倒錯がある男性は自分の嗜好に満足しており，主観的な苦痛がないため，臨床的な対象とされる理由がないのである．このような理由から，自身のパラフィリアに違和感がないものは，どのような集団を対象に調査したところで，その有病率は間違いなく過小評価される．

● 臨床所見・経過・予後

一般にパラフィリアが確立されるのは，通常18歳未満の青年期である．女性の報告もあるにはあるが，ほぼ例外なく男性である．ほぼすべてのパラフィリア患者は，広く信じられているホモセクシャルであろうという予測に反し，異性愛者である．この統計的事実は，フェティシズム，小児性愛，露出症，窃視症に当てはまる．複数のパラフィリアが併存する患者もいる．精神疾患の併存は多く，物質乱用，気分障害，不安症，パーソナリティ障害などである．パラフィリアは慢性に経過するが，個人のストレスレベル，性的活動の機会の有無，性欲など

に応じてその出現頻度と重症度が変動する傾向がある．加齢に伴い性欲は減弱するため，高齢のパラフィリアは少ない．患者はパラフィリアと無関係に，性的パートナーや配偶者との比較的正常な性生活を送っていることもある．患者の倒錯を気づいていないパートナーもいる．

窃視障害 voyeuristic disorder とは，のぞかれているとは知らない対象，通常は面識のない他人の，裸でいるところ，脱衣中，性行為の最中などにのぞき見る行為のことをいう．のぞくという行為は，性的興奮を得ることが目的であり，一般的には，のぞく対象と性的関係をもつことを望んでいるのではない．窃視障害は思春期における性的好奇心の現れであることも多く，典型的には15歳未満に始まる．臨床経過は慢性であることが多い．以下は，窃視障害の症例についての地方新聞記事である．

症例

27歳の法科大学院生が，女子学生寮のシャワー中の女性を繰り返してのぞき見ていたことを自白したことに次いで，5回の不法住居侵入も行ったという起訴事実を認めた．女性用シャワーの外側の床に腹ばいになり潜み，換気用格子戸から中の様子をのぞいているところをほかの学生らに発見され，女子寮付近で警官に逮捕された．犯人を発見した女学生らは，犯人を寮の外まで追いかけて捕まえたとのこと．

のぞき魔が同様の行為を繰り返すことを確信し，寮の学生たちは結束して毎朝5時～9時まで監視に当たっていた．その寮ではのぞきをする厄介ものとして，逮捕された「のぞき魔」はよく知られた存在であったという．

露出障害 exhibitionistic disorder は，警戒していない人に性器を見せることである．露出障害は治療で紹介される性犯罪者の1/3を占めている．（通常男性の）犯人は，露出と同時に自慰行為をしている．対象となる初対面の人と性的関係をもとうとすることは通常ない．高齢になってから露出するようになった場合，アルツハイマー病など認知症を有していることが示唆されるケースもあり慎重を要す．高齢者の露出障害による逮捕者が少ないことは，年齢とともに軽症化するか，露出の衝動を上手にコントロールできるようになるのかもしれない．

窃触障害 frotteuristic disorder（痴漢）は，同意のない相手を勝手に触り，撫でまわすことである．痴漢は，すぐに逃げられる通行人の多い歩道や地下鉄の車両の中などの人混みを現場とする傾向がある．性器を相手の太股や臀部に擦り付ける場合や，手で女性の性器や乳房をまさぐる場合もある．窃触症は年齢が15～25歳のグループに最も多い．

性的マゾヒズムは，屈辱を与えられること，緊縛，苦痛を与えられるその他の行為などに関する性的空想・衝動・行為などのために，強い精神的苦痛を強いられているか，もしくは社会的・職業的生活やその他の重要な生活領域に障害をきたしている状態をいう．性的サディズムとは，犠牲者の心理的・身体的苦痛（恥辱を含む）に関連する性的空想・衝動・行為により性的に興奮することから成り立っている．さらに，同意のない相手に対して強い衝動から実際に行為に及んだ場合や，その衝動と空想のために強い精神的苦痛や対人関係上の困難が引き起こされている場合を含む．

小児性愛障害 pedophilic disorder は診断基準により，13歳以下の第二次性徴前の小児と性行為をもつことである．小児性愛と診断する場合，患者は16歳以上であり，かつ少なくとも小児より5歳年上である必要がある．小児性愛者は通常，心が引かれる小児について，特定の年齢幅が決まっているのだという．男児を好む者，女児を好む者，男女ともに好む小児性愛者がいるといわれる．その活動は小児の服を脱がせて観賞するだけから，自身の性器を取り出して小児に自慰行為を見るよう強いることもある．小児と口唇・肛門・腟の性交を行う場合もある．重要なこととして，小児に関する性的空想，性衝動・行動を苦にしているという条件は，小児性愛障害の診断には不要である．その主な理由は，小児性愛者の多くは自分の行為に満足しているからである．小児との性行為が教育目的

だったとか，小児も楽しんだ（または望んでいた）と正当化する患者もいる．小児性愛は思春期に始まり，慢性経過を辿る傾向があり，男児を好む患者では特にその傾向があるようである．

フェティシズム障害 fetishistic disorder の患者は，生命のない対象物（ゴム製の装飾品，女性の下着，ハイヒールの靴など）によって，または，性器以外の身体部分にのみ性的に興奮する．フェティッシュの対象が，服装倒錯のために使用される女性服または性器に感覚刺激を与える目的のバイブレーターに限られる場合などは，フェティシズム障害と診断することはできない．典型的には，対象となる物体との接触により性的に興奮し，そしてマスターベーションをする．欲しい対象を探すために莫大な時間を費やす患者も存在する．以下の文章は著者らのクリニックを受診したフェティシズム障害の症例についてである．

症例

ダニエルは41歳の弁護士であり，性的興味のために100件を越す民家への侵入を繰り返し，女性下着を盗んだことを自白したため，弁護士資格を一時的に剥奪されていた．鍵の掛かっていないドアから侵入するか，クレジットカードやナイフを使用して錠前をこじ開けることもあった．侵入した後に，女性下着を物色し，後に単独で下着を用いてマスターベーションをした．ついに，女性下着を物色中のところ，隣家に侵入したかどで逮捕された．拘留され，家宅侵入罪で起訴された．後に有罪が確定し，保護観察下に置かれた．それから5年間は女性下着を盗んだことはないというが，女性下着が欲しいという衝動が続いていることは認めた．自己制御が上手になったのは，宗教に対する関心を改めたことによると，彼自身は信じているようだった．

異性装障害 transvestic disorder とは，通常，思春期に始まる異性の服装をすることからなる．DSM-Ⅳでは男性に限定された診断であったが，現在は両性に適応される．まず最初に，患者は異性装により性的に興奮することに気づく．自信がつくと，異性装で外出するよう

になり，異性装を偏愛する文化的サブグループに帰属することもある．これも慢性経過を示すことが多いものの，性欲が低下するにつれて異性装をしたい衝動も減弱することが多い．異性装が後に性的違和に発展する患者もいる．

● パラフィリア障害の治療

認知行動療法はパラフィリア障害の主要な治療法になっており，そのエッセンスは性犯罪者の矯正プログラムに広く組み込まれている．例えば，認知行動療法は，患者が自分の行為を正当化するために用いる認知の歪み（例えば，子どもがおとなしくしているのは子どもの性欲を発露とするなど，全く正しくない解釈など）を再構築するために使用される．弛緩療法が倒錯的行為に伴って出現する不安やストレスの減弱に役立つかもしれない．偏った性的興奮パターンを弱めるための方法には，患者自身の偏った性的空想に飽きるように仕向ける「飽満自慰法」や，問題となる性的空想を不快なイメージにすり替える「隠密感作法」などがある．「条件付けマスターベーション法」は，偏ったところのない性的テーマに対して性的興奮を引き起こすために活用されている．対人技能訓練は，適切な成人のパートナーとより効果的にコミュニケーションを身につけることに役立てようと利用されている．行動療法的矯正（前述したいくつかの技法を含む）を受けた強制わいせつ犯194人の追跡調査によると，治療後12か月間で82％の治療成功率（再犯がないことを基準とした）を示していた．この結果は励みになるが，ほかのパラフィリアおよび逮捕・収監される恐れがないために治療動機が欠如した患者に，この結論が一般化できるかどうか，それはわからない．

パラフィリアに対してFDAが認可する治療薬はない．研究は主にテストステロンを減少させる薬，SSRI，naltrexone（**本邦未発売**）に集中している．

メドロキシプロゲステロンとニュープロレリンは末梢で血清テストステロン濃度を減少し，中枢的に性欲を低下させる．その使用目的は，

勃起不全になることを避けつつパラフィリア的空想と関連する行動を弱めることである．メドロキシプロゲステロンは経口的に，1日，100〜400 mgの用量の範囲で用いる．長時間作用型の製剤（Depo-Provera®）ならば200〜400 mgを7〜10日ごとに筋注してもよい．黄体形成ホルモン放出ホルモン作動薬であるリュープロリドは，デポ剤として1か月に1度，7.5 mgの用量の注射を用いる．これらの薬剤の長期使用の結果生じる副作用は十分に研究されておらず，そのため慎重に使用する必要がある．性腺刺激ホルモン放出ホルモン類似物質であるtriptorelinも臨床治験で有効性が見いだされているが米国内では使用できない．

以下に提示する症例は，著者らの病院の自験例であるが，偏った性的衝動および行動を強く抑制する目的でメドロキシプロゲステロンが使用され，後にSSRIの使用の実際が描かれている．

症例

フランクは38歳の技師で，助けを求めて救急外来を受診した．公然わいせつにより再逮捕されて，家族や友人を困らせるのではないかと心配になり，3日前に，妻を残して自宅を飛び出したという．

経緯はすぐに明らかになった．10歳のとき，事故で一方の睾丸をなくし，そのことをクラスメイトにからかわれ続けたため，落ち着かず，自己不全感をもつようになった．12歳で自慰を憶え，1日に5回することもあった．最初はいつだったか曖昧であるが，誰かに見つかるかもしれない公衆の場で自慰をするようになった．この見つかる可能性のある状況で，より性的に興奮することに気づいた．自慰は強迫行為的になり，やむにやまれぬものとなった．

この自慰行為は25年間も続き，その結果，公然わいせつで数度，逮捕された．逮捕後は心理療法を受けたが，それもすぐにやめてしまった．彼にほかの倒錯はないと述べ，小児性愛に至っては「吐き気がする」と述べた．露出症については，たったの2回だけであるといい，最初は18歳のときに隣に座った女の子に対して，2度目は新婚旅行中に行ったという．結婚は23歳時であり，安定しており，妻との性生活にも満足しているといった．

彼は精査のために入院した．確かに片方の睾丸はなかったが，他に身体的な異常を認めなかった．血清テストステロン濃度は288 ng/dL（200〜800 ng/dLが正常範囲）であった．抗男性ホルモン剤であるメドロキシプロゲステロンによる治療が開始された．1か月後の再診時，血清テストステロン濃度は41ng/dLに低下していた．公衆の場で自慰することを我慢できたが，自発的な勃起も消失した．彼の変化に喜ぶ妻のもとに帰ることができた．6か月後に希望により内服を中止したその1か月後に，同様のパラフィリアが再発した．

10年後，売春婦にまとわり付いたかどで逮捕された際に，再度病院に現れた．強迫的な自慰行為は持続し，予期していない女性に露出を繰り返していた．この10年間で離婚し，露出症の治療は受けていなかった．パロキセチン（40 mg/日）が処方され，それから1年間，強い性衝動と行動を制御することができたと彼は述べた．彼はまた，「セックス依存者」への支援団体にも参加するようになった．

SSRIは，パラフィリア的空想および衝動的な行動などの改善のためにも使用されてきた．セルトラリンのオープンラベル研究では，さまざまなパラフィリアの患者に対して有益である可能性が示された．麻薬拮抗薬であるナルトレキソンも，パラフィリア的空想と行動の抑制に有効かもしれない．

抗アンドロゲン剤は，SSRIやnaltrexoneの無効例や，過剰な性欲がコントロールできず危険な状態の患者に限って使用すべきである．抗精神病薬や抗うつ薬など他の薬剤を用いた薬物療法は，パラフィリアが統合失調症，うつ病，不安症などと関連している場合に適応がある．

個人精神療法と薬物療法に加え，パラフィリアが関係を破綻させている場合，カップル療法も有効であることがある．12段階プログラムが各地で行われており，患者は，類似した問題に悩む人々から支援を受ける機会（「セックス依存アノニマス」など）が与えられている．

! パラフィリア障害群の臨床的留意点

1. パラフィリア障害の治療では，病歴が最高に重要である．治療者はその行為がいつ，どこから始まったか，欲情の対象が人なのか物体なのかを知る必要がある．
   - パラフィリア障害の患者は多岐にわたる偏った性的興味と倒錯行為をもつことが多く，治療者は最初に目に付いた問題よりも多くの倒錯があるだろうと想定しておくほうが安全である．
2. パラフィリア障害の治療は困難であるが，認知行動療法が治療成功の望みとなる可能性がある．治療目標は，倒錯的な性的興奮のパターンを減弱し，正常範囲の性的テーマで性的な興奮が得られるようにすることである．
   - 「飽満自慰法」，「条件付けマスターベーション」，対人技能訓練，認知的再構成などが治療技法となる．
3. 薬物療法が性倒錯的空想や不適切な性行為を減弱させることに役立つ可能性があるが，この目的での使用はFDAの認可が得られていない．
   - SSRIとナルトレキソンの使用により，ある程度の成功が得られている．
   - 一般に抗アンドロゲン薬の使用は，不適切な性行動が制御困難で危険とみなされる再犯した性犯罪者のみを対象としている．
4. 治療困難例はこれらの疾患の治療経験が豊かな専門家に紹介すべきである．

セルフアセスメント問題集

Q1 本章で取り上げた主要な3種の性的障害について述べよ．
Q2 マスターズとジョンソンの性的反応サイクルの4ステージについて述べよ．
Q3 勃起障害（インポテンス）の原因となる医学的疾患とは何か．
Q4 「dual（2人1組）」セックスセラピーとは何か．
　　「感覚集中訓練」とは何か．
Q5 勃起障害に使用される薬物は何か．
Q6 性別違和の患者の病前の行動の特徴を述べよ．
Q7 性別違和の治療について述べよ．
　　性別適合手術後の予後良好と相関する要因には何があるか．
Q8 学習理論はパラフィリア障害をどのように説明するか．
Q9 パラフィリア障害の治療を述べよ．
　　パラフィリアに対する認知行動療法について説明せよ．
　　望ましくない性行動を抑制する目的でどのような薬剤が使用されるか述べよ．

第14章
秩序破壊的・衝動制御・素行症群
Disruptive, Impulse-Control, and Conduct Disorders

Kleptomaniac, n.: a rich thief.

Ambrose Bierce, The Devil's Dictionary

とうへき【盗癖】：
(名詞)裕福な盗人

――『悪魔の辞典』 アンブローズ・ビアス

　自己制御の不全が，秩序破壊的・衝動制御・素行症群の特徴である．これらは通常，複数の要因からなり，身体的言語的暴力を自分，他者，対象物に与え，他人の権利の蹂躙を伴っている．これらすべては，明らかな感情的苦痛を引き起こし，社会的または職業的な機能障害の原因となるものであるが，かなりありふれていながら，あまり認識されず，存在が無視されていることも多い．この状態は，他者との関係に摩擦を生じることから，「外在化障害 externalizing disorders」と呼ぶ専門家が多い．逆に，気分障害や不安症などのような「内在化障害 internalizing disorders」とは，内向きであり，苦痛を引き起こしたとしても，社会に対する悪影響はより少ない．

　本章の構成は，DSM-5の考案者の考えを反映しており，臨床上ならびに生物学的な証拠に基づいて関連性のある障害としてまとめたものである．ここには，反抗挑発症，間欠爆発症，素行症，反社会性パーソナリティ障害(DSM-5でも，パーソナリティ障害の章に，その診断基準と障害の具体的記述がなされているが)，放火症，窃盗症が含まれる．かつてDSM-Ⅳでは，反抗挑発症(DSM-Ⅳでは反抗挑戦性障害)と素行症(DSM-Ⅳでは素行障害)は「通常，

表14-1　DSM-5秩序破壊的・衝動制御・素行症群

反抗挑発症 / 反抗挑戦性障害
間欠爆発症 / 間欠性爆発性障害
素行症 / 素行障害
反社会性パーソナリティ障害
放火症
窃盗症
他の特定される秩序破壊的・衝動制御・素行症
特定不能の秩序破壊的・衝動制御・素行症

幼児期，小児期，または青年期に初めて診断される障害」に含まれていた．詳細が完全に合致しない状態に対しても，2つの残遺的診断カテゴリーが用意されている．これらの障害は，**表14-1**に示した．

■ 反抗挑発症 / 反抗挑戦性障害
oppositional defiant disorder

　反抗挑発症 / 反抗挑戦性障害 oppositional defiant disorder(ODD)とは，小児や青年に認められる，挑発的であるが一般には危険でも違法でもない困難で扱いづらい行動が認められる時に診断される(14-1)．診断は，怒りと苛立ちに基づく挑発的で報復的な行動が6か月以上持続しており，1)怒りと苛立ちの気分，2)論争

14-1 反抗挑発症／反抗挑戦性障害の DSM-5 診断基準

A. 怒りっぽく／易怒的な気分，口論好き／挑発的な行動，または執念深さなどの情緒・行動上の様式が少なくとも6カ月間は持続し，以下のカテゴリーのいずれか少なくとも4症状以上が，同胞以外の少なくとも1人以上の人物とのやりとりにおいて示される．

怒りっぽく／易怒的な気分
(1) しばしばかんしゃくを起こす．
(2) しばしば神経過敏またはいらいらさせられやすい．
(3) しばしば怒り，腹を立てる．

口論好き／挑発的行動
(4) しばしば権威ある人物や，または子どもや青年の場合では大人と，口論する．
(5) しばしば権威ある人の要求，または規則に従うことに積極的に反抗または拒否する．
(6) しばしば故意に人をいらだたせる．
(7) しばしば自分の失敗，または不作法を他人のせいにする．

執念深さ
(8) 過去6カ月間に少なくとも2回，意地悪で執念深かったことがある．

注：正常範囲の行動を症状とみなされる行動と区別するためには，これらの行動の持続性と頻度が用いられるべきである．5歳未満の子どもについては，他に特に記載がない場合は，ほとんど毎日，少なくとも6カ月間にわたって起こっている必要がある（基準A8）．5歳以上の子どもでは，他に特に記載がない場合，その行動は1週間に1回，少なくとも6カ月間にわたって起こっていなければならない（基準A8）．このような頻度の基準は，症状を定義する最小限の頻度を示す指針となるが，一方，その他の要因，例えばその人の発達水準，性別，文化の基準に照らして，行動が，その頻度と強度で範囲を超えているかどうかについても考慮するべきである．

B. その行動上の障害は，その人の身近な環境（例：家族，同世代集団，仕事仲間）で本人や他者の苦痛と関連しているか，または社会的，学業的，職業的，または他の重要な領域における機能に否定的な影響を与えている．

C. その行動上の障害は，精神病性障害，物質使用障害，抑うつ障害，または双極性障害の経過中にのみ起こるものではない．同様に重篤気分調節症の基準は満たさない．

▶ 現在の重症度を特定せよ
軽度：症状は1つの状況に限局している（例：家庭，学校，仕事，友人関係）．
中等度：いくつかの症状が少なくとも2つの状況でみられる．
重度：いくつかの症状が3つ以上の状況でみられる．

的かつ挑発的行動，3) 復讐，これら3つのカテゴリーの8項目の症状のうち，4項目を満たしていることが必要である．

通常，この疾患の子どもはかんしゃくの爆発に加えて，親と口論し，部屋掃除を拒否し，門限を守らない．時々生意気な態度を示す子どもは多いが，ODDでは，同様の精神年齢の大半の子どもと比較しても，より高頻度に生意気かつ不服従を示し，その程度も顕著である．

正常な不品行とODDとは明瞭に区別できる．しかし，その「より高頻度に」という言葉は，判断を下す人によって，大きな違いが生じる．例えば，宗教的に保守的な家庭や権威主義的な家庭は，問題行動がありふれている家庭よりも反抗や不服従などを許容しない傾向が強い．このことから，児童精神科外来に現れた若者にこの診断がなされている場合，ある程度，当該家庭において許容される反抗的態度の限界を部分的に反映していると言えるだろうし，そこを考慮して治療計画を立案する必要がある．

ODDの有病率は，3%程度と推定されており，青年期以前であれば，男児により多い．思春期以降は，有病率の性差が消失する．ODDは就学前にまず現れ，それ以降の発症は稀とされ，また，小児期発症のODDは，素行症の発症に前駆する場合がある．しかし，ODDの児童と青年は素行症へと至らずに済むことも多いが，そのような場合でも，その後の気分障害と不安症を発症するリスクは高いまま推移する．挑発的・論争的・復讐的な症状は，素行症のリスクの高さを意味し，怒りと苛立ちの症状は，感情面の障害のリスクを意味している．

ほかの障害の除外を要する．主に，迷惑で扱いにくく破壊的な行動からのみ成り立っているODDとは異なり，素行症（本章の後半に記述あり）は，他者の権利や社会規範からの逸脱（それゆえ，家族以外の人が当該児童の常軌を逸した行動に気づきやすい）が認められることから除外される．ADHDは，ODDに併存することがあるが，ODDの患者が他者からの要求に従わない状況は，ADHDのように，単に，努力や注意を維持することや，じっと座っているように要求される状況で認められるものではない．ODDは，陰性気分やかんしゃくの爆発など「重篤気分調節症」と多くの特徴を共有するが，かんしゃくの爆発についての重篤度，頻度，慢性経過する傾向などの特徴が，重篤気分調節症で，より重篤であることから区別される（DSM-5では，ODDと重篤気分調節症が併存している場合，重篤気分調節症を優先して診断することが取り決められている）．間欠爆発症も怒りの出現頻度が顕著であるが，深刻な怒りの爆発は他者に向かっており，このことがODDの診断と合致しない点である．

常識から判断されるとおり，治療は個人精神療法または家族カウンセリングが重要視され，併存するADHDや他の精神障害に対して必要に応じた薬物療法を行う．ODDの治療作業のほとんどは認知療法に基づいており，治療目標は当該児童の，怒りの制御，問題解決能力の向上，衝動性を遅延させる手技の習得，社会的交流能力の改善などである．両親に対する親訓練（parental management training；PMT）によって，親は児童の行動を管理すること，および，より好ましい行動を促進する技法を学ぶ．学校プログラムは，好ましくない同調圧力への抵抗力を身につけ，いじめや反社会的行為を減らすことを目指しており，就学児童の治療に役立つことがある．

■ 間欠爆発症／間欠性爆発性障害
intermittent explosive disorder

間欠爆発症／間欠性爆発性障害 intermittent explosive disorder（IED）は，怒りの衝動が制御困難であることを示す言葉による憤怒と，行動上の爆発が認められるときに診断される（14-2）．そのエピソードは，誘発因や心理社会的ストレス因と全く釣り合わない怒りとして立ち現れる．この診断は，怒りの衝動の制御困難が元来の性格傾向から逸脱したものであり，生活上の難題に対する単なる過剰反応の一面ではない．したがって，境界性パーソナリティ障害，精神病性障害，躁病，アルコールやドラッグ使用障害など，当然のごとく暴力行為が生じうる精神障害を除外する必要がある．なんら病的でない人物に突然生じた行動変化や感情的爆発が見いだされた場合，認知症群の障害である可能性があり，それも除外する必要がある．

IEDと診断されるのは，どちらかというと不満耐性の低い若者が多い．生涯有病率は，7％と推定されている．「純粋なIED」の症例，すなわち，脳疾患の可能性（例えば，異常脳波所見，神経学的微細徴候，性格特徴の異常など）を全く伴わない症例のことであるが，そのようなものは稀であると一部の研究者は主張している．IEDに気分障害や不安症が併存することは稀ではない．

怒りの衝動を軽減・消失させるために薬物療法は役立つかもしれないが，どの薬物もFDAからその適応は承認されていない．SSRIのflunoxetine（本邦未発売）と抗てんかん薬のオキシカルバゼピン oxcarbazepine（本邦未発売）のどちらも，IED患者の衝動的憤怒を軽減させることに関してプラセボに勝ることが明らかにされた．ほかのSSRIや，気分安定薬（炭酸リチウム，カルバマゼピンなど）とβ-ブロッカー（プロプラノロールなど）がIEDの治療に用いられているが，その使用根拠は主に症例報告や少数例の比較研究に基づいている状態にある．第二世代抗精神病薬（リスペリドンなど）は衝動

14-2 間欠爆発症／間欠性爆発性障害の DSM-5 診断基準

A. 以下のいずれかに現れる攻撃的衝動の制御不能に示される，反復性の行動爆発
 (1) 言語面での攻撃性（例：かんしゃく発作，激しい非難，言葉での口論や喧嘩），または所有物，動物，他者に対する身体的攻撃性が 3 カ月間で平均して週 2 回起こる．身体的攻撃性は所有物の損傷または破壊にはつながらず，動物または他者を負傷させることはない．
 (2) 所有物の損傷または破壊，および／または動物または他者を負傷させることに関連した身体的攻撃と関連する行動の爆発が 12 カ月間で 3 回起きている．
B. 反復する爆発中に表出される攻撃性の強さは，挑発の原因またはきっかけとなった心理社会的ストレス因とはひどく釣り合わない．
C. その反復する攻撃性の爆発は，前もって計画されたものではなく（すなわち，それらは衝動的で，および／または怒りに基づく），なんらかの現実目的（例：金銭，権力，威嚇）を手に入れるため行われたものではない．
D. その反復する攻撃性の爆発は，その人に明らかな苦痛を生じるか，職業または対人関係機能の障害を生じ，または経済的または司法的な結果と関連する．
E. 暦年齢は少なくとも 6 歳である（またはそれに相当する発達水準）．
F. その反復する攻撃性の爆発は，他の精神疾患（例：うつ病，双極性障害，重篤気分調節症，精神病性障害，反社会性パーソナリティ障害，境界性パーソナリティ障害）でうまく説明されず，他の医学的疾患（例：頭部外傷，アルツハイマー病）によるものではなく，または物質の生理学的作用（例：乱用薬物，医薬品）によるものでもない．6～18 歳の子どもでは，適応障害の一部である攻撃的行動には，この診断を考慮するべきでない．
 注：この診断は，反復する衝動的・攻撃的爆発が，以下の障害において通常みられる程度を超えており，臨床的関与が必要である場合は，注意欠如・多動症，素行症，反抗挑発症，自閉スペクトラム症に追加することができる．

的な怒りを伴う別な臨床的対象（認知症患者や境界性パーソナリティ障害など）に対してその衝動を弱める目的で使用されており，IED の治療にも役立つ可能性がある．ベンゾジアゼピンは行動上の脱抑制をきたす傾向が高いため，使用を避けるべきである．

認知行動療法（CBT）が有用であることがある．CBT により，患者は自分が怒り始めていることを認識することが可能になり，怒りの爆発へと導く「引き金」を発見し，それから気を逸らし紛らわせることを学ぶ．ある研究によると CBT は，対照群である治療待ちの患者との比較で，IED 患者の怒りと敵愾心を減弱させることに優れていることが示されている．

■ 素行症／素行障害 conduct disorder

「素行症」とは，小児と青年に生じるある特定の問題行動よりなり，成人の反社会性パーソナリティ障害の前駆状態とみなされている．DSM-5 の診断基準では，15 項目の反社会性行動のうち，3 項目以上の基準が，過去 12 か月の間に（少なくとも 1 項目は，過去 6 か月以内に認められること）認められていることが必要である（14-3）．診断基準は障害に関連する行動の主要な 4 種のドメインを定めており，それは，1) 人間と動物への攻撃，2) 器物損壊，3) 虚言と窃盗，4) 重大な規則違反よりなっている．上記，素行不良の行動が認められた場合，さらに 2 型に下位分類される．「小児期発症型」は，10 歳以前に発症し，おそらく予後はより油断のならないものであり，「青年期発症型」は 10 歳以降に発症し，より良好な予後を示すことが多い．特に扱いが困難である一群はさらに，症状に基づいて「向社会的な情動が限られている」という特定用語が付与される．この下位分類は成人のサイコパス（反社会性パーソナリティ障害の極端なタイプであり，非情な行動と良心の欠如を伴っている）の子ども版に相当すると考えられている．

素行症の子どもや成人は，ルールに従うこと，学校に出席すること，一見退屈な作業を続

14-3 素行症/素行障害のDSM-5診断基準

A. 他者の基本的人権または年齢相応の主要な社会的規範または規則を侵害することが反復し持続する行動様式で，以下の15の基準のうち，どの基準群からでも少なくとも3つが過去12カ月の間に存在し，基準の少なくとも1つは過去6カ月の間に存在したことによって明らかとなる：

人および動物に対する攻撃性
(1) しばしば他人をいじめ，脅迫し，または威嚇する．
(2) しばしば取っ組み合いの喧嘩を始める．
(3) 他人に重大な身体的危害を与えるような凶器を使用したことがある(例：バット，煉瓦，割れた瓶，ナイフ，銃)．
(4) 人に対して身体的に残酷であった．
(5) 動物に対して身体的に残酷であった．
(6) 被害者の面前での盗みをしたことがある(例：人に襲いかかる強盗，ひったくり，強奪，凶器を使っての強盗)．
(7) 性行為を強いたことがある．

所有物の破壊
(8) 重大な損害を与えるために故意に放火したことがある．
(9) 故意に他人の所有物を破壊したことがある(放火以外で)．

虚偽性や窃盗
(10) 他人の住居，建造物，または車に侵入したことがある．
(11) 物または好意を得たり，または義務を逃れるためしばしば嘘をつく(例：他人をだます)．
(12) 被害者の面前ではなく，多少価値のある物品を盗んだことがある(例：万引き，ただし破壊や侵入のないもの，文書偽造)．

重大な規則違反
(13) 親の禁止にもかかわらず，しばしば夜間に外出する行為が13歳未満から始まる．
(14) 親または親代わりの人の家に住んでいる間に，一晩中，家を空けたことが少なくとも2回，または長期にわたって家に帰らないことが1回あった．
(15) しばしば学校を怠ける行為が13歳未満から始まる．

B. その行動の障害は，臨床的に意味のある社会的，学業的，または職業的機能の障害を引き起こしている．

C. その人が18歳以上の場合，反社会性パーソナリティ障害の基準を満たさない．

▶ いずれかを特定せよ
小児期発症型：10歳になるまでに素行症に特徴的な基準の少なくとも1つの症状が発症
青年期発症型：10歳になるまでに素行症に特徴的な症状はまったく認められない．
特定不能の発症年齢：素行症の基準は満たしているが，最初の症状の出現時期が10歳より前か後か判断するのに十分な情報がない．

▶ 該当すれば特定せよ
向社会的な情動が限られている：この特定用語に適合するには，その人は過去12カ月にわたって持続的に下記の特徴の2つ以上をさまざまな対人関係や状況で示したことがなければならない．これらの特徴は，この期間を通じてその人の典型的な対人関係と情動的機能の様式を反映しており，いくつかの状況でたまたま起こるだけのものではない．このため，この特定用語の基準を評価するためには，複数の情報源が必要になる．本人の自己報告に加え，長い期間にわたって本人をよく知っていた人物の報告を考慮する必要がある(例：親，教師，仕事仲間，拡大家族，同世代の友人)．
後悔または罪責感の欠如：何か間違ったことをしたときに悪かったまたは罪責感を感じない(逮捕されたり，および／または刑罰に直面した場合だけ後悔することを除く)．自分の行為の否定的な結果に関する心配を全般的に欠いている．例えば誰かを傷つけた後で後悔しないし，規則を破った結果を気にしない．
冷淡――共感の欠如：他者の感情を無視し配慮することがない．その人は冷淡で無関心な人とされる．自分の行為が他者に相当な害を与えるようなときでも，その人は他者に対してよりも自分自身に与える効果をより心配しているようである．
自分の振る舞いを気にしない：学校，仕事，その他の重要な活動でまずい，問題のある振る舞いを心配しない．期待されていることが明らかなときでもうまくやるのに必要な努力をすることがなく，典型的には自分のまずい振る舞いについて他者を非難する．
感情の浅薄さまたは欠如：浅薄で不誠実で表面的な方法(例：示される情動とは相反する行為，情動をすばやく"入れたり""切ったり"切り替えることができる)以外では，他者に気持ちを表現したり情動を示さないか，情動の表現は利益のために用いられる(例：他者を操ったり威嚇するために情動が表現される)．

(次頁に続く)

第14章　秩序破壊的・衝動制御・素行症群

14-3（続き）

▶ 現在の重症度を特定せよ

軽度：診断を下すのに必要な素行上の問題はあっても，わずかに超える数であり，素行上の問題は他者に比較的小さな害を及ぼしている（例：嘘をつくこと，怠学，許可なく夜遅くまで外出する，その他の規則違反）．

中等度：素行上の問題の数とその他者への影響は，軽度と重度で特定されるものの中間である（例：被害者の面前ではない盗み，器物破損など）．

重度：診断を下すに必要な数を大きく超える素行上の問題が多くあり，または素行上の問題が他者にかなりの被害を引き起こす（例：強制的な性行為，身体的に残酷な行為，凶器の使用，被害者の面前での盗み，器物破損および家宅侵入）

けることなどへの圧力がかかる大人のルールが適応される状況に置かれると，怒りを示し，不機嫌で，憤慨していることが典型である．通例，学業成績は平均もしくは平均以下である．素行症の子どもと成人の多くは，学校での勉強は価値がなく面白くないこととみなしており，宿題を提出せず，無断欠席をすることが多い．仲間といるときには，怒りや不機嫌は消え去り，楽しんでいるように見受けられる．他の大人や仲間に話すことはまずないものの，怒り，タフにみせる態度，反抗などの仮面の下には，自信喪失と自分が無価値な人間であるという根深いわだかまりの感情が存在している．素行症の子どもの中には，両親から肉体的虐待や性的虐待を受けた経験のあるものもいる．

以下は素行症の子どもの症例である．

症例

ヘザーは14歳の少女で，「親の手に負えず，もはや躾けられる人がいない」という理由で，母親により児童精神科外来に連れて来られた．4人同胞の末子であり，唯一の女児として生まれた．妊娠出産中に問題はなく，発達の目安に遅れはなかった．平均的な生徒であったが，子ども時代には特にスポーツに関心があった．

父親はトラックの運転手で家を不在にすることが多く，4人の子どもの養育をほとんど母親まかせにしていた．母親はヘザーが2年生になるまで専業主婦をしていたが，その後，店員として勤めに出た．

3年前に両親は別居し，その後，離婚した．ヘザーは「お父さん子」であったため，兄たちより混乱しているようだったという．父親は別な恋人を作り，よそへ引っ越したため，子どもたちと面会する機会が減少し，養育費についても頼れる存在とは言えなかった．中学校に進級するとヘザーは問題を起こし始めた．6年生時に初潮を迎え，中学生ともなると身体が際立って女らしくなった．母親によるとこの変化に対して「女性として振る舞うのではなく，よりタフに見せる」ことで対処しようとしているようだったという．同年代か，やや年上の男の子たちと徘徊することが増え始め，隠れてタバコを吸うようになった（家の中と服がタバコ臭かったため，それは明らかだった）．学校の成績は悪化の一途を辿った．どこへ行くか母に嘘をつく，門限を過ぎた夜中に帰宅する，母親に無断で「具合が悪い」と学校をサボるなどの道を踏み外したような行為も増え始めた．小遣いで買えるはずもない高価な宝飾品や化粧品を，家の中で見かけるようになった．このことを問い質そうとすると，ヘザーは怒りを露わにし，家を飛び出して，一晩中帰宅しないこともたびたびあった．

面接の最初，単独で質問されるとヘザーは，回避的かつ防御的な様子で，床を見つめて質問に素っ気なく短めに答えた．ヘザーは魅力のある，ちょっと太めの，濃い色の髪の毛をしてちょっとパンクがかった普通のティーンエイジャーが着るような服装（複数のイヤリング，革のブーツ，卑猥な言葉と裸のカップルが抱き合う姿がプリントされたタンクトップ）をしていた．結局，母親が言うように，問題のある行為がほとんどすべて事実であることを認めた．

彼女に問題はあるものの，強みも多く認められると結論された．彼女の強みとは，ほとんど問題のない幼小児期，正常な知能，過去の十分な学力，彼女を純粋に心配している母親などである．主に支持的かつ対人関係的な面に重点を置いた，週に1度の個人精神療法が開始され，3〜4か月間それが続けられた．ヘザーは父親がいなくなったことへの対処と第二次性徴を迎えたときに辛かったこと，（彼女が死にもの狂いで愛と称賛を求めた）男友だちと「硬派」に付き合うべきか，「女性らしく」付き

合うべきか混乱したことを自ら話すようになった．彼女の同意により，家族療法として母親同伴の治療も開始された．この治療が功を奏して，その学年末で治療を終結させることができた．

少年の8％，少女の3％が素行症の診断基準を満たしている．素行症の少年の40％，少女の25％は成人の反社会性パーソナリティ障害へと発展すると推定されている．対人関係を確立でき，社会的規範に自ら従うようになった患者児童の予後は，攻撃性の低い児童と同様，より良好である．発症年齢も，予後に影響する．10代に仲間からの同調圧力で問題行動を起こして診断された少年よりも，極めて早期（例えば，5歳発症など）に行動上の問題を呈した子どもは，継続的に反社会的行動を引き起こす可能性が高い．

素行症の病因は多因子性であることほぼ確実であり，遺伝と心理社会的要因が関与している．家族研究によると，素行症の子どもは，反社会性パーソナリティ障害，気分障害，物質乱用，学習障害の有病率が高い家庭の出身である傾向がある．女性の重罪人の子どもが養子になった場合，交通違反や強盗による逮捕などの反社会的行為の出現率が高いという事実とも合致するが，養子には素行症が多く認められることから，素行症にもある程度，遺伝的要因が関与していると考えられる．おそらく，心理社会的要因が素行症の発症の主要な役割を担っている．それには，両親の別居や離婚，両親の薬物乱用のほか，養育拒否，捨て子，虐待，監督不行き届き，一貫性のない過剰に厳しい躾など養育上の問題と，さらには素行不良な交友関係などが含まれる．

素行症は，ADHD，気分障害，不安症の併存が多く認められる．素行症の子どもの少なくとも10％は，限局性学習障害を併存している．一般的に，併存症の程度から，症例はより複雑な様相を呈し，予後はさらに厳しいものとなる．

素行症の治療は極めて多様であり，子どもの年齢，症状，併存症，家族による支援，子どもの知能と社交性などによって異なる．ヘザーの症例のように比較的軽度な症例では，普通，個人療法と家族療法を用いて治療が行われる．逆に非常に偏った家庭背景をもち，反社会的行為を繰り返している重症例では司法介入の可能性があり，そのような場合，自宅から子どもを保護して，グループホームへの入所や少年院へ収容することが必要になることすらある．状況によっては，その子どもの両親を，より親らしく養育できるよう教育し直すことが素行症のマネジメントの重要な一部をなす．親訓練（parental management training；PMT）によって，両親はより効果的な子どもとの交流，適切で一貫性のある躾，子どもの所在の確認法，柄の悪い取り巻きから遠ざける方法などを学ぶ．このトレーニングは，道を踏み誤った子どもを立ち直らせるために最も効果的である可能性を示唆する報告がある．

小児・青年の素行症と，併存した精神障害（ADHDなど）は，併存症に対する薬物療法が有益であることがある．そのような適応を除けば，素行症に対して薬物療法は行われない．しかし，行動の制御が困難な症例に対して，炭酸リチウム，覚醒剤，ハロペリドール，第二世代抗精神病薬などが，患者の攻撃性を軽減させるために「適応外の使用」として使用されるケースもある．これらの薬剤は，重篤な副作用を引き起こす場合があり，慎重にモニタリングをしながら投与する必要がある．

■ 放火症 pyromania

放火症は，意図的かつ目的のある2回以上の放火に加え，以下の特徴を伴う状態と定義される．放火の前には緊張感と感情が昂ぶり，火災と燃えるものや火災にまつわるものなどに魅了され，関心と興味をもち，引きつけられること．そして，放火する瞬間に，あるいは燃えさかる炎を目にして，焼け跡に再び立ち戻ったときや後始末に参加して，歓喜と満足と解放感に

14-4　放火症のDSM-5診断基準

A. 2回以上の意図的で目的をもった放火

B. 放火の行為の前の緊張感または感情的興奮

C. 火災およびそれに伴う状況（例：消火設備，その使用法，結果）に魅了され，興味をもち，好奇心をもち，惹きつけられること

D. 放火したときの，または火事を目撃したり，またはそこで起こった騒ぎに参加するときの快感，満足感，または解放感

E. その放火は，金銭的利益，社会政治的イデオロギーの表現，犯罪行為の隠蔽，怒りまたは報復の表現，生活環境の改善，幻覚または妄想への反応，または判断の障害の結果〔例：認知症，知的能力障害（知的発達症），物質中毒〕によってなされたのではない．

F. その放火は，素行症，躁病エピソード，または反社会性パーソナリティ障害ではうまく説明されない．

満たされること（14-4）．この定義によると，金銭的利益，政治，犯行などを目的として放火した場合は，放火症とはいえない．反社会性パーソナリティ障害，素行症，躁病の患者もしばしば放火することがあるが，火事に魅了されるという感覚はなく，放火症の患者がいうような，放火に関して緊張し，また解放感を得ることもない．意図的な放火は，おそらく怒りのため，あるいは復讐を目的に引き起こされることが最も多い．

有病率に関するデータは全くないが，精神科入院患者に関する調査では，その6％に放火症の既往があった．放火症は従来，少年や男性に多いと考えられてきたが，最近の報告によると男女比は同等のようである．発病年齢は10代後半〜20代前半である．気分障害，物質乱用，ほかの衝動行為を併存している放火症の症例が多い．放火は素行症と診断された少年の予後不良を予見させると信じられ，また成人の場合は攻撃的行動と相関している．

診断にあたる医師は，まず治療対象となる併存する精神障害（うつ病など）の有無を詳しく調べるべきである．精神科的併存症の治療のみで放火症が改善されることがある．放火症そのものに対する薬物療法の意義は判然としない．患者が小児や青年であるときは，両親に一貫性と懲罰的ではない躾の仕方を教える必要が出てくる．放火症患者の家庭にしばしば見いだされる家族機能の不全など，より広範な問題として取り扱う場合は，家族療法が役立つ．患者は放火の危険性とその意味をよく理解する必要がある．防火教育として，病院内の熱傷病棟への訪問や火災場面への立ち会いは患者に自身の行為の結果を理解させる役に立つことがある．患者はストレスを感じる状況へ対処する別な方法を学習し，ストレスへの捌け口として放火への依存度を下げる必要がある．

■ 窃盗症 kleptomania

窃盗症とは，所有欲の対象ではなく，金銭的価値もない不要な物品を窃盗することへの衝動の抑制に繰り返し失敗する状態をいう．盗む直前に緊張感が増加するが，盗む瞬間に，喜び，満足，解放感が得られる（14-5）．また，この窃盗は怒りを表現するためや復習のためでもなく，幻覚妄想によるもの，反社会性パーソナリティ障害・素行症・躁病エピソードによるものなどでもない．

窃盗症の有病率は不明であるが，米国の一般人口で万引きの生涯有病率は11％であることが調査結果により示されている．万引き犯の多くは窃盗症ではないが，窃盗症の頻度はかつて考えられていたよりも高い可能性がある．気分障害は窃盗症に高頻度に合併する．盗む衝動と行為は患者の気分変動に伴ってしばしば変化する．

14-5 窃盗症の DSM-5 診断基準

A. 個人用に用いるためでもなく，またはその金銭的価値のためでもなく，物を盗もうとする衝動に抵抗できなくなることが繰り返される．

B. 窃盗に及ぶ直前の緊張の高まり

C. 窃盗に及ぶときの快感，満足，または解放感

D. その盗みは，怒りまたは報復を表現するためのものではなく，妄想または幻覚への反応でもない．

E. その盗みは，素行症，躁病エピソード，または反社会性パーソナリティ障害ではうまく説明されない．

窃盗症は青年期や成人早期に始まり，慢性経過であることが多い．窃盗症の3/4近くは女性である．著者の1人である私ドナルド・ブラックは，16歳の頃から衝動的な窃盗を繰り返してきた88歳の女性の治療中である．78歳時に逮捕された恥辱と，それが有名になったことだけが，二度と盗まなくなった理由であるが，今も絶え間ない窃盗の衝動に苛まれ続けている．

窃盗症の標準的治療法は確立されていないが，一部の患者には薬物療法が有効かもしれない．アプローチの一例は，抗うつ薬の SSRI の処方から開始する方法である．SSRI が無効な場合，次に，無作為比較対照試験で唯一，有効性がプラセボに勝ることが示されている薬物である naltrexone（**本邦未発売**）（50～150 mg/日）を使用するが，嘔気・嘔吐の原因となるため慎重なモニタリングが必要である．併存する精神疾患（うつ病など）の治療を目指すことは，特に不快気分が窃盗の契機である場合に，窃盗を減らすことにに有効かもしれない．

認知療法的な個人精神療法が有効である可能性がある．治療の目標は，窃盗することから患者を遠ざけ，窃盗の契機やはずみになるものを避け，窃盗をより善良なほかの行動（単独で買い物するより，友人と一緒の時間を過ごすなど）に置換することを学ぶことである．

上述した高齢の女性患者と同様に，万引きのために逮捕され，司法によって裁かれる窃盗症の患者は多い．このとき経験した困惑と恥辱から衝動を抑制している者もいるが，これを続けることは難しい．保護観察は，窃盗の結果，どうなるかを定期的に思い起こすきっかけとなるため，一部の患者には有効である．窃盗をする可能性を根本から断ち切るために，買い物には絶対に行かないという自分なりのルールを作ることは，盗みたい衝動に対処する最も一般的なアプローチと思われるが，これを長期間継続することはまず不可能である．

■ 他の秩序破壊的・衝動制御・素行症群

「強迫的買い物障害 compulsive shopping」と「インターネット依存 internet addiction」が，DSM-5 には正式に採用されていないものの，「他の特定される秩序破壊的・衝動制御・素行症」というカテゴリーに分類される病態例である．

買い物依存症 compulsive shopping

買い物依存症の特徴は，必要でもなく欲しいとも思わないものを購入したいという逆らえない衝動である．購入する前に緊張感が高まり，購入と同時に満足と解放感を味わう．買い物依存症は，破産などの深刻な家計問題に発展し，夫婦喧嘩や家庭内不和を引き起こす．

買い物依存症は慢性で，通常，多くの若者が自宅を離れて解放された時期，クレジットカードを初めて手にする10代後半～20代前半に始まる．買い物依存症の患者のほとんどは女性であり，洋服，靴，化粧品に大金を注ぎ込む．

買い物依存症の治療は確立されていないが，認知行動療法が有効なようである．SSRI は特にうつ病と不安症を合併した患者の衝動買いを減らすことに役立つ可能性がある．

インターネット依存 internet addiction

インターネット依存とは，過剰かつ放埓なコンピューターの使用のことで，結果としての生活機能の障害と苦痛を招くものを言う．この障害はコンピューターの普及とインターネットアクセスの増加と比例するように，関心を集めるようになった．インターネット依存症者らは，オンラインアクセスできない場合，コンピューターを使いたいという強い衝動に駆られるといい，ログインするまで緊張感と苛立ちが募る一方で，あまりに長くオンラインの状態でいると罪悪感と抑うつにさいなまれるという．治療に関して一致した意見はないが，インターネットの使用制限が有効であるかもしれない．「インターネットゲーム障害 internet gaming disorder」は，インターネット依存の一変形であるが，インターネットゲームに没頭していることに重点が置かれた診断であり，DSM-5 の「今後の研究のための病態」の章にリストアップされている．

秩序破壊的・衝動制御・素行症の臨床的留意点

1. 幼児（2〜4 歳の）と青年に典型的に認められる正常な挑発的行動と反抗挑発症との区別が重要である．治療の対象は，本人と親の双方である．
2. 間欠爆発症は，SSRI の fluoxetine，気分安定薬（oxcarbazepine など）・プロプラノロール，第二世代抗精神病薬に反応することがある．
   - CBT により怒りの爆発の引き金となるストレス因を見いだすことを学ぶことが，爆発を未然に防ぐことに役立つ可能性がある．
   - 患者は自分の行動の結果に責任があることを知らされる必要がある．
3. 素行症は治療がかなり困難であるが，軽症例であれば精神療法と薬物療法の組み合わせで，怒りと苛立ちが緩和できることもある．
4. 放火症の子どもは，防火訓練と教育が役立つことがある．
   - 病院の熱傷治療病棟を訪問させることは，自分が他人を傷つける可能性を情報として目で見ることによる警告となるかもしれない．
5. 窃盗症の患者には，naltrexone や SSRI（fluoxetine やパロキセチンなど）が有効かもしれない．
6. 自宅に住むインターネット依存の患者は，自分のコンピューターへのアクセスを監視してもらう必要がある．
   - 両親はインターネット接続サービスの解約やコンピューターの使用制限を考慮するべきである．

セルフアセスメント問題集

Q1 反抗挑発症とは何か？ また素行症との関連を述べよ．
反抗挑発症は成人の反社会性パーソナリティ障害の前駆となるか？

Q2 「間欠爆発症」の定義を述べよ．除外診断には何が含まれるか？

Q3 素行症の症状を述べよ．素行症の有病率と男女比について論述せよ．「向社会的情動が制限されている」とはどういう意味か？

Q4 放火症とその鑑別診断について論述せよ．経過と予後はどうか？
どのように治療するか述べよ．

Q5 窃盗症の患者は，通常の万引き犯の相違点を述べよ．

Q6 「他の特定される秩序破壊的・衝動制御・素行症」に分類される 2 種類の診断について述べよ．

第2部 精神疾患

第15章
物質関連障害および嗜癖性障害群
Substance-Related and Addictive Disorders

I persevered in my abstinence for ninety hours.... Then I took—ask me not how much; say, ye severest, what would ye have done?

Thomas De Quincey, Confessions of an English Opium Eater

九十時間の阿片の禁断の後, 私は阿片を摂取した…どれほどだったかは聞かないでほしいが…言うなれば, 大変な量だったが, 他にどうすることができたというのだ.

──「阿片常用者の告白」 トーマス ド・クインシー

豊穣とも表現すべき数多(あまた)の向精神作用物質は, 乱用と嗜癖の危険を伴いつつも, 容易に入手できる. おそらく最も古く, 最も重要な物質はアルコールであろうが, 乱用される他の物質も有史以前から人類とともにあった. 近代化学の賜物である薬物は膨大な数であることに加えて, 今もなお目が回るほどのペースで新しい物質が合成されている.

アルコールやほかの物質の乱用の結果生じる問題は, 入手が容易になったためか, 過去よりも今日のほうが拡大しているようである. その結果の1つが, 薬物関連犯罪による逮捕者と囚人の急激な増加であり, 刑務所内の囚人の過密状態である. それと同時に, 嗜癖を病気として認識する考え方が広まり, 問題飲酒者と薬物乱用者に分け隔てなく, 人道的で批判的でない姿勢の治療を受けるよう強い後押しがなされるようになった. しかし, あふれかえる患者と乏しい予算で運営されるシステムのもとで, 適切な治療を受けることは現在まで困難のまま取り残されている.

物質使用障害は広まっている. 1980年代に行われた疫学的医療圏研究(Epidemiological Catchment Area Study；ECA Study)によると, アルコール使用障害の生涯有病率は11.5〜15.7％の範囲にあり, 薬物使用障害では5.5〜5.8％, すべての物質使用障害では15〜18.1％であることがそれぞれ見いだされた. 最近の米国の「アルコールおよび関連障害全国疫学調査(通称NESARC)」によれば, すべてのアルコール使用障害の12ヵ月有病率は8.5％であり, あらゆる薬物使用障害の有病率は2％であった. この調査では, 物質関連障害は, 男性, 若年者, 低所得者に多いことが判明した.

不幸なことに物質使用と乱用の実際の拡大は, より深刻である. 米国人の成人の2/3近くが機会的にアルコール飲料を飲み, 12％がほぼ毎日飲酒し, 1月に数回, 泥酔(急性中毒)を体験している. マリファナは米国人の1/4以上が使用した経験をもち, 2,000万人が吸入の常用者である. 2007年の国勢調査では, およそ600万人が調査前年にコカインを使用したことが明らかにされた. しかし, 薬物の流行の変化や入手の容易さ, 価格などを反映して, 物質使用の

世相は変化している．

■ 物質関連障害群の診断

本章では，物質関連障害群を概説する．それには，アルコール，カフェイン，大麻，幻覚薬（フェンシクリジンと他の幻覚薬は別なカテゴリーに分類される），吸入剤，オピオイド，鎮静薬，睡眠薬，および抗不安薬，精神刺激薬，タバコ，その他の（または不明の）物質が含まれている（表15-1）．DSM-Ⅳの病的賭博は，ギャンブルによる報酬系の活性化が薬物の乱用によるものと類似しているという確証を反映して，新たな診断名「ギャンブル障害」として本障害群に移行された．「嗜癖 addiction」という用語が本章のタイトルに使用されているが，この言葉の定義は曖昧であるため DSM-5 では診断名としては使用されない．しかし，アルコールや薬物と関連した重篤な問題を表現する略語（「嗜癖者」，「嗜癖的」，「嗜癖」など）として使用し続ける医師もいる．

物質使用障害群とは，物質の不適切な使用を意味する．過去には，問題のある使用は，主にその重症度に応じて「乱用 abuse」または「依存 dependence」と診断されていた．DSM-5 では，乱用と依存は統合されて，どの物質クラスに対しても「使用障害 use disorder」の診断基準が設定された．研究結果から，乱用と依存の間には重複する部分があり，そのため医師はこれらを区別することに難儀してきたことが示された．また，中毒と離脱もほとんどの物質について独立した障害として，使用障害から分離され，定義された．すなわち，「中毒 intoxication」とは，近接した使用により生じる可逆的な症候群のことを表す一方，「離脱 withdrawal」とは，薬物の中止（または，用量の減少）の直後に生じるその物質（薬物）に比較的特異的な一連の症状のことである．

物質使用障害群の診断は，共通の診断基準の大枠に従う．例外なく，11種類の問題となる行動のうち，2項目以上が12か月間に認められ，その結果，臨床的に意味のある障害と苦痛を引き起こしている．11種の症状は，制御困難，社会生活への支障，危険な使用，薬理学的な診断基準（耐性形成や離脱の証拠など）の全体的組み合わせよりなる．各診断基準は互いに似通っているため，本章ではアルコール使用障害に限ってそれを示すことにする（後述するセクション「アルコール使用障害」の，15-1）．原則として，ある物質の使用は別な物質の使用リスクを著しく高める．DSM-5 では，もし複数の

表15-1　DSM-5 物質関連障害および嗜癖性障害群

アルコール関連障害群
　アルコール使用障害
　アルコール中毒
　アルコール離脱
カフェイン関連障害群
　カフェイン中毒
　カフェイン離脱
大麻関連障害群
　大麻使用障害
　大麻中毒
　大麻離脱
幻覚薬関連障害群
　フェンシクリジン使用障害
　他の幻覚薬使用障害
　フェンシクリジン中毒
　他の幻覚薬中毒
　幻覚薬持続性知覚障害
吸入剤関連障害群
　吸入剤使用障害
　吸入剤中毒
オピオイド関連障害群
　オピオイド使用障害
　オピオイド中毒
　オピオイド離脱
鎮静薬，睡眠薬，または抗不安薬関連障害群
　鎮静薬，睡眠薬，または抗不安薬使用障害
　鎮静薬，睡眠薬，または抗不安薬中毒
　鎮静薬，睡眠薬，または抗不安薬離脱
精神刺激薬関連障害群
　精神刺激薬使用障害
　精神刺激薬中毒
　精神刺激薬離脱
タバコ関連障害群
　タバコ使用障害
　タバコ離脱
他の（または不明の）物質関連障害群
他の（または不明の）物質誘発性障害群
非物質関連障害群
　ギャンブル障害

物質使用障害の診断基準を満たすなら、すべての診断を併記することとしている（例えば、重度アルコール使用障害および軽度大麻使用障害などのように）。

物質使用障害は重症度に応じて分類される。軽度とは2～3種類の症状が認められ、中等度であれば、4～5種類の症状が存在し、6種類以上の症状が認められる場合は重度と定義される。さらに、医師は「寛解早期」（診断基準を満たさなくなり3か月以上経過）や「寛解持続」（過去12か月間、診断基準を満たさない場合）などと特定することができる。

■ 物質関連障害群の評価

物質使用障害の診断には、慎重な病歴聴取と徹底した身体診察、詳細な精神的現在症の評価が必要である。薬物使用の事実を自発的に明らかにするものはまずいない。依存症患者はむしろ身体的不調や感情的苦痛の評価のために診察に訪れることが一般的である。一部は愛する人の状態を心配した家族によって、評価のために外来に連れて来られる。

詳細な問診により、物質使用に起因する社会的・夫婦間・職業的・法的な諸問題が明らかになることがある。医師は物質使用がうつ病、躁病、精神病を引き起こす可能性を忘れてはならない。同様に、物質使用障害の患者がそもそも大うつ病、双極性障害、不安症などの精神障害を併存していることがあり、これを正しく診断・治療する必要がある。特に反社会性または境界性パーソナリティ障害などの人格の問題は薬物依存症患者に多く認められ、遷延する薬物乱用の要因となる。

家族や友人、前医からの情報提供による病歴の追加情報が、情報不足のギャップを埋めることがある。自身の乱用に率直な患者ですら、物質乱用の程度を過少申告することがある。ひとたび物質使用への疑いが生じたら、特に、一般に乱用されているすべての薬物について質問をして、その患者の使用の詳細を記録する必要がある。

身体診察により、本人が受診したタイミングにもよるが中毒もしくは離脱の徴候をとらえることができる。医師はこのような患者に対して率直な、しかも批判的ではない態度で対応する必要があり、必要な医療サービスを得るための援助を行う。

今や薬物スクリーニングは、昏睡もしくはせん妄状態で救急外来を受診した患者の精査のルーチン検査である。さらに、薬物スクリーニングは、保険契約のための診察、職場健診、軍隊、犯罪矯正施設でも日常的に使用されている。中毒症状と過量摂取が薬物スクリーニングの最も多い適応であるが、気分や行動に異変のある患者が診察に訪れた場合も評価のために薬物スクリーニングを考慮すべきである。通常、検査には血液と尿のサンプルを使用する。尿中薬物スクリーニングは施行が簡便で、一般に個々の薬物の陽性・陰性が判定できる。（後述する予定の）血中アルコール濃度も簡単に結果が得られる。薬物スクリーニングの検査キットは通常、主要な乱用薬物を網羅している。汚染やサンプルの混入などの懸念から、早朝尿の採取は避けるべきであり、検体の希釈やすり替えが疑われる場合、排泄を直接視認する必要がある。脂溶性であるカンナビス（大麻）は、最終使用の3週間後まで尿検査で検出可能である。

以下の症例は、著者らの病院で治療された物質使用障害の患者を襲うさまざまな症状と、乱用へと至るいくつかの要因を描写している。本症例ローラは、非協力的な患者に直面する治療者のジレンマと、著者らの至った不十分な解決を描き出している。

症例

ローラは21歳のインド系アメリカ人の看護助手で、物質使用の評価のために当院に紹介されて受診した。ローラは産まれてまもなく中産階級の家庭に養子に出された。養父母は十分な衣食住を提供したが、情操豊かに養育したとは言えなかった。ローラは同じく養子である兄から数年間、性的危

害を加えられ，12歳のときに兄の子を妊娠した．満期で出産し，その子は養子に出された．

　ローラは12歳でマリファナとアルコールの使用を始めた．14歳までに「アッパー系ドラッグ」を使用し，その後，コカインとクラックを吸引するようになった．フェンシクジリンとLSDとヘロインなど他の一連のドラッグも試したことも認めている．購入資金を作るため，自ら売人となり，その後は売春もするようになった．

　今回の入院の6か月前から，コカインの静脈内注射をするようになり，時にはそれにヘロインを同時に（俗に言う「スピードボール」）使用した．彼女は，この注射によって性的快感が生じるのだと述べた．HIVの感染源になる可能性を知りながらも，汚染された注射針を使用したことも認めた．ローラの彼氏は受刑歴が長いドラッグの売人であり，同時にローラのいわゆる「ポン引き」（売春の斡旋人）だった．

　ローラにはうつ病治療の精神科的既往歴があり，薬物の解毒のための数回の入院経験もあり，自殺企図後に入院したことも一度あった．長期入院することは決してなく，病院側の説得を無視して退院してしまうのが常だった．

　今回は裁判所命令で当院に紹介されたが，ドラッグをやめるつもりはないと明言した．結局，彼女は薬物リハビリテーション施設に移送された．施設への紹介は，いつの日にか治療が始まるようにとの著者らの希望に根ざしたものであった．著者らに残された選択肢は，何もしない，ということだけであった．

■ 物質使用障害群の病因

　遺伝子・個体の生物学的特徴・その個人の置かれた環境・物質自体の組み合わせが，物質使用障害を引き起こす．薬物やアルコールの乱用を発症させることを決定する唯一の要因など存在しない．

　物質乱用を発症させる遺伝的脆弱性を有しているものが存在しているようである．アルコールや他の物質（タバコやオピオイドなど）の使用障害の病因として遺伝要因の役割が大きいことを強く支持する，家族・双生児・養子に関する研究結果が得られている．遺伝要因は物質使用障害の発症の可変的なリスクのおよそ40〜60％を担っていると推定されている．依存症を発症させる脆弱性の元となる環境因と遺伝子の相互作用に関する神経生物学的メカニズムの理解は，最近始まったばかりである．

　分子遺伝学的手法がアルコール使用障害遺伝子（あるいは遺伝子群）の探索に使われている．アルコール使用障害の発症に抑制効果があるアルコール代謝酵素の遺伝子の存在が最も再現性の高い所見である．アジア人に多く認められるADH2*2アリルがアジア人にアルコール使用障害の発症が少ない事実をうまく説明することが，その一例である．多岐にわたる環境リスク要因と発症の脆弱性に寄与する複数遺伝子とが相互作用しているようである．

　薬物乱用と依存の神経生物学的基盤を同定する研究が始められている．中枢神経系内の「報酬系」を形成するドパミン系が中脳の腹側被蓋野と側坐核の内部に特定された．乱用されるすべての薬物がこの報酬系の神経回路を標的とし，そこをドパミンで溢れさせているようである．また別な例であるオピオイドは，βエンドルフィンの受容体であるμオピオイド受容体に結合し，βエンドルフィンと同様の生理的作用を引き起こすが，どちらも受容体への結合により，通常の快楽を引き起こす行動（食物摂取や性交など）と関連する脳内の生化学的プロセスの連鎖反応を作動させる．薬物誘発性の快感は，強烈な条件付け作用があり，物質使用者が報告する猛烈な興奮を説明するかもしれない．

　薬物独自の薬理学的特性も乱用の理由となる．瞬時に不安を消し去る薬物（例えば，オピオイド，鎮静薬，睡眠薬，麻薬）などがそれである．精神刺激薬（覚醒剤）は通常，退屈と疲労を軽減させ，活力に満ちた感覚を引き起こし，覚醒度を上昇させる．幻覚薬は現実からの一時的な逃避を与える．このようにさまざまな薬理効果のすべてが乱用と結び付いている．主観的な快感を引き起こさない薬物（例えば，クロールプロマジンやハロペリドール）が乱用されることは稀である．原則として，即効性・短時間作用の薬物（例えば，ヘロイン，コカインなど）

が好まれる傾向がある．実際，経鼻吸入・喫煙・静脈内注射など即効性を得るための投与法が，快楽を高める目的で使用されることが多い．耐性形成と離脱症状も乱用を助長する．乱用者は，ある種の薬物は同様の効果を得るために次第に高用量が必要になること，および不快な離脱症状の改善のためにその薬物の使用自体が有効であることに，迅速に気づくものである．

慢性疼痛，不安症，うつ病などの身体疾患・精神疾患が薬物乱用と関連する．身体的または精神的痛みから，しばしば薬物による救済を求める患者の多くは，乱用や依存を発症するリスクが高い．

薬物乱用と関連する唯一の人格的特徴はないが，薬物乱用者がパーソナリティ障害である頻度は極めて高い．薬物乱用者の心理的特徴としてほかに，敵対的傾向，低い不満耐性，柔軟性のなさ，欲求充足を先送りすることができない傾向などがある．複数の縦断的追跡調査によると，これらの特徴の多く（例えば，小児期の攻撃性や反抗など）は向精神性の薬物使用に先行して存在し，物質乱用を予測させる要因であると言われる．

違法薬物の使用に，社会的な考え方や家族の価値観が影響を与える．両親が喫煙・飲酒・薬物乱用する場合，おそらく薬物使用が社会的に許容されることを通じて，その子どもたちも同様の物質を使用する傾向が高まる．友人が薬物を使用する者は，自分も薬物を使用する可能性が高く，これは仲間によって個人的な決断が影響されることを示している．取り巻きからの影響を受けやすくなる要因として，両親との疎遠な関係・自宅に寄りつく時間が短いこと・両親との関係とは逆に取り巻きとの結び付きが深くなることなどと関係している．

■ アルコール関連障害群 alcohol-related disorders

アルコールは，世界のほとんどの地域で，問題ある使用をされることの最も多い物質であり，疾病や死亡の発生と深く関連している．一般人口においてもアルコール使用障害は高頻度であるが，入院患者の間では，その頻度はさらに高く，内科外科病棟では25〜50％，精神科病棟では時に，50〜60％にも及ぶ．アルコール使用の問題は，一般人の間では，俗にalcoholic（日本でいう「アル中」）と呼ばれることが多い．

アルコール使用障害の男女比は2〜3対1で男性に多く，発病年齢の平均は16〜30歳である．男性は女性より若年発症であり，女性よりもアルコール使用障害に併発する身体疾患の進行も速やかである．発症しやすい職業として，バーテンダー，建築（土木）作業員，作家がある．他に発症しやすいグループとして，喫煙者，不安症や気分障害，反社会性パーソナリティ障害，ギャンブル障害の患者が挙げられる．

● 診断と評価

「アルコール使用障害」とは，臨床的に意味のある障害と苦痛を引き起こす，問題のあるアルコールの使用様式のことである．診断するためには，過去12か月に11の症状のうち，2つ以上の症状が出現していることが条件である（15-1）．認められた症状の数により，軽度・中等度・重度のように重症度が特定される．「アルコール中毒」と「アルコール離脱」はまた別の診断カテゴリーに分類されることとされた．重複した診断はすべて記載する（アルコール中毒および中等度アルコール使用障害のように）．

CAGEテストの4項目の質問はアルコール使用障害の存在を評価するために便利で簡単なスクリーニング法である（表15-2）．問題のあるアルコールの使用は，質問に合致する回答がある場合や，または，過度に言い訳がましい回答などから示唆される．血中アルコール濃度は，大まかにアルコール中毒の程度と相関する．アルコール耐性が形成されていない患者には，以下の数値と状態が適応できる．

第15章　物質関連障害および嗜癖性障害群

15-1 アルコール使用障害の DSM-5 診断基準

A. アルコールの問題となる使用様式で，臨床的に意味のある障害や苦痛が生じ，以下のうち少なくとも2つが，12カ月以内に起こることにより示される．
(1) アルコールを意図していたよりもしばしば大量に，または長期間にわたって使用する．
(2) アルコールの使用を減量または制限することに対する，持続的な欲求または努力の不成功がある．
(3) アルコールを得るために必要な活動，その使用，またはその作用から回復するのに多くの時間が費やされる．
(4) 渇望，つまりアルコール使用への強い欲求，または衝動
(5) アルコールの反復的な使用の結果，職場，学校，または家庭における重要な役割の責任を果たすことができなくなる．
(6) アルコールの作用により，持続的，または反復的に社会的，対人的問題が起こり，悪化しているにもかかわらず，その使用を続ける．
(7) アルコールの使用のために，重要な社会的，職業的，または娯楽的活動を放棄，または縮小している．
(8) 身体的に危険な状況においてもアルコールの使用を反復する．
(9) 身体的または精神的問題が，持続的または反復的に起こり，悪化しているらしいと知っているにもかかわらず，アルコールの使用を続ける．
(10) 耐性，以下のいずれかによって定義されるもの：
　(a)中毒または期待する効果に達するために，著しく増大した量のアルコールが必要
　(b)同じ量のアルコールの持続使用で効果が著しく減弱
(11) 離脱，以下のいずれかによって明らかとなるもの：
　(a)特徴的なアルコール離脱症候群がある(DSM-5の492頁，アルコール離脱の基準AおよびBを参照)．
　(b)離脱症状を軽減または回避するために，アルコール(またはベンゾジアゼピンのような密接に関連した物質)を摂取する．

▶ 該当すれば特定せよ
寛解早期：アルコール使用障害の基準を過去に完全に満たした後に，少なくとも3カ月以上12カ月未満の間，アルコール使用障害の基準のいずれも満たしたことがない(例外として，基準A4の「渇望，つまりアルコール使用への強い欲求，または衝動」は満たしてもよい)．
寛解持続：アルコール使用障害の基準を過去に完全に満たした後に，12カ月以上の間，アルコール使用障害の基準のいずれも満たしたことがない(例外として，基準A4の「渇望，つまりアルコール使用への強い欲求，または衝動」は満たしてもよい)．

▶ 該当すれば特定せよ
管理された環境下にある：この追加の特定用語は，その人がアルコールの入手を制限された環境下にある場合に用いられる．

▶ 現在の重症度を特定せよ
軽度：2～3項目の症状が存在する．
中等度：4～5項目の症状が存在する．
重度：6項目以上の症状が存在する．

※ DSM-5の他のすべての物質使用障害の診断基準も，このアルコール使用障害の診断基準と同じ構成である．

0～100 mg/dL：ほろ酔い，鎮静，穏やか
100～150 mg/dL：身体がふらつく，イライラ
150～250 mg/dL：構音障害，運動失調
＞250 mg/dL：酔いつぶれる，意識混濁

350 mg/dL 以上の，より高濃度になると深昏睡から死に至ることがある．150 mg/dL またはそれ以上のレベルにあってもなんら症状を示さないことはアルコール使用障害であることを示す強い証拠である．

法的には，0.08 g/100 mL，すなわち 80 mg/dL 以下であれば自動車運転は違法ではないとする法律が多い．病院や診療所では血液サンプルがアルコール血中濃度の測定に用いられる

表 15-2　CAGE アルコール乱用依存スクリーニングテスト

C	飲酒量を減らす必要を感じる．(Cut down)
A	飲酒を批判されるとつらい．(Annoyed by criticism)
G	飲酒が後ろめたい．(Guilty or regret)
E	朝，迎え酒を飲みたいと感じる．(Eye-opener)

出典)Ewing(1984年)より転載．

が，呼気中アルコール濃度測定が飲酒運転取り締まりの標準的検査として採用されている．

ほかの臨床検査法も有用である．アルコール使用障害患者では，HDLコレステロールの増加，LDH増加，LDL低下，BUN低下，赤血球減少，尿酸値上昇が認められることがある．アルコール使用障害患者の95％では，MCV（平均赤血球容積）が増加している．肝機能は異常値を示すことが多い．γ-GTPは患者の75％で増加し，アルコール使用障害の最初期の徴候かもしれない．トランスアミナーゼ値（GPTとGOT）も上昇する．

● 臨床所見

アルコール使用障害患者の標準タイプや一般的臨床像というものはない．初期には，アルコール使用の問題に周囲が気づくことは困難である．使用を否定する患者の場合，家族や同僚が初期症状に最も気づきやすい立場にあることが多い．それは，些細な仕事上の習慣や能率の変化，遅刻または理由のない欠勤，イライラや気分の浮き沈みなどの変化であることが多い．

障害が進行すると，酒皶の出現などのほか，手掌紅斑や，脂肪肝に伴う無痛性の肝臓の肥大など，身体的変化が生じる．他の初期症状として，原因不明の呼吸器などの感染症，詳細不明の打撲，一過性の健忘，軽症の外傷事故（原因不明の自宅での転倒など），患者の運転技術に対する他者からのクレーム，飲酒運転と関連した逮捕（または交通事故）などがある．障害の進行に伴い，黄疸や腹水が生じる．精巣萎縮や女性化乳房やデュピュイトラン拘縮が生じることもある．ここに至ると，アルコール使用障害は患者の個人生活を破綻させ，失職，友人関係の破綻，夫婦間不和，家族問題を引き起こす．

以下の症例はアルコール使用障害に生じる多くの問題を呈した症例である．

症例

エドは66歳の弁護士で，妻と息子によってアルコール使用障害リハビリテーションユニットに連れて来られた．来院時，酒臭く，服装も少し乱れていた．喧嘩腰の態度で，呂律も回らず，自分はここには絶対に入所しないと主張した．妻が間に入り，エドに対してここに入所して手当てを受けないのであれば離婚裁判の訴えを起こすと厳粛に通告した．エドは入所した．

エドには20年間の多量飲酒の既往があった．陸軍にいた頃から社交的に飲酒するようになった．除隊後結婚し，弁護士資格を得て，法廷弁護士としての経歴上の成功を収めた．仕事の後に一杯のビールやカクテルを嗜むことはあったが，それ以上に飲むことはなかった．そして40歳代半ば，飲酒量が増え出した．数杯のビールとカクテルを飲んでから眠るようになった．飲酒についてエドは問題ないと主張したが，主にこの飲酒をめぐって妻との喧嘩が増えた．個人的な危機が連続した．エドは離婚歴のある女性と浮気し，妻と別居，ついには妻に離婚を求めるようになった．法律事務所の同僚と不和を生じ，長年の友人との交際を断ち切った．彼の飲酒は一層深刻なものになった．エドの訴訟処理件数は減少し，地域の法律家たちは彼の能力低下に気づき始めた．朝から飲酒し，ランチにカクテルを飲み，晩まで飲み続け，最後にはソファーの上で酔いつぶれた．新しい妻と子どもたち全員から指摘されたにもかかわらず，自分がアルコール使用障害であることを否認し続けた．

エドの家庭医は問題に気づいた．エドは肥満と高血圧のうえ，くも状血管腫・酒皶・手掌紅斑などのアルコール使用障害の身体的徴候を示し始めたからである．エドのアルコール使用障害の進行は極めて緩徐であったため，入院するまでには，エドが元来どのような人物であったか憶えている者はいなくなっていた．

何事も生じなかったアルコールの離脱に引き続いて行われる入院プログラムは，一連の個人療法・集団療法・家族療法から構成されていた．30日間の入院が終了するまでに，エドは周囲の誰もが気づくほどに幸福で，楽観的で，将来を楽しみにしている様子になった．3年後も，断酒を継続しており，妻子とより満足度の高い関係を構築し，法律の仕事を再開していた．

● 医学的合併症

アルコール使用障害は患者の身体的心理的健康を害することがあり，社会生活上のさまざ

表 15-3 アルコール使用障害に関連して発生する医学的または心理社会的有害事象

薬物相互作用	アルコール離脱
消化管系	単純離脱（「震え」）
食道出血	けいれん発作
マロリー–ワイス症候群	幻覚症
胃炎	離脱せん妄（振戦せん妄）
腸管吸収不良	感染症
膵炎	肺炎
肝疾患	結核
脂肪肝	心血管系
肝炎	心筋症
肝硬変	高血圧
栄養失調	癌・悪性新生物
栄養不良	口腔内腫瘍
ビタミンB欠乏症	食道癌
神経精神医学的問題	大腸癌・直腸癌
ウェルニッケ–コルサコフ症候群	肝臓癌
大脳皮質萎縮／側脳室拡大	膵臓癌
アルコール認知症	先天異常
末梢神経障害	先天性胎児アルコール症候群
筋障害	心理社会的問題
うつ病	事故
自殺	犯罪
内分泌系	配偶者と子どもへの虐待
精巣萎縮	失職
エストロゲン濃度上昇	離婚・別居

な問題を引き起こす（表 15-3）。医学的問題は良性脂肪肝から完全な肝不全までに及ぶ。ほとんどすべての器官系がアルコールの大量消費により悪影響を受ける。消化器官系は特に影響を受けやすい。初期には胃炎と下痢が生じる。消化性潰瘍になることがあり，もしすでに罹患している場合は，アルコールの粘膜に対する直接の毒性から潰瘍が増悪する可能性がある。脂肪肝はほぼすべてのアルコール使用障害の患者に生じる。大量飲酒者の10％が肝硬変に至る。膵炎を生じることがあり，消化不全や糖尿病に至る。心筋症・血小板減少症・貧血・筋障害などの報告もある。

中枢神経系と末梢神経系も直接・間接のアルコールによる影響で障害を受ける。通常，アルコールによるビタミンB欠乏症によると思われるグローブ＆ストッキング型の神経障害が生じる。小脳へのダメージにより構音障害と運動失調が生じる。ウェルニッケ脳症はビタミンB_1（サイアミン thiamine）欠乏症の結果として生じ，眼振，運動失調，（通常，サイアミンの注射で回復可能な）精神的変調よりなる。認知障害と記憶障害が残存するとウェルニッケ–コルサコフ症候群が生じるが，そのうち1/3の患者は回復する可能性がある。この症候群は，患者の想起できない記憶のギャップを，作り話で埋める「作話」と呼ばれる症状の存在を特徴とする前向健忘よりなっている。乳頭体，視床，その他の脳内領域の壊死病変が関係しているともいわれる。

重篤なアルコール使用障害患者はビタミン欠乏やアルコールの直接的作用による明らかな認知症を呈するが，今のところ正確な原因はわかっていない。慢性的なアルコール依存は脳室の拡大や脳溝の拡大にも関連しているが，これは多量飲酒を中止したら部分的には回復する変

化である可能性がある．アルコール使用障害の患者に対する慎重な神経心理学的テストによって，構造的異常によるものと類似した軽度から中等度の認知的欠陥が見いだされるが，これも禁酒によって部分的に回復する．

アルコール使用障害の母親から産まれた子どもに「胎児アルコール症候群(fetal alcohol syndrome：FAS)の発症が報告されてきた．FASは妊娠中の母親の，特にビンジドリンキング binge drinking(自棄飲み)によるアルコール血中濃度の急激な上昇を引き起こす大量飲酒と関連している．FASの症状は，相貌異常(小頭症，内眼角贅皮，人中消失，顔面中央部の狭小化など)，低い知能，問題行動などである．FASは死産を除いた出生数10万あたり1～2人に発生する．FASは妊娠中の飲酒が原因であるという警告を，女性に向けて発するべきである．

アルコール使用は外傷による身体損傷の原因であることが多く，例年，全交通事故死の半数以上の原因でもある．家庭内で発生する外傷への関与も，同様に多い．硬膜下血腫が，転落と頭部外傷を負った高齢のアルコール依存患者に多く発生する．

口腔，舌，咽頭，食道，胃，肝臓，膵臓，各臓器の発癌率は上昇する．喫煙と噛みタバコとの併用という交絡因子のため，発癌で演じるアルコールの正確な役割はわかっていない．アルコールは男性生殖機能に影響を及ぼし，インポテンスの原因となり，血中テストステロン濃度の低下により男性不妊を引き起こす．(エストロゲンなど)血中女性ホルモンの増加により乳房の増大(女性化乳房)や陰毛が女性的分布(female escutcheon)に変化することがある．

アルコール使用障害の精神医学的合併症は，急性中毒，アルコール離脱症候群，ウェルニッケ-コルサコフ症候群など健忘症候群，アルコール関連の認知症などである．60％以上のアルコール使用障害患者に大うつ病性障害が合併する．アルコール使用障害患者の2～3％に生じる自殺リスクの上昇には，うつ病の合併が関与している．アルコール使用障害の患者の自殺率は高い．自殺の重大なリスクにある患者の特徴は，1年以内に対人関係上の喪失体験があること，正確に言えば性的パートナーとの別れである．

● 経過と予後

大規模研究の論文10本を概括した結果，年間2～3％の患者が禁酒し，約1％の患者は無症候性となるか飲酒量が制御可能にまで回復すると著者らは結論している．この所見は，治療を受けた患者と治療を受けなかった患者の両方に当てはまり，これは，アルコール使用障害の一部の患者は自然治癒する病態であるという仮説を支持している．さらに，この研究によると，46～87％は追跡中にアルコール使用の問題が持続し，0～33％は無症候性の飲酒者になり，8～39％は禁酒するに至ったという．

● 治療

アルコール関連障害は身体医学的介入が必要になることが多い．急性中毒が最も多い病態であるが，外的刺激を遮断してアルコール摂取を止めさせるだけの簡単な補助的手段以上のことが必要になることは稀である．過剰なアルコール摂取により呼吸抑制が生じた場合，ICUでの集中治療が必要になることがある．

アルコール離脱の治療は出現した症状により異なる．重要なことは，通常アルコール摂取の急な中止によって生じるとされるアルコール離脱が，普段の大量飲酒量を少し減らしただけでも生じるケースがあることを忘れてはならない．

「単純アルコール離脱」(いわゆる「震えshakes」)は断酒後12～18時間で始まり，24～48時間でピークを迎え，治療せずとも5～7日後には消失する．目立たない症状として，不安，振戦，嘔気，嘔吐がある．心拍数が増加し血圧が上昇することがある．

「アルコール離脱発作」(いわゆる「ラムフィッツ rum fits」)は断酒後，7～38時間後に

生じ，24〜48時間後に発生の可能性のピークを迎える．ラムフィッツは単回から6回の全般発作であることが多く，てんかん重積状態に至ることは稀である．アルコール離脱発作は主に重度かつ慢性のアルコール使用者に生じる．

「アルコール幻覚症」とは，鮮明かつ不快な幻聴・幻視・体感幻覚であり，断酒後48時間から正常な外界の認知が可能な意識清明な状況下に生じる．幻覚は約1週間持続するが，慢性化する者もあると言われている．離脱発作と同様に，重度のアルコール使用の証拠である．

「アルコール離脱せん妄」(いわゆる「振戦せん妄 Delirium Tremens = DT」)である．振戦せん妄は入院したアルコール使用障害患者の約5％に発生するが，離脱発作を生じた患者では1/3もの高率で合併する．徴候は，せん妄，興奮，知覚変容，微熱，交感神経系の過活動状態などである．振戦せん妄は断酒後または飲酒量の顕著な制限の後，2〜3日以内に生じることが多い．症状のピークは4〜5日か，それ以降である．死亡することは稀となったが，かつては15％が死亡していたという報告がある．

医師は，患者にかつて断酒や飲酒量の減量を試みたときに生じた離脱症状について尋ねておくべきである．多くの患者は通常，軽度の振戦が出現したことを認めるが，離脱発作，幻覚症，振戦せん妄があったという者は極めて稀である．「震え」を振戦せん妄と誤解している患者もいるので注意を要する．振戦せん妄が何たるかを知る者はほとんどいない(一部の医師も含む!)．患者が振戦せん妄を呈した場合，ほとんどの場合，本人は記憶していない．このことから，読者諸君は患者には，「かつてアルコールの離脱中に，興奮・混乱し鎮静薬を使用され，隔離・拘束されたと医師から説明されたことがありますか？」と確認すべきであることを，忘れてはならない．

以下はアルコール離脱せん妄の劇的な様子とその管理・治療についてを示す症例である．

第15章　物質関連障害および嗜癖性障害群

症例

デイブは34歳の失業中の退役軍人で，アルコール離脱の治療のために入院を希望した．10年のアルコール依存歴があり，振戦せん妄，飲酒時のブラックアウト，アルコール離脱発作を経験したことがある．すでにアルコール離脱のために数回入院しリハビリテーションを受けたことがあり，病院では不愉快で批判的な態度の患者として悪名高かった．

入院前は，3か月前に退院してから絶えず飲み続け，特に今回の入院を希望する1週間前には，ウォッカのような蒸留酒を毎日1Lほど飲むようになっていた．来院時，振戦，高血圧，著明な発汗が認められた．「リブリウム治療プログラム」(すなわち，クロルジアゼポキシドを漸減する計画的治療．後述する)が開始された．治療チームを失望させることに，彼は翌日助言に逆らって退院すると言い出した．

退院した翌日，デイブは警察によって再度病院に搬送された．付近の地域をあてどなく徘徊しているところを保護されたのである．明らかな妄想のために，陰謀に巻き込まれていると確信していた．また，見当識も障害されていた．場所はわかったが，日時がわからなくなっていた．翌朝までに，発熱し，拡張期血圧の著しい上昇が認められ，著明な発汗が認められた．喧嘩腰の態度と身体的な不穏から隔離され，保護のための身体拘束が開始された．続く2日間，1,200 mgほどのクロルジアゼポキシドが投与されたが，大声を出し興奮し続けた．経口的飲水量が不足したため，点滴された．看護スタッフらにより，見えない相手と見えないボードを使用してチェスに打ち興じている動作が観察された．

入院3日目，デイブは目覚め，見当識を取り戻した．疑い深い様子ではあったが，幻覚は消失していた．数週間かけて元どおりの彼に回復した後，退院した．

アルコール離脱の治療は，全身状態の管理(すなわち，適切な食事，脱水の予防，慎重な医学的モニタリングなど)，栄養学的補給およびベンゾジアゼピン系薬物の使用から成り立っている．アルコールの単純離脱の既往をもつ患者と，その患者について熟知している医師とのペアならば，治療は外来的に行うことも可能で

ある.治療は,1日4回,25〜50 mgのクロルジアゼポキシドの内服と,以降4〜5日間かけての同薬の漸減である.

身体的・精神科的併存症を有するアルコール使用障害の患者や,指示に従えない者,地域的な支援が不十分な者または得られない者,重篤な離脱症状の既往歴がある場合などは,慎重な医学的モニタリングと入院が必要となることがある.患者はすべて適切な食事に加え,チアミン(100 mg),葉酸(1 mg),マルチビタミンを経口的に摂取させるべきである.チアミン(100〜200 mg・筋注)も経口摂取不能の場合に使用でき,グルコースは体内貯蔵チアミンを消費するためグルコースを投与する以前にチアミン投与を施行しなくてはならない.クロールジアゼポキシドは初日に,1日4回25〜100 mgの投与量の範囲で投与し,4〜5日かけて1日ごとに20%減量しつつ投与を継続する.(推奨される詳しいプロトコールは表15-4に記した).このプロトコールによっても抑制されない離脱症状(振戦と発汗など)が出現するときは,同薬剤を追加投与してよい.離脱症状の評価のための客観的な指標として「アルコール離脱症状評価尺度」(10-item CIWA-Ar:10-item Clinical Institute Withdrawal Assessment)が使用できる.

クロルジアゼポキシドとほかのベンゾジアゼピン系薬物は,その安全性およびアルコール交差耐性があるためアルコール離脱の治療に好んで使用される.クロルジアゼポキシドが最も推奨される理由は長半減期と低コストによるが,他のベンゾジアゼピン系薬物も効果の面では同様である.中間型または短時間作用型のベンゾジアゼピン系薬物〔ロラゼパム,oxazepam(**本邦未発売**)など〕は肝障害のある患者や高齢者に好んで処方されるが,その理由は体内で代謝されず腎臓排泄されることによる.ジアゼパムはてんかん重積状態が生じた場合に発作を止めるため使用できる.カルバマゼピン,クロニジン,プロプラノロール,バルプロ酸など他の薬剤もアルコール離脱の治療に使用されるが,離脱治療についてこれら薬剤の位置付けはいまだ定まっていない.

せん妄を併存する場合は,より高度の治療が

表15-4 アルコール離脱症状の臨床的管理

1. クロールジアゼポキシド投与プロトコール
   - 50 mg/4 時間× 24 時間の後,
   - 50 mg/6 時間× 24 時間の後,
   - 25 mg/4 時間× 24 時間の後,
   - 25 mg/6 時間× 24 時間

以下の7項目のうち3項目を満たす場合であれば開始してよい:収縮期血圧＞160 mmHg;拡張期血圧＞100 mmHg;脈拍＞110 bpm;体温＞38.3℃;嘔気;嘔吐;振戦

以下の症状が1つでもある場合,投与を一時的に見合わせること.
眼振・過鎮静・運動失調・構音障害・入眠中

2. チアミン(ビタミン B₁):50〜100 mg, 経口または筋注×1;
   葉酸:1 mg/日, 経口投与

3. アルコール幻覚症に対して, ハロペリドール:2〜5 mg/日;リスペリドン:2〜6 mg/日.

4. 振戦せん妄に対して
   - ジアゼパム,10 mgの静脈内投与(またはロラゼパム,2〜4 mg),鎮静されるまで,5〜15分ごとの5 mgのジアゼパム追加投与(ロラゼパムであれば,1〜2 mg);状態が安定したら,4〜5日かけて用量を漸減すること.
   - 必要に応じて,隔離・拘束を行う.
   - 適切な水分摂取と栄養管理

要求される．それは，隔離・拘束を含む．治療を円滑にするため，10 mg のジアゼパム静注（または，ロラゼパム 2〜4 mg の静注（静注用アンプル**本邦未発売**）を行い，鎮静されるまで 5〜15 分おきに，5 mg の追加投与を繰り返してもよい（または，ロラゼパム 1〜2 mg の追加投与）．患者が安静になった後，ベンゾジアゼピン系薬物は 4〜5 日かけて漸減する．アルコール使用障害の患者はむしろ水分摂取過多であり，かつて信じられていたように脱水を呈していないが，点滴による補液が必要となることがある．すべての電解質異常は補正すべきであり，外傷や（肺炎など）身体疾患の検索を怠ってはならない．

ハロペリドール（2〜5 mg/日）や第二世代抗精神病薬（リスパダール，2〜6 mg/日など）が，アルコール幻覚症の患者の恐ろしい幻覚を改善させることがある．通常，抗精神病薬の投与は症状が消失したら中止する．

● リハビリテーション

アルコールの解毒の後を，リハビリテーション（以下，リハビリ）が引き継ぐこととなる．リハビリには 2 つの目標がある．1) 禁酒を継続する，2) 併存する障害の発見と治療，である．アルコール使用障害患者の 2/3 は別の精神疾患（気分障害，不安症など）を有していると予想されていることから，併存症の治療は有益である．アルコール使用障害自体がうつ病を引き起こすため，アルコール誘発性のうつ病は断酒によって治癒され，おそらく抗うつ薬の内服は断酒後 2〜4 週間経ても改善されない患者にのみ開始すればよい．

最初に，アルコール使用障害は軽視してはならない疾患であり，生命を危険に曝すことすらある．治療が必須の病気であることを患者に説明しなくてはならない．診断そのものが，アルコール使用障害患者を変化に導く最も重要な一段階であると言えるかも知れない．

リハビリには，アルコール使用障害から立ち直るために 1935 年に設立され世界各国に拡がる自助団体である「アルコール患者匿名会 Alcoholic Anonymous（AA）」に参加するよう，患者を後押しする必要がある．AA は 12 ステップのプログラムを採用している．つまり，メンバーは問題を認め，問題を自分でコントロールできないことを認め，個人的に改心し，禁酒の継続のために他者を援助する．集会は，相互の受容，帰属意識，許容，理解を提供する場となる．

アルコール使用障害の入院患者に対して，治療チームによる治療が行われる．集団療法により患者は他の患者の様子から照らし出された自身の問題を理解し，より適切な対処技能を身につけることができる．患者の飲酒を許容するように変容してしまった家族の相互関係自体が，患者の飲酒をより強化していた可能性があることから，家族療法は重要となる．家族療法ではこのような問題を解決することができる．入院患者プログラムとしてアルコールの有害作用に関する教育を施すこともできる．

「動機づけ面接」という手法は，アルコール使用障害患者自身の生活を変革すること（飲酒をやめるなど）を納得させる目的で使用されることが増えている．この治療は，問題への直面化を避けつつ，患者自身の変化への動機づけ，望ましい変化に立ちふさがる障害，変化をもたらす可能性のある実行可能な行動などを，明確化することを治療者とともに探求する．

DSM-IV の診断「アルコール依存症」（すなわち，DSM-5 の「中等度または重度アルコール使用障害」の診断におおむね相当している状態）の治療に対して，ジスルフィラム，naltrexone（**本邦未発売**），アカンプロサートの 3 剤の使用が FDA により承認されている．ジスルフィラムは，アルコール代謝に必須であるアルデヒド脱水素酵素を阻害する．それによりアルコール消費後にアルデヒドの蓄積を生じる．アルデヒドは有毒で，嘔気，嘔吐，動悸，血圧低下など不快な効果を引き起こす．ジスルフィラムの処方は熟慮した後に行い，患者の完全な理解も必須である．通常，1 日 1 回，250 mg を内服する．

ジスルフィラムを内服している患者はその潜在的な不快な副反応を承知していることから，アルコールを避けることに意欲的である．

μ-オピオイド受容体拮抗薬であるnaltrexoneはアルコールによる快感とアルコールへの渇望を減弱させるようである．推奨1日量は50 mgである．一般的に内服に困難はないが，時に嘔気・頭痛・不安・過鎮静が生じる．naltrexoneを重篤な肝障害の患者に投与しないことと，使用に際しては定期的な肝機能測定を義務づける最重要の警告が発せられた．グルタミン酸受容体調節薬であるアカンプロサートも，アルコールへの渇望を減じる．一般に副作用は目立たないが，頭痛・下痢・腸管ガスによる膨満・嘔気を訴える患者もいる．333 mg錠を2錠，1日3回の内服が推奨1日量であるが，用量調節の手順が煩雑なためか，あまり受け入れられていない可能性がある．naltrexoneとアカンプロサートの2つは断酒維持に役立ち，そのため再発リスクを減少させる．慢性的にコンプライアンス不良な患者には，naltrexoneの徐放型注射製剤（持効薬）があり，その場合，月に一度の注射を施行する．

政府が支援する多施設大規模治験「COMBINE調査」により，naltrexoneと控えめな医学的臨床マネジメントと併用は，専門家による行動療法による再発予防と同程度の効果が認められた．研究者らは，臨床マネジメントとnaltrexoneの併用はすべての臨床現場で簡単に行うことができ，他の治療を受けられないアルコール使用障害の患者への医療提供を可能とすると結論している．

通常，リハビリプログラムは，居住地域または外来ベースで行われる．概して安定した婚姻や家庭生活，失業していない，（特に反社会性パーソナリティ障害などの）精神科的併存症がより少ないケース，アルコール使用障害の家族歴がないことなどが，これらリハビリプログラムの有用性が高い患者であると思われた．治療されたアルコール使用障害患者の50％近くは再発し，特に治療後の最初の6か月に再発することが多い．再発は確かに多いものの，治療そのものは有益であり，コスト面からも効果的であると見なすことができ，医学的および社会生活上の不利益を減少させる効果を示す可能性がある．

> **アルコール関連障害の治療の臨床的要点**
> 1. アルコール使用障害の患者に必要なことは受容されることである．非難ではない．
> 2. 患者のリハビリの努力が実らない場合ですら，医師が先に諦めてはいけない！
> 3. 重篤な「震え」，幻覚，離脱けいれん発作，振戦せん妄などの既往歴のある患者のアルコール離脱の治療は入院させて行う．ほかの大多数は，おそらく外来的に治療が可能である．
>   ・クロールジアゼポキシドが標準的な治療薬であるが，ほかのベンゾジアゼピン系薬物（ロラゼパム・クロナゼパムなど）も効果がある．
> 4. 医師はアルコール関連障害に併存した精神疾病（パニック障害やうつ病など）も治療する必要がある．治療しないと，アルコール使用障害の再発に関与するからである．
> 5. 患者は，同様の悩みをもつ人々からの励ましが得られ，継続的な地域的サポートを提供するアルコール患者匿名会（AA）に参加するべきである．
> 6. 治療過程に患者の家族の参画が必要である．
>   ・アルコール使用障害は家族全員に影響し，未解決問題があると再発に結び付くことがある．
>   ・アルコール使用障害の家族をサポートするグループであるアラノン（Al-Anon）に出席するよう家族を後押しすべきである．

■ 他の物質関連障害群

● カフェイン関連障害群 caffeine-related disorders

カフェインは世界中で使用されることが圧倒

的に多い向精神作用をもつ物質である．カフェインはコーヒーに由来することが多く，お茶やソフトドリンクからは少ない．カフェインは，解熱薬や薬局で購入可能な鎮痛薬や解熱薬など，処方箋不要な多くの医薬品にも含まれている．研究の結果，「カフェイン中毒」と「カフェイン離脱」の診断が立項された．問題あるカフェインの使用による症状を示す者も存在するが，DSM-5では「カフェイン使用障害」という診断は採用していない．

　カフェインの弱い覚醒効果は用量50〜150 mg（コーヒー約1杯分）で出現する．目を覚まし，言葉と運動パフォーマンスを高める効果がある．高用量では，耐性形成がない場合，急性中毒の症状が生じ，それは主観的落ち着きのなさ，イライラ，不眠などである．大量ともなると，けいれん発作や昏睡に至ることがある．カフェインの離脱症状として，頭痛，嗜眠，イライラ，抑うつが現れる．日頃高用量を使用しているときほど，離脱に結び付きやすい．

　カフェインがパニック症や全般性不安症など不安症一般に増悪させることは周知のとおりであることから，医療に携わる者は必ず患者にカフェイン摂取を問うことを憶える必要がある．慢性的な使用のみで過度の不安が出現する場合もある．すなわちこれが，DSM-IV-TRで定義された「カフェイン誘発性不安障害」である．カフェイン摂取により胃内が過度に酸性化することから食道や消化管の病気を悪化させることがあり，女性の乳腺線維嚢胞症を増悪させることもある．またカフェインは，おそらく最も頻度が高い，不眠の知られざる原因である．

　ひとたびカフェイン中毒と診断が付けば，治療はカフェインの減量と食物からの摂取の中止である．現在，カフェインレスのコーラ，茶，コーヒーは広く入手可能である．

● **大麻関連障害群** cannabis-related disorders

　大麻関連障害群は，通常，マリファナ，草，ポット，ハーブ，グラス，リーファーなどと呼ばれる大麻（*Cannabis sativa*）の使用に起因する障害である．活性成分はΔ-9-テトラヒドロカンナビノール Δ-9-tetrahydrocannabinol（THC）という分子である．大麻草によりその含有量はさまざまであるが，全般的に今日の大麻には以前の大麻より，かなり多く活性成分が含まれている．「カンナビス（カンナビノイド）」とは，合成カンナビノイドを含む物質の一般名でもある．地域によっては，合成経口カンナビスが医学的適応症に対して処方されており，米国内では少量の所持やその使用の合法化すらも求める運動が拡大している．

　DSM-5の診断には，カンナビスの「中毒」・「離脱」・「使用障害」が含まれている．「大麻離脱 cannabis withdrawal」という診断は，大麻にもほかの薬物と類似の時間経過を辿る，再現性ある離脱が認められるという研究結果に基づいて新規に採用された．大麻使用障害は12か月以内に，11項目の問題ある使用のうち，2項目以上が認められた場合に診断する．症状には，使用パターン，渇望，社会生活や職業または余暇への障害，耐性形成と離脱の出現などが含まれている．

　マリファナは1960〜1970年の巷のドラッグサブカルチャーとして人気を博し，現在も米国内で最も広く使用されている非合法ドラッグの1つである．比較的問題の少ない嗜好ドラッグであると思われがちであるが，マリファナはほかの精神疾患をもつ人が使用することが多く，脆弱性のある個人では，マリファナの使用により精神病が誘発される可能性がある．マリファナの使用は，喫煙やほかのドラッグに手を出すリスクと関連する．

　大麻は，特に中枢神経系全体に発現しているカンナビノイド受容体CB_1とCB_2を介して脳に多様な作用を及ぼす．一般的には喫煙のように火を点けて吸うが（「ジョイント joint」と呼ばれるやり方），しばしば食べ物に混ぜるなどして経口摂取される．また，カンナビスを気化させる器具も作られている．マリファナをタバコ

のように喫煙すると，10〜30分以内に急性中毒に至る．THCとその代謝物は脂溶性が高く脂肪細胞に蓄積する．したがって，その半減期は50時間に及ぶ．用量にもよるが急性中毒は2〜4時間程度であるが，行動変化は数時間にも及ぶ場合がある．経口の摂取（例えば，マリファナをオーブンで焼いて作るパンなどに加えることによる）はより緩徐な効果発現を示す一方，より強力な中毒作用を生じる．

「大麻中毒 cannabis intoxication」により，多幸感と晴朗な感覚が生じる．空腹感とのどの渇きが生じ，知覚は増幅されて体験され，自信に満ちてくるという．時の流れが遅くなる感覚を報告するものもある．望ましくない反応として，結膜炎（"red eyes"），頻脈，口渇（"cotton mouth"），咳発作が出現する．マリファナ使用者によって報告される心理的効果はLSD使用者のそれと類似しているものが多く，歪曲された感覚，聴覚の先鋭化，周囲との一体化などである．また，使用によって，不安，妄想（過覚醒や猜疑心など），注意集中困難，協調運動の困難なども生じる．マリファナが急性の危険な心理的反応や身体的反応を引き起こすことは稀である．

マリファナにより即時記憶の素材が長期記憶へ伝達されることが阻害されることが示されてきた．脳波研究からレム睡眠の抑制と脳波の背景活動の広範な徐波化が示されている．マリファナ使用者の多くは他のドラッグも併用しているため，マリファナ単独の効果を抽出することが難しい場合がある．

「大麻離脱 cannabis withdrawal」は，イライラ，神経過敏，不眠，食欲不振，落ち着きのなさ，抑うつ気分などを特徴とする．身体症状には，振戦，発汗，発熱，寒気，頭痛がある．

マリファナの望ましくない副反応を治療するために，通常，専門的援助は不要である．ベンゾジアゼピン（ジアゼパムなど）は不安が顕著なときの鎮静化に役立つかもしれない．大麻離脱に特別な治療法はないが，補助的な治療（抗不安薬，睡眠薬，非ステロイド解熱鎮痛薬などの一時的な使用）が役立つかもしれない．

● 幻覚薬関連障害群 hallucinogen-related disorders

幻覚薬は，文化を超えて，数千年前から使用されてきた．幻覚薬のほとんどは合成物質であるが，2種類は植物由来である（すなわち，ペヨーテとメスカリン）．最も有名な幻覚薬はLSD（リゼルギン酸ジエチルアミド），メスカリン，MDMA（3,4-メチレンジオキシメタンフェタミン），プシロシビンである．DSM-5では，「エンジェルダスト」あるいは「クリスタル」として知られるフェンシクリジン（PCP）も，一般に幻覚惹起作用を理由に乱用されているため幻覚薬に含めた．

これら幻覚薬は，幻聴，知覚変容，非現実感などの精神病様体験を引き起こす．幻覚薬により「神」に接近できる，「意識を拡大することができる」と信じる者もいる．幻覚薬は，サイケデリック体験がロマンチックに語られ，ティモシー・リアリーのような自称教祖が使用を絶賛した1960〜1970年代に人気が出た．

交感神経刺激薬に類似するため，幻覚薬は頻脈，高血圧，発汗，かすみ目，瞳孔散大，振戦を引き起こすことがある．ドーパミン，セロトニン，アセチルコリン，GABAなど，いくつかの神経伝達物質に影響を与える．多幸感やサイケデリック体験を引き起こす効果への耐性形成は急速である．

主観的体験の質と持続時間は各物質により異なる．原型であるLSDは短時間作用型で吸収が速い．内用後1時間以内に効果が発現し，6〜12時間持続する．交感神経の興奮の他，さまざまな精神的効果を生じ，知覚を劇的に変容させ（例えば，色彩が鮮やかで明るく感じるなど），知覚が強調される体験などが引き起こされる．感情も増強され，より内省的になったという使用者も多い．幻覚薬の使用によってよりスピリチュアルにも哲学的にも自覚的になったという使用者は多い．事実，1960年代にはこの性質により幻覚薬は，言語交流の促進，病識

改善，自信回復などの治療目的に使用できるのではないかと期待され，精神医学研究者をLSDや他の幻覚薬による実験へと導いたこともある．

使用者が顕著な不安と妄想を示す「バッドトリップ」と呼ばれる恐慌体験が生じることがある．薬物摂取と無関係に生じる薬理効果の短時間の再燃であるフラッシュバックも望ましくない効果の1つである．フラッシュバックは視覚の歪み，幾何学的幻視，錯覚などより成り立っている．DSM-Ⅳ-TRでは，著しい苦痛を引き起こすフラッシュバックを「幻覚薬持続的知覚障害」と定義している．これは自然治癒するが稀には慢性化することもあるようである．

幻覚薬使用者のなかには慢性精神病を呈する者もいるが，統合失調症を誘発したとかつてはみなされていた．ある人に対して精神病性エピソードを惹起することがあるが，統合失調症を発症したものは，幻覚薬の使用の有無にかかわらずおそらく統合失調症を発症するはずであったのであろうと考えられている．

「エクスタシー」の名前で知られるmethylenedioxymethamphetamine（MDMA）などの，いくつかの「デザイナーズドラッグ」と呼ばれる薬物が，この10年間で人気を拡大しつつある．主に未成年者と成人直後の若者に使用され，最初に使用され始めたのは，1995年の「レイブ・パーティー」がきっかけであった．MDMAの使用が劇的に増加したのは，おそらくその急性の強化作用のためであろう．MDMAにより，他者への強烈な愛着または一体感が生じ，さらに一晩中，あるいは数日間続けて踊り続けられるほどの強烈な活力が湧いてくる．その他の効果には，時間感覚の変容，心が平穏な感覚，多幸，高まるセックスへの欲望，増幅された体性感覚などがあるが，同時に，不安，うつ，精神病を引き起こす場合もある．認知記憶障害が慢性使用者で報告されている．

幻覚薬には既知の離脱症状はないが，"talking them down"（つまり，薬のための副作用的不快体験であることを説明し，安心させ勇気づけること）が無効である場合に，ベンゾジアゼピンが鎮静目的で使用されてきた．過量服用は，医学的緊急事態に至ることがある．高熱，頻脈，不整脈，脳卒中，脱水などが生じ，最悪の場合は急死に至る．

PCPの摂取方法にはいくつかある（例えば，経口，経静脈，経鼻など）．作用開始は摂取後5分程度で，30分後にはピークに達する．使用者は多幸感，非現実感，チクチクする体感，温かいような感覚を体験する．中等量を使用すると，ミオクローヌス性筋収縮や錯乱，失見当（識）を伴う奇怪な行動を呈する．高用量では昏睡から死亡することもある．死亡原因は呼吸抑制である．瞳孔散大することが多い他の幻覚薬使用者と異なり，PCP使用者の瞳孔は正常から縮瞳している．慢性精神病性エピソードがその使用に続発することがある．PCPにより長期の認知障害が生じる．

治療は，使用に伴う異常反応に対して行われることがある．焦燥に対してジアゼパムを使用する場合もあるが，顕著な行動異常に対して短期間の抗精神病薬が使用されるが，この場合には（ハロペリドールやリスペリドンのような）抗コリン作用が少ないものが好ましい．フェントラミンや他の降圧薬が高血圧に対して用いられることがある．必要になることは稀であるが，PCPの排泄を促進するために塩化アンモニウムによる尿の酸性化を行うことがある．

◉ 吸入剤関連障害群 inhalant-related disorders

吸入剤は，乱用される物質のなかでも，最も安価で，入手が容易である．有機溶剤，接着剤，タイプライター用修正液などが，ありふれた吸入剤の例である．活性成分は，トルエン，アセトン，ベンジン，他の有機炭化水素などである．吸入方法はさまざまであるが，一般的にはビニール袋などに入れて吸入する．吸入剤は，中枢神経系，肝臓，腎臓，骨髄を障害する危険な物質である．血中に速やかに移行し，効

果発現が速い．

　吸入剤使用障害は，有機炭化水素系吸入剤の問題ある使用と定義されている．診断には，12か月間に11項目の問題行動のうち，2項目以上を満たしている必要がある．症状には，使用パターン，渇望，社会生活や職業または余暇への障害，耐性形成と離脱の出現などが含まれている．DSM-5では，ほかの吸入剤も吸入剤使用障害を引き起こすことを認めている．笑気ガス（N_2O：亜酸化窒素）はホイップクリームスプレーの噴射ガスや医療用や歯科治療用のガスが不正使用されている．アミル，ブチル，イソブチルの各亜硝酸エステルも，部屋の消臭剤として販売されており，性感を高める目的で吸入されている．これらの吸入により，末梢血管拡張，頭がクラクラする感じ，頭痛が出現する．吸入剤関連障害群は青年期に多いが，その理由はおそらく入手経路が多岐で，しかも安価であるからである．

　揮発性溶剤の使用が広まっており，17歳未満の若者の10人に1人に使用経験があると推定されている．入手が容易で安価であるため，他の向精神物質を手に入れることが難しい若者に主に使用されている．

　主に男性が使用する．メキシコ系移民やアメリカ原住民の占める割合が高い．吸入薬を試すだけの者は極端に多いが，常用する者は，主に，低所得，アルコール使用障害患者の子ども，崩壊家庭の子どもや被虐待児などである．

　吸入薬は中枢神経抑制薬であり，アルコールと類似した作用を示すが持続時間はより短時間である．効果は5〜45分間持続し，興奮，脱抑制，多幸感などを引き起こす．副作用は眩暈，構音障害，失調である．吸入薬は，注意集中困難と失見当（識）を特徴とする急性せん妄を惹起する．使用に伴う幻覚妄想が報告されている．その他，食思不振，水平眼振，反射減弱，複視なども生ずる．高用量では，患者は昏迷や昏睡に至ることがある．

　吸入薬は特別な離脱症状を引き起こさない．吸入薬は高濃度の重金属を含んでいる場合があり，ベンゼンやほかの炭化水素により腎，肝，その他の臓器に重篤な障害が生じることに加え，神経と筋肉，大脳への不可逆的な損傷を与えることがある．

● オピオイド関連障害群 opioid-related disorders

　オピオイドには，μオピオイド受容体に結合する天然または合成モルヒネ様完全作動薬が含まれる．そこには，モルヒネ，ヘロイン，ヒドロコドン，コデイン，トラマドール，ペチジン（meperidine）が含まれる．オピオイドは，鎮痛薬，麻酔薬，止瀉薬（下痢止め），鎮咳薬として処方されている．オピオイドの作動薬兼拮抗薬という特性をもつブプレノルフィンもオピオイドの一種に分類される．ヘロインを除けば，阿片が世界で最も消費量の多い不法な麻薬である．米国内では，処方されたオピオイドが，薬用以外の目的で使用されていることが突出した問題となっている．オピオイド使用者は，オピオイド使用障害に至るハイリスクグループであり，HIV感染のほか，B型・C型肝炎ウイルスの感染リスクも高い．

　麻薬乱用は，都市部に多く，有病率は男性・アフリカ系米国人で高い．処方された麻薬性鎮痛薬依存患者は，女性のほうが若干多い．オピオイド乱用は他職種より医療従事者に多く，おそらく医療現場で入手可能であることがその理由である．ヘロインの使用者よりも医療用麻薬性鎮痛薬の不正使用者のほうが，5倍以上も多い．麻薬に依存する者は，他剤への依存症，気分障害，不安症などの精神疾患を併存して有していることが多い．反社会性パーソナリティ障害は，麻薬乱用者に多く認められる性格である．麻薬は値段が比較的高価であるため，犯罪に手を染めるものも多い．

　麻薬嗜癖の経過と予後は多様であり，薬物の入手可能性や薬物への曝露による異なる．連邦治療センターで治療された麻薬依存患者の12か月間の追跡によると，退院後12か月以内に98％の患者は再び麻薬を使用している．ロンド

ンでの追跡調査によると，6か月以内に53％が再発していることが判明した．カリフォルニア州での麻薬に依存した者の24年間の追跡によると，数年間にもわたり物質乱用と犯罪行為が持続し，薬物使用の中止は極めて稀であることが確認された．しかし，ベトナムで麻薬を使用した退役軍人の研究によると，帰国後も麻薬を使用し続けた者は2％以下であった．これら結果の不一致は，麻薬使用者には複数のタイプがある可能性を示唆している．麻薬依存は，意図しなかった過量摂取，偶発的死亡，自殺のため，高い死亡率を示す．

麻薬使用者は，身体的合併症を有している可能性があり，慎重に診察する必要がある．麻薬依存患者は，栄養失調と汚染された注射針の使用により，B型・C型肝炎感染症，HIV感染症，肺炎，注射部位の皮膚潰瘍，蜂窩織炎など身体的合併症が生じるリスクも高い．

オピオイドは注射，経鼻吸入，喫煙され，多幸感と快感を引き起こす．そして，その後に，眠気，不活発，精神運動抑制，注意集中困難が引き続く．麻薬を「打った（原文 "shoots up"）」後に麻薬依存者に生じる（1日に二度三度と生じることがある）身体症状には，ほてり，縮瞳，構音障害，呼吸抑制，低血圧，低体温，徐脈などがある．便秘，嘔気，嘔吐も高頻度に生じる．

ついには，初期に体験された多幸感を含む，ほとんどの薬理効果に対して耐性が形成される．性的興味が消失し，女性の場合，月経が止まることもある．慢性使用者では，使用量と麻薬の力価によっては，短時間作用型オピオイド（モルヒネやヘロインなど）ならば，最終投与の約10時間後から離脱症状が出現し始め，長時間作用型オピオイド（例えば，メサドン）ならばより長い時間経過の後にそれは出現する．軽症離脱症状として，流涙，鼻漏，発汗，あくび，立毛，発熱，頻脈などが出現する．より重篤な離脱を示す症状として，ほてりと冷え性，筋痛，関節痛，嘔気，嘔吐，腹部疝痛などがある．メペリジン離脱に際して，けいれん発作が生じることがある．離脱の精神症状として顕著な不安，落ち着きのなさ，イライラ，不眠，食欲減退がある．

麻薬依存患者は，長時間作用型オピオイドであるmethadone（**本邦未発売**，メサドン）を用いて医学的管理下で段階的に離脱を図るべきである．重要なこととして，メサドンを入院や外来で投与できるのは，メサドン解毒の連邦認定施設においてのみである．メサドンの初期投与量は，患者が示す離脱症状の程度に応じて決定する（表15-5）．同量を12時間以内に再度投与し，離脱症状が抑制されない場合は必要に応じて5mgないし10mgを追加投与する．24時間用量が決定したら，短時間作用型オピオイド使用患者に対しては1日ごとに20％の漸減，長時間作用型オピオイドならば1日ごとに10％の漸減を行う．メサドンは1日2回ないし3回に分けて投与する必要があり，各投与後にバイタルサインを測定し記録する．離脱開始24時間以内のメサドン投与量が40mgを超過することは，通常ありえない．（モルヒネやヘロインなど）短時間作用型オピオイドの離脱は典型的には7～10日かかる．（メサドンなどの）長時間作用型オピオイドからの離脱はより緩徐に進行する（2～3週間程度）．

クロニジンも，麻薬離脱時の自律神経症状を抑制する目的で使用される薬剤である．メサドン投与量が1日20mg以下で安定した患者は，メサドンをクロニジンに急に置換しても問題がない．麻薬離脱症状が出現した患者には，0.3～0.6mg（0.006mg/体重1kg）のクロニジンを投与し，同量を就寝時に再投与する．翌日からの4日間，0.9～1.5mg/日・分3ないし分4で，クロニジンを投与する．拡張期血圧が60mmHgを下回るか，または過鎮静を認める場合は投与を控える必要がある．6～8日目には投与量は半減可能で，9日目にはすべて中止してよい．長時間作用型オピオイドには，クロニジンの減量を11～14日に開始して，15日目に中止する．

ほかの補助的治療も役立つ．ベンゾジアゼピンは極めて軽度の離脱に有効であり，不安と睡

表15-5　メサドン（MTD）離脱用量スケジュール

徴候と症状	初回 MTD 投与量(mg)
流涙・鼻漏・発汗・あくび・落ち着きのなさ・不眠	5 mg
瞳孔散大・立毛・筋肉けいれん・筋痛・関節痛・腹部疝痛	10 mg
頻脈・高血圧・過呼吸・発熱・食思不振・極端なイライラ・嘔気	15 mg
下痢・嘔吐・脱水・高血糖・低血圧	20 mg

出典）Perry ら（2006 年）より転載

眠を改善させる．非ステロイド性解熱鎮痛薬のような弱い鎮痛薬は，筋肉痛とほかの痛みを和らげる．腹部疝痛に対しては，鎮痙薬であるジサイクロミンで対処できる．

もし患者がオピオイドに加えて鎮静薬，睡眠薬，抗不安薬への嗜癖を伴っている場合，メサドンを一定量に保ち患者を安定化しつつ，潜在的により危険な催眠鎮静薬の離脱を優先すべきである．

連邦登録制メサドン維持プログラムへの参加は，現在も麻薬使用の完全な中止に代わる主要な治療選択であり続けている．このプログラムでは，メサドン（60～100 mg/日）を経口投与する．メサドンは半減期が長く（22～56時間），全身に広く分布することから，主観的効果がほとんどなく，離脱症状を引き起こすことがない．メサドン維持療法を合理化する根拠は，麻薬依存者をメサドン依存に変えることによって，麻薬に対する渇望感を緩和し，薬物探索行動への没頭から患者を解放することが可能となることにある．この方法は成功を収め，プログラム参加者の多くには，麻薬や他のドラッグの使用，犯罪行為，うつ病症状などの顕著な減少が認められている．また，有益な就労や生活面での安定に寄与してきたことも示されている．多くの治療プログラムはメサドン維持療法をいずれ完全に麻薬から手を切るための暫定的な治療であるという考え方を信奉しているが，ある1つの周到にデザインされた研究からは，麻薬中止・解毒よりメサドン維持療法のほうが，よりよい結果が得られることが示されている．メサドン維持プログラムは継続的な個々または集団の精神療法の必要も強調している．これは患者をプログラムにとどまらせることに役立ち，薬物使用に逃げ込むことなく日々の問題への対処に効果的な新しい技能の獲得を促進する．

現在，メサドン維持療法に代わる治療法がいくつかある．長時間作用型麻薬拮抗薬であるnaltrexone（**本邦未発売**）はFDAに承認された麻薬依存の治療薬である．この薬剤は通常急性離脱の完了した後に50～100 mg/日，もしくは週3回・1回100～150 mgの用量で使用される．この薬剤は麻薬の快感を阻害することによって麻薬の魅力を減弱することを目的としている．麻薬作働拮抗薬であるブプレノルフィン（Subutex®，**本邦ではノルスパン®**，**本邦では使用適応外**）と，ブプレノルフィンとnaltrexoneの混合物である薬剤（Suboxone®，**本邦未発売**）が麻薬依存の治療に対するFDAからの承認を得ている．これらの薬物の処方は特に研修を積んだ特定の条件を満たす医師に制限されている．

● **鎮静薬，睡眠薬，または抗不安薬関連障害群** sedative-, hypnotic-, or anxiolytic-related disorders

鎮静薬・睡眠薬・抗不安薬には，ベンゾジアゼピン系薬物とその類似薬・カルバミン酸・バルビツール酸とその近縁物質がある．このクラスはすべての睡眠薬とほとんどの抗不安薬を含んでいる．非ベンゾジアゼピン系抗不安薬〔buspironeなど（**本邦では類縁のタンドスピロン**）〕は，乱用されることがほとんどないため，

このクラスには含まれない．高用量では致死的な薬物も含まれており，アルコールとの併用は特に危険である．これらは処方薬として，あるいは違法取引により入手可能である．これらすべては，アルコールへの交差耐性に加えて，互いに交差耐性が認められる（交差耐性とは，薬理学的に類似した薬物への曝露によって，別の薬物への耐性が形成される現象をいう）．

最初のバルビツール酸は，1903年に発売されたバルビタールである．以後，ほかの鎮静睡眠薬（メプロバメートなど）がそれに続き，1960年代になるとベンゾジアゼピンが使用可能になった．安全性に勝るため，ベンゾジアゼピン系薬物はバルビツール酸と初期の非バルビツール酸系鎮静催眠薬を市場から駆逐した．バルビツール酸の過量摂取は致死的な場合があるが，ベンゾジアゼピン系薬物は呼吸抑制をほとんど引き起こさず，致死量と有効用量の比が異常なほど高い

ベンゾジアゼピン系薬物は米国内で最も処方数の多い薬物の1つであり，1年に一般人口の約15％がベンゾジアゼピン系薬物を処方されている計算になる．ベンゾジアゼピン系薬物の処方のほとんどは適切なものであるが，ごくわずかな率の患者が乱用していることが研究により示されている．しかし，処方行為が鎮静催眠薬の乱用に関与していることから，医師にはこれらの薬剤の使用を監視し，必要ならば使用を制限する義務がある（以下参照）．催眠鎮静薬の合理的使用法に関する詳しい情報は第21章（「精神薬理学と電気けいれん療法」）で述べる．

鎮静薬，睡眠薬，抗不安薬の不正な使用は医学的問題，社会的困難，職業問題（失職など），対人関係悪化などの各種問題や犯罪さえ引き起こしかねない．鎮静薬，睡眠薬，抗不安薬への依存の自然経過についての詳細は明らかでないが，おそらくアルコール使用障害と同様，慢性かつ再発性と想定される．

鎮静薬，睡眠薬，抗不安薬の急性中毒，離脱は，離脱症状が短時間作用型（アルプラゾラムなど）でより強く，長時間作用型（ジアゼパムなど）でより遷延する可能性があるが，薬物間の相違はほとんどない．これらの症状はアルコール使用障害で観察される症状に類似するが，これら薬物がアルコールと交差耐性があることを考慮すれば当然である．

中毒症状は用量と相関する．傾眠，正常な精神活動の障害，記憶障害，易刺激性，自暴自棄，感情的脱抑制などのすべてが生じる可能性がある．急性中毒が進行すると，構音障害，運動失調，共同運動障害が引き起こされる．高用量では，ベンゾジアゼピン系薬物で生じることは稀な合併症，呼吸抑制により死亡することもある．

> **鎮静催眠薬の正当性のある処方法**
>
> 1. 以下のように物質乱用のリスクがある患者には処方を避けるか制限する．
>   - アルコール乱用と依存の既往歴
>   - 薬物乱用と依存の既往歴
>   - 反社会性または境界性パーソナリティ障害が認められる場合
>   - 物質乱用と依存の濃厚な家族歴
> 2. 以下のような，処方薬を乱用の目的で求めている患者が示す「赤旗」を見逃さないこと．
>   - 規制対象薬物の必要性を劇的に訴える場合
>   - 処方箋の紛失
>   - 予定より早く，再処方の要求を繰り返す場合
>   - 他剤にアレルギーがあることを理由にした，特定の規制対象薬剤を指定しての要求がある場合，または，規制のない薬物を疼痛や不安に対しての使用中の事実
>   - 複数の医師から重複して処方されている場合（いわゆる「ドクターショッピング」）
>
> 出典）William R. Yates 博士の厚意による

離脱は慎重にモニタリングするべきである．数日～数週間かけての極めて緩徐に当該薬物からの離脱を進める慎重な医学的管理を行うこともある．著しい離脱症状の出現の機先を制する

目的で，入院による正式な解毒が必要とされる患者もいる．

急激な薬物の中断は，24時間以内に不安，落ち着かなさ，不安感を引き起こす．すぐに粗大な振戦が出現し，深部腱反射が亢進する．脱力，嘔気，嘔吐，起立性低血圧，発汗のほか，自律神経系の過興奮の徴候が生じる．薬物中止2〜3日後に，強直間代けいれんが生じることがある．この発作は単回のことも連続して出現することもある．てんかん発作重積に至ることは稀である．知覚変容と関連する失見当（識）や幻視・体感幻覚を伴った離脱せん妄もこの段階で生じることがある．バルビツール酸離脱は特に重症化しやすく医学的介入なしでは死亡することがある．

鎮静薬，睡眠薬，抗不安薬から離脱しつつある患者に対して，薬物を緩徐に漸減中止すべきである．患者の通常の維持用量が明確であるときは，それを治療開始用量とする．ペントバルビタール（またはジアゼパム）耐性テストは，陳述に信憑性がない患者や使用量が判断不能な場合に施行すべきである（表15-6）．この試験は急性中毒の状態にない患者を入院させ医学的モニタリングしながら施行する必要がある．

薬剤耐性の水準が判明したら，ジアゼパムもしくは長時間作用型ベンゾジアゼピン（クロナゼパムなど）を用いて離脱を開始する．長時間作用型のフェノバルビタールを使用してもよいが，実際に使用されることは稀である．中毒量と同量の初期投与量のジアゼパムを，1日あたり10 mgずつ減量する．フェノバルビタールを使用する場合，耐性テストで使用されたペントバルビタール100 mgあたりをフェノバルビタール30 mgに置換した量を初期量とする．つまり，ペントバルビタール400 mgに相当する耐性を形成している患者に対しての，フェノバルビタールの漸減開始用量は120 mgとなる．離脱期間中，1日30 mgずつ漸減する．この離脱スケジュールを使用した場合，離脱期間中に具合が悪くなる患者が発生することがある．離脱症状が悪化する徴候があるとき，または患者が傾眠や中毒症状を呈した場合などは，漸減計画を修正し，ジアゼパム（またはフェノバルビタール）を追加することも，漸減投与期間を延長してもよい．病院を受診した時点ですでに離脱症状が出現している患者もおり，そのような場合，離脱を開始する前に不快な症状を消失させるに十分な量のペントバルビタールまたはジアゼパムを投与できる．

鎮静薬，睡眠薬，抗不安薬を投与される患者に適応すべき原則がある．これらは，特定の症状・徴候をターゲットに処方すべきであり（例えば，全般不安症），可能であれば，投与は数週間〜数か月に限定すべきである．また処方量は症状をコントロールするために必要最小限の用量とすべきである．また，ベンゾジアゼピン系薬物の保証済みの安全性と有効性を考慮すれば，より危険なバルビツール酸や非バルビツー

表15-6 ペントバルビタール-ジアゼパム耐性テスト

1. ペントバルビタール200 mg（またはジアゼパム20 mg）を経口的に投与する．2時間後に評価する：

   - 耐性なし——患者は入眠するが覚醒させることもできる．
   - ペントバルビタール　400〜500 mg（ジアゼパム40〜50 mg相当）の耐性——患者は明らかに失調性で粗大な振戦と水平性の眼振を呈する．
   - ペントバルビタール　600 mg（ジアゼパム60 mg相当）の耐性——軽度の失調を示す．
   - ペントバルビタール　800 mg（ジアゼパム80 mg相当）の耐性——軽度の眼振を示す．
   - ペントバルビタール　1,000 mg（ジアゼパム100 mg相当）の耐性——変化は認められない．

2. 患者に変化がない場合，同量を再度投与する．
   - この量でも変化がない場合，患者のペントバルビタール1日耐性量は1,600 mg（ジアゼパム160 mg相当）を超過していることが示唆される．

ル系鎮静薬を処方する理由はもはや存在しない.

● 精神刺激薬関連障害群 stimulant-related disorders

　精神刺激薬には，デキストロアンフェタミン，メチルフェニデート，メタンフェタミン，コカインをはじめ他数種の物質があり，類似の薬理効果を示す．これらの薬剤は，気分高揚，活力と注意集中の亢進，食欲減退，作業効率の改善などの効果を示す．また，自律神経の過剰興奮を引き起こし，その結果，頻脈，高血圧，瞳孔散大などが現れる．アンフェタミンは1930年代に初めて使用され，うつ病，肥満，睡眠障害，注意欠如・多動症に処方されてきた．

　精神刺激薬の乱用の可能性はかなり早期に気付かれていた．1970年代に「やせ薬」として過剰に使用されたため，乱用される傾向を食い止める目的で，これらの合法的な普及ついての法改正がなされた．最近になり，一般的に精神刺激薬で治療される注意欠如・多動症と診断される症例の増加に伴いその使用量も増加している．暇潰しや気晴らしに使用されるほか，学習能率を上げる目的での使用も増加している．現在，大学キャンパスで広く使用されている．

　コカインは構造的にアンフェタミンとは異なるが，同様の精神刺激効果を有している．コカの葉に由来するコカインには局所麻酔薬としての正当な医学的使用法がある．コカインは高価であるため一般的には富裕層に限定して使用されてきたが，娯楽目的の人気あるドラッグである．

　精神刺激薬は「使用障害」の診断の他，「中毒」と「離脱」も出現する．中毒は，最近の使用，問題となる行動，自律神経の過剰な興奮などの存在を根拠に診断される．コカイン中毒は幻触（いわゆる「コカイン虫 cocaine bug」）を誘発することがある．DSM-5では，この状態は「コカイン，知覚障害を伴う」という特定用語が用意されている．

　コカイン中毒により引き起こされる精神的効果として，多幸，脱抑制，性的興奮，万能感の増大，自尊心の肥大などがある．投与経路（経鼻吸入，経静脈投与など）によっては，使用者は「ラッシュ」と呼ばれる急性発症の多幸感を体験する場合もある．化学反応によりコカインからその塩酸塩を取り除き（すなわち，塩基なし型 free basingへの変換）コカイン分子のみに精製されたものの喫煙することで，使用者はより急速でより短時間の「ハイ（高揚的快感）」を体験するという．表15-7は純度の高いコカインを使用した場合に観察されることが多い精神的効果と身体症状をリスト化している．

　精神刺激薬中毒は攻撃性，焦燥，判断力の低下を引き起こす．統合失調症に類似した妄想性の精神病も生じるが，精神病は通常，そのドラッグを使用中止後，1～2週間以内には消失する．精神刺激薬誘発性の精神病が遷延するときは，薬物の使用継続をしていないことが明らかな場合に限り，診断を統合失調症に変更することを考慮する必要がある．精神刺激薬誘発性せん妄は稀な併存症であり，薬物を中止すればじきに消失する．コカインは，冠動脈狭窄による急性心筋梗塞またはコカイン誘発性けいれん発作に続発する低酸素性脳症など深刻な身体合併症の発生の原因でもある．

　精神刺激薬の摂取中止や減量により，時に「クラッシュ」と呼ばれる離脱症状が引き起こされる場合もある．クラッシュの症状は，疲労感，うつ，悪夢，頭痛，発汗多量，筋けいれん，飢餓感などである．この離脱症候群は通常2～4日目がピークである．猛烈な不快気分が生じることがあり，それは最後の刺激薬の使用から48～72時間に最大になる．

　精神刺激薬による中毒や覚醒剤精神病は一般的に自然治癒する傾向があり，特別な治療を必要としない．ベンゾジアゼピン（ジアゼパム，ロラゼパムなど）が焦燥や不安に用いられる．覚醒剤精神病に対して抗精神病薬が用いられるが，原因となった薬物の使用を中止すれば短期間で改善されるため必ずしも抗精神病薬の使用を必要としない．薬物の排出は塩化アンモニウ

表15-7 32人の高純度コカイン使用者に観察された精神症状と身体症状の頻度

精神症状	%	身体症状	%
妄想	63	目が霞む・焦点が合わない	34
幻視	50	咳	34
渇望感	47	筋肉痛	34
反社会的行動	41	皮膚乾燥	28
注意集中困難	38	振戦	28
易怒性	31	体重減少	25
悪夢	31	胸痛	22
過剰な興奮	28	意識喪失のエピソード	16
暴力	28	排尿困難	16
幻聴	25	呼吸異常	9
嗜眠	25	浮腫	9
うつ病	25	けいれん発作	3

出典）Vereby と Gold（1988年）より転載

ムによる尿の酸性化によって促進されるがこの方法が必要とされることは稀である．離脱によるうつ状態は2週間以上遷延する場合に抗うつ薬で治療してもよいが，この治療に関する組織的な評価はなされていない．

精神刺激薬依存の治療に安定した有効性が示された治療薬はない．デシプラミンを含む抗うつ薬，ドパミンアゴニストであるブロモクリプチンおよびアマンタジン，ジスルフィラムまでもがコカイン依存に使用されてきたが，効果は一貫しない．認知行動療法の有効性も検討中であり，有効かも知れない．

タバコ関連障害群 tobacco-related disorders

ニコチンは，紙巻きタバコ，噛みタバコ，嗅ぎタバコ，その他のタバコ製品に含まれる非常に依存性の強い物質である．米国成人の約20%が喫煙し，特定の人々（例えば，人種的マイノリティ，低所得者，低学歴など）の間では，さらに使用率が高い．精神科患者の喫煙率は著しく高い．例えば，アルコールその他の物質使用障害の患者は喫煙していることが多く，統合失調症の患者の約90%は喫煙する．

喫煙は肺癌，肺気腫，心血管疾患を引き起こすことがよく知られている．嗅ぎタバコ，噛みタバコは，口腔咽頭癌と関連がある．受動喫煙も呼吸器循環器疾患と関連している．

ニコチン嗜癖は急速に形成され，人付き合いによる無言の同調圧力から強要される場合も多い．過去数十年で喫煙への社会通念が劇的に変化したため，喫煙に興味をもつ人は減少しつつある．

ニコチンの禁断症状は最終喫煙後1時間から始まり，24時間以内にピークに達する．離脱は，ニコチンへの渇望，イライラ，不安，落ち着きのなさと徐脈などからなり，数週間〜数か月続く．体重増加と抑うつが禁煙後に生じることが多い．

タバコ使用の結果の有害性は予想可能であるため，医師には，誰もタバコ製品を使用しないよう熱心に勧告することと，タバコ使用の中止を援助することへの義務がある．

禁煙のためにFDAが認可した治療がいくつかある．ニコチン含有経皮吸収製剤・ニコチン含有のガム，同トローチ，同吸入薬などさまざまである．Zyban®の名で販売されている抗うつ薬であるbupropion（**本邦未発売**.）も承認されている．バレニクリン（Chantix®，**本邦ではチャンピックス®.**）はニコチン置換療法やbupropionより効果的な新しい選択肢である．ニコチン置換療法のパッチやガムと，bupropionまたはバレニクリンとの併用療法は一層効果的である可能性がある．

他の特定される物質関連障害と嗜癖性障害群

この診断クラスは前述した物質以外の，蛋白同化ステロイド，非ステロイド性消炎鎮痛薬，コルチコステロイド，パーキンソン病治療薬，抗ヒスタミン薬，笑気ガス，亜硝酸エステル，檳榔（多くの国で使用される噛むと軽い多幸感が生じる植物の実），カヴァ（南太平洋の胡椒属の植物由来），精神刺激作用があるカチノン（カート由来の植物成分やその合成派生物）などである．この診断カテゴリーは，なんらかの物質を乱用しているものの，その物質が不詳の場合にも該当する診断である．蛋白同化ステロイド，亜硝酸エステルガス，笑気ガスについて述べる．

▶ 蛋白同化ステロイド

蛋白同化ステロイドは，それの使用で身体能力や筋肉量が増大すると信じる運動選手の間で広く乱用されている．初期には健康が増進したような感覚が訪れるかもしれないが，徐々に怒り，不機嫌，苛立ちの感覚に取って代わられる．明らかな精神病を発症することがあり，肝疾患など身体に深刻なダメージを与える場合もある．

▶ 亜硝酸塩吸入薬

亜硝酸吸入薬（ポッパーズ Poppers）は，頭に血が上ったような感覚，軽い多幸感，時間感覚の変容，平滑筋の弛緩，おそらく性感の増強などで特徴づけられる急性中毒を引き起こす物質である．この薬物は，免疫系に異常を引き起こす可能性，呼吸器系への刺激症状，嘔吐を引き起こす有毒反応，重篤な頭痛，低血圧などを引き起こすリスクがある．

▶ 笑気ガス（一酸化二窒素：N_2O）

一酸化二窒素（または亜酸化窒素．「笑気ガス」として知られる）は，頭がクラクラする感覚，吸入を止めるとすぐに消える浮遊感覚が特徴の急性中毒を引き起こす．使用を継続すると一過性の混乱状態と妄想が生じることもある．

■ 物質関連障害群の治療

物質使用障害の治療は，2つの時期に分けて考えられている．解毒が初期の目標である．継続的治療やリハビリテーションがその次の時期の目標となる．

深刻な離脱症状のために解毒が困難な患者（バルビツール酸や麻薬のように）がいる一方で，（幻覚薬など）特別な離脱症状が出現しないために解毒が容易な場合もある．耐性を評価しつつ医学的監視下で薬物の漸減中止することを必要とする．より安全な解毒のために入院が必要な患者もいる．解毒の実施の詳細については，患者と医師が協議して決定すべきである．

薬物依存症患者は，急性期に医師の評価を必要とする深刻な身体的合併症を有しているものが多い．例えば，ヘロイン依存の場合，肘前部の蜂窩織炎や HIV 抗体陽性である可能性がある．また，コカイン依存ならば，（鼻から吸引した結果，）びらんした鼻中隔が二次性に細菌感染を起こしていることもある．

急性期に精神科的併存症の有無を評価することは重要である．すべてではないにせよ，治療効果とその結果に深刻な影響を及ぼしかねない精神疾患を併存している物質乱用者は多い．別な薬物の乱用を併存していることが最も多く，以下，うつ病，不安症，パーソナリティ障害の順に併存する頻度が高い．併存症は治療の妨げになり，治療成功率を下げる．離脱症状として希死念慮を伴ううつ病を併存したアンフェタミン乱用者や，一部，ドラッグの使用を称揚するストリートギャングという自己の身分に動機付けられたような，反社会性パーソナリティ障害を併存したヘロイン乱用者などが，その例である．

維持期の治療は，患者の社会復帰支援と薬物使用の再発予防からなる．患者に抜き打ちで頻回のドラッグスクリーニングを行い，治療遵守違反に対する罰則で強制することも，もちろん

不可能ではないが，治療の約束の遵守を実際に確認するすべがないため，維持期治療の成功は，ほとんど完全に患者自身の意欲によって決まる．上記のような強制的な治療姿勢は，軍隊，ある種の専門職（パイロットなど），権威主義的国家を除いて，不可能かつ望ましくないことである．

リハビリテーションには多くの治療上のアプローチの併用が必要となる．個人精神療法により薬物使用に至った自己の動機を理解し，ストレスフルな状況に対処する代替法を学ぶことを援助することが重要である．特に入院中または外来の集団療法は，患者に薬物の問題がいかに深刻であるか，また，薬物がどれほど生活に悪影響を与えてきたか，これらを直視させるために役立つ．患者集団は現実直視の能力が同一ではない．最近の研究によると，コカイン使用障害の患者の治療では，個人精神療法と集団療法の併用は再発予防のために最も有効であることが示された．

他の治療法として，特に認知行動療法は患者が薬物使用に至りそれを繰り返す傾向を修正すること，および認知の歪み（「ドラッグをやらないと，仲間にちやほやされないから」などの）を修正することに役立つ可能性がある．社会技能訓練も，好ましくない交友関係の中に取り込まれていく悪循環を断ち切り，より適切な友人に出会い，そこで受け入れられることに役立つかもしれない．ある種の患者には家族療法，夫婦カウンセリングが補助的に必要である．それは，吸入薬によって家庭生活を破綻させた若者や，コカイン依存のため離婚の危機に瀕しているケースなどである．

「随伴性マネジメント」とは，行動療法の一種であり，薬物に汚染されない生活を支援するためのプログラムの中で使用されている．随伴性マネジメントでは，適切な行動に対しては報酬（もしくは，正の強化）が与えられる．例えば，薬物が検出されない尿検体の提出が続けば，商品やサービスに換えることができるクーポンを患者はもらうことができる．このような低コストの報酬によっても，薬物の使用を減少させることが研究によって示されている．

維持期の治療への医学的アプローチも重要である．麻薬依存者に対するメサドン維持療法はすでに役割が確立されている．この治療は，麻薬使用者に対して慎重な管理下で，代替的メサドンへの依存の機会が与えられ，患者の社会生活が可能となる．ブプレノルフィンは，最近の維持治療のもう一方の選択肢である．もちろん精神疾患を併存している患者に対しては，不安，うつ，精神病に対する継続的治療が有益である．

自助グループは，物質使用障害の包括的治療プログラムの中核とみなされつつある．AA（アルコール患者匿名会）は，コカイン-アノニマス，麻薬アノニマス，薬物アノニマスなど姉妹的団体の先駆けとなった．どれも12段階モデルに従って活動している．今や全米各地にこれらの団体の支部が設立されている．これらの団体は，回復途上の薬物嗜癖者が体験を共有できるよう，互助の精神に満ちている．

> **薬物関連障害群の臨床的留意点**
>
> 1. 医師は，薬物乱用についての自分の個人的考え方によって，依存症患者への治療に支障をきたさないよう心すべきである．
>   - 患者は，一貫性のあるしかし厳格なアプローチを必要としている．
>   - 医師は依存症患者を叱責することも，また，容赦してもならない．
> 2. 医師は依存者の身体的・精神的併存症を評価しなくてはならない．依存症の患者は治療が必要とされる潜在的に深刻な身体的合併症，他の薬物への深刻な依存，または併存する気分障害，不安症，パーソナリティ障害が存在することが多い．
> 3. 医師は維持期の治療中に再発することを予期すべきである．再発を防ぐことは事実上不可能であり，それは治療プログラムの不備を意味しない．医師は患者が再び治療のレールに戻ってくることを手助けしなくてはならない．
> 4. 援助グループは患者にとって非常に有用

であり，地域の自助グループへの紹介は必要不可欠である．

■ 非物質関連障害群 non-substance-related disorders

物質の摂取などが全く関与しないにもかかわらず，アルコールや薬物への嗜癖に類似した病態がいくつか認められている．これらは，言わば「行動嗜癖群」とも呼ばれ，「セックス依存」，「買い物依存」，「インターネット依存」などとして記述されてきたものが含まれる．しかし，DSM-5の作成者は，今回唯一，ギャンブル障害のみがこのセクションに含むべき十分な裏づけデータがあると結論されている．

● ギャンブル障害 gambling disorder

ギャンブルは，すべての文化と人類の歴史を通じて連綿と続いてきた．個人の多くは責任をもってギャンブルをするが，一部はギャンブルにのめり込み，不幸な結果を招く．DSM-Ⅲで正式に認められた「病的賭博」は，衝動制御障害に分類されていた．今回のDSM-5では新しい名称「ギャンブル障害」として，研究の結果からむしろ物質関連障害への類似性が高いとしてこの診断カテゴリーへと含まれることとなった．その診断基準は 15-2 に示した．

一般人口の0.4～2％が，ギャンブル障害と診断される．ギャンブルが規制された地域の有病率は低い．ギャンブル障害と診断される2/3は男性である．青年期にギャンブルを始めることが多く，最初の勝負から魅了されてしまう者もいる．女性がギャンブルを始めるのは男性より遅いが，ギャンブル障害へと短時間で至る傾向がある．気分障害，不安症，物質使用障害，パーソナリティ障害の併存が多い．

以下は，ギャンブル障害の破壊的影響に苦しむ女性例についての記述である．

症例

メアリーは42歳の会計士であり，数年間，娯楽としてギャンブルをしたことがある．38歳のとき，自分でもよくわからないが，カジノのスロットマシーンに「ハマって」("hooked")しまった．ギャンブルへの熱意は徐々に加熱し，1年も経たないうちに，毎日スロットマシーンをするようになった．休日も休まずスロットマシーンに通い，夫には仕事に行くと嘘をつくようになった．ギャンブルの資金を得るため，メアリーは自分の経理会社から30万ドルものお金を自分で作った実体のない幽霊会社に融資した．結局，この横領が明るみに出て，メアリーは逮捕された．逮捕後，周知のこととなった恥辱から，重い抑うつ状態を呈し，大量服薬による自殺企図を起こした．短期間の入院後，カウンセリングが開始されパロキセチンが処方された．司法取引として，400時間の町内奉仕活動をすることを選んだ．

ギャンブル障害は，家族集積性があり，物質乱用や反社会性パーソナリティ障害と遺伝的に関連がある可能性がある．ギャンブル障害の患者の神経画像研究により，ギャンブルによって「報酬系」が活性化されていた一方，計画策定と意思決定に関与する脳領域の活動は抑制されていた．

ギャンブル障害に対する薬物療法が盛んに研究されてきた．麻薬拮抗薬のnaltrexone（50～200 mg/日）はプラセボより有効であることが示されている．別の麻薬拮抗薬であるnalmefeneもギャンブルへの衝動とギャンブル行為を減らすことが判明しているが，この薬剤は米国内で入手することはできない（**本邦でも同様に未承認である**）．SSRIは研究されており，特に抑うつと不安を併存した症例に対して，効果がある可能性がある．アルコール患者匿名会と同様に12段階プログラムを用いるギャンブラーズ・アノニマスへの紹介は有効であるようだが，脱落率は高い．物質乱用障害などに類似した入院とリハビリテーションプログラムは，一部の患者群に有効かもしれない．

また別に，患者になぜギャンブルをするのかを理解させることと，絶望と抑うつと罪悪感に

15-2 ギャンブル障害の DSM-5 診断基準

A. 臨床的に意味のある機能障害または苦痛を引き起こすに至る持続的かつ反復性の問題賭博行動で，その人が過去 12 カ月間に以下のうち 4 つ（またはそれ以上）を示している．
(1) 興奮を得たいがために，掛け金の額を増やして賭博をする要求
(2) 賭博をするのを中断したり，または中止したりすると落ち着かなくなる，またはいらだつ
(3) 賭博をするのを制限する，減らす，または中止するなどの努力を繰り返し成功しなかったことがある．
(4) しばしば賭博に心を奪われている（例：過去の賭博体験を再体験すること，ハンディをつけること，または次の賭けの計画を立てること，賭博をするための金銭を得る方法を考えること，を絶えず考えている）．
(5) 苦痛の気分（例：無気力，罪悪感，不安，抑うつ）のときに，賭博をすることが多い．
(6) 賭博で金をすった後，別の日にそれを取り戻しに帰ってくることが多い（失った金を"深追いする"）．
(7) 賭博へののめり込みを隠すために，嘘をつく．
(8) 賭博のために，重要な人間関係，仕事，教育，または職業上の機会を危険にさらし，または失ったことがある．
(9) 賭博によって引き起こされた絶望的な経済状況を免れるために，他人に金を出してくれるよう頼む．

B. その賭博行動は，躁病エピソードではうまく説明されない．

▶ 該当すれば特定せよ
挿話性：2 時点以上で診断基準に当てはまるが，ギャンブル障害の期間と期間の間に少なくとも数カ月間は症状の軽快がある．
持続性：持続する症状を経験し，何年もの間診断基準に当てはまる．

▶ 該当すれば特定せよ
寛解早期：過去にギャンブル障害のすべての基準を満たした後，少なくとも 3 カ月間以上 12 カ月未満の間はギャンブル障害のいずれの基準も満たしたことがない．
寛解持続：過去にギャンブル障害のすべての基準を満たした後，12 カ月以上の間，ギャンブル障害のいずれの基準も満たしたことがない．

▶ 現在の重症度を特定せよ
軽度：4～5 項目の基準に当てはまる．
中等度：6～7 項目の基準に当てはまる．
重度：8～9 項目の基準に当てはまる．

さいなまれる患者を援助することとを目的とした個人精神療法により救われるものもいる．認知行動療法（CBT）も，病的なギャンブルを支える不合理な考えや確信（「次の勝負で自分は大勝ちするんだ！」など）を客観的に評価しなおすために用いられている．動機づけ面接法（MI テクニック）と組み合わせて CBT が行われることも多い．動機づけ面接では，治療者は患者が行動面から望んだ変化を自ら起こすよう患者を励ます．「再発防止テクニック relapse prevention methods」は，患者がギャンブルを再びすることになる「引き金」を見つけ出す援助を行い，その「引き金」に，よりうまく対応する方法を教えるテクニックである．家族療法は，患者に改心する機会を与え，より有効な対話能力を学び，ギャンブルによって生じることが避けられなかった家族の亀裂を修復するために役立つ．

セルフアセスメント問題集

- **Q1** 嗜癖を病気としてとらえる利点は何であるか？
- **Q2** アルコール使用障害はどのように診断されるか．アルコール中毒と離脱の診断はどうか？
- **Q3** アルコール使用障害の臨床所見を述べよ．
- **Q4** アルコール使用障害の医学的合併症を列挙せよ．関連することの多い検査上の異常所見を述べよ．
- **Q5** 主要なアルコール離脱症状とその治療法を述べよ．
- **Q6** ジスルフィラム，naltrexone，アカンプロサートのアルコール使用障害治療の中での役割を述べよ．
- **Q7** アルコール治療プログラムにおける予後良好を示唆する所見を述べよ．動機づけ面接(MI)について論述せよ．
- **Q8** 各種ドラッグの使用障害は拡大はどの程度か？ また，そのリスク要因は何であるか述べよ．
- **Q9** フェンシクリジン中毒の症状を論述せよ．
- **Q10** 吸入剤が危険な理由は何か？
- **Q11** オピオイド離脱を論述せよ．また，その治療を述べよ．
- **Q12** オピオイド依存の治療に使用する薬物は何か？
- **Q13** 鎮静薬，睡眠薬，抗不安薬の離脱症状について述べよ．
- **Q14** バルビツール酸が危険な理由を述べよ．ペントバルビタール耐性試験について詳述せよ．
- **Q15** コカイン使用の心理的効果はどのようなものであるか？
- **Q16** 禁煙に認可されている治療は何か？
- **Q17** 随伴性マネジメントとはどのような治療か？
- **Q18** ギャンブル障害の治療について論述せよ．

第16章 神経認知障害群
Neurocognitive Disorders

When age has crushed the body with its might,
The limbs collapse with weakness and decay,
The judgment limps, and mind and speech give way.

――Lucretius

齢の持てる力で身体が挫かれし時,
四肢は衰弱と脆さで崩れ落ち,
知慧は鈍り,やがて魂も言葉も廃れていく.

――ルクレティウス

　神経認知障害群には,せん妄,認知症と軽度認知障害の症候群に加え,原因別の下位分類(つまり,アルツハイマー病,レビー小体型認知症,パーキンソン病など)が含まれる.神経認知障害は,記憶・抽象的思考・判断の障害へと至る,脳の構造的・機能的な異常を伴っている.また,これらは後天的かつ病前の機能レベルからの明らかな低下を伴っている.この診断カテゴリーは,DSM-5の中では異例であり,原因および病理所見が判明しているものを含んでいる.このことは,原因不明の他のすべての精神疾患(統合失調症,双極性障害など)と,全く対照的である.神経認知障害群を**表16-1**に挙げた.

　DSM-5では,重症度に応じて,「認知症(DSM-5)major neurocognitive disorder」と「軽度認知障害(DSM-5)mild neurocognitive disorder」の2つの診断カテゴリーに分類する.双方に診断基準を設け,病因ごとの下位分類を特定することがある〔例えば,「アルツハイマー病による認知症(DSM-5)」のように〕.軽度認知機能障害は,軽症であってもケアの対象になることを示す意味で重要な診断カテゴリーである.用語「認知症 dementia」は,「neurocognitive disorder(神経認知障害)」へと移行されたものの,"dementia"は病因別の下位分類を記載する場合には使用可能である."dementia"という用語は,主に高齢者の変性疾患を表現する目的で使用されてきた.それとは対照的に,「認知症(DSM-5)」と「軽度認知障害」は,外傷性脳損傷やHIV感染による認知症など若年者の状態を記述するに適切なニュアン

表16-1　DSM-5 神経認知障害群

せん妄
　　他の特定されるせん妄
　　特定不能のせん妄
認知症(DSM-5)
軽度認知障害(DSM-5)
認知症あるいは軽度認知障害の下位分類
　　アルツハイマー病による
　　前頭側頭型
　　レビー小体を伴う
　　外傷性脳損傷による
　　物質・医薬品誘発性
　　HIV感染による
　　プリオン病による
　　パーキンソン病による
　　ハンチントン病による
　　他の医学的疾患による
　　複数の病因による
　　特定不能な神経認知障害

スを含み，その適応を拡大するためのものである．

DSM-5の認知症と軽度認知障害の診断基準は，6種類の主要認知機能の障害から定義されている．
1. 複雑性注意：持続性注意，分配性注意，選択性注意，処理速度．
2. 実行機能：計画性，意思決定，ワーキングメモリー・フィードバック／エラーの訂正応答，習慣無視／抑制，心的柔軟性．
3. 学習および記憶：即時記憶，近時記憶（自由再生，手がかり再生，再認記憶を含む）．
4. 言語：表出性言語（呼称，喚語，流暢性，文法，構文を含む）．
5. 知覚-運動：視覚構成，視知覚
6. 社会的認知：情動認知，心の理論（他者の心理状態の理解力），行動制御．

■ せん妄 delirium

せん妄は重要な神経認知障害の1つであり，注意の方向づけ・集中・認知の障害が短期間（数時間〜数日）のうちに発現することを特徴とする．非常に特徴的なこととして，周囲の状況への見当識障害が時間とともに変動する傾向を伴っている．せん妄は，医学的疾患，物質中毒と離脱，毒物への曝露などによる直接の生理的影響の結果として，または不特定多数の要因の

16-1 せん妄のDSM-5診断基準

A. 注意の障害（すなわち，注意の方向づけ，集中，維持，転換する能力の低下）および意識の障害（環境に対する見当識の低下）

B. その障害は短期間のうちに出現し（通常数時間〜数日），もととなる注意および意識水準からの変化を示し，さらに1日の経過中で重症度が変動する傾向がある．

C. さらに認知の障害を伴う（例：記憶欠損，失見当識，言語，視空間認知，知覚）．

D. 基準AおよびCに示す障害は，他の既存の，確定した，または進行中の神経認知障害ではうまく説明されないし，昏睡のような覚醒水準の著しい低下という状況下で起こるものではない．

E. 病歴，身体診察，臨床検査所見から，その障害が他の医学的疾患，物質中毒または離脱（すなわち，乱用薬物や医療品によるもの），または毒物への曝露，または複数の病因による直接的な生理学的結果により引き起こされたという証拠がある．
▶ いずれかを特定せよ
物質中毒せん妄：この診断は，基準AおよびCの症状が臨床像で優勢であり，臨床的関与に値するほど症状が重篤である場合にのみ，物質中毒の診断に代わって下されるべきである．
物質離脱せん妄：この診断は，基準AおよびCの症状が臨床像で優勢であり，臨床的関与に値するほど症状が重篤である場合にのみ，物質離脱に代わって下されるべきである．
医薬品誘発性せん妄：この診断は，以下に記載されているように，基準AおよびCの症状が医薬品の副作用から起こる際に適用される．
他の医学的疾患によるせん妄：病歴，身体診察，臨床検査所見から，その障害が他の医学的疾患の生理学的結果により引き起こされたという証拠がある．
複数の病因によるせん妄：病歴，身体診察，臨床検査所見から，そのせん妄には2つ以上の病因があるという証拠がある（例：病因となる2つ以上の医学的疾患；他の医学的疾患と物質中毒または医薬品の副作用）．
▶ 該当すれば特定せよ
急性：数時間または数日続く．
持続性：数週または数カ月続く．
▶ 該当すれば特定せよ
過活動型：その人の精神運動活動の水準は過活動であり，気分の不安定性，焦燥，および／または医療に対する協力の拒否を伴うかもしれない．
低活動型：その人の精神運動活動の水準は低活動であり，昏迷に近いような不活発や嗜眠を伴うかもしれない．
活動水準混合型：その人の注意および意識は障害されているが，精神運動活動の水準は正常である．また，活動水準が急速に変動する例も含む．

関与から生じる．DSM-5では，特定される下位分類として，物質中毒せん妄，物質離脱せん妄，医薬品誘発性せん妄，ほかの医学的疾患によるせん妄，複数の病因によるせん妄の特定用語が用意されている（16-1）．

せん妄は入院患者に発症することが特に多く，入院患者の10～15%にせん妄が発症すると見積もられている．特に80歳以上の高齢者は，せん妄のハイリスクである．その他，すでに発症している認知症，手術直後，骨折，全身感染症，睡眠薬や抗精神病薬の最近の服薬などがせん妄のリスク要因となる．せん妄患者の40～50%は1年以内に死亡すると推定されている．

◉ 臨床所見

せん妄の際立った特徴は，見当識障害，錯乱，全般的認知機能障害の急速な出現である．ほかにも，状況把握の明識困難で特徴づけられる意識障害；注意の障害である注意の集中・維持・転導することの困難；認知障害；知覚変容（例えば，錯覚）．患者の精神状態は，時間経過とともに変動しやすい．一見，正常に見えたかと思いきや，次の数分後には急激に悪化して幻覚が出現することもある．

せん妄に特徴的な症状には，睡眠覚醒リズムの障害があり，夜間の増悪を伴う（日没現象 sundowning）．ほかにも，場所，時間，人物の失見当（識）や，滅裂，不穏，焦燥または真逆の過度の傾眠などが挙げられる．

以下の一節は典型的といえるせん妄の症例についてである．

症例

84歳の退職した警察官が，4～5日間の衰弱と，両下肢の脱力，尿失禁，精神的な錯乱のために救急外来を受診した．4週間前に転倒の既往があり，頭皮裂傷のために縫合されている．患者はアルコール乱用の病歴は認められなかった．

患者は協力的であったが，傾眠傾向があり，ぼんやりした様子だった．人物の認識には問題がなかったが，時と場所の見当識障害が認められた．患者の最近の出来事についての記憶が障害されており，さらに3つの物品について直後も，3分後も，名前を想起できなかった．患者は現大統領がフランクリン・ルーズベルトであると信じていた．興味深いことに，患者は著者のひとり（D.W.B）の父系祖父と知人であり，懐かしい昔の交友を長い間述べることが可能であった．

せん妄が疑われ，診断・検査が開始された．CTによって両側性の硬膜下血腫が認められた．患者は脳神経外科に転科し，穿頭術によって血腫が除去された．せん妄は消失したが，患者は残遺性の認知症を併発した．患者は，長期療養型の老人ホームへ移された．

◉ 病因

せん妄は緊急事態であり，ただちに身体的異常の追求を開始する必要があることを意味する．せん妄そのものは疾患単位としての病気ではなく症候群であるため，複数の考え得る原因疾患の，最終的な共通症状 final common pathway ととらえることが最善である．原因疾患には，感染症，熱性疾患，低酸素，低血糖，薬物中毒，薬物離脱，肝性脳症などに伴った代謝異常などが含まれる．中枢神経系の異常に起因したせん妄に多い原因は，脳膿瘍，脳卒中，脳外傷，てんかん発作の発作後状態などがある．高齢者に多いほかの原因には，不整脈の発症初期（例えば，心房細動）や心筋虚血に伴うことがある．

◉ 評価

せん妄の評価のために，徹底した病歴聴取と詳細な身体診察は必須である．せん妄患者は情報を提供できないため，第三者から情報を得る必要がある．軽度の麻痺や知覚低下，眼底の乳頭浮腫，大脳の広範な欠損症状を示唆する前頭葉徴候（例えば，吸引反射，口とがらせ反射，手掌下顎反射，哺乳反射）など，大脳の全般的機能不全を示唆する所見にも詳細な注意を払う．検査は，血液生化学尿検査（血算，検尿など），胸部X線，脳のCTスキャンやMRI，心電図，腰椎穿刺（特定の患者に対して），毒物学

的検査，動脈血ガス分析，脳波を施行する．それら検査の結果は，せん妄の背景となっている原因によってさまざまである．血清・尿中薬物スクリーニングは，違法薬物の使用の有無を評価するために，救急外来emergency department(ER)を受診した患者には必須である．せん妄患者は，自律神経活動の不安定を反映してか，あるいは，合併する感染症のためか，発熱していることが多い．脳波上は，全般化した広範囲の徐波を認めることがある．

　せん妄の鑑別診断について最大の問題は，統合失調症や気分障害により生ずる精神運動興奮（原文：錯乱状態）とせん妄を区別することである．せん妄患者はより急性に発症する傾向があり，精神機能全般が混乱していて，特に注意がより強く障害されている．幻覚が存在するとき，精神病患者では幻聴が認められることが多いのに対して，せん妄の患者では幻視や体感幻覚であることが多く，さらにその幻覚は断片的・要素的で，系統的でないことがない．せん妄患者は精神疾患の既往歴と家族歴を有していないことが普通である．しかし，精神疾患の既往歴の存在が，あらかじめせん妄の可能性を除外するものではないことは言うまでもない．

● 治療

　可能ならば，背景にある身体疾患の治療が最優先される．原因は不明であることが多い．患者の身体的改善および安全確保のための手段として，定期的な観察，一貫性のある看護ケア，簡単な説明を繰り返すことによる頻回の状況説明と安全保証などが挙げられる．興奮した患者には身体拘束が必要になることもある．外界からの刺激は制限すべきである．影や暗闇は患者を驚かすこともあるため，せん妄患者は静かで十分な照明のある部屋において治療することが好ましいことが多い．鎮静薬や睡眠薬（例えば，ベンゾジアゼピン系薬物）など，不必要な薬物療法は中止すべきである．せん妄患者は極端に薬物の副作用に感受性が高いのみならず，薬物そのものがせん妄の惹起に関与していることが

ある．興奮したせん妄患者は少量の高力価抗精神病薬（ハロペリドールを1～2 mg，2～4時間ごとになど）か，第二世代抗精神病薬（リスペリドンなど）を用いて鎮静化する．抗コリン作用が強い他の抗精神病薬（例えば，クロルプロマジンなど）はせん妄を悪化させ遷延させることがあるため用いてはならない．鎮静が必要なときは，短時間作用型ベンゾジアゼピン系薬物〔oxazepam（**本邦未発売**）〕またはロラゼパムなど）を少量，用いることもできる．特に術後患者に発症したせん妄がアルコール離脱によるものであることに気づかないことがある．手術のために来院した患者が，自身のアルコール使用障害を隠蔽するため，一般病院でこの問題に遭遇することは珍しくない．術後数日間，予期しない禁酒のために患者はせん妄を呈する．この場合，アルコール離脱として治療する必要があるため，ベンゾジアゼピン系薬物の使用が有効である（アルコール離脱の治療に関する詳細は，第15章「物質関連障害および嗜癖性障害群」を参照）．

> **せん妄の臨床的留意点**
> 1. 最善のため，入院中のせん妄患者は十分な照明のある静かで安らげる環境に置くこと．
> 2. 担当者を変更しないことで，患者の興奮を和らげることができる．
> 3. 病室には日付・場所・状況をはっきりと示す物などを設置すべきである．
> 4. 行動上の問題が解決されない患者への薬物療法の効果は限定的である．
>   ・その場合，最低限度の処方とすべきであり，多剤併用は避ける．
>   ・鎮静-睡眠薬，抗不安薬は使用しない．ただし，アルコール離脱時のせん妄はその例外である．
>   ・手に負えない行動上の問題にハロペリドールのような抗精神病薬を使用し，（ロラゼパムのような）短半減期のベンゾジアゼピン系薬物を使用する場合がある．

■ 認知症(DSM-5)および軽度認知障害(DSM-5) major and mild neurocognitive disorders

　認知症および軽度認知障害は，どちらも認知機能と生活能力に生じる類似した障害の，重症度に応じた区分けである．どちらも後天的な障害で，複数または多様な原因による．認知機能の障害という特徴が認知症と同様の発達障害では，障害が先天的または発達初期に生じることが対照的である．認知症と軽度認知障害は，いわゆる「良性老人性物忘れ benign senescent forgetfulness」と呼ばれる正常の加齢に伴う軽度の記憶障害とは，障害の程度が全く異なっている．"major cognitive disorder"，すなわち「認知症(DSM-5)」は，DSM-Ⅳの「dementia (認知症)」と同様の状態を言う．「軽度認知障害(DSM-5)」は，DSM-Ⅳで採用された，かつての "mild cognitive impairment"，すなわち「軽度の神経認知障害(軽度認知障害)」に対応している．軽症認知障害(DSM-5)という診断は，認知障害の軽症例であっても，診断，治療，地域医療サービスなどから受益するケースが多いことが判明したためDSM-5で採用されることになった．さらに，軽度認知障害は認知症に進行することが多い前駆状態(年間12%程が認知症と診断される)であると認識され始めたこともこの診断が採用された理由である．

　認知症と軽度認知障害には大きな相違がある．認知症では「有意な」認知機能の低下と認知機能検査で「実証」される程の障害と，日常生活の自立を「阻害」する程度の認知欠損が診断の要件である．一方，軽度認知障害では，認知機能の低下と認知能力の障害は「軽度」であり，日常生活は「阻害されない」という相違がある．16-2は，認知症の診断基準である．軽度認知障害の診断基準は，今述べた相違を除けば，認知症の診断基準と同様であるため本書では省略する．

　認知症と軽度認知障害とに共通する特徴の中核は，1つ以上の認知領域の低下であり，それが，1)本人か本人をよく知る情報提供者からの情報による病歴で裏づけられる，2)以前の能力の水準からの低下とその進行が客観的評価で実証されることである．認知機能の低下の情報(病歴)と客観的証拠は，相補的であり，互いに補強し合うものとみなすのである．また，そのように扱わなければ，医師が客観的な認知機能検査の結果を過大視した場合，その検査結果が「正常」と判定されるような元来の能力が高い個人では，以前と比較して能力が著しく低下しても，認知症と正しく診断できないこととなる．同様に，以前の状態から変化を正しく反映しない結果，例えば当日の他の条件がテストの結果に悪影響を与えた場合など，認知機能テストが「正常以下」と判定されて，認知症と誤診されてしまう可能性がある．

　65歳以下の認知症患者は比較的稀である．65〜75歳の人口の10%が認知症患者であり，90歳では，50%の人が認知症を発症する．高齢の入院患者や他の身体的疾患を有する患者は，認知症を併存している可能性がより高い．米国の65歳以上の人口の増加は，全人口の増加を凌駕することから，将来，認知症問題は深刻さが増すことは明らかである．かつての「ベビーブーム世代」が高齢化しつつあるなか，膨大な数の認知症患者へのケアの提供することは，米国社会が取り組むべき最も重要な課題の1つである．

◉ 臨床所見

　脳卒中の結果として生じる急性発症の認知症と軽度認知障害を除けば，多くの認知症は通常潜行性に発症し，実際に初期症状は見過ごされ，正常老化と誤解されていることがある．認知症初期の症状といえば，パーソナリティの微妙な変化や興味を示す対象の減少，感情の平板化や不安定で浅薄な情動表出などを認める程度にとどまる．知的能力は徐々に影響されはじめ，高度な能力が要求される職場で最初に気づかれることもある．患者は自身の知的能力の鈍化や欠損に気づかないことがある(否定する者

16-2 認知症（DSM-5）のDSM-5診断基準

A. 1つ以上の認知領域（複雑性注意，実行機能，学習および記憶，言語，知覚-運動，社会的認知）において，以前の行為水準から有意な認知の低下があるという証拠が以下に基づいている：
   (1) 本人，本人をよく知る情報提供者，または臨床家による，有意な認知機能の低下があったという懸念，および
   (2) 可能であれば標準化された神経心理学的検査に記録された，それがなければ他の定量化された臨床的評価によって実証された認知行為の障害

B. 毎日の活動において，認知欠損が自立を阻害する（すなわち，最低限，請求書を支払う，内服薬を管理するなどの，複雑な手段的日常生活動作に援助を必要とする）．

C. その認知欠損は，せん妄の状況でのみ起こるものではない．

D. その認知欠損は，他の精神疾患によってうまく説明されない（例：うつ病，統合失調症）．

▶ 以下によるものか特定せよ
　アルツハイマー病
　前頭側頭葉変性症
　レビー小体病
　血管性疾患
　外傷性脳損傷
　物質・医薬品の使用
　HIV感染
　プリオン病
　パーキンソン病
　ハンチントン病
　他の医学的疾患
　複数の病因
　特定不能

▶ 特定せよ
　行動障害を伴わない：認知の障害が臨床上意味のある行動障害を伴っていない場合
　行動障害を伴う（障害を特定せよ）：認知の障害が臨床上意味のある行動障害を伴っている場合（例：精神病症状，気分の障害，焦燥，アパシー，または他の行動症状）

▶ 現在の重症度を特定せよ
　軽度：手段的日常生活動作の困難（例：家事，金銭管理）
　中等度：基本的な日常生活動作の困難（例：食事，更衣）
　重度：完全依存

もいる）．

　認知症の進行に伴って，認知障害は重症化し，気分とパーソナリティの変化は極端になり，精神病症状が出現することもある．病識が欠如していることがあり，家族が本人の認知障害を看過し得ない状態に至っても，本人は全く気にしていないことがある．そのような場合，介護する者が自動車運転を制限するなど患者の行動に介入しなくてはならないこともある．

　認知症の認知機能障害以外の症状（noncognitive symptoms）は，特に家族にとって，最も厄介なことである（表16-2）．アルツハイマー病では，患者の過半数が幻覚や妄想を呈する．アルツハイマー病の患者の約20％が臨床的なうつ病と診断され，またおそらく同数程度の患者で軽度のうつが併存する．血管性の神経認知障害は，アルツハイマー病よりもさらに高率にうつ病を併存する．うつ病の併存は，認知症患者の認知・記憶機能障害を重症化させる．

● 診断と評価

　自分の認知能力に懸念を示して来院した患者（あるいは，患者を心配して連れてきた家族）には，患者に認められる可能性がある症状を具体的に質問するべきである．例えば，記憶につい

表16-2 家族による55人の認知症患者の行動上の問題

行動	家族の報告率(%)
記憶障害	100
かんしゃく(感情の激発)	87
厚かましい要求と批判的態度	71
夜間徘徊	69
物を隠す	69
対話困難	68
疑心暗鬼	63
叱責	60
摂食時の問題	60
日中徘徊	59
不衛生	53
幻覚	49
妄想	47
身体的暴力	47
失禁	40
自炊困難	33
殴打と暴行	32
飲酒問題	20
喫煙に関する問題	11
不適切な性的行動	2

出典)Rabinsらの報告(1982年)を引用

ての心配として,買い物する商品の短いリストが憶えられないのか,あるいは,テレビ番組の筋書きを途中で見失ってしまうかどうか,などのように.実行機能の問題を疑うならば,いったん中断されると,その行為を再開できないのか,納税証明書の整理やクリスマス休暇の料理が決められないのかについて問う.軽度認知障害では,患者はこれらのことが困難になり,時間や努力が余計に必要になったことを認めるか,補助手段なしにはできないことすらある.また,家族はこのような変化に気づいていないことや,特に患者が高齢であれば,それを正常な老化とみなしていることがある.認知症のレベルでは,介助なしにそのような作業は行うことが不可能,もしくは,全く行うことがなくなってしまっている.これらの困難は,以前からの生活様式ではなく,もちろん変化の現れである必要がある.この変化を患者本人や情報提供者が明確にする場合と,医師が患者の過去の様子や職業その他の判断材料からその変化を推定する場合がある.また,認知機能の障害が,運動や感覚による障害(例えば,失明や難聴など)によらず,認知機能の欠損によるものと判断されることが,非常に重要である.

病歴に加えて,身体診察,精神的現在症は神経認知障害を検出するために最適な方法である.正式な精神的現在症の把握を補う目的で,迅速かつベッドサイドで施行できるMMSE(mini mental state examination)を用いて,認知的欠損の大まかな指標を得てもよい.手早く認知症を評価できるこの検査は,見当識,記憶,理解力,読字能力,書字言語能力,計算を評価する.30点で認知症の可能性,25点未満であれば認知症が示唆され,20点未満であれば通常,認知機能の明らかな欠損を示すとされる.他にもベッドサイドで行うことが可能なテストがあるが,MMSEが最も広く使用されている.

神経認知障害の多くは不可逆(完治する可能性は3%であるとされている)であるが,臨床検査は一部の可逆性のある治療可能な認知症の診断に役立つことがある.新たに発症した認知症のすべての患者に,血算,肝機能,甲状腺機能,腎機能の各検査に加えて,梅毒血清検査,HIV検査,検尿,心電図,胸部X線撮影を行う.血液電解質,血糖,ビタミンB_{12}・葉酸の血中濃度なども測定すべきである.原因もしくは増悪因子となる,代謝,内分泌,ビタミン欠乏,感染症など,容易に治療可能な要因の大部分は,病歴と身体所見と上述の簡単な臨床検査を組み合わせて評価すれば発見できる.他の臨床検査は,慎重に選ばれた一群の患者の評価に有用である.具体的には,頭蓋内腫瘍・巣症状などが存在する場合や,急に出現した神経認知障害の場合に,頭部CTやMRIを施行することは適切である.脳波検査は,意識障害の患者や,てんかん発作が疑われる場合に施行する.パルスオキシメーターによる末梢血酸素飽和度の測定は,呼吸機能障害が明らかな患者に適応がある.可能な施設は少ないが,単光子放射電算断層法(single photon emission computed tomography;SPECT)と陽電子放射断層法(positron emission tomography;PET)は,ア

ルツハイマー型認知症と他の認知症の鑑別に有用である．実際，フルオロデオキシグルコースを用いたPETはアルツハイマー型認知症と他の認知症を区別する診断法として，米国内の高齢者向けの保険であるメディケアで保険適用がある．この検査によりアルツハイマー型認知症の患者には側頭・頭頂連合野の低代謝が認められる．認知症の臨床診断手順について，表16-3にまとめた．

神経心理学的検査は患者評価に極めて有用である．この検査によって，治療の前後の変化を判断するために基本となるデータが得られる．また，神経心理学的検査は，脳画像検査や他の検査からは曖昧な結果しか得られない認知症の初期を疑われる高等教育を受けた患者の評価にも使用できる．また，せん妄と認知症とうつ病の鑑別に役に立つこともある．各種の神経心理学的検査は，注意・記憶・認知の変化を追跡する目的で，時系列に沿って繰り返し施行することができる．

認知症とせん妄の症状は重なっていることから，これら2つを鑑別することが重要である．認知症とせん妄を併存するケースもあり，せん妄が出現した後，回復しないまま認知障害が明らかになることもある．せん妄は医学的な緊急事態であり，原因の究明が至上命題となるため，認知症との鑑別は慎重を要する．認知症とせん妄を区別するために役立つ特徴を，表16-4に示した．

うつ病に併存することがある「仮性認知症 pseudodementia」と呼ばれる病態と，本物の認知症を鑑別することも同様に重要である．仮性認知症を併存している場合，うつ病患者は一見

表16-3 認知症の臨床診断手順

1. 病歴聴取
2. 神経学的所見を含む全身の身体診察
3. Mini-Mental State Examination
4. 臨床検査
　　血算，血液像
　　血清電解質
　　血糖値
　　血中尿素窒素（BUN）
　　クレアチニン
　　肝機能検査
　　血清梅毒検査，HIV検査
　　甲状腺機能検査
　　血清ビタミンB_{12}濃度測定
　　血中葉酸濃度
　　検尿と尿中薬物スクリーニング
　　心電図
　　胸部X線
　　パルスオキシメーターによる末梢血酸素飽和度
　　脳画像検査（CTやMRI）
5. 神経心理学的検査（注意，記憶，認知能力など）
6. 補助検査
　　機能的脳画像検査（SPECTとPETなど）
　　腰椎穿刺

認知症に罹患しているように見える．仮性認知症の患者は，記銘減弱を示し，計算ができなくなり，認知機能や知的能力の低下を，時に顕著に訴えるようになる．区別の重要性は明白である．というのも，仮性認知症の患者は（うつ病という）治療が可能であり，認知症患者ではないのである．しかし，仮性認知症は認知症に進行するリスクが高い者に多く観察されるのではないかとも言われている．

ほとんどの認知症患者は外来診療で評価できる．実際，認知症患者で入院を要するものは，通常，攻撃性・暴力・徘徊・精神病症状・抑うつなど，行動的・心理的合併症の治療や評価を，その目的としている．入院する他の理由とし

表16-4 認知症とせん妄の臨床症状からの鑑別

認知症	せん妄
慢性・潜行性の発症	急性・急激な発症
初期に知覚機能は正常	知覚異常（錯覚，幻覚）の出現
覚醒状態は正常	興奮や昏迷
通常，進行性で不可逆	ときに可逆的
通常，高齢者施設や精神科病院	通常，内科，外科，神経内科病棟

て，自殺の危険や未遂，急激な体重減少，原因不明の急激な悪化などが挙げられる．

◉ 認知症と軽度認知障害の病因による下位分類

▶ アルツハイマー病による due to Alzheimer's disease

アルツハイマー病は，認知症の原因として最も多い疾患で，認知症の 50～60% を占め，おおよそ米国人の 250 万人が罹患している．DSM-5 では，アルツハイマー病を「確実なアルツハイマー病」と「疑いのあるアルツハイマー病」へとさらに分けて診断する．「確実なアルツハイマー病による認知症」の場合，1）遺伝子検査または家族歴のいずれかで，アルツハイマー病の原因となる遺伝子変異の証拠があることと，2）記憶と学習の能力低下に加え，少なくともほかの認知領域の障害，進行性であること，ほかの病因の証拠がないこと，という 2 つの条件の片方ないし両方を満たしていることである．どちらも満たさない場合は「疑いあるアルツハイマー病」と診断される．

「アルツハイマー病による軽度認知障害」と診断するためには，確実性がより低いという前提から，「確実なアルツハイマー病による軽度認知症」とは，遺伝子検査または家族歴のいずれかで，アルツハイマー病の原因となる遺伝子変異が認められる必要がある．それ以外は「疑いのあるアルツハイマー病による軽度認知障害」と診断される（16-3）．病因が複数あるときは，「複数の病因による軽度認知障害」と診断される．いかなる場合も，アルツハイマー病による認知症または軽度認知障害と診断する場合，臨床的特徴がほかの主要な病因によるものであることを示していてはならない．

16-3 アルツハイマー病による認知症またはアルツハイマー病による軽度認知障害の DSM-5 診断基準

A. 認知症または軽度認知障害の基準を満たす．

B. 1 つまたはそれ以上の認知領域で，障害は潜行性に発症し緩徐に進行する（認知症では，少なくとも 2 つの領域が障害されなければならない）．

C. 以下の確実なまたは疑いのあるアルツハイマー病の基準を満たす：
認知症について：
確実なアルツハイマー病は，以下のどちらかを満たしたときに診断されるべきである．そうでなければ疑いのあるアルツハイマー病と診断されるべきである．
(1) 家族歴または遺伝子検査から，アルツハイマー病の原因となる遺伝子変異の証拠がある．
(2) 以下の 3 つすべてが存在している：
　（a）記憶，学習，および少なくとも 1 つの他の認知領域の低下の証拠が明らかである（詳細な病歴または連続的な神経心理学的検査に基づいた）．
　（b）着実に進行性で緩徐な認知機能低下があって，安定状態が続くことはない．
　（c）混合性の病因の証拠がない（すなわち，他の神経変性または脳血管疾患がない，または認知の低下をもたらす可能性のある他の神経疾患，精神疾患，または全身性疾患がない）．
軽度認知障害について：
確実なアルツハイマー病は，遺伝子検査または家族歴のいずれかで，アルツハイマー病の原因となる遺伝子変異の証拠があれば診断される．
疑いのあるアルツハイマー病は，遺伝子検査または家族歴のいずれにもアルツハイマー病の原因となる遺伝子変異の証拠がなく，以下の 3 つすべてが存在している場合に診断される．
(1) 記憶および学習が低下している明らかな証拠がある．
(2) 着実に進行性で緩徐な認知機能低下があって，安定状態が続くことはない．
(3) 混合性の病因の証拠がない（すなわち，他の神経変性または脳血管疾患がない，または認知の低下をもたらす可能性のある別の神経疾患，全身性疾患または病態がない）．

D. 障害は脳血管疾患，他の神経変性疾患，物質の影響，その他の精神疾患，神経疾患，または全身性疾患ではうまく説明されない．

通常，発症は潜行性で，症状が出現してから8〜10年後に死亡する．アルツハイマー病の有病率は，65歳で5％，90歳までには40％にのぼると推定されている．症状は進行性に悪化し，最後は認知機能の廃絶ともいえる状態に陥る．特有な身体所見を認めず，あったとしても末期に観察されるだけである．例えば，亢進した深部腱反射，バビンスキー反射Babinski's sign，前頭葉（解放）症状などである．錯覚や幻覚・妄想の存在は，加速する認知機能の悪化と関連している．CTスキャンやMRIにて，典型的な大脳皮質の萎縮や側脳室の拡大が認められる．

作曲家モーリス・ラヴェル Maurice Ravelの症例は，アルツハイマー病の悲劇を詳しく物語っている．

症例

モーリス・ラヴェルは，ピアノ曲と管弦楽曲の作曲に秀でたフランス印象派音楽ムーブメントの旗手である．56歳時，最も有名な『ピアノ協奏曲ト長調』を完成した後，慢性の不眠症と終生変わらなかった心気症状に加え，疲れと衰弱を訴えるようになった．症状は進行し続け，創造性は枯渇していった．

翌年，些細な交通事故の後，ラヴェルの認知機能は衰退し始めた．名前を覚えることも，自発的に会話することも，文字を書くこともできなくなった．ある高名なフランスの神経内科医は，ラヴェルの会話や書字の能力に比較して会話を理解する能力がより良く保たれていることに気づいた．悲惨なことに，ラヴェルは音楽を理解する能力が障害される失音楽症（amusia）も発症していた．ラヴェルの観客の前での最後の演奏は，この状態に至って間もない時期に行われた．彼は，もはや合奏するため必要な協調も，理解も，話すこともできなくなっていた．

ラヴェルの友人たちはできる限りの手段でラヴェルを知的に刺激する虚しい努力をしたものの，ラヴェルの会話と知的能力はさらに悪化し続けた．認知症を発症して4年，ラヴェルは完全に無言になり自身の作曲した音楽すらわからなくなった．

ラヴェルは62歳のとき，適応があるかどうか今も判然としない脳神経外科的治療の後，死亡した．遺体は解剖されることがなかったが，神経内科医は脳の変性疾患であろうと推定していた．当時のありふれた病気である梅毒は，除外診断済みだった．

伝統的にアルツハイマー病の患者は，(65歳またはそれ以下の)早発型と，(発症が65歳以降の)晩発型の2種類に分類されてきた．早発型のアルツハイマー病のほとんどは，同時に家族性であるとされている．早発性家族性アルツハイマー病の患者は時に50歳代で発症し，これは第1，第14，第21染色体上の遺伝子変異に起因している．早発型は比較的稀であり，ほぼ例外なく通常社会で認められるアルツハイマー病は，晩発性（または，孤発性）である．

生存中に正確な診断が下せるよう新たな神経画像診断法が急速に発展途上にあるが，アルツハイマー病の確定診断はいまだ，ほとんどが剖検による脳の組織病理所見による．2つの主要な病理所見がアルツハイマー病の特徴である．それは，アミロイド老人斑（あるいは単に「老人斑」），と神経原線維変化である．脳内の老人斑は，アミロイド前駆体蛋白質 amyloid precursor protein（APP）がセクレターゼと呼ばれる蛋白質分解酵素により分解されβ-アミロイドが形成されて出現する．42個のアミノ酸よりなるβ-アミロイドは，アルツハイマー病患者の脳内で過剰に集積していることが見いだされており，このβ-アミロイド-42蛋白は炎症と神経細胞死と関連がある老人斑内に凝集していることが知られている．組織病変の2つ目の特徴は，神経原線維変化である．神経原線維変化は，高度にリン酸化されたタウ蛋白質が神経細胞の細胞質のなかで折りたたまれたものであり，神経細胞死にも関係している．老人斑と比較すると，神経原線維変化はありふれた病変であり，前頭側頭型認知症や閉鎖性頭部外傷の患者など多様な神経変性疾患で観察される．これらの異常所見を生体内のマーカーとして活用する目的で，脳脊髄液中のアミロイドとタウ蛋白質の濃度が研究されてきた．アルツハイマー病の脳脊髄液中のアミロイド濃度は健常対象と比較して低下して

いるが，これはアミロイドが老人斑に取り込まれたことが原因であると考えられている．逆に，タウ蛋白質の脳脊髄液中の濃度は正常対照群と比較して上昇していた．この所見は，タウ蛋白質の増加は神経損傷の程度を反映していると思われる．

アルツハイマー病の発症リスクとして，頭部外傷，ダウン症，低い教育歴と職歴，第一度近親者のアルツハイマー病の家族歴などがある．事実，アルツハイマー病の近親者がいると，50％以上が90歳までにアルツハイマー病に罹患することが知られている．第19番染色体上の遺伝子多型であるアポリポプロテインε4（APOE）は，アルツハイマー病のリスクに影響を与えている．APOE4対立遺伝子は発症リスクを高め，発症年齢を早めている一方，APOE2対立遺伝子はアルツハイマー病の発症リスクを低下させる保護的効果と関連している．

● 前頭側頭型 frontotemporal

「前頭側頭型神経認知障害」は，元来「ピック病 Pick's disease」と呼ばれていたが，認知症の患者を無作為に病理解剖した場合の約5％を占める．65歳以下に発症した認知症の比較的多い原因である．それぞれ脳萎縮のパターンが異なる，または，病理的所見が異なる行動障害型と，3種類の言語障害型がある．行動障害型は，さまざまな程度のアパシーと脱抑制を示す．社交，身だしなみ，個人的責任などへの興味を失うことがあり，社会的に逸脱した行為が認められる．通常，病識は欠如している．初期には，正式な神経心理学的検査で欠損がほとんど認められないことも多い．言語障害型は，緩徐発症の原発性進行性失語症を呈する．

一般に前頭側頭型は，病理的にタウ蛋白が陽性の封入体が特徴であり，パーキンソン症候群の症状が合併する亜型は第17染色体にリンクしている．前頭側頭型認知症は緩徐進行性であり，症状の出現から死亡までの期間の中央値が6〜11年，診断から死亡までのそれが3〜4年である．

▶ レビー小体を伴う with Lewy bodies

「レビー小体を伴う神経認知障害」は，認知症のおそらく25％を占めており，進行性である．アルツハイマー病に特徴的な脳実質の変化に加えて，エオジン好性の封入体であるレビー小体が大脳皮質と脳幹に認められる．この疾患は学習や記憶ではなく複雑性注意や実行機能の早期の変化を伴った進行性の認知障害であるのみではなく，さらに幻視，その他の幻覚，うつ病，妄想を伴っている．レム睡眠行動異常 rapid eye movement sleep behavior disorder（RBD）を併存していることもある．起立性低血圧や尿失禁など自律神経症状が生じることもある．ほかの中核的特徴として認知機能の低下後に生じる自然発症のパーキンソニズムがある．診断に示唆的な特徴として，SPECTやPETにおける線条体ドパミン再取り込みの低下がある．

本疾患の患者の50％程度が，抗精神病薬への重篤な過敏性を示す．このことから，本症に併存する精神病症状の治療としての抗精神病薬投与は極めて慎重を要する．行動面の問題に対して薬物療法が必要な場合，忍容性の高さから第二世代抗精神病薬が使用しやすい．

▶ 血管性 vascular

血管性神経認知障害 vascular neurocognitive disorder は，アルツハイマー型認知症の次に多く，認知症の15〜30％を占めている．患者の多くは脳血管性とアルツハイマー病の特徴の双方をもち合わせている．診断には，神経認知障害を満たすこと，および脳血管性疾患が，認知欠損を説明する中心的な病理（他の病理の併発も可）であることの確認が必要である．原因となる血管病変として，主要な血管の閉塞または微小血管病変の両方がありうる．そのため，血管病変の範囲や部位などの多様性のため，認められる症状も一様ではない．病巣は局在・多発・びまん性であり，これらが複雑に組み合わされていることがある．

症状は，パーソナリティや気分の変化，動機の消失（無為），抑うつ，感情的不安定などを伴

うことが多い．緩慢化した精神運動性と実行機能欠損に伴う晩発性の抑うつ症状は，進行性の微小血管の虚血病変（いわゆる，血管性うつ病）によるもので，多くの高齢患者に認められる．

多発脳梗塞による認知症が大半を占め，多発脳梗塞は，主要な動脈および心臓弁の動脈硬化性病変を伴う患者に脳梗塞が集積することによるものであると考えられている．神経学的巣症状を伴っていることもある．50～60歳代の人に観察される急性発症や段階的増悪という病歴の特徴は，多発脳梗塞による認知症と，他の神経変性による認知症とを鑑別することに役立つ．脳血管障害の有無の評価は，病歴，身体的診察，神経画像診断による．脳血管病変の臨床的な証拠として，脳卒中の既往・脳血管イベントに引き続く認知機能の悪化，脳卒中に合致した身体的所見（片麻痺，偽性球麻痺，視野欠損など）がある．

脳血管性認知症の患者は，高血圧，糖尿病，多くは無症候性 "silent" の脳梗塞などの既往を有していることが多い．大血管の動脈硬化に対しては外科的に治療が可能である場合もあるが，頭蓋内の細い動脈にびまん性に生じた動脈硬化に対しては，特別な治療法はない．予防的に，高血圧患者の血圧をコントロールし，血栓形成を防止する目的でアスピリンと抗凝固薬の投与が行われ，その結果，心筋梗塞と脳梗塞のリスクを低下させることが可能である．

▶ 外傷性脳損傷による due to traumatic brain injury

「外傷性脳損傷」は，頭部への衝撃や頭蓋内の脳の急激な加速や位置変化を生じるイベントに起因した損傷であり，爆発による外傷は戦争中に認められることが多い原因の1つである．外傷性脳損傷は比較的多く，一般人口の推定2％が損傷を抱えて生活している．

以下の特徴のいずれかを伴っている．それは，意識消失，外傷後健忘，失見当（識）や錯乱状態，重症例では神経学的徴候（画像診断で確認可能な損傷の所見，てんかんの発症，既往症としてのてんかんの顕著な増悪，視野欠損の出現，嗅覚消失，片側不全麻痺など）などである．外傷性脳損傷に起因すると判断するためには，脳外傷が生じた直後から，または，外傷からの意識回復直後から神経認知障害が認められ，外傷の急性期を経過した後もそれが持続していることが必要である．

外傷性脳損傷は，感情面での不安定（苛立ち，容易に不満・緊張・不安・情動不安定に陥るなど），パーソナリティ変化（脱抑制，無為，猜疑心，攻撃性など），身体的症状（頭痛，疲労，睡眠障害，回転性めまい，動揺性めまい，耳鳴，聴覚過敏，光線過敏，嗅覚消失，向精神薬に対する過敏性など）を伴っていることが多い．より重症な場合，神経学的徴候や症状（けいれんや片側不全麻痺など）が生じる．認知障害の様相は多様である．複雑性注意と実行機能および学習・記憶の各領域における困難を認めることが多く，情報処理速度の低下や社会的認知障害が認められることも多い．脳挫傷，頭蓋内出血，頭蓋貫通創の場合，失語，（半側空間）無視，構成失行を伴うことがある．

▶ 物質・医薬品誘発性 substance/medication-induced

物質・医薬品誘発性認知症と軽度認知障害は，物質中毒や物質離脱のときに認められることの多い認知障害から区別せねばならない．中毒や離脱による認知機能障害は通常一過性かつ可逆的であるが，物質・医薬品誘発性認知症は慢性持続性の障害である．

乱用されるすべての物質およびさまざまな医薬品により認知機能のあらゆる領域に非特異的な能力低下が出現する可能性がある一方，ある種の薬物では一定のパターンの認知症状が出現することもある．具体例として，鎮静薬，睡眠薬，抗不安薬（ベンゾジアゼピンやバルビツール酸など）は，ほかの認知機能よりも特に記憶を顕著に障害する傾向がある．アルコール誘発性の神経認知障害であれば，実行機能および記憶・学習の各領域の欠損の組み合わせとして現

また，アルコールによる神経認知障害は通常軽度であるものの，慢性のアルコール使用障害に伴ったサイアミン（ビタミンB_1）欠乏による外眼筋麻痺，失調歩行，眼振，錯乱が特徴的な症候群である「ウェルニッケ脳症Wernicke's encephalopathy」は，その例外である．「ウェルニッケ-コルサコフ症候群Wernicke-Korsakoff syndrome（または，コルサコフ症候群）」という用語は，認知欠損と記憶障害が慢性化した場合に使用される（第15章「物質関連障害および嗜癖性障害群」にある本疾患についての詳述を参照）．

▶ HIV感染による due to HIV infection

HIV感染者は，神経認知障害を発症するリスクが高い．HIVはさまざまな細胞に感染するが，免疫細胞に顕著である．やがて，感染により「ヘルパーT細胞（CD4陽性）」が減少し，そのため免疫不全状態となり，日和見感染と新生物が出現する．HIV感染からその状態に進行することを，AIDS（後天性免疫不全症候群）と呼ぶ．HIV感染の診断は，HIV抗体に対するELISA法，ウエスタンブロット法，HIVのPCR法による検出などすでに確立された臨床検査による．

HIV感染のステージにより，約1/3〜1/2以上の患者が少なくとも軽度認知障害を発症する．HIV感染者の推定25％が，軽度認知障害の診断基準を満たすが，認知症の診断基準を満たすものは5％以下である．

HIVに関連する神経認知障害は，中枢神経系へのHIVの直接感染，頭蓋内腫瘍，中枢神経感染症（トキソプラズマ症，クリプトコッカス症など）によるか，または，全身疾患の間接的な影響（敗血症，低酸素症，電解質異常）などにより生じる．HIV感染による認知症および軽度認知障害の診断は，HIVが中枢神経系に直接感染による認知機能の低下と判断されたときにのみ下すことができる．HIV感染の初期にも神経認知障害は生じるため，認知機能や気分，行動など各領域に変化が認められたHIV感染のハイリスクとされる個人（ゲイ，薬物嗜癖のある者など）は，HIV血液検査の適応である．

▶ プリオン病による due to prion disease

「プリオン病による神経認知障害」には，クロイツフェルト-ヤコブ病Creutzfeldt-Jakob disease，変異型クロイツフェルト-ヤコブ病，クールー kuru，ゲルストマン-ストロイスラー-シャインカー症候群Gerstmann-Sträussler-Scheinker syndrome，致死性不眠症fatal insomniaのような亜急性海綿状脳症が含まれている．これらの疾患は，かつて「スローウイルス」と呼ばれていた微小な蛋白性の粒子である「プリオン」によって引き起こされる．

クロイツフェルト-ヤコブ病は，最も有名なプリオン病である．稀な疾患であるが，急速進行性の致死的な病気で，数か月以内に死亡する．治療法は知られていない．潜伏期間は数か月〜数年である．発症のピークは，50〜70歳代である．ミオクローヌスに加えて，顕著な運動失調と錐体外路症状が認められる．無動無言症akinetic-mutismや皮質盲を呈することもある．80％の患者で脳波所見上，3相波が認められる．組織病理所見は，星状細胞浸潤（アストロサイトによるグリオーシスastrocytosis）とニューロンの脱落による脳皮質の神経突起の空胞化からなる，海綿状変化である．クロイツフェルト-ヤコブ病は孤発性に発症するが，家族性の場合もあり，また，脳内電極，硬膜移植，角膜移植，ヒト由来成長ホルモン，ヒト由来性腺刺激ホルモンなどを介して感染することもある．近年，新たに変異型が報告されており，それは早発性で（典型例が平均60歳に対して27歳発症），精神症状が目立ち，経過が長く（典型例が4か月に対して14か月），脳波上も3相波が認められないなどの差が認められる．

▶ パーキンソン病に伴う due to Parkinson's disease

パーキンソン病の患者の3/4までが，経過中

に認知症を発症する．残りの1/4が，軽度認知障害を併存する．より高齢で重症なパーキンソン病の患者が認知障害を発症しやすい．この診断には，パーキンソン病の発症後に認知機能の低下が生じていることが必須である．認知機能の問題は，パーキンソン病が確定した状況で出現し，また認知障害が徐々に出現しなくてはならない．臨床的特徴は，アパシー，抑うつ気分，不安感，幻覚，妄想，パーソナリティ変化，REM睡眠行動障害，日中の過眠などである．

パーキンソン病は女性より男性に多く発症する．好発年齢は，60歳代初期をピークに，60〜90歳の間である．軽度認知障害はパーキンソン病発症早期に合併することがある．認知症の合併は，それよりも遅い．

▶ ハンチントン病による due to Huntington's disease

「ハンチントン病」は，常染色体優性遺伝の神経精神疾患である．遺伝子検査によって第4染色体上のHTT遺伝子にCAGトリプレットリピートの増加が検出される．進行性の認知機能障害が特徴の中核であり，学習・記憶障害よりも実行機能（処理速度，序列化，計画性など）の障害が早期に出現する．認知と行動上の変化は，しばしば本疾患に特徴的な動作緩慢と舞踏様の不随意運動に先駆けて出現することがある．うつ病，苛立ち，不安，強迫症状，アパシーが出現することが多く，精神病は稀である．これらの感情面の症状も運動異常の出現に先行することがある．

ハンチントン病と診断される年齢は大きなばらつきがあるものの，平均すれば40歳前後である．発症年齢はCAGリピートの伸張と逆相関する．舞踏様不随意運動を主要な特徴とする成人発症のハンチントン病とは異なり，若年性ハンチントン病（20歳以前の発症）は，動作緩慢，ジストニア，筋強剛が目立つ．ハンチントン病は緩徐進行性で，運動症状の出現後の生存期間の中央値は約15年である．

他の行動面の異常には，顕著なアパシー，脱抑制，衝動性，病識欠如などがあり，時間経過に従ったアパシーの進行を伴う．初期の運動症状には，軽度の失行（目的のある動作の困難）と四肢の落ち着きない動きが現れることがあり，特に巧緻運動が障害される．進行すると，失調性の歩行障害や姿勢保持困難など別な運動機能障害も出現する．最終的には運動障害は，聞き取ることが困難となる発語（構音障害）を呈し，このため，認知機能が比較的正常に維持されている場合，対人交流の障壁となるため著しい苦痛となる．運動症状が進行すると，運動失調の悪化による歩行困難を生じ，ついには歩行不能となる．終末期には，食事動作や嚥下が困難になるまで運動機能が障害され，通常，誤嚥性肺炎により死亡する．

▶ 他の医学的疾患による due to another medical condition

「他の医学的疾患による神経認知障害」の診断は，DSM-5にはリストされていない医学的疾患を原因とした場合に使用される．原因には，脳腫瘍，硬膜下血腫，正常圧水頭症，多発性硬化症，神経梅毒，低血糖，腎不全，肝不全，小児期と成人期の蓄積性疾患，ビタミン欠乏症などがありうる．

「硬膜下血腫 subdural hematomas」は，髄膜と脳実質を結ぶ架橋静脈の破綻により生じる巨大な凝血塊であり，通常，頭部への鈍的外傷に起因する．その結果，認知症に至る場合や，他の認知症の症状を複雑にする場合がある．発症のリスク因子としては，60歳以上，アルコール使用障害，てんかん，透析中の腎不全などである．硬膜下血腫は頭蓋の穿孔からの凝血塊の吸引によって治療可能である．

「正常圧水頭症 normal-pressure hydrocephalus」は髄液過剰により発症し，脳圧を正常に保ったまま脳室を拡張させる．脳室で産生された髄液が通常吸収される部位へと至る髄液の循環が閉塞され，脳室内に髄液が貯留し，3主徴

である認知症，歩行障害，尿失禁を発症する．正常圧水頭症は頭部外傷に起因することもあるが，通常原因は不明である．過剰に蓄積している髄液を取り除くためのシャント術により劇的な改善をみることがある．

「感染症 infections」はいずれも認知症の原因となりうる．細菌性，真菌性，原虫性，ウイルス性など病原体の種類にかかわらず，髄膜炎や脳炎に対する適切な治療は認知症の発症を阻止することが期待できる．例えば，細菌性の慢性感染症(例えば，ウィップル病)や，真菌性の慢性感染症(例えば，クリプトコッカス)やほかの微生物(例えば，梅毒)の感染プロセスは，認知症を引き起こす場合があるが，その場合，適切な診断と治療により認知症はある程度まで回復が見込まれる．発疹性ウイルス感染症に続発する脳脊髄炎が，認知症を引き起こすに十分なダメージを脳に与えることがある．

「代謝性疾患と呼吸器疾患 metabolic and pulmonary diseases」は，神経認知障害の原因になる．甲状腺，副甲状腺，副腎，脳下垂体などの代謝性疾患は認知症の原因となるが，通常は簡単に発見される．慢性の腎不全や肝不全(肝性脳症など)により認知症が生じるのと同様に，呼吸器疾患でも低酸素症，高二酸化炭素血症の結果として認知症が生じることがある．低血糖や高血糖性昏睡の結果，糖尿病患者には認知症が多く合併する．原疾患の早期診断と早期治療によりこれらの多くは部分的あるいは完全に回復する．

「栄養障害 nutritional disorders」は，認知症を引き起こすことがある．悪性貧血(ビタミンB_{12}欠乏症)，葉酸欠乏，ペラグラ(ナイアシン欠乏)などすべて認知症の原因であり，不可逆な認知症を生じることがある．ペラグラは発展途上国における主要な問題であり，通常，かなり長期の認知症を呈した後でさえ，ナイアシンの投与に劇的に反応する．

「ほかの稀な疾患」による認知症には，小脳疾患(小脳変性症，脊髄小脳変性症，オリーブ橋小脳変性症など)，運動神経疾患(筋萎縮性側索硬化症)，単純ヘルペス脳炎，多発性硬化症による認知症などである．無数の遺伝性代謝疾患が認知症を合併するが，例としてウィルソン病 Wilson's disease(肝レンズ核変性症)，異染性白質変性症，副腎白質変性症，神経系ライソゾーム病(テイ－サックス病 Tay-Sachs disease などライソゾーム蓄積症)がある．

● 認知症と軽度認知障害の治療

アセチルコリン作働性神経伝達の活性化による治療法は，よく知られているアルツハイマー病におけるコリン作動性ニューロンの機能不全をターゲットとしている．一般に使用されているコリンエステラーゼ阻害薬は，ドネペジル，ガランタミン，リバスチグミンの3種類である．この薬はどれも有効で認知機能の低下の速度を遅らせることができる．tacrine という別な薬物は，FDA に認可されているものの，忍容性に劣り，肝臓機能検査をモニターしなくてはならず，使用されることが少ない．治療効果には個人差が大きく，驚くべき改善をみることもあれば，ほとんど改善しない場合もある．これら薬剤をもってしても認知症の進行と予後を改善させることはできず，発症初期の患者(すなわち，軽度認知障害)に対して最も有効である．これら薬剤の副作用は，軽度で一過性の，嘔気，嘔吐，下痢，食欲不振，体重減少などである．目標の用量まで時間をかけて漸増する．

メマンチンは，抗認知症薬(cognitive enhancer)の新世代初の薬剤であり，通常グルタミン酸に結合するいくつかの受容体のうちの1つである NMDA 受容体を阻害する．NMDA 受容体は，学習と記憶になんらかの関与をしていると信じられている．メマンチンの中等度から重度のアルツハイマー型認知症への使用がFDA により認可されている．ほかのコリン作動性薬剤と同様に，メマンチンも認知機能の不可逆な進行を緩徐にさせる効果が主要な効能で

ある(抗認知症薬の一覧は,表16-5を参照).最近の研究によると,ビタミンE(2,000 IU/日)は,軽度から中等度のアルツハイマー病の機能低下を遅らせることが報告されている.

ほかにも,抗不安薬,抗精神病薬,抗うつ薬が,それぞれ不安,精神病症状,うつ状態に対して対症的に使用される.処方する医師は,認知症の患者の多くが副作用に敏感であることを考慮して,必要最小限の薬剤を使用すべきである.認知症に併存したうつ状態に対しては,三環系抗うつ薬の使用を避けて副作用が少ないSSRIを使用する.認知症に薬剤を投与する場合,どの薬剤であっても認知症を併存しない患者よりも低用量で処方すべきである.

易刺激性,敵意,攻撃性,非協力,暴力は,認知症患者に認められる最も困難で悩ましい治療上の問題である.破壊的で混乱を引き起こすこれらの症状は,患者と家族,患者と社会の接触すら困難にすることがあり,入院の可能性を高める.第二世代抗精神病薬 second generation antipsychotics(SGA)がこのような行動上の問題をコントロールする目的で処方されることが多く,少なくともある程度有効であるとされているが(例えば,オランザピン 2.5～10 mg,クエチアピン 25～200 mg,リスペリドン 0.25～3 mg,各1日量など),その場合,慎重な増量が望ましい.FDAの最近の注意勧告によると,認知症患者の死亡率を高める可能性があるため,SGAの血中濃度測定を慎重に行うことの重要性が強く主張されている.昔に開発された低力価の定型抗精神病薬(クロルプロマジン)は,抗コリン作用によりせん妄を増悪させる可能性があるため,使用を避ける.就寝前のトラゾドン,25～100 mgが夜間の不穏や夕方からの行動症状の増悪(sundowning現象)を緩和する手助けになることがある.認知症へのベンゾジアゼピン系薬物の使用は原則控えるべきであるが,他の鎮静薬の継続的使用が不要な患者に急に出現した興奮や焦燥への使用はその例外である.低用量のロラゼパム〔0.25～1 mg(**本邦のワイパックス**® **他であるが,本邦では注射用液剤は未発売**)〕がこのような状況で役に立つ場合もある.炭酸リチウム,バルプロ酸,カルバマゼピン,その他の薬剤の行動上の問題に対する長期的治療効果が検討されてきたが,いまだこれらの薬剤の認知症治療における役割は確定されていない.

以下に述べるよう,行動上の問題に対するさまざまな対処指針は大変に役に立つ.物理的環境に単純に順応させること,穏やかに話しかけること,適切な対人交流を支援することにより,問題行動を改善させることができる.規則的で変更がない日々のスケジュールや,型どおりの活動,アルコールやカフェインや利尿薬を控えることなども重要である.「グループ回想法」も認知症患者の対人技能の維持や,気分や士気の向上に役立つかもしれない.グループ回想法では,患者たちは,過去の活動,出来事,経験などを,写真や思い出の品あるいは音楽の助けを借りながら対話するよう促される.重症な患者ですら,慣れ親しんだ社会活動や音楽にはなんらかの反応を示すものである.患者の家族に対して自助グループは,教育的効果と精神的サポートとなる.デイケアセンターは,介助者に必要な負担からの一時的解放を提供すると考えられる.MaceとRabinsの著書(原題:The 36 Hour Day)は認知症についての便利な手引き書である.

表16-5 抗認知症薬一覧

一般名	商標	用量範囲(mg/日)
ドネペジル	アリセプト®	5～10
ガランタミン	レミニール®	8～24
メマンチン	Namenda(**本邦ではメマリー**®)	10～20
リバスチグミン	イクセロン®	1.5～6
tacrine	Cognex®(**本邦未発売**)	40～160

⚠ 認知症と軽度認知障害の臨床的留意点

1. 自宅・ケア施設のどちらでも，刺激が少ない環境のほうが，多い環境よりも好ましい反応を示す．
   - 認知症患者は知覚刺激処理に問題があり，すぐに情報に圧倒されてしまう．
2. 生活の一貫性と日課は，錯乱と焦燥を軽減するために重要である．
3. 家族は認知症患者の介護に圧倒されていることがある．そこで医師は，
   - 家族に自助グループへの参加を促す．
   - 参考書籍を薦める
   - 対峙的かつ批判的発言を減少させるよう家族カウンセリングを行う．
4. 患者の入院が必要となると，家族は不可避に罪悪感を感じるため，それを傾聴するなど家族への心理的サポートが必要になる．
5. 抗認知症薬は認知機能の悪化の速度を緩めるかも知れないが，改善させることはない．特に軽症例（軽度認知障害）に有効である．併存したうつ状態は抗うつ薬に反応し，興奮や精神病症状は第二世代抗精神病薬に反応する場合がある．
   - SSRIをうつ状態に使用すること．
   - 抗コリン副作用による認知機能障害ないしせん妄が生じるため，低力価定型抗精神病薬の使用は避けること．
   - （ハロペリドールなどの）高力価抗精神病薬は一般的に安全であるが，薬物性パーキンソニズムの出現に注意する必要があることを念頭に，慎重に使用する．
   - 第二世代抗精神病薬も死亡率増加のリスクとなる可能性がある．
   - 長期の行動マネジメント，炭酸リチウム，バルプロ酸，カルバマゼピン，ほかの薬物療法などが試みられてきたが，評価はいまだ定まっていない．
   - 就寝前投与量のトラゾドンが夜間不穏を軽減するために有用かもしれない．

セルフアセスメント問題集

Q1 認知症（DSM-5）と軽度認知障害（DSM-5）の相違点を述べよ．
6種類の神経認知領域とは何か？
Q2 せん妄と認知症の類似点は何か．相違点は何か．
Q3 神経認知障害の医学的精査に必要なことを述べよ．
Q4 アルツハイマー病とは何か．病理組織所見上の特徴を述べよ
Q5 認知症のさまざまな原因を列挙せよ．
Q6 アルツハイマー病と前頭側頭型認知症の相違点を論述せよ．
Q7 仮性認知症について論述せよ．その徴候と症状を述べよ．
Q8 プリオンとは何か？ クロイツフェルト－ヤコブ病について述べよ．
Q9 ハンチントン病による神経認知障害の認知面および行動面の症状を述べよ．
Q10 正常圧水頭症の「3主徴」とは何か？
Q11 ウェルニッケ脳症について述べよ．ウェルニッケ－コルサコフ症候群との関係について説明せよ．その治療法について述べよ．
Q12 抗認知症薬について論述せよ．提唱される作用機序を述べよ．
その他，認知症に推奨される治療について述べよ．

第17章

パーソナリティ障害群
Personality Disorders

All is caprice, they love without measure those whom they will soon hate without reason.

Thomas Sydenham

すべて気まぐれに，瞬く間に理由もなく憎むことになる相手を，過度に愛する人々…

——トーマス・シデナム

　不適応型の性格特徴の存在は，カインがアベルを殺した昔から気づかれていた．古代ギリシャでは，ヒポクラテスが現在も認められている多くの精神疾患を観察し分類している．そこにはパーソナリティ障害という診断カテゴリーが含まれていなかったが，「土」・「空気」・「火」・「水」という4つの元素を具現化していると信じられていた4種類の気質（Temperament）が記載されていた．すなわち，楽観的な多血質，短気な胆汁質，陰鬱な黒胆汁質（メランコリック），鈍重な粘液質の4種である．この単純な気質の分類は20世紀になるまで使用された．事実，ドイツの精神科医クレペリンは，躁うつ病患者および躁うつ病の類縁疾患であるうつ病，軽躁病，イライラした患者の性格を，メランコリック，多血質，胆汁気質という用語でそれぞれ記載した．

　パーソナリティのさまざまなタイプを一覧にする正式な試みは，1952年のDSM-Iの作成に始まり，そこには7種類の異なったパーソナリティ障害が分類されていた．1980年のDSM-Ⅲからは，臨床研究的な観察の結果に対応した新規に作成された数種の類型を加えて，パーソナリティ障害の診断基準は11種になった．パーソナリティ障害のリストはDSM-Ⅳにおいて10種類に削減され，DSM-5での変更はなかった（表17-1）．さらに，「他の医学的疾患によるパーソナリティ変化」という診断が，医学的疾患（腫瘍，卒中，頭部外傷など）によりパーソナリティの変化が生じた場合に使用できるようになった．また明らかなパーソナリティ障害であるが，より詳細な診断基準を満たさない場合や，DSM-5では採用されていないタイプのパーソナリティ障害（例えば，未熟なパーソナリティ障害）などに使用できる残遺的カテゴリーも準備されている．

　パーソナリティ障害とは，その人が所属する文化から予測するには著しく逸脱した，生活の全領域に及び柔軟性のない，青年期から成人早期に始まる，意味のある苦痛と生活への障害を及ぼすような内的体験と行動の持続的様式のことであると定義される．原則として，パーソナリティ障害は長期的な言動を反映しているのであって，病気のエピソードとして限定されるものではない．例えば，抑うつエピソードの間に一過性の人格変化を示した患者に対しては，パーソナリティ障害と診断されることはない．

　10種類のパーソナリティ障害は3群に分類される．各群は現象学的に類似した問題により特徴づけられているか，診断基準が互いに重複するパーソナリティ障害よりなる．

- A群は風変わり（エキセントリック）なパー

表 17-1　DSM-5 パーソナリティ障害群

A 群パーソナリティ障害(「風変わり / 奇妙」な障害)
　猜疑性パーソナリティ障害 / 妄想性パーソナリティ障害
　シゾイドパーソナリティ障害 / スキゾイドパーソナリティ障害
　統合失調型パーソナリティ障害
B 群パーソナリティ障害(「演技的」な障害)
　反社会性パーソナリティ障害
　境界性パーソナリティ障害
　演技性パーソナリティ障害
　自己愛性パーソナリティ障害
C 群パーソナリティ障害(「不安」な障害)
　回避性パーソナリティ障害
　依存性パーソナリティ障害
　強迫性パーソナリティ障害
他の医学的疾患によるパーソナリティ変化
他の特定されるパーソナリティ障害
特定不能のパーソナリティ障害

ソナリティ障害を含み，猜疑性，シゾイド，統合失調型の各パーソナリティ障害よりなる．これらは，認知(例えば猜疑心)，自己表現(奇妙な話し方など)，対人関係(隠遁など)の異常が広範囲に及ぶパターンによって特徴づけられる．

- B 群は演技的なパーソナリティ障害，すなわち，境界性，反社会性，演技性，自己愛性の各パーソナリティ障害よりなる．これらは，社会的規範や他者の権利(犯罪行為など)の侵害，衝動行為，過度の情動反応，誇大性，「行動化(アクティングアウト)」(かんしゃく，自傷行為，怒りの爆発)などの広範な広がりのパターンから特徴づけられる．
- C 群は不安が目立つパーソナリティ障害，すなわち回避性，依存性，強迫性の各パーソナリティ障害を含む．これらは，社交，分離，制御への欲求について異常な恐怖の広範なパターンにより特徴づけられる．

　DSM 的なアプローチは実臨床を反映しておらず，患者の治療に役立たないと信じる医師や心理療法家は多い．これらの専門家は患者のパーソナリティ傾向を正常から重度の異常の一連の尺度に位置づけるような次元的(dimensional)なアプローチを好む．中でもエビデンスに基づく統計的アプローチを用いるパーソナリティ理論の専門家の間では，パーソナリティの個人差の主要な部分は，4 ないし 5 種類の性格特徴から記述できるという共通理解が得られつつある．最も有名な図式では，その性格特徴は，1)外向性，2)協調性，3)勤勉性，4)神経症的傾向，5)開放性の各特性である．「神経症的傾向(原文：neuroticism)」の意味は，自信に乏しく，自分のことが気になり，感情的で，神経が張り詰めているということである．

　次元的評価モデルは多くの利点があるが，使用が煩雑で時間がかかり過ぎる．DSM-5 へと至る過程で，パーソナリティ障害の改訂を担当した委員会は，5 つの広範なパーソナリティ特性領域よりなる次元的な評価と，25 種類の特性側面の下位分類を提案した．そのモデルは多くの研究者から複雑だとみなされ，DSM-5 の診断基準セクションでは採用されなかった．しかし，DSM-5 のセクション Ⅲ「新しい尺度とモデル」の部分で読むことができ，医師や研究者は，それを使用および研究することができる．

■ 疫学

　疫学的調査によって，一般人口におけるパーソナリティ障害の有病率は高く，1 つ以上の

パーソナリティ障害と診断される者は，9〜16％と高率であることが示されている．精神科患者におけるパーソナリティ障害の有病率はそれを大きく上回っている．30〜50％の外来患者がパーソナリティ障害と診断されるとする報告もあるが，ただし，評価対象となる精神疾患により，併存するパーソナリティ障害の頻度とタイプには相違が認められる．例えば，ある研究によると，うつ病の51％，GADの64％，パニック障害の56％にパーソナリティ障害の併存が認められた．囚人はパーソナリティ障害の有病率がより高い．

パーソナリティ障害のタイプによって頻度に男女差がある．反社会性パーソナリティ障害は男性に多いが，境界性パーソナリティ障害，演技性パーソナリティ障害，依存性パーソナリティ障害は女性に多い．その他（シゾイド・統合失調型・強迫性パーソナリティ障害）は男女差がない．若年であることはパーソナリティ障害のリスクであり，有病率は加齢とともに低下する．パーソナリティ障害の他の一般的リスク要因として，低学歴と社会経済的地位の低さがある．物質乱用（アルコールとドラッグ）や喫煙は，パーソナリティ障害のない個人より，パーソナリティ障害を伴う個人に多く認められる特徴である．

パーソナリティ障害は思春期に始まり，成人早期に完成される．その後に現れるパーソナリティ変化は，主要な精神疾患への罹患（統合失調症の初期など），神経認知障害，身体疾患や物質の作用による精神疾患を強く示唆する．DSM-5では，18歳未満の場合にパーソナリティ障害と診断するために，非適応的なパーソナリティ特性が少なくとも1年間持続していることを要請している．この要請の例外は，反社会性パーソナリティ障害であり，年齢制限も特別（18歳未満には診断されない）であり，特定の小児期の行動が成人後の特徴と矛盾せずに存在していることも要求される．ほかのパーソナリティ障害の診断基準には小児期・思春期の特別な条件はないものの，感情的不安定や衝動性など行動上の前駆症状は，幼小児期にさかのぼることが可能であることを研究は支持している．さらに，小児期・思春期の性格上の病理は，成人後の不適応とパーソナリティ障害の発症を予想させる要因である．

パーソナリティ障害は個人や社会に甚大な被害をもたらし，社会的・対人関係的・職業的な各種問題と結び付いていることが多い．家族生活，結婚，学力や職場適応も障害される．失業，ホームレス，離婚，一家離散，家庭内暴力，薬物乱用の発生率も高い．これらの問題から，病院などの利用率（救急外来受診や入院など）と事故による負傷率が非常に高くなる．全体的に，パーソナリティ障害の人は自殺や事故により早死にする危険が高い．自殺のリスクはうつ病と同程度である．

一般的には，パーソナリティ障害は変化せず持続的であると考えられてきたが，近年いくつかの追跡調査によると，より目立たず，複雑な経過を辿ることが示された．異なる長さの追跡調査期間中に，パーソナリティ障害の診断基準を満たす割合は低下する傾向が認められたが，それでもなお，多くは対人関係や職業，その他生活上の問題を抱え続けていた．例えば，ある大規模調査では，5か所，668人の経過が追跡された．2年後までに，最初に統合失調型，境界性，回避性，強迫性の各パーソナリティ障害の診断基準を満たした個人の約40％はいまだ診断を満たしていた．最初の適応度が最低レベルにあった個人は，追跡後も適応度が最低にとどまっていた．この研究によって，パーソナリティ障害の患者の多くは歳をとると徐々に症状が軽快し，寛解に至るものもあるが，その多くは生活の重要な領域での適応度が低くとどまるであろうという，長年，精神科医が真実であろうと思い描いていたことを実際に確認させる結果となった．反社会性パーソナリティ障害や境界性パーソナリティ障害に関しては，この現象は「バーンアウト（燃え尽き）burnout」と呼ばれてきたもので，この用語は，まるで白熱灯が燃え尽きるまで徐々に暗くなり続けるように，こ

れらのパーソナリティ障害に伴う混乱が時間をかけて終息していくことを示唆している．どのような症状が重症度を減じるかは推察の域を出ないが，少なくとも境界性パーソナリティ障害に関して，衝動性は軽症化する症状の1つの例であろう．追跡調査によると，ほかの精神疾患と同様に，パーソナリティ障害も，しばしば重要な生活上の出来事を反映して，長期経過中にその重篤度が変動する傾向が認められることも示されている．

パーソナリティ障害患者のほぼ全員が1つ以上の精神疾患を併発しており，うつ病の併存が最も多い．その他，気分障害，不安症，物質使用，摂食障害は，パーソナリティ障害の患者に高頻度に併存する．パーソナリティ障害を併存することは多く，1つのパーソナリティ障害を満たすものは，別のパーソナリティ障害の診断基準も満たすことが稀ではない．すでに述べたが，唯一のパーソナリティ障害の診断基準だけを満たす「純粋」なケースというものは少ない．

パーソナリティ障害の併存は，精神障害の経過と予後に影響する．例えば，パーソナリティ障害を併存しているうつ病患者は，より若く，女性であり，不安定な結婚歴をもち，うつ病発症の契機となるストレス因を有し，深刻ではない自殺企図の既往などを伴っていることなどが多い．うつ病，パニック症，強迫症で示されたように，パーソナリティ障害の併存は，併存精神障害の治療抵抗性と関連することが多いために重要である．

■ 病因

パーソナリティ障害の発症に関与する可能性があるさまざまな病因が提唱されてきた．精神分析家は長きにわたり，人生早期の出来事が原因であることと，適切なステージを経て進行するはずの性的心理的発達が失敗した場合にパーソナリティ障害が生じると主張してきた．実際に，DSM-5のパーソナリティ障害のなかにも，フロイトやその他の分析家によって，口唇期・肛門期・男根期の性格に由来する性格として記載されているものがいくつかある．口唇期への固着は，要求がましく依存的な行動が特徴的なパーソナリティ（すなわち，依存性パーソナリティ障害）に至ると考えられた．肛門期への固着により，強迫的，硬直的，感情的冷淡などを特徴としたパーソナリティ（すなわち，強迫性パーソナリティ障害）になるとも考えられてきた．男根期への固着は，浅薄で親密な関係をもつことができない（つまり，演技性パーソナリティ障害）性格を引き起こすと信じられてきた．事実，このような広義の性格類型は，前述のパーソナリティ障害の5因子モデルともいくらかの相関を示すが，パーソナリティ障害が人生早期の発達的固着と関連していることを示す証拠は存在しない．

研究で得られた証拠から，児童虐待や不適切な養育などが，パーソナリティ障害一般のリスク因であることと，おそらく境界性と反社会性パーソナリティ障害に特異的なリスクであることが示されている．人生初期に生じたトラウマは，人への信頼関係と親密さの構築を困難にしていると考えられる．家庭内暴力，離婚，別居，両親からの虐待などが認められる幼小児期の家庭環境もまた，パーソナリティ障害へと発展するリスクに寄与しているようである．

遺伝的要因もパーソナリティ障害の一部を説明するに有用である．家族研究，双生児研究，養子研究によると，統合失調型パーソナリティ障害は遺伝的に統合失調症と関連がある．家族研究と養子研究により，境界性と反社会性の各パーソナリティ障害の病因として強い遺伝的要因の関与が確認されている．ほかのパーソナリティ障害に対する遺伝性に関する証拠は少ない．性格の基本的な尺度（例えば，冷淡，親密さの欠如など）が正常からの程度としての偏りとして遺伝することを示す証拠がある．

パーソナリティ障害の神経生物学は，現在精力的に研究されている．統合失調型パーソナリティ障害は円滑（性）追跡眼球運動（smooth pursuit eye movement）の欠損や遂行機能検査

で検出される異常，さらにCTスキャンでの側脳室-大脳比の増加との関連が示された．セロトニン神経伝達の異常は境界性および反社会性の両パーソナリティ障害に共通の衝動行為や攻撃的行動と関連づけられた．一般的に，反社会的な人物は，安静時の徐脈，皮膚の低コンダクタンス，事象関連電位の振幅増加を示す．この結果は，そのような人物では，自律神経の興奮が慢性的に抑制されており，そのために潜在的に危険な状況を求めることで自律神経系の活動をより適切なレベルへ導いている可能性を，ある程度，示唆している．

脳の形態的および機能的な異常は，境界性と反社会性の両パーソナリティ障害と関連づけられてきた．機能的には，PETにより前部帯状回を含む前頭前野の代謝の変化が示された．また，前頭葉と前頭葉眼窩部の体積減少も報告されている．反社会性パーソナリティ障害のある研究は前頭葉灰白質の減少を報告する一方，別な研究は精神病質的（サイコパス的な）犯罪者では，感情を処理する特異的な異常も同定されている．fMRIの結果，そのような犯罪者の，重要な辺縁系構造内には，感情に関連した反応が生じないこと，および，前頭葉側頭葉内の活動の増加が認められた．これらの脳領域は気分と行動を制御することを支えているため，衝動的興奮や感情的不安定はこの領域の機能の異常に由来しているかもしれない．

文化的要因により，パーソナリティ障害の発症，および，その表現は影響を受ける可能性がある．このことを裏づける最良の証拠は，台湾，中国，日本では反社会性パーソナリティ障害の率が極端に低いということを示した比較文化的研究から得られた．おそらく，東アジア文化の家族構成が，家族の一体化を高いレベルに維持するに役立っているからかも知れない．同様に，ユダヤ系家庭にも反社会性パーソナリティ障害の発生率は低く，これもユダヤ系の強い家族構造に起因していると推定されている．しかし同時に，これらの家族に共通の抑制的文化はC群のパーソナリティ障害の多さと関連している可能性がある．

■ 診断

パーソナリティ障害の患者は，自身の非適応的な性格特徴のために多くの困難が生じていることへの洞察がほとんど欠如しており，それゆえ，他者をトラブルの元凶であるとみなす傾向がある．このため，パーソナリティ障害であることだけを理由に自ら援助を求めることは稀である．患者自身が引き起こす継続的トラブルの結果，すなわち慢性のうつ状態，仕事の効率の悪さ，対人関係上の困難などの問題への助けを求める場合のほうが多い．患者の継続的問題の発生に，患者の非適応的なパーソナリティの特性がどのように関与しているのか，患者本人が理解できるように支援することが，医師の務めとなる．そして，医師は，その人の生活場面の困難の発生の元凶となっている本人の非適応的な性格を修正する新たな技法の習得を支援することが可能となる．

パーソナリティ障害の診断には，徹底した生育歴や経歴の聴取と慎重な精神的現在症の評価が必要である．構造化面接や自己記入式質問票を診断の補助として使用することもできるが，それらは主に研究用である．より典型的には，医師の診察によりパーソナリティ障害でありそうだという結論に至ることが多い．パーソナリティ障害が疑われた場合，医師は患者にパーソナリティ障害に認められることの多い症状の有無を確認する必要がある．パーソナリティ障害が明らかになる契機の1つは，患者の最近の問題と患者の生活歴がしばしばもつれあう場合であることを目の当たりにしてきた．

他の精神疾患や問題行動などと同様，患者の生活歴，現病歴がパーソナリティ障害を診断するために最重要の基礎である．医師にとって初期の目標は，なるべく立ち入った質問をせずにパーソナリティ障害の程度を把握することである．その後，患者の態度と行動に応じてより詳細かつ特定の質問するようにするほうがよい．

全般的なスクリーニングの目的で，対人関係，自己評価，仕事，感情・衝動の制御，現実見当識などの項目についての質問をしてみてもよい．以下のような質問が推奨される．

- たまに，数日間，気分が不安定になることがありますか．
- 人から注目されないと，どんな気持ちになりますか．
- 今すぐに，欲しい物を手に入れたいと執着することは多いですか．
- 特定の友人や同僚が，本当は裏切るのではないか，信用できないのでないかと心配していますか？
- 他人の前で間違ったことを言ってしまうのではないかと心配ですか．
- 嫌われてしまうことが心配で，人と知り合うことを避けることが多いですか．

初期の印象診断が確立した後は，疑われるパーソナリティ障害の中核的特徴に沿った詳細な質問が可能となる．ほかのパーソナリティ障害の特徴が重複することもあるため，質問事項がかなり広範囲に及ぶこともある．

パーソナリティ障害が疑われるが本人が自分の不適応的な性格特徴を否定する，またはそれに無自覚な場合は，ほかから入手した情報が役立つことがある．反社会性パーソナリティ障害の患者は違法行為を否定し，その重大性を軽視することがある（「奴が襲われるのは当然だろ！」など）．家族や親類，警察，保護観察官などからの情報が，問題行動の程度と広がりを確認することに役立つ．また，情報提供者の存在は，今回の行為は患者の長期間に及ぶ生活習慣に特徴的なものであるかどうか，あるいは，患者の対人関係問題が繰り返し発生する理由となる程度に，その性格に重度の問題があるかどうかを判断する手助けとなる．もちろん，守秘義務は遵守する必要があり，情報提供者とは患者の同意のもとにのみ連絡を取ることができる．

パーソナリティ障害の診断を勇み足でしてはならない．うつ病の患者は社交不安や他者への依存を示すことが多いが，それはうつ病の治療が成功したら自然に消退・消失するものである．このことから，特にうつ病など，正常人格を一時的に歪め，元来のパーソナリティを誇張する可能性のある精神疾患を併存している場合，診断は慎重を要する．パーソナリティ障害と確定診断するために長期間の観察が必要になる患者もいる．

パーソナリティ障害は，正常なパーソナリティのバリエーションと区別する必要がある．ちょっと奇妙な，または独特なパーソナリティを有する人は多いが，障害というレベルに到達することは稀である．区別の鍵は，問題とされる性格特性が，臨機応変を欠く，非適応的，生活の複数の局面で苦痛と機能障害を引き起こしていることなどを満たすレベルであるか否か，である．多くの人は，変化する状況に適応することを学習し，経験から学ぶ．パーソナリティ障害の患者はしばしば，結果にかかわらず非適応的な行動パターンに固執する．特定の性格特徴がある社会では正常，別な社会では異常とみなされることがあることから，文化的背景によってパーソナリティ障害の診断が影響を受ける可能性にも医師は注意を払わなくてはならない．例えば，ある社会では魔法や魔術を信じることが広く観察され文化的に受け入れられているが，現代の米国社会ではそのような確信は統合失調型パーソナリティ障害と関連した魔術的思考と見なされる可能性がある．

■ 治療

さまざまなパーソナリティ障害の治療について一般化して述べることはできない．まず，10種類のパーソナリティ障害のうち，特別な治療が推奨されるほど十分に研究されたものは，1つもない．このことは，以下の推奨される治療の多くが臨床経験に基づいていて，エビデンスの検討が十分ではないことを意味している．次に，これらパーソナリティ障害群は，相互に随分と大きな隔たりがあり，あるパーソナリティ障害について推奨される治療は，またほかの

パーソナリティ障害については推奨されないということがある．具体例として，回避性パーソナリティ障害の患者は極端な不安と制止を伴っているが，逆に，境界性パーソナリティ障害の患者は怒り，情動不安定，衝動性に問題を抱えている．よく言われてきた，パーソナリティ障害が治療により改善されるはずがないという推論に反して，追跡調査を再検討した結果，治療はかなり有効であることが示された．

パーソナリティ障害の治療は，薬物療法と心理的介入の2つに分けられる．過去数十年にわたるパーソナリティ障害に対する薬物療法研究が行われたにもかかわらず，うつ病や統合失調症など主要な精神疾患と比較してその進歩は遅々としたものであった．いまだ，パーソナリティ障害に対して，FDAから承認された治療薬は，ただの1つもない．さらに，(境界性パーソナリティ障害のように)広く研究されたパーソナリティ障害もあるが，(演技性パーソナリティ障害のように)全く研究されていないパーソナリティ障害もある．精神療法(主に個人療法と集団療法)についても事情は同様である．境界性パーソナリティ障害は活発に研究されて，現在，治療上のエビデンスが認められている精神療法がいくつかあるが，一方で，シゾイドパーソナリティ障害は実質的に全く研究されていない．パーソナリティ障害に対する家族療法，夫婦(カップル)療法などほかの心理療法は，あまりにも情報量の少ないことから，その治療を手放しで推奨することは難しい．

■ DSM-5 パーソナリティ障害群

● A群パーソナリティ障害

▶ 猜疑性パーソナリティ障害／妄想性パーソナリティ障害 paranoid personality disorder

妄想性人格(パラノイド)は，20世紀初頭にアドルフ・マイヤー Adolf Meyer によって最初に記載された．猜疑性パーソナリティ障害の患者は，常に疑い深く，他人を信用せず，他者をあえて過度に注意深くさせ不意に人を欺くよう仕向けることで自らの猜疑的な預言を満足させる人々である(17-1)．明らかな妄想は認められない．猜疑性パーソナリティ障害の患者が治療に訪れることは稀であり，その主な理由は恐らく，医師や心理療法家を含む他者を全般的に信用しないためであろう．有病率は一般人口の1～4％と推定されている．患者が気分障害や不安症の治療のために受診するときに，このパーソナリティ障害が気づかれることが時々ある．

診断および患者の主要な問題の治療とはまた

17-1 猜疑性パーソナリティ障害／妄想性パーソナリティ障害のDSM-5診断基準

A. 他人の動機を悪意あるものと解釈するといった，広範な不信と疑い深さが成人期早期までに始まり，種々の状況で明らかになる．以下のうち4つ（またはそれ以上）によって示される．
　(1) 十分な根拠もないのに，他人が自分を利用する，危害を与える，またはだますという疑いをもつ．
　(2) 友人または仲間の誠実さや信頼を不当に疑い，それに心を奪われている．
　(3) 情報が自分に不利に用いられるという根拠のない恐れのために，他人に秘密を打ち明けたがらない．
　(4) 悪意のない言葉や出来事の中に，自分をけなす，または脅す意味が隠されていると読む．
　(5) 恨みをいだき続ける(つまり，侮辱されたこと，傷つけられたこと，または軽蔑されたことを許さない)．
　(6) 自分の性格または評判に対して他人にはわからないような攻撃を感じ取り，すぐに怒って反応する，または逆襲する．
　(7) 配偶者または性的伴侶の貞節に対して，繰り返し道理に合わない疑念をもつ．

B. 統合失調症，「双極性障害または抑うつ障害，精神病性の特徴を伴う」，または他の精神病性障害の経過中にのみ起こるものではなく，他の医学的疾患の生理学的作用によるものでもない．
　注：統合失調症の発症前に基準が満たされている場合には，「病前」とつけ加える．すなわち，「猜疑性パーソナリティ障害(病前)」．

別に，医師は支持的な態度を維持し，オープンかつ正直に，しかも敬意をもって忍耐強く患者の不満や譴責に耳を傾けることに，注意を払う必要がある．ラポールが形成されれば，患者の誤解についてまた別な考え方があることを患者に示唆することが可能となる．患者は集団療法の中で他者の発言や状況を誤解しやすく，集団療法は避けるべきである．抗精神病薬は猜疑心を弱くすることに役立つかもしれないが，その効果を評価する研究はなされていない．

▶ シゾイドパーソナリティ障害 / スキゾイドパーソナリティ障害
schizoid personality disorder

「シゾイド（英語読みはスキゾイド）」という用語は，元来，統合失調症患者の病前の対人的没交渉や統合失調症患者の近親者の奇妙さを表現するために使われてきた．1980年のDSM-Ⅲにおいて，シゾイドパーソナリティ障害の概念はより具体的に狭い意味に用いられるようになった．シゾイドパーソナリティ障害の診断は，対人関係を構築する能力に著しい欠陥をもつ，他者に意味のある反応を返せない個人に限定された（17-2）．以下は，同パーソナリティ障害の特徴をよく示している自験例である．

症例

マイケルは，24歳の男性で，自分の頭部へ拳銃を発砲して負った外傷の治療が終了した後に，精神科入院病棟へ移送されてきた．銃弾は頭皮を削り取ったが脳外傷には至らなかった．家族によると，自分を撃つ数週間前から抑うつ的であったという．転院後，彼は，抑うつ的ではないと言い，自分が入院する意味はないと確信していた．

マイケルは親戚からシャイであると常に思われてきたうえ，社交的にも孤立し，彼の家族が知る友人は皆無だった．学業成績は振るわず，高校を中退している．デートしたこともなく，自慰行為以外に性的関心をもたなかった．マイケルは家族の誰とも感情的に親密でないことを認め，年老いた父親と同居していたにもかかわらず，父との関係を述べるときになんら関心も愛着も示さなかった．知能は平均レベルにあったものの，就労を続けることはできず，当時も無職だった．外出を好まず，テレビを見るか，TVゲームをしていた．運転免許取得を考えたこともなかった．

彼は自分の問題がエピソード的なうつ病であるとみなしていた．彼が社会的孤独や感情的隔絶を訴えることも，これらがパーソナリティ障害を基盤に出現することも認めることはなかった．自分の生活を変えることを拒否し，精神療法のための紹介も断った．

この症例のように，シゾイドパーソナリティ障害の患者は親密な交友をもたず，単独行動する．強烈な感情を体験することは稀で，他人と性的関係をもちたいとは望まず，称賛や批判にも無関心で，感情的に制限されている．

このパーソナリティ障害の有病率は一般人口

17-2 シゾイドパーソナリティ障害 / スキゾイドパーソナリティ障害のDSM-5診断基準

A. 社会的関係からの離脱，対人関係場面での情動表現の範囲の限定などの広範な様式で，成人期早期までに始まり，種々の状況で明らかになる．以下のうち4つ（またはそれ以上）によって示される．
　(1) 家族の一員であることを含めて，親密な関係をもちたいと思わない，またはそれを楽しいと感じない．
　(2) ほとんどいつも孤立した行動を選択する．
　(3) 他人と性体験をもつことに対する興味が，もしあったとしても，少ししかない．
　(4) 喜びを感じられるような活動が，もしあったとしても，少ししかない．
　(5) 第一度親族以外には，親しい友人または信頼できる友人がいない．
　(6) 他人の賞賛や批判に対して無関心に見える．
　(7) 情動的冷淡さ，離脱，または平板な感情状態を示す．

B. 統合失調症，「双極性障害または抑うつ障害，精神病性の特徴を伴う」，他の精神病性障害，または自閉スペクトラム症の経過中にのみ起こるものではなく，他の医学的疾患の生理学的作用によるものでもない．
　注：統合失調症の発症前に基準が満たされている場合には，「病前」とつけ加える．すなわち，「シゾイドパーソナリティ障害（病前）」．

の3～5%である．精神科的治療を求めることもないため臨床的に遭遇することは比較的稀である．シゾイドパーソナリティ障害が気づかれるのは，一般に，併存したうつ病などのためである．患者は病識がなく，個人精神療法が必要であるという動機も欠いていることが多く，伝統的な集団療法に対しては恐れをなすと予測される．シゾイドパーソナリティ障害はある種のデイプログラムや地域メンタルヘルスセンターとしばしば連携している外来センターなどに向いているのかもしれない．患者が社交的接触に強い欲求を表す場合は，回避性パーソナリティ障害がより適切な診断である可能性がある．

▶ 統合失調型パーソナリティ障害
schizotypal personality disorder

統合失調型パーソナリティ障害という診断はDSM-Ⅲの開発中にまとまったものである．研究者は，統合失調症の患者の血縁者には統合失調症様の一連の特徴があることに気づいたのである．統合失調型パーソナリティ障害は現在，統合失調型障害，統合失調感情障害などを含む障害とならんで統合失調症スペクトラムの一角をなしているとみなされるようになった．

統合失調型パーソナリティ障害は，独特な行動パターン，奇妙な発言と思考，異常な知覚体験などが特徴的である．社会的に孤立していることが多く，「魔術的」思考，軽度のパラノイア，不適切な，または収縮した感情変化，社交不安を伴っている(17-3)．

疫学調査により統合失調型パーソナリティ障害の有病率が4～5%であることが示されており，性差は認められなかった．気分障害，物質使用障害，不安症との併存率が高い．

疎外感や孤独，被害的傾向や猜疑心など，パーソナリティ障害そのものに由来する症状を主な理由として，治療を求めることが多い．探求的な精神療法や，各種の集団精神療法は，患者に過剰な恐怖を与える可能性がある一方，生活技能訓練（SST）が役立つことがある．治療の目標は，どのような行動が他人に奇妙に映るかを気づかせ，他者とより生産的で満足できる関係を築くことに役立つような生活技能のレパートリーを身につけることの支援である．

十分に研究されていないが，抗精神病薬が処方されることがある．第二世代抗精神病薬（例えば，リスペリドン，1～6 mg/日，または，オランザピン，5～20 mg/日など）は内服しや

17-3 統合失調型パーソナリティ障害のDSM-5診断基準

A. 親密な関係では急に気楽でいられなくなること，そうした関係を形成する能力が足りないこと，および認知的または知覚的歪曲と風変わりな行動で特徴づけられる，社会的および対人関係的な欠陥の広範な様式で，成人期早期までに始まり，種々の状況で明らかになる．以下のうち5つ（またはそれ以上）によって示される．
　(1) 関係念慮（関係妄想は含まない）
　(2) 行動に影響し，下位文化的規範に合わない奇異な信念，または魔術的思考（例：迷信深いこと，千里眼，テレパシー，または"第六感"を信じること；子どもおよび青年では，奇異な空想または思い込み）
　(3) 普通でない知覚体験，身体的錯覚も含む．
　(4) 奇異な考え方と話し方（例：あいまい，まわりくどい，抽象的，細部にこだわりすぎ，紋切り型）
　(5) 疑い深さ，または妄想様観念
　(6) 不適切な，または収縮した感情
　(7) 奇妙な，風変わりな，または特異な行動または外見
　(8) 第一度親族以外には，親しい友人または信頼できる人がいない．
　(9) 過剰な社交不安があり，それは慣れによって軽減せず，また自己卑下的な判断よりも妄想的恐怖を伴う傾向がある．

B. 統合失調症，「双極性障害または抑うつ障害，精神病性の特徴を伴う」，他の精神病性障害，または自閉スペクトラム症の経過中にのみ起こるものではない．
　注：統合失調症の発症前に基準が満たされている場合には，「病前」とつけ加える．すなわち，「統合失調型パーソナリティ障害（病前）」．

すく，強い不安，被害的傾向，患者の常軌を逸した知覚体験などを軽減することに役立つ可能性がある．

● B群パーソナリティ障害
▶ 反社会性パーソナリティ障害
antisocial personality disorder

「反社会性パーソナリティ障害」は200年以上も前から臨床的に認識されてきた．反社会性のある患者は通常，小児期に素行症の診断を満たす問題行動(取り巻きとの喧嘩，大人との軋轢など)を過去に伴っていると言われる．その点で，放火と残虐行為(動物やほかの子どもへの)の2種類の行為は，極めて気がかりな意味をもつ．反社会的な青年が成年すると，年齢相応の責任を求められることを反映して，仕事を実直に遂行できないことや家族への虐待など，別種の問題が生じてくる．無責任，無謀な行動，理由のない激怒なども問題として目立つようになる．犯罪行為，病的虚言，偽名の使用などもこのパーソナリティ障害を特徴づける(17-4)．結婚生活では，不安定さや配偶者への精神的肉体的虐待が突出することがある．また，別居や離婚は日常茶飯事である．

以下の症例は著者らの病院で治療された患者であり，反社会性パーソナリティ障害により生ずる，一生涯にわたる困難を描き出している．

症例

ラッセルは18歳で，反社会的な行為の評価を目的に入院した．小児期前半の家庭は，壊滅的で虐待に満ちていた．アルコール使用障害の父は5度結婚して，ラッセルが6歳時に家を出て行った．実母は服役経験があり，しかも彼を育て続けることができなかったために，ラッセルは8歳時に養子になるまで施設に預けられた．

幼い頃から，彼には犯罪的傾向がはっきりとあった．嘘をつき，ゲームでは卑怯な手を使い，万引きをし，母の財布からお金を抜き取ることがあった．繰り返される法律違反のため，16歳からの2年間，少年院に送致，収容された．少年院でも，他の少年を剃刀の刃で切りつける事件を起こした．性体験は周囲のものよりも早く，少年院を出ると複数の性的パートナーをもった．

知能指数(IQ)は112であった．16日目に退院し，矯正不能と考えられた．個人療法・集団療法の試みに全く協力する姿勢を見せることはなかった．

その後の30年間の彼の記録が残されている．偽名を使って，荒廃した中西部の小さな町に住んでいた．48歳の現在，外見は不健康で，落ちぶれた格好をしている．20回以上逮捕されたことと，殺人未遂，拳銃強盗，飲酒運転などの犯罪に課された5回の重罪判決を事実だと認めた．収監されて

17-4 反社会性パーソナリティ障害のDSM-5診断基準

A. 他人の権利を無視し侵害する広範な様式で，15歳以降起こっており，以下のうち3つ(またはそれ以上)によって示される．
　(1) 法にかなった行動という点で社会的規範に適合しないこと．これは逮捕の原因になる行為を繰り返し行うことで示される．
　(2) 虚偽性．これは繰り返し嘘をつくこと，偽名を使うこと，または自分の利益や快楽のために人をだますことによって示される．
　(3) 衝動性，または将来の計画を立てられないこと
　(4) いらだたしさおよび攻撃性．これは身体的な喧嘩または暴力を繰り返すことによって示される．
　(5) 自分または他人の安全を考えない無謀さ
　(6) 一貫して無責任であること．これは仕事を安定して続けられない，または経済的な義務を果たさない，ということを繰り返すことによって示される．
　(7) 良心の呵責の欠如．これは他人を傷つけたり，いじめたり，または他人のものを盗んだりしたことに無関心であったり，それを正当化したりすることによって示される．

B. その人は少なくとも18歳以上である．

C. 15歳以前に発症した素行症の証拠がある．

D. 反社会的な行為が起こるのは，統合失調症や双極性障害の経過中のみではない．

いた期間は合計すると 17 年以上に及んだ．刑務所では，実母の助けにより脱獄し，その後，実母と性的関係に及んだ．脱獄の 2 か月後に再度収監された．直近の収監は昨年で，公衆の場面での泥酔と単純な暴行によるものであった．

アルコールの解毒のために少なくとも 9 回の入院歴があり，これを記録している年にも入院をしている．マリファナ，アンフェタミン，鎮静薬，コカイン，ヘロインの使用歴があるという．

職歴は，生涯一度も通常のフルタイム勤務をした経験がない．どの職も最長でも，60 日間で退職している．現在，生活費を稼ぐ目的のため自分のガレージで車の板金塗装修理を生業にしてはいるが，すでに数か月間も稼働していない．6 つの州に住み，引っ越した回数は過去 10 年で 20 回を超えている．

彼は，内縁の妻が感情的な問題のために鎮静剤を必要としていることと，夫婦間には不満が溜まっていることを打ち明けた．地域の教会で開かれているアルコール患者匿名会に時々参加する以外，家族以外の人間と交流をもつことはないと言った．

そして，彼は今現在も自分は落ち着いたとは言えないことと認め，馬鹿げた金の使い方をしており，時に無謀で，喧嘩や口論が絶えないと言った．また，「危ないことすれば，スリルを感じるのさ」と言った．

反社会性パーソナリティ障害の有病率は，男性の 2〜4％，女性の 0.5〜1％である．精神科患者，ホームレス，囚人，物質使用障害と診断される者などの間では，有病率はより高い．経過の初期に反社会性が目立ち，加齢に伴って目立たなくなる傾向がある．

物質使用障害，気分障害，不安症，ADHD，ギャンブル障害，ほかのパーソナリティ障害（境界性パーソナリティ障害など）の併存は稀ではない．自殺企図も多く，死亡率調査によると不慮の事故，自殺，殺人と同様，病気による自然死も高率であることが示された．

標準な治療法は確立されていない．攻撃性を主要な問題とする患者は多いが，薬物により攻撃性を減弱されるものの，ルーチンとして処方されてはいない．そのような薬物には，炭酸リチウム，バルプロ酸，抗精神病薬が含まれる．ベンゾジアゼピン系薬物は，乱用の可能性と行動の制御不能を生じる傾向があり，反社会性パーソナリティ障害の患者に使用してはならない．薬物療法は，併存している気分障害，不安症，ADHD を標的とすべきであるが，併存症の改善が反社会性の軽減に役立つことがある．

患者はとても一筋縄にはいかない．他人を責め，我慢ができず，衝動的で，信頼関係を築くことができない．自らの問題に自覚をもつ軽症例に，認知行動療法が役立つ可能性を示すいくらかの証拠が得られている．

▶ 境界性パーソナリティ障害
borderline personality disorder

境界性パーソナリティ障害という診断が導入されたのは DSM-Ⅲ が初めてであるが，同様な概念の歴史は長い．このパーソナリティ障害は，不安定な気分，不安定かつ強烈な対人関係，衝動性，不適切で激烈な怒り，怒りの制御不能，反復される自殺の脅しと素振り，自傷行為，自己同一性の持続的な際立つ混乱，慢性的な空虚感，現実または空想上見捨てられないための狂ったような努力などの広範なパターンによって特徴づけられる（17-5）．一過性に被害的念慮を抱いたり，解離症状が出現することもある．「聖ファイトの踊り」（シデナム舞踏病）を報告したことで知られる英国の医師トーマス・シデナム Thomas Sydenham は，本章のエピグラフとして引用したように，この障害の本質を掴んでいた．

このパーソナリティ障害は，特に統合失調型・演技性・反社会性など，ほかの多くのパーソナリティ障害と重複する部分がある．精神科患者の中で最も頻度の高いパーソナリティ障害の 1 つである．有病率は一般人口の 6％ に至るほど高いと推定されている．患者の 3/4 以上が意図的な自傷行為（刃器で切る，焼身，多量服薬など）を行い，10％ が自殺する．

長期予後のよさは，高い知能，高い自制心，友人家族からの支援と相関する．逆に，敵愾心，反社会的行為，猜疑心，虚栄心は予後不良

17-5 境界性パーソナリティ障害のDSM-5診断基準

対人関係，自己像，情動などの不安定性および著しい衝動性の広範な様式で，成人期早期までに始まり，種々の状況で明らかになる．以下のうち5つ（またはそれ以上）によって示される．
(1) 現実に，または想像の中で，見捨てられることを避けようとするなりふりかまわない努力（注：基準5で取り上げられる自殺行為または自傷行為は含めないこと）
(2) 理想化とこき下ろしとの両極端を揺れ動くことによって特徴づけられる，不安定で激しい対人関係の様式
(3) 同一性の混乱：著明で持続的に不安定な自己像または自己意識
(4) 自己を傷つける可能性のある衝動性で，少なくとも2つの領域にわたるもの（例：浪費，性行為，物質乱用，無謀な運転，過食）（注：基準5で取り上げられる自殺行為または自傷行為は含めないこと）
(5) 自殺の行動，そぶり，脅し，または自傷行為の繰り返し
(6) 顕著な気分反応性による感情の不安定性（例：通常は2〜3時間持続し，2〜3日以上持続することはまれな，エピソード的に起こる強い不快気分，いらだたしさ，または不安）
(7) 慢性的な空虚感
(8) 不適切で激しい怒り，または怒りの制御の困難（例：しばしばかんしゃくを起こす，いつも怒っている，取っ組み合いの喧嘩を繰り返す）
(9) 一過性のストレス関連性の妄想様観念または重篤な解離症状

と相関する特徴である．予後不良の患者は，うつ病，気分変調症，不安症，物質乱用，物質依存を併存していることが多い．

以下は，著者が病院で携わったこの障害の特徴を示す症例である．

症例

ダイアンは，離婚して独身の50歳女性で，初めて自殺を企図した10歳にまでさかのぼる情動不安定の既往歴がある．20歳代前半になるまでに，うつ病に罹患し，年間平均3〜4か月に及ぶ頻回の入院を繰り返してきた．20〜40歳代まで，建物からの飛び降り（それによって両下肢を骨折した）や大量服薬など深刻な自殺企図が何度かあった．

患者はアルコール乱用の既往があったが，定期的に参加したアルコール患者匿名会の支えで25年間の断酒を継続中であった．ギャンブル障害の既往もあり，時にギャンブルに深入りするエピソードが続いている．過去には，ギャンブルの結果，恋人の金を盗み，あるいは，不渡りの小切手を切り，そのため起訴されて，一度は短期の懲役刑を受けた．

怒りの制御不能と混乱した対人関係が彼女の問題であった．大学でかなりの単位を取得したものの，問題行動のため卒業することはできなかった．過去には，このパーソナリティ障害のために継続的な就労は不可能だった．見捨てられることにまつわる問題と空虚感はどちらも持続していた．強烈で不安定な気分の変動ために，糖尿病治療に支障をきたすこともあった．

ダイアンは集団療法の目的で紹介され，後に，彼女はこれにより自身の問題がどのようなものであるのかを，より深く理解できるようになったと思うこととなる．集団療法では，彼女の不規則な服薬や衝動性に加え，強烈な感情変化に焦点を当てた治療が行われた．これらの問題すべてについて，臨機応変な態度で臨むことができるよう新しい技能を習得し，その臨機応変な選択によって生じる結果への自覚を高めることができた．気分を安定させる目的でリスペリドン（4 mg/日）が処方された．

以後5年間は自殺企図がなく，入院も年間数日間へと短縮された．対人関係が安定し，教会でのボランティア活動を行い，いくつかの趣味をもつことができた．

過去数十年で，数種類の集団療法が，境界性パーソナリティ障害の全般的な重症度，不安定な気分，衝動性，社会的不適応を改善させる目的で発案されてきた．患者が示す不適切な思考・確信・行動の修正を援助するために，認知行動療法を活用しているものがある．なかでも弁証法的行動療法 dialectical behavior therapy (DBT)は最も有名な治療技法であり，それは個人療法と集団療法よりなる1年にも及ぶ集中的な治療である．集中性をやや緩め，心理教育と技能訓練を組み合わせた，20週間-STEPPS (Systems Training for Emotional Predictability and Problem Solving)と呼ばれる変法もある．ほかにも，エビデンスに基づいた治療法があるが，参加する機会は限られている．

薬物療法は，患者の標的となる症状に対して行われる傾向がある．fluoxetine（**本邦未発売**）などのSSRIは，抑うつ症状，自殺念慮と自殺企図を軽減することに有効な場合がある．抗精神病薬は，歪められた知覚，制御できない怒り，自殺的行動，情動不安定を改善させることに役立つことがある．自殺企図が極めて多いため，多量服薬した場合に危険な薬物の処方は慎重でなければならない．ベンゾジアゼピン系薬物は，行動上の脱抑制を引き起こすこと，および乱用のリスクから，短期間（数日～数週間など）の使用を例外として，処方すべきではない．

境界性パーソナリティ障害の患者は，治療に携わる者の心理に，欲求不満，罪悪感，怒りなどの猛烈な感情を引き起こす場合がある．境界性パーソナリティ障害の患者は，誰かに見捨てられることを恐怖しながらも，いったん見捨てられるサインを感知すると，支援者である治療者を排除するようなやり方で反応してしまうことは，全く不幸な皮肉と言わざるを得ない．患者と過度に距離を置くでも過度に介入するでもない適切なバランスがとれるような境界線を設定するために，学生たちには経験の深い臨床家に手引きしてもらうよう十分なアドバイスを与える必要がある．

▶ 演技性パーソナリティ障害
histrionic personality disorder

演技性パーソナリティ障害 histrionic personality disorderは，転換，身体化，解離と関連する19世紀に始めて記載されたヒステリーに由来している．自己演出行為はヒステリーと関連するものであるとみなされている．演技性パーソナリティ障害の患者は，感情表現が過度で，注目を集める行動パターンを示す．見た目を非常に気にして，常に周囲の関心を集めたがることが典型的な特徴である（**17-6**）．このような人々は，人が集まるところを好むことがあり一見魅力的であるが，対人操作的，見栄っ張り，要求が多いことがある．

有病率は一般人口の約2%である．医療現場で注目されることを求め，利用可能な医療サービスを頻回に利用する傾向がある．演技性パーソナリティ障害は女性の病院患者サンプルに多く認められることから，単に女性性を極端に風刺したステレオタイプの性別バイアスから作られた病名であることを主張する専門家もいる．このパーソナリティ障害は家族研究の結果，身体化障害（現在の身体症状症）や反社会性パーソナリティ障害と関連することが示されているものの，原因は不明である．

この障害の患者の多くが示す誇大化された自己イメージなど，認知の歪みに対処すること援助するために支持的療法，問題解決アプローチや認知行動療法を推奨する専門家がいる．対人関係療法を用いて，期待外れのパートナーを求

17-6 演技性パーソナリティ障害のDSM-5診断基準

過度な情動性と人の注意を引こうとする広範な様式で，成人期早期までに始まり，種々の状況で明らかになる．以下のうち5つ（またはそれ以上）によって示される．
(1) 自分が注目の的になっていない状況では楽しくない．
(2) 他者との交流は，しばしば不適切なほど性的に誘惑的な，または挑発的な行動によって特徴づけられる．
(3) 浅薄ですばやく変化する情動表出を示す．
(4) 自分への関心を引くために身体的外見を一貫して用いる．
(5) 過度に印象的だが内容がない話し方をする．
(6) 自己演劇化，芝居がかった態度，誇張した情動表現を示す．
(7) 被暗示的（すなわち，他人または環境の影響を受けやすい）．
(8) 対人関係を実際以上に親密なものと思っている．

めることや，安定し意味のある対人関係を保つことができないことへの意識的な（あるいは無意識の）動機に焦点を当てることもある．挑発的で注目を集めようとする行動を理解するうえで，集団療法は役に立つかもしれない．患者は自分の迷惑な行動に気づいていない場合があり，他人から指摘されることが役立つとも考えられる．

▶ 自己愛性パーソナリティ障害
narcissistic personality disorder

自己愛性パーソナリティ障害の自己愛（narcissistic）とは水面に反射した自分の姿を愛してしまったギリシャ神話のナルキッソス（Narcissus）に由来し，診断としてDSM-Ⅲから導入された．フロイトは自己愛という用語を「自分に夢中である」という意味で使用した．その後，過剰な自己愛や傲岸不遜を意味するより一般的な概念を表現するより広義の用語となった．

このパーソナリティ障害は尊大さ，共感の欠如，他者からの評価への敏感さが特徴をなしている（17-7）．自己愛的な人々は，自己中心主義者であり，業績を誇張し，自分自身の目的のために周囲の人々を操作したり利用したりする．特権意識が極端で，自らを特別扱いされるに相応しいと勘違いしている．人々から愛され称賛を受けると信じているが，他人に共感することができない．これらの人々は時に苛立っており，横柄で気むずかしい．外見上魅力的であるように思われるが，人間関係は表面的で冷淡なことが多い．自分の自己愛に気づいていない場合が多い．自分自身を尋常ではないほど献身的で無私な人間であると考え，これだけ人に与えているのであるから自分は多大な称賛と特別扱いに値すると明らかに考えている患者もいる．

以下の症例は自己愛性パーソナリティ障害の多くの症状をにじませている．

症例

スミスは53歳の医師であり，発揚的で尊大な態度と，同僚の業績を貶すことで知られていた．他人からの称賛と追従を求める割に，その返礼として他人を褒めることはなく，真実の共感を示す能力に欠如した表面的な魅力を示すことしかできなかった．同僚の看護師が別な同僚に語ったところによると，「彼と話すと，まるでそこには誰も人がいないみたいなのよ．スミスは誰とも心を通わすことができないっていう感じかしら」と述べたということである．

彼は特権意識に基づいて，行ってもいない医療サービスに対する請求書や金額をさらに上乗せした請求書を，メディケアを始め他の保険会社に送付した．自分は研修，経験，優れた知識から特例的に高額な収入を保険還付から得る権利があると

17-7 自己愛性パーソナリティ障害のDSM-5診断基準

誇大性（空想または行動における），賛美されたい欲求，共感の欠如の広範な様式で，成人期早期までに始まり，種々の状況で明らかになる．以下のうち5つ（またはそれ以上）によって示される．
(1) 自分が重要であるという誇大な感覚（例：業績や才能を誇張する，十分な業績がないにもかかわらず優れていると認められることを期待する）
(2) 限りない成功，権力，才気，美しさ，あるいは理想的な愛の空想にとらわれている．
(3) 自分が"特別"であり，独特であり，他の特別なまたは地位の高い人達（または団体）だけが理解しうる，または関係があるべきだ，と信じている．
(4) 過剰な賛美を求める．
(5) 特権意識（つまり，特別有利な取り計らい，または自分が期待すれば相手が自動的に従うことを理由もなく期待する）
(6) 対人関係で相手を不当に利用する（すなわち，自分自身の目的を達成するために他人を利用する）．
(7) 共感の欠如：他人の気持ちおよび欲求を認識しようとしない，またはそれに気づこうとしない．
(8) しばしば他人に嫉妬する，または他人が自分に嫉妬していると思い込む．
(9) 尊大で傲慢な行動，または態度

信じ込んでいた．

一緒に働く同僚の強い勧めと，度重なる不正請求による逮捕のいざこざのため，高名な精神分析医でもある精神科医・ブラウン医師の治療を受けることになった．彼は治療が開始された数か月後に同僚にこう言った．「ブラウン先生は僕に嫉妬している．僕がどれほど稼ぐか知っているんだ．僕の診療報酬と成功が彼を悩ませていることがわかるんだよ」

ついにスミスは捜査を受け，複数の不法な詐欺行為を理由に起訴され，連邦裁判所で審理を受けることとなった．彼の同僚の多くが法廷で彼の不利になる証言を行った．「こんな仕打ちを同僚がするとは信じられない」と彼は言ったといわれている．すべての罪状に対して有罪が言い渡され，連邦刑務所での禁固5年と判決された．

自己愛性パーソナリティ障害は稀であると考えられてきたが，近年の調査で有病率が約6%であると報告された．自己愛的特性は他のパーソナリティ障害にも，また一般の人々にも認められる特徴であることから，この診断は妥当性がないと主張する研究者もいる．診断基準が境界性パーソナリティ障害などほかのパーソナリティ障害と重複するため，この診断の独立性に疑問がもたれている．ほかのパーソナリティ障害と同様，このパーソナリティ障害も持続的であると一般にはみなされているが，業績や新たな人間関係などの重要な出来事の影響を受けて変化する可能性があることが研究者から指摘されている．

治療に関する情報はない．彼らが治療を受けようとするのは，職場における昇進など，自分に権利があるなんらかのことが奪われた場合に感じる怒りや抑うつのためであることが多い．このような状況を，「自己愛的な受傷（narcissistic injury）」と呼ぶことがある．推奨される治療は，集中的な力動的精神療法から対人精神療法，認知行動療法に及ぶ．これらの患者は精神療法のプロセスに対して反発し，問題を起こすため，その治療は極めて困難である．例えば，権利意識から治療者に対して根拠のない要求をする一方で，尊大さのために自分自身が引き起こした事件に対する個人的責任を認めないなどの問題が発生することがある．

● C群パーソナリティ障害

▶ 回避性パーソナリティ障害
avoidant personality disorder

「回避性パーソナリティ障害」という診断は，抑制的かつ内向的で不安が強い人々に対するものとして，DSM-Ⅲより導入された．このような人々は，自尊心が低く，拒絶されることに敏感で，不安を抱え，不信感にさいなまれ，社交的にもぎこちなく臆病で，くつろぐことができず自分のことばかりを気にし，当惑させられたり公衆の面前で愚かに振る舞ったりすることを恐れている（17-8）．

これは不安症のスペクトラムに位置づけるべきだとして，この障害の独立性に疑問を呈する研究者もいる．実際に，このパーソナリティ障害の特徴の多くは社交不安症の特徴と区別することができず，また2つを合併している患者も多い．回避性パーソナリティ障害には，慢性的不安に関する遺伝的傾向が関係しているのかもしれない．

この治療のためにいくつかの精神療法的戦略が編み出された．集団療法は社交不安に打ち克ち，対人的信頼を構築するために役立つかもしれない．自己主張訓練や対人技能訓練が役立つかも知れないし，同様に系統的脱感作が不安症状，シャイであること，内向性などの治療に有効な場合もある．認知行動療法は，機能不全な態度（例えば，「間抜けなことを言いそうだから黙っていたほうがよさそうだ」のように）の修正に役立つことがある．以前は避けていた社交場面に踏み入る試みに対して，ベンゾジアゼピン系薬物が有効であることがある．長期間の内服で受益する患者もいるが，ベンゾジアゼピン系薬物の使用は（数週間～数か月の）短期の使用に制限することが最善である．同様に，社交不安症の治療に有効であることからSSRIは役立つことがある．

17-8 回避性パーソナリティ障害のDSM-5診断基準

社会的抑制，不全感，および否定的評価に対する過敏性の広範な様式で，成人期早期までに始まり，種々の状況で明らかになる．以下のうち4つ（またはそれ以上）によって示される．
(1) 批判，非難，または拒絶に対する恐怖のために，重要な対人接触のある職業的活動を避ける．
(2) 好かれていると確信できなければ，人と関係をもちたがらない．
(3) 恥をかかされる，または嘲笑されることを恐れるために，親密な関係の中でも遠慮を示す．
(4) 社会的な状況では，批判される，または拒絶されることに心がとらわれている．
(5) 不全感のために，新しい対人関係状況で抑制が起こる．
(6) 自分は社会的に不適切である，人間として長所がない，または他の人より劣っていると思っている．
(7) 恥ずかしいことになるかもしれないという理由で，個人的な危険をおかすこと，または何か新しい活動にとりかかることに，異常なほど引っ込み思案である．

● 依存性パーソナリティ障害
dependent personality disorder

「依存性パーソナリティ障害」は，感情的なサポートを得るために他者に過剰に依存することで特徴づけられる（17-9）．精神分析学的には，この依存的傾向は，飲食から得られる生物学的な満足が焦点となる口唇期の発達段階への固着と関連づけられてきた．依存的人格を人生早期の愛着の喪失と関連づけてとらえる別の研究者もいる．ほかにも，依存性が過保護と幼小児期に体験した両親の権威主義に由来しているととらえる者もある．このパーソナリティ障害の有病率は，一般人口の0.5％程度である．

以下は，著者らの病院で携わった依存性が重要な問題であった症例である．

症例

ボブは45歳の農場労働者で，数年来持続していたうつ病の評価のために受診した．顕著な体重減少の理由である摂食障害も，長期間患っていると述べた．10年間，心筋梗塞のために急死した父親のようには太りたくないと恐怖し続けたのだという．このほかに，なまくらで受け身な生活態度にも問題を感じていた．8人同胞の第3子であり，ほかの兄弟と同様に，中学を卒業した後は家族経営の農場で働き始めた．他人と交際する機会もないためボブの家族は親密だった．ボブは「女の子を好きになったことは1回あったけれど」，ほとんどデートしたことがないと言った．親密な関係を築くことに現在は興味がないと言う．

同居していた母親からどこか別な所に住むように強く言われて，44歳のときにしぶしぶ一人暮らしを始めた．「単身生活」と言えないこともなかったが，母親と緊密な状態は相変わらずのままで，毎

17-9 依存性パーソナリティ障害のDSM-5診断基準

面倒をみてもらいたいという広範で過剰な欲求があり，そのために従属的でしがみつく行動をとり，分離に対する不安を感じる．成人期早期までに始まり，種々の状況で明らかになる．以下のうち5つ（またはそれ以上）によって示される．
(1) 日常のことを決めるにも，他の人達からのありあまるほどの助言と保証がなければできない．
(2) 自分の生活のほとんどの主要な領域で，他人に責任をとってもらうことを必要とする．
(3) 支持または是認を失うことを恐れるために，他人の意見に反対を表明することが困難である（注：懲罰に対する現実的な恐怖は含めないこと）．
(4) 自分自身の考えで計画を始めたり，または物事を行うことが困難である（動機または気力が欠如しているというより，むしろ判断または能力に自信がないためである）．
(5) 他人からの世話および支えを得るために，不快なことまで自分から進んでするほどやりすぎてしまう．
(6) 自分自身の面倒をみることができないという誇張された恐怖のために，1人になると不安，または無力感を感じる．
(7) 1つの親密な関係が終わったときに，自分を世話し支えてくれるもとになる別の関係を必死で求める．
(8) 1人残されて自分で自分の面倒をみることになるという恐怖に，非現実的なまでにとらわれている．

日，母親と2度の食事をともにし，そのうえ，1日に10～20回も母親に電話をかけた．自分に関するすべての選択を母親に頼り切っており，それは毎日行う日常的動作にさえ及んだ．

農場でのルーチン作業のほかに，彼には興味と呼べるものも趣味もなかった．可動式のトレーラーハウスの中に一人でいるとなんだか落ち着かなくなり，それが母親への電話のきっかけとなった．

食事再開の計画的治療法により体重は順調に増えたが，病院を退院した後も，監督することが必要になりそうだということが明らかになってきた．というのも，母親はボブを援助するには高齢であり（また母親からの援助は，ボブの依存性に悪影響を与え続けるとも思われた），ボブを入居型介護施設に入居させることが家族によって決断された．

依存の心理についてすでに膨大な研究があるが，依存性パーソナリティ障害の臨床的研究は皆無と言ってよい．このパーソナリティ障害は，独立した存在と捉えるには不十分であると思われることに加えて，ほかのパーソナリティ障害でも依存はありふれた現象であるということが，この診断に対する批判として存在している．さらに，依存は慢性の身体疾患や精神疾患に有する患者の間にもありふれている．気分障害や不安症が高頻度に併存する．依存性パーソナリティ障害の患者は，社会的つながりも家族の絆もどちらも弱く，おそらくその一端は，患者の依存傾向により対人関係上の摩擦が強まり，増幅されることによると思われる．

このパーソナリティ障害に対する治療上のコンセンサスは存在しない．認知行動療法が感情的成長，自己主張，有効な判断力，独立性などを発達させるために推奨されている．治療者は患者に毎回，目標を決めさせ，依存性の観点から患者の考え方（例えば，「母が何かきっかけを与えてくれなくては，僕は絶対に決断することなんてできないよ」など）を検討してもよい．集中的な自己主張訓練や対人技能訓練が有効である患者もいる．配偶者への依存がその夫婦関係に悪影響を与えている場合には，夫婦カウンセリングの適応である．

▶ 強迫性パーソナリティ障害 obsessive-compulsive personality disorder

「強迫性パーソナリティ障害」は，完全主義・過度の良心と関連した柔軟性の欠如，乏しい情動変化などで特徴づけられる（17-10）．推定有病率は一般人口の1～2％である．他のパーソナリティ障害と異なり，高学歴の者，高所得階層の者により多いようである．気分障害や不安症の合併が高率である．

長年，このパーソナリティ障害は強迫症（OCD）を発症すると考えられてきた．しかし，OCDの患者に強迫性パーソナリティ障害の者もいるが，OCDのほとんどは強迫性パーソナリティ障害を合併しないことが研究から明らか

17-10 強迫性パーソナリティ障害のDSM-5診断基準

秩序，完璧主義，精神および対人関係の統制にとらわれ，柔軟性，開放性，効率性が犠牲にされる広範な様式で，成人期早期までに始まり，種々の状況で明らかになる．以下のうち4つ（またはそれ以上）によって示される．
(1) 活動の主要点が見失われるまでに，細目，規則，一覧表，順序，構成，または予定表にとらわれる．
(2) 課題の達成を妨げるような完璧主義を示す（例：自分自身の過度に厳密な基準が満たされないという理由で，1つの計画を完成させることができない）．
(3) 娯楽や友人関係を犠牲にしてまで仕事と生産性に過剰にのめり込む（明白な経済的必要性では説明されない）．
(4) 道徳，倫理，または価値観についての事柄に，過度に誠実で良心的かつ融通がきかない（文化的または宗教的立場では説明されない）．
(5) 感傷的な意味をもたなくなってでも，使い古した，または価値のない物を捨てることができない．
(6) 自分のやるやり方どおりに従わなければ，他人に仕事を任せることができない，または一緒に仕事をすることができない．
(7) 自分のためにも他人のためにもけちなお金の使い方をする．お金は将来の破局に備えて貯めこんでおくべきものと思っている．
(8) 堅苦しさと頑固さを示す．

にされた．OCDの患者は一般に自分の症状を病的であるとみなされることを望む一方，強迫性パーソナリティ障害の患者は自身の症状の多く（収集癖や完璧主義など）を理想的な性質であるととらえる傾向がある．

強迫性パーソナリティ障害の治療に関する研究報告はほとんど存在しない．精神分析的精神療法を推奨する専門家がいる．しかし，患者は知性化し十分な内省を示すものの，感情や情動を発達させることは稀である．認知行動療法は，世間一般が患者の固く確信しているほど，白黒判然とした区切りから成り立っているわけではないとうことを認識させるために役立つ場合もある．SSRIは完全主義的な欲求を減弱し，時に認められることがある不要な儀式を軽減することに役立つかもしれない．

パーソナリティ障害の臨床的留意点

1. 患者は持続的で長期的な問題を抱えており，治療も同様に長期間に及ぶことがある．長年続く不利益を生じる行動パターンは簡単に理解することも修正することもできない．
2. 肯定的な態度を示すこと！ パーソナリティ障害は患者と関係者に多大な苦痛と苦労を引き起こしている．彼らに共感しよう．
3. 医師は自宅の電話番号を教えることや自身の個人的な問題に患者を関係させるなど，過剰な介入は禁忌である．このような行動は，医師-患者関係を分ける境界線が不明瞭になっていることを示しており，「境目 boundary」の問題と呼ばれる．
4. 治療の大枠を設定すること．（例えば，一定の間隔で，治療者は患者と定期的に面接をする決まりとするなど．）
   - 患者が危機にある場合に，何をすべきか，誰に連絡すべきかをあらかじめ文書にする．
   - 自傷行為があった場合の取り決めを明確にする．（入院や，ほかのセラピストへの紹介など）
5. 治療者も，自分のために仲間やスーパーバイザーなど支援を求めること．パーソナリティ障害の患者は治療者の手に余る場合があり，時に治療者自身がアドバイスや相談を必要とすることがある．
6. 患者にとって，サポートグループは非常に役立ち，地元の組織への紹介は必須である．

セルフアセスメント問題集

Q1 ギリシャ時代の「気質」とは何か，そして今もまだ気質を記述するに有用であるのはなぜか？

Q2 パーソナリティ障害はどのように定義されているか．

Q3 パーソナリティ障害と診断される頻度は？ 男性に多いパーソナリティ障害はどれか？ 女性に多いものはどれか？ パーソナリティ障害は時間経過とともに変化するか，しないか？

Q4 パーソナリティ障害の遺伝的・生物学的由来である証拠は何か存在するか？ どのようなパーソナリティ障害にそれは認められるだろう．

Q5 パーソナリティ障害の3つの群（クラスター）について詳述せよ．

Q6 シゾイドと統合失調型の各パーソナリティ障害の違いは何か？ これらはまたそれぞれ回避性パーソナリティ障害とどのように異なっているか．

Q7 A群のパーソナリティ障害の治療に薬物療法は役立つか否か．どのような薬物が有効であるか．

Q8 対人技能訓練や自己主張訓練が最も有効なパーソナリティ障害は何か．

Q9 反社会性パーソナリティ障害の小児期の前駆的診断は何か．このような患者ではどのような生物学的異常が見いだされているか？
薬物療法に何か期待できるだろうか？

Q10 C群パーソナリティ障害の特徴は何か．一般的に推奨される治療法は何か．強迫性パーソナリティ障害とOCDの相違点は何か？

第3部

臨床トピックス
SPECIAL TOPICS

第3部 臨床トピックス

第18章

精神科救急
Psychiatric Emergencies

The thought of suicide is a great consolation ; by means of it one gets success-fully through many a bad night.

Friedrich Nietzsche

自殺を考えることは何たる慰めか．そうすることによって人は，多くの悲惨な夜をどうにかして乗り切ってきたのだ．

——ニーチェ

　暴力や危機的状況などの発生は，慌ただしい救急部（ER）・精神科病棟・精神科以外の一般病棟ですら日常茶飯事である．例えば，興奮し不穏を呈した躁病患者に鎮静が必要となること，リストカットをして，生きていても意味がないと言う境界性パーソナリティ障害の患者，救急外来の職員に身体的危害を加えると脅すメタンフェタミンを使用した興奮患者など．このような状況は医師の当直時の典型であり，特に精神科医が救急外来に勤務する場合には特殊な事態ではない．そのため，学生と研修医は，状況を正しく判断し，臨床的に巧みに事態を処理する方法を学ばなくてはならない．

■ 暴力と攻撃

　米国社会は暴力に満ちあふれている．無分別な殺人と暴行，通りすがりの発砲事件，ドメスティックバイオレンスなどのニュースが絶え間なく報道されている．過去20年間で犯罪率は一貫して低下し続けているにもかかわらず，人々は暴力犯罪の被害者になる可能性を恐れている．あまりにも頻回にメディアが暴力事件と精神障害を結び付け誇張して報道したことで，大衆が感じる恐怖に影響を与えるばかりではなく，精神科患者に潜在的犯罪者の烙印が押されている．

　精神科患者のほとんどは法律を守り，暴力的ではない．しかしながら，研究によると，統合失調症・躁病・神経認知障害（せん妄や認知症など）・物質使用障害の患者は，他の精神疾患と診断された患者や一般人口よりも暴力的になる傾向が高い可能性があると報告されている．また精神病患者は，精神病ではない人よりも暴力的になる可能性が高い．脳外傷や知的能力障害の患者も，暴力行為を生ずる危険性が相対的に高い．

　以下の文章は著者らの病院で経験した，不幸だがいかにも典型的な認知症患者の攻撃的行動を描写している．

症例

　ドナルドは71歳の男性で進行したアルツハイマー病の患者であり，暴力および予測不能な行動の評価を目的に当院に入院してきた．妻と家族は7年間，自宅で彼の世話をしてきた．病気の進行に伴い，患者は状況を把握できなくなり，外界の刺激を誤解することが増加した．例えば，低い声をもつ彼の妻に対して，おそらくそれを理由に，患者は「見知らぬ男が家の中にいる」と時々誤解す

るようになった．この状況にとりわけ驚いて彼は，ナイフで妻を脅すに至った．

患者は見当識障害と人物誤認を伴っていた．日付，場所，状況がわからなかった．着衣と身だしなみのために，多大な介助が必要だった．時々，特別なきっかけもなく看護者を殴ることや，空手チョップの姿勢を取り，職員を脅すこともあった．このような行動は予期できないために周囲を驚かした．

妄想と焦燥を改善させる目的で高力価の抗精神病薬（ハロペリドール，2 mg/日）が投与された．患者はアルツハイマー病の患者の介護に熟達した老人ホームへと退院していった．

一般人（しばしば，裁判所も）は，精神科医や精神医療に携わるその他の専門家が暴力行為の発生を予測する特別な能力をもっていると思っている．暴力の可能性を長期的に予測する精神科医の能力が一般人に勝っているということはないが，精神科の専門家が，臨床場面で暴力を予測する立場にあるのは事実である．患者の診断名や過去の行動など，臨床場面のある種の構成要素は，患者の潜在的な暴力の切迫を示すことがあるため，それに従って，行うべき適切な介入が可能となるのである．患者の暴力の既往歴は，おそらく最も予知性の高い単一の予測因子であろう．臨床知は，「過去の行動が未来の行動を預言する」ことを示している．暴力がそもそも高頻度に生じる精神科閉鎖病棟への入院患者など，一部の臨床的集団に対する暴力の予知精度は高まっている．

● **病因と病態生理**

社会における暴力の多くが，アルコールやほかのドラッグの使用と関係していると思われるが，これは，アルコールなど物質の使用の直接の結果として，または，これらの物質を入手する活動に関する間接的結果として暴力が多いためである．臨床場面でも同様に，物質使用が暴力の発生に関与していることは周知の事実である．アルコールは脱抑制を引き起こし，知覚と認知を曇らせて判断を誤らせるため，暴力と密接に関係する．ほかの物質，コカインなど精神刺激薬，幻覚薬，PCP，鎮静睡眠薬など乱用される薬物も，暴力や攻撃と関連しているとされている．

成人の暴力を最も強く予測させる要因は，子ども時代の攻撃性である．この攻撃性は，小児期の行動上の問題の既往・不良行為・素行症の診断などから明らかになることがある．小児期の「放火，動物虐待，夜尿」の3主徴（triad）は特に懸念すべきことであり，暴力の予測因子である．虐待者の多くは，小児期に虐待（感情的，身体的，性的な）されている．一部には，暴力の根が滅茶苦茶な家庭環境にある者もいるが，暴力的傾向の背景に生物学的気質の関与があると思われる者もいる．

ほかにも，暴力に関連する要因がある．低所得者は，おそらく社会からの疎外，差別，家庭崩壊，貧困体験による全般的な欲求不満などにより，暴力行為の被害者・加害者のどちらにもなりやすい．

反社会性および境界性パーソナリティ障害はどちらも暴力行為と関連しており，この事実は囚人におけるこれらパーソナリティ障害の有病率の高さに反映されている．年齢を重ね成熟するにつれ，これらのパーソナリティ障害の者が問題を起こす可能性は低下する．米国社会において容易に入手可能な銃火器の存在は，暴行傷害であるはずだった事件を殺人へと変えてしまうため，暴力の凶悪化に寄与している．2012年のコネチカット州ニュータウンで発生した学校内での銃乱射のように，大量の死者が発生する事件が過去10年に増加していることは明らかに悲劇的である．

神経生理学的レベルでは，攻撃行動は脳内のセロトニン機能の擾乱と関連がある．髄液内のセロトニン代謝物である5-HIAA濃度の低下は衝動的な暴力と相関し，これは精神医学の中で最も高い再現性を誇る臨床検査所見である．セロトニンは，衝動と暴力を監視に役立つ自然から与えられた中枢神経系内の監視機構として働いているという仮説が唱えられている．

暴力はしばしば脳外傷や脳疾患（腫瘍や卒中など）または発作性の疾患（複雑部分発作など）と関連づけられてきた．外傷性脳損傷の患者は，同じ病気をもたない人より暴力的・攻撃的になりやすい．てんかん患者が攻撃的行動を示すことは比較的稀である．

● 暴力の危険性の評価

暴力行為のリスク評価は，暴力と関連する個々の臨床的特徴の検討と，仔細な精神科病歴と注意深く評価された精神科的現在症とが必要である．普段の診察時にさえ以下の質問をすべきである．

1. 誰か人を傷付けたいと考えたことがありますか？
2. 他人に深刻な怪我を負わせたことがありますか？
3. 今まで行った最も暴力的なことは何ですか？

暴力を予測することは，天気予報になぞらえることができる．天気予報と同様に，短期的予報（24〜48時間程度など）は比較的正確でも，長期的になれば予測がどんどん曖昧になっていく．さらに天気予報と同様に，リスク評価は頻繁に最新のものに変更していく必要がある．暴力と関連する臨床的特徴を表18-1に列挙した．

鑑別診断は，病歴・身体的診察・精神的現在症に基づいて行い，必要に応じて臨床検査所見を活用する．臨床的介入は診断に基づいて行うことが原則である．暴力的な統合失調症の患者に対しては，抗精神病薬で治療を行う．躁病の患者に対しては適切な行動管理のために，気分安定薬と抗精神病薬の併用がおそらく必要である．

暴力的または威圧的な患者へのインタビューに際して，医師は冷静に，そして穏やかに話しかける必要がある．コメントや質問は批判的なニュアンスがないよう慎重に言葉を選び，「腹を立てているようにみえますが…，よろしければ，どうしてそのように立腹しているか，教えてくれませんか？」などのように話しかける．患者が攻撃的になった場合のために，常に逃げ道を確保しておく必要があり，また，患者に対して上からのしかかるような姿勢を取るべきではない．可能であれば，医師も患者も着座し，双方がパーソナルスペースを侵害しない距離を確保することが好ましい．視線を直接合わせることは避け，質問者は患者への共感と心配の念をもっていることを示すことに努めるべきである．家族，友人，警察，その他の患者に関連する情報提供者からも，情報収集に努める必要がある．

● 暴力的患者への治療と介入

院内や外来における暴力的患者は，緊急事態を意味する．患者および人員の安全確保に重要なことは，まずはスタッフの数であり，また，そのスタッフが身体拘束と隔離の技能に十分熟達していることである．学生と研修医は，隔離と身体拘束が患者の自傷他害を予防するための緊急の安全対策であって，決して懲罰やスタッ

表18-1　暴力と関連する臨床的特徴

暴力的行為の既往
怒りの制御困難
衝動行為（自暴自棄など）の既往
妄想や明らかな精神病
病識を欠如した精神病患者
命令的な幻聴を持つ精神病患者
人を傷付けたり殺したいという欲求表明
行動化しやすいパーソナリティ障害（反社会性または境界性パーソナリティ障害など）
認知症・せん妄・薬物やアルコールの急性中毒など

フの便宜のために用いられているのではないということを忘れてはならない．

隔離または身体拘束することを決めたならば，少なくともほかに4人のバックアップメンバーを確保したうえで，まず付近にほかの患者が近づかないようにした後，スタッフの1人が患者に接近する．患者に対しては，不穏（予期できない行動）のため隔離もしくは拘束する旨を告知し，両脇を抱える場合も抱えない場合もあるが，隔離室へゆっくりと向かうよう指示する．患者が指示に従わない場合，事前に打ち合わせたとおり，四肢を分担して押さえつけることが必要になる．患者に噛まれないよう首の動きを制限しつつ患者を床に寝かせる．そして拘束具を装着する．患者を隔離するときには，両脇を抱えたうえで，スタッフは下肢を膝のところで抱え，上肢は肘の部分を抱きかかえるようにして連れて行く．隔離拘束の手技は施設ごとに違いがあるため注意を要するが，患者とほかの人々の安全を確保するという目的は共通である．

隔離した後に，患者を隈なく調べる．ベルトやピン，その他の危険物は預かり，病衣に着替えさせる．鎮静する必要があれば，鎮静薬を注射する（または，患者が協力的ならば経口的に投与してもよい）．興奮した患者に対しての最善の選択は，高力価の抗精神病薬とベンゾジアゼピンの併用である（ハロペリドール，2～5 mgとロラゼパム，1～2 mgなど）．これら薬剤の組み合わせは，患者が鎮静されるまで30分ごとに同量の投与を繰り返すことができる．隔離または身体拘束された患者に対して，看護者による1対1対応の監視が一般的には義務づけられている．

病院ごとに原則は異なるが，医師は隔離拘束の理由（例えば，自傷他害の恐れや，威圧的な脅かすような態度など），患者の状態，実施した臨床検査所見（検尿による薬物スクリーニングなど），投与した薬剤，使用した拘束のタイプ，拘束解除に必要な要件などを丁寧に記載する必要がある．

⚠ 暴力的患者の臨床的留意点

1. どんなに条件が整っていても暴力行為を予見することは困難であるが，暴力は以下の条件と関連する：
   ・アルコールやほかのドラッグの影響下
   ・アルツハイマー病，せん妄，外傷性脳損傷など神経認知障害
   ・精神病性障害群
   ・「行動化」するパーソナリティ障害（例えば，反社会性，境界性など各パーソナリティ障害）
2. 暴力的で興奮した患者には，ゆっくりと巧みに接近する必要がある：
   ・医師は，相手を驚かしたり，挑発的態度をとるべきでない．
   ・医師は，優しい声で語りかけ，受け身の態度をとり，患者と不必要に接近しない．
   ・常に逃げる準備を．絶対に自分とドアの間に患者を入り込ませてはならない．
3. 医師は，何が問題なのか，また，なぜそのように怒っているかを患者に尋ねる必要がある．
   ・患者の多くは，自分の思いを進んで打ち明ける．
4. 暴力的な精神病患者は，自他ともに安全を確保できる病院に入院させる必要がある．
5. 妥当と判断される場合は，暴力予防措置の指示と，隔離・拘束の命令を発すべきである．
   ・暴力のリスクと，攻撃的行動の存在は注意深く監視する必要がある．
   ・医師は，事態の評価と計画を記載し，その見直しを頻繁に行う．
6. 暴力の素地である疾患を積極的に治療すべきである．
7. 外来治療中は，再診時ごとに暴力行為のリスクを評価する必要がある．患者（とその家族）は，家の中に銃器・火器を保持すべきではない．
   ・家族に暴力が発生したときは地域の警察〔911（訳注：本邦では110番）へ電話をする〕へ連絡するように指導しておく．

■ 自殺と自殺行為

自殺は成人の10番目に多い死因原因である

とともに，15〜24歳の人口における3番目に多い死因でもある．米国では，年間34,000人以上が自殺で死亡しているが，これは18分に1回の頻度で，自殺が発生していることを意味している．自殺は友人や家族に影響を与えるのみならず，自殺者のほとんどは自殺の意図を医師に伝え，直前に医師の診察を受けていることから，自殺者の主治医にも多大な影響を残す．そのため医師は自殺について熟知しておく必要があり，また，自殺のリスクについて患者や家族を教育し，患者の自殺リスクを評価し，さらに，いざという時に自殺予防介入を行うための準備を怠ってはならない．

疫学

米国の一般人口の1％近くが最終的に自殺によって死亡し，その割合は人口10万人あたり約11.3人に及ぶ．自殺率は年齢，性，人種でそれぞれ異なっている．男性の自殺率は年齢と共に上昇し，75歳を過ぎてそのピークを迎える．女性の自殺率の傾向は，40代後半〜50代前半にピークがある（図18-1）．男性の自殺率は女性の3倍であり，白人の自殺率は黒人よりも高い．若い男女の自殺率が上昇しつつあることは警戒すべき傾向であるが，恐らくこれは薬物乱用の増加傾向の結果であり，本章で後に述べるコホート効果 cohort effect を反映している可能性もある．

自殺率は地域性による偏りも認められる．米国内では，西部各州では自殺率が高く，中部大西洋岸の各州では低い．ヨーロッパでは，中央ヨーロッパ諸国とスカンジナビア諸国で高い．例えば，ハンガリーでは人口10万人に対して約40人と自殺率が高止まりしている．一方で，カトリック系キリスト教徒やイスラム教徒が多い国々では自殺率は極端に低い．

自殺の完遂者の約2/3は男性である．そのほとんどは45歳以上，白人，パートナーと別居

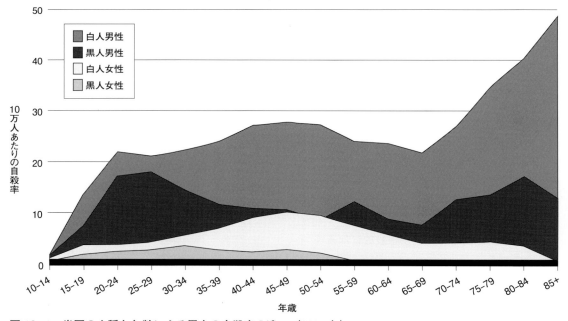

図18-1　米国の人種と年齢による男女の自殺率の違い（2004年）
　自殺率は60歳以上で最も高くなる．増加する報告は，老年の米国人，特に白人男性の間で自殺が深刻な問題であることを示しており，自殺予防の提唱者により国の反応が要請されている．このグラフのデータは執筆時に入手できた最新のもの（2004年）である．
　出典）National Center for Health Statistics.

中か死別・離婚していることが多い．年齢ごとに精神科的診断には差異がある．30歳未満の自殺完遂者は物質使用障害または反社会性パーソナリティ障害の患者である可能性が高く，30歳以上の場合は，気分障害の患者であることが多い．

自殺率は春の終わり頃にピークがあり，秋にも第二のピークがある．自殺率は景気の影響を受け，1930年代の大恐慌時代には極めて自殺率が高かった．また，戦争中には自殺率が低下することは有名である．ある種の職業も自殺率が高いことで知られている．さまざまな専門職で自殺率が高く，特に医師の自殺率は高い．

● 病因と病態生理

自殺完遂者の90％以上が主要な精神疾患に罹患しており，その半数以上は自殺時に臨床的にうつ状態にある．自殺の50％近くは物質使用障害を抱えた患者に生じ，統合失調症，不安症，その他の精神疾患で自殺する者は，それと比較して少ない．

一般人口に比較して精神科患者の自殺率は非常に高い．特定の精神疾患が高い自殺率と関連していることが研究によって示されている．例えば，気分障害のために入院した患者の10〜15％，統合失調症患者の10％が自殺に終わる．特に気分障害と物質使用障害にパーソナリティ障害を併存した場合の自殺率は飛躍的に上昇する．このとおり，精神疾患および身体疾患は通常自殺の必要条件であるものの，精神科患者の大多数は自殺しないことから，病気だけで自殺を十分に説明できるわけではない．

約5％の自殺完遂者は，自殺時に深刻な身体疾患に罹患していた．外傷性脳損傷，てんかん，多発性硬化症，ハンチントン病，パーキンソン病，癌，AIDSに罹患している人の自殺率の高さが報告されている．

自殺企図する少数例として，精神疾患および身体疾患の明らかな証拠がない人も含まれている．このような自殺は合理的自殺，すなわち，死ぬ必要性を論理的に判断した結果としての自殺であると主張する人が多い．例えば，臨床的にうつ状態にない末期癌の未亡人が，将来になんの希望もなく，癌による痛みを終わらせることを望んでする自殺などの場合である．一見合理的に思われる自殺の多くは，おそらく実は不合理であるが，このような自殺者は孤独に暮らし，事情に詳しい情報提供者もいないため精神疾患の有無を確認するできる詳しい情報を得ることは容易ではない．

自殺は家系内で多発し，遺伝因が関与している可能性がある．ペンシルバニアのオールドオーダーアーミッシュ（旧秩序派）のような大きな親類集団の検討で，自殺の群発は，同時に気分障害も多発する家系に生じる傾向が示された．双生児研究によっても二卵性双生児より一卵性双生児のほうが自殺の一致率も高いことが報告されている．ある大規模な養子研究によると，自殺した発端者の生物学的親類の自殺率が，養子縁組した家系の自殺率よりも高いことが明らかにされ，自殺に対する遺伝的関与のさらなる証拠を提供している．第2染色体上の酸性システイン蛋白分解酵素阻害蛋白遺伝子（ACPI）が自殺リスクと関連していることが最近発見された．

生理学的レベルでは，自殺は衝動的暴力と同様に，中枢内の5-HIAAの低値と関連が示されており，その他の証拠からもセロトニン系神経伝達の異常の存在が示唆されている．追跡調査の結果，自殺完遂者は視床下部−脳下垂体−副腎皮質アクシスの過剰活動を意味するデキサメタゾン抑制テストに異常が認められる者が多かった．自殺した患者の尿中コルチゾール代謝物の濃度も高く，副腎肥大も認められた．これらすべての尺度は重度のうつ病でも認められることから，これらの所見は自殺のリスクというよりも，うつ病の存在を示している可能性もある．

● 自殺手段

拳銃など火器は入手が簡単で，かつ瞬時に死ぬことができるために，米国での最もありふれ

た自殺手段である．次に頻度が高いのは，服毒（多量服薬を含む）であり，以下，首吊り，刃器，飛び降り，その他の順である．男性は女性に比べて火器や首吊りなど荒々しい手段を採用することが多く，この傾向が男性に自殺完遂が多いことの理由であるかも知れない．逆に女性は，多量服薬など激しくない手段を好む．しかし女性たちも激しい手段を選ぶことが増加しつつあり，女性の自殺率の上昇に結び付くことが懸念される．

● 臨床所見

自殺は，自暴自棄な行為である．その2/3近くは自殺の意思があることを誰かに伝える．それは，自殺の計画や実行する日付を単に報告するだけの非常に直接的な表現である場合がある．それとは別に，「こんな俺に我慢するのは，もうすぐ終わるさ」と親戚に伝えるなど，自殺の意思が曖昧に表現される場合もある．

うつ病エピソードのどの局面においても自殺は生じうる．一般的には，自殺を可能とする程度の気力が戻ってくるうつ病からの回復期が一番危険であると信じられている．うつ病エピソードの経過中，自殺の衝動の強弱は変動するため，医師はうつ病相の回復期が過ぎたからといって自殺がないと安易に信じ込まないよう努める必要がある．自殺完遂者は社会的に孤独であることが多い．また完遂者の約30％は自殺未遂の既往があり，6人に1人は遺書を書き残す．医師は自殺の意図を示す行動に鈍感であってはならない．遺言の作成，財産の生前分与，墓地区画の購入なども自殺の意図の表れであることがある．絶望は自殺行為に最も強く相関し，精神疾患の種類に関係なく自殺を示唆する．

退院後の患者の自殺リスクは高止まりする．うつ病患者は退院時に十分な改善を示していたとしても容易に再発する．うつ病性障害の患者の追跡調査によると，36件の自殺のうち，42％は退院後6か月以内に発生し，58％は1年以内，70％は2年以内に発生している．したがって，退院直後の患者は慎重に経過観察する必要がある．

自殺のきっかけとなる出来事として，青年や若い成人では学業に関する問題や両親との関係悪化であることが多い．より年齢が進むと苦しい家計や健康問題がきっかけとなる．自殺したアルコール使用障害の患者の50％以上は，自殺前の1年以内に人間関係（通常，性的パートナーとの関係）の破綻を経験している．うつ病の場合には，人間関係の破綻が契機になることは典型ではない．

● 自殺する若者

15～24歳までの男女に自殺が増加傾向にある．実際，近年の若者からなるコホート（同世代に誕生するといった類似の性質を備えた人口集団のこと）はかつての若者コホートより自殺率が高い．若い年代で自殺がどうして増えているかは謎であるが，他のデータから若い世代は若ければ若いほど，うつ病も増加していることが示されているようである．社会的には特に若い世代で薬物乱用が深刻化しているが，これも自殺率の増加に寄与しているのではないかと推定されている．

ティーンエイジャーは大人より同調圧力に影響されやすく，群発する自殺と関係しているようである．テレビ映画やドキュメンタリーの作品中，自殺が取り扱われることを契機に，しばしばそれと同じ手段を使った自殺と自殺未遂が増加することがかねてより示唆されている．

● 自殺未遂者（企図者）と完遂者

自殺企図とは死亡に至らなかった意図的な自傷行為のことである．自殺企図は自殺より5～20倍多いとされているが，自殺企図は報告されることなく，また医療機関を受診することも少ないために実際にはもっと多いと考えられている．自殺完遂者にはうつ病やアルコール使用障害などのような精神障害を伴っていることが多い．自殺未遂者はこれらによらず，むしろパーソナリティ障害などと診断されていること

が多い．

　自殺完遂の場合，計画は周到で，失敗しない手段(銃や首吊りなど)が選択され，内密のうちに実行され，また発見されないよう方策が講じられている．死ぬことに対して完遂者は真剣である．それとは対照的に，自殺未遂に終わるものは，女性が3倍も多く，35歳以下であり，衝動的に行われ，救助されるつもりが明らかであり，失敗することの多い手段(多量服薬など)が選択される．しかし，自殺未遂者はさらに自殺未遂を繰り返す可能性が高く，さらに自殺未遂から1年ごとに約1～2％が自殺し，最終的には自殺する者は累計10％に至ると推定されている．

● 自殺傾向のある患者の評価

　自殺リスクの評価は，自殺の一般的リスク因子に加えて，患者を理解することからなる．精神科医は，特にうつ病や抑うつ的な患者を筆頭に，どの患者も自殺する可能性があることに注意を払うべきである．これらの患者の自殺リスクを評価する場合，うつ病に伴う自律神経症状と精神内界，希死念慮，具体的な計画などを重視する．自殺リスクと関連することが多い要因を表18-2に示した．これらのリスクを忘れないためには以下の暗記術を用いると便利である．SAD PERSONS：各イニシャルは，Sex(男性)，Age(高齢)，D(Depression)，P(Previous suicide＝自殺未遂歴)，E(Ethanol＝アルコール)，R(Rational thinking loss＝合理的思考の欠如)，S(Social support lacking＝社会的サポートの欠如)，O(Organized plan＝周到な計画)，N(No spouse＝配偶者がいない)，S(Sickness＝病気)である．

　自殺傾向のある患者の多くは，尋ねられれば進んで自殺念慮を医師に打ち明ける．自殺について尋ねることが，自殺などまるで考えていなかった患者に自殺を考えさせるのではないかと漠然と信じられているが，それは素人の大きな誤解である．実際は，自殺念慮はうつ病で珍しくないため，全員とは言わないまでも，結局のところ，うつ病患者の大多数は自殺念慮をもつのである．自殺念慮をもってしまったことを恐れ，その罪悪感に苛まれることすらある．自殺念慮について対話する機会は，患者にとってある種の救いである場合がある．患者に尋ねるべき具体的質問は以下のとおりである．

- 生きている意味など何もないと考えますか？
- 自分自身を傷付けたいと思っていますか？
- 自ら命を絶つことを考えますか？
- 自殺する計画をしていますか？　具体的にはどんな計画ですか？

　医師は以下の質問によって過去にあった自殺行為を評価する必要もある．

- 過去に自殺を考えたことがありますか？
- 過去に自殺未遂したことがありますか？　あるならば，詳しく話していただけますか？

　医師は自殺に関する話題に触れる場合，患者

表18-2　自殺に関連する臨床的特徴

精神科患者であること
男性であること，ただし，一般人口に比較すると精神科患者の場合はその男女差は目立たない
年齢：男性では年齢に比例して自殺が増加するが，女性では中年にピークがある．
離婚した人，配偶者を失った人，単身生活者
人種：非白人に比較して白人に多い
診断：うつ病，アルコール使用障害，統合失調症
自殺企図の既往歴
自殺念慮の表出と自殺の計画
最近の対人関係上の破綻(特にアルコール使用障害の場合)
絶望と低い自尊心
時期：退院後間もない期間
青年：薬物乱用と問題行動の既往

との間にラポールが形成された後に，慎重かつ巧みに取り扱う必要がある．自殺念慮は変動することがあり，医師は診察時ごとにそれを再評価しなくてはならない．十分に練られた自殺計画や自殺を実行する手段を入手し準備を整えていた患者は，通常，閉鎖病棟へ入院させるなどして保護する．本人が入院を拒否する場合，裁判所から入院させる司法命令を得る必要がある．患者は，医師，家族，友人に入院させないでくれと嘆願する場合があるが，家族や友人には自殺傾向のある患者を24時間安全に保護することなどできる者はいない．したがって医師にとって，入院は患者の安全を確保する最善の選択である．

● 自殺の危険性がある患者の治療

病院内では，看護スタッフは患者に尖った物品，ベルト，その他の致死的な物品を持たせないようする．逃亡する可能性のある患者は慎重に監視する．医師は患者のうつ病の徴候と症状のすべてをカルテに記載し，同時に自殺リスクの評価および実行した自殺の具体的防止策についても同様に記録を残す．

患者の安全が確保されたなら，背景となっている病気の治療を開始する．治療は診断により異なる．うつ病には抗うつ薬の投与とECTを使用できる．気分安定薬と抗精神病薬の追加はそれぞれ，双極性障害と精神病性うつ病に対する適切な治療薬である．抗精神病薬の投与は自殺しようとした統合失調症の治療に役立つ．

リチウムも双極性障害の自殺率を低下させると言われている．抗精神病薬のなかでは，クロザピンのみが自殺率の低下と関係があるとされている．ECTは薬物療法よりも効果発現が速いため，自殺傾向を伴ううつ病の治療に特に推奨されることが多い．

自殺の危険がある外来患者では，慎重なフォローアップが必須である．患者のフォローのため，外来受診（あるいは電話連絡）を増やして気分および自殺リスクを評価し，精神療法的サポートを行う．この場合，SSRIなど，多量服薬時にも致死的でない治療インデックスが高い抗うつ薬を処方することを考慮しなくてはならない．家族が薬物療法の様子を監督してもよい．また家族には自宅内に銃器を保管しないよう指導することも重要である．

> **! 自殺についての臨床的留意点**
>
> 1. 抑うつ的な患者の自殺念慮と自殺の計画とについて，常に問う姿勢が大事である．単に医師が質問することによって自殺念慮を誘発することはない．
>   - うつ病患者の自殺傾向は診察時に毎回，評価して記録する．
> 2. 自殺が予想されるときは，意思に反してでも入院させなければならないことがある．自殺の計画が具体的でない場合には，慎重に本人の様子を見てくれる家族がいるならば，自宅で治療を継続可能なケースもある．
> 3. 入院中，「自殺要注意」と医師の指示簿に明記しなければならない．必要なときは1対1の監視体制により保護を継続する．
>   - 徴候や症状を慎重に記録すること．
> 4. 外来患者の自殺傾向は頻繁に診察し追跡しなくてはならない．
>   SSRIや新規抗うつ薬（bupropion（**本邦未発売**），ミルタザピン，デュロキセチン，venlafaxine（**本邦未発売**）など）のような高い治療指数を有する抗うつ薬の使用が望ましい．
>   - 家族に対してすべての火器を自宅から撤去するよう指導する．
> 5. リスク要因が明らかだったとしても，誰が自殺するか正確に予測することは不可能である．
>   - できる限り正しい臨床判断を下し，慎重なフォローアップを行い，有効な処方をすべきである．

第18章 精神科救急

> **セルフアセスメント問題集**
>
> **Q1** 暴力行為を予測させる要因は何か？ 暴力行為の背後にある病態生理は何か？
> **Q2** 暴力的な患者やその予備軍をどのように評価し臨床管理するか？
> **Q3** 自殺が主要な健康問題である理由を述べよ．
> **Q4** 高頻度に自殺リスクとなる要因を思い出す役に立つ暗記術は何か？
> **Q5** 自殺完遂と自殺未遂の特徴的な差異は何か？
> **Q6** 合理的な自殺とは何か？
> **Q7** 若者の自殺には何か異なった危険因子があるか？
> **Q8** 入院中の自殺の危機にある患者はどのように取り扱うか．また，外来患者の場合はどうか？

第3部 臨床トピックス

第19章
司法精神医学
Legal Issues

Lawsuit, n. a machine which you go into as a pig and come out as a sausage.
　　　　　　　　　　　　　　　　　Ambrose Bierce, The Devil's Dictionary
そしょう【訴訟】，（名詞）：ブタとして入り込み，ソーセージになって出てくる機械のこと．
　　　　　　　　　　　　　　　　　――「悪魔の辞典」 アンブローズ・ビアス

　精神科医は他領域を専門とする医師の誰より，日常的に微妙な法律問題に直面することが多い．本人の意思に反してでもこの患者を入院させるべきだろうか？ この患者は強制的に服薬させる必要があるか？ 患者の許可なく，その患者の情報をほかの誰かに告げてもよいだろうか？

　米国は個人の自由と市民の解放に価値を置く社会であることから，強制入院，治療を受ける権利（そして，治療を受けない権利），守秘義務，その他の法律問題などに関して，簡単に答えが出せることはまずない．道徳的に一見正しいことは法律的には許されざることであったり，また逆に，法律的に正しいことは，道徳的な過ちであったりすることがある．例えば，統合失調症の患者が路上生活する権利は，その患者がさらに重症化して自分で意味のある重要な判断が不可能となってしまえば意味がなくなってしまう．このような場合に，精神科医は法律的な正しさ（すなわち，統合失調症患者に治療を強制しない）と倫理的な正しさ（強制的な治療によって統合失調症患者の苦しみを軽減する）の板挟みになってしまうことが多々ある．このような法律との接点のため，精神科医は遭遇が見込まれる法律問題を熟知していなければならない．合衆国内の法律の多くは原則に従っているが，州や司法機関ごとにかなりの相違があることには注意を要する．したがって，精神科医は自身が働く地域の法律に詳しくなることが必須である．

　精神疾患についての法律問題は大まかに2つに分類することができる．民事と刑事である（表19-1）．「民法」とは主に市民と市民の関係を取り扱い，それとは別に「刑法」は社会秩序の維持に関して州と個人の関係に焦点を当てている法律である．精神科臨床にかかわる民事問題は，守秘義務，インフォームドコンセント，同意によらない治療などである．刑事問題としては，公判に耐える判断力の有無（患者が公判の手続きを理解し，その弁護人との協力が可能で

表19-1　精神科医が関係する民事・刑事問題

民事	刑事
強制入院	起訴能力
守秘義務	刑事責任能力
インフォームドコンセント	
医療過誤	

あるかどうか)や刑事責任能力の有無(容疑者が犯行時に法的にも心神耗弱や心神喪失などであったかどうか)など,精神科医からの鑑定(または,意見書,回答書)が関係している.

本章では,主に日々の臨床で直面することの多い民事的問題に焦点を当てて解説していく.司法精神医学は精神医学の一専門分野であるが,精神医学と法律の接点について集中して検討する分野である.司法精神医学の専門家は,法廷や行政機関のために,その多くの時間を精神的能力,精神的外傷,精神的障害の判定のために専念しているのである.本書でも刑事法廷で精神科医が尋問される可能性がある質問について概述しているが,そこに興味がある読者諸賢は『Clinical Handbook of Psychiatry and the Law』(Appelbaum and Gutheil, 2007年)を参照されたい.

■ 民事関連

● 同意のない治療

精神科医は,担当する患者に安全を提供する義務がある.判例から,この義務は精神科患者の行動により第三者が身体的にも感情的にも傷付くことがないよう保護することにまで解釈が拡大された.したがって,自傷他害の可能性があると思われる患者が精神疾患の治療のための入院を拒否した場合,精神科医は強制入院させるための裁判所命令を要請することとなる.

かつて司法機関は,治療のために患者の身柄を保護するかどうかの判断を医師に付託していたが,公民権運動の盛り上がりの間に形作られた個人の自由と解放が重要であるという時流の中,「民事上の拘禁」というプロセスが裁判所にとってもより重要な課題となった.民事上の拘禁は精神疾患を根拠に患者の公民権権利を剥奪するものであることから,精神科医よりも裁判所のほうが公平さを維持する点において,より客観的であるという信念のもと,ほとんどの州は現在,この民事上の拘禁というプロセスを慎重に運用しているところである.この人道上の保護よりも公民権が重要であるという考え方の妥当性については,熱い議論が戦わされてきた.ホームレスの人々は「自身の権利によって死ぬ」ことを許されていると,言われたこともあった.

拘禁に関するほとんどの法律は,精神障害者が危険で能力を欠如するという考えを引き合いに出している.「精神疾患」の定義は地域ごとに異なっているにもかかわらず,民事上の拘禁のためには,法律上,精神疾患を患っていることが前提となっている.法律によってどのような状態を「精神疾患」と呼ぶか定義は可能であり,また,法律によって民事上の拘禁の要件を満たすためにその「精神疾患」は治療可能であるという条件を付けることもできる.例えば,パーソナリティ障害という診断は拘禁する理由としては,ある司法判断において不十分とされ,また別なところでは十分に許容されるというようなことである.またここでの「危険性」という概念は,通常,自身と他者に対する切迫した危険をその患者が示しているということを意味している(すなわち,もし入院させなければ,24時間以内に自傷他害が予想されるという状況).よほど判然としている状況以外で,精神科医はこの危険性を正確には予想しえないことから,この要請を実際に適応することには困難がある.第三の概念「能力の欠如」とは,精神疾患のために自分自身のことを適切にケアすることができない程度のことである.「重度の欠陥(または類似語句)」によってその個人が身だしなみ,保清,適切な水分摂取,食事摂取ができないことを示す州もある.「重度の欠陥患者」は自分自身を傷付ける差し迫った危険はないかもしれないが,それでも精神病院への入院と治療が必要である.

救急外来を経由した,精密検査と短期の精神科的治療介入を目的とした入院を,患者に対して許容している州が多い.このためには,誰か本人を知る人物による嘆願と緊急拘禁の必要を記載した診断書の提出が事前に必要である.入院期間は,1〜20日の範囲であり,司法判断に

より異なる．

　民事上の拘禁は，裁判所が精神疾患の存在および放置により自傷他害の危険があると認知した後に裁判所命令として施行される．このように民事上の拘禁により継続的な強制入院が提供されている．強制的な拘禁を受ける精神障害者に対してはさまざまな法的保護が用意されている．詳細は司法の管轄により異なるが，その保護の具体例は，適切な告知の後に公聴会が法廷で開かれること，拘禁に関する公式文書のすべてを閲覧する権利，弁護人による代理権，双方による証拠の提出，不利な証言の強要を拒否する権利（自己負罪拒否特権）などである．拘禁を正当化するための立証責任は拘禁を嘆願した者にあり，患者は異議申立の権利がある．これらの要件を満たそうとすることにより，個人の法的権利の保護と精神疾患に必要な治療を提供しようとする社会的要請との間に緊張が生じることとなる．

　一般に，拘禁される場合は，広く良識ある市民の3/4が納得すると考えられているスタンダードである「明白かつ疑いないレベルの証拠」が存在する場合に，患者の強制入院を決断する下級裁判所の判事の代理としての弁護士によって実施される．司法判断の目的は，裁判所命令により精神障害者に治療を提供することにより本人に最大の利益を及ぼすことを意図している．法律の条文には異なるところがあるが，すべての州で，一定の範囲の向精神薬の不同意の投与が認められている．

　訴訟の多くは，緊急性の低い状況下で向精神薬による治療を拒否する患者の民事上の拘禁にかかわっている．抗精神病薬による治療は遅発性ジスキネジアをはじめとする危険な副作用があるため，特にこのような訴訟の主な争点とされてきた歴史がある．使用される薬剤によりリスクに相違がある（第二世代抗精神病薬は遅発性ジスキネジアのリスクが低い）にもかかわらず，治療による潜在的利益より，とにかくその潜在的リスクを重視する司法判断が多い．裁判所によっては，抗精神病薬による治療を，特別な検討を要する「通常を超えた治療」という高い地位にまで押し上げてしまうことがある．また州によっては，地方裁判所が患者には同意や拒否をする能力が欠如しているという宣告を出すよう医療チームが要望を提出するまでは，患者に治療拒否権を認めるところもある．また，アイオワなどの別な州では，民事拘禁命令が発令された以降は，精神科医が向精神薬の使用を含む精神科的治療を開始してよい決まりとなっている．

　医師はどの時点で強制的な入院を選択すべきなのであろうか？　典型的な事態の推移として，警察官や保安官など行政執行官が，奇妙な行動を示すか自殺すると脅したことから精神障害者ではないかと疑い救急外来を介して精神科を受診させることが多い．その時点で精神科医は，当該の対象と初めて接見し，診断を依頼され，処遇についての決定を求められる．もし患者が精神科患者であり，かつ危険または能力に問題があり，入院を拒否しているならば，判断することは比較的簡単である．下級裁判官（または上級判事）に通報し，強制入院させるための裁判所命令の発令を請求することとなる．おそらく精神科医の観点からは，自他に対して潜在的な危険のある患者を精神科救急外来から帰宅させてしまうより，より自傷他害を生じない可能性の高い方向に判断が誤っていたほうが好ましいと考えられる．

　それとは別によくあることとして，自発的に入院した患者が，その時点でも自傷他害の可能性が高いと思われるのに退院を請求する場合というものがある（例えば，自殺の計画があることを表明する患者の場合など）．このような状況下では，入院継続に必要な裁判所命令を得るべきである．

　強制入院による治療の他に，多くの州（全米50州のうちの44の州）では，同意のない患者への外来治療命令が法整備されている．このような治療形態は入院させるほど病状は悪くはないが，精神疾患のためにいくらかの自傷他害の可能性があり，自発的には外来治療の継続を遵

守しない場合に行われることがある．このような外来的治療の強制という仕組みは，そうしない限り慢性的に治療遵守が困難な患者に対して，治療を継続させ入院の機会を減少させることに大変に役立っている可能性がある．しかし不幸にもこのような強制はほとんどの州で制限されている．

● **守秘義務**

守秘義務は医師が負う倫理的かつ法的に最重要義務の1つである．ヒポクラテスの時代から，医師たちは医師と患者との間でやりとりされたことは内密にされるべきであり，同意なく外部に漏洩してはならないと信じてきた．ほかの診療科の医師よりも精神科医はより繊細な問題を扱うことから，情報の漏洩や公開は社会的な不名誉や不利益に結び付く可能性と同時に，患者を治療から遠ざけることになる可能性もある．実際にはどうかといえば，つまり，もし第三者に情報を公開する場合は，条例や法律など強制的な情報開示の請求ではない限り，患者の同意文書が必要であるということを意味する．

患者記録の守秘義務の重要性を認識している米国政府は，HIPAA（Health Insurance Portability and Accountability Act,「医療保険の携行性と責任に関する法律」）を立法している．同法におけるプライバシーの取り扱いとして，法律に基づく請求やHIPAAの他項を根拠としたもの以外の，インフォームドコンセントのない健康情報の流出に関して，医療機関には罰金またはペナルティが課せられることとされている．医療上の緊急事態，法律の執行，集金を促す目的での部分的な情報の開示など，HIPAAには例外も多い．

児童虐待や高齢者虐待など，弱者を精神障害者による危害から守るために，医師は守秘義務に抵触する行為を法的に求められるというケースもある．このような場合，医師の側は，文書による請求のきっかけとなった虐待が実際に生じたと信じる理由をもっているというだけで十分である．法律に義務づけられた情報公開の別な例は，法定の伝染病（結核，梅毒，淋病，AIDSなど）の報告である（が，他科と比較してこのようなことが生じることは少ない）．

精神科医には，第三者を自分が治療している患者から保護するというまた別の義務がある．稀に，治療経過中，患者が特定可能な第三者に危害を加えると脅迫することがある．この場合，医師にはその第三者の安全を確保する義務があり，守秘義務にあえて反して，対象となった第三者や警察に知らせる必要がある．この保護義務は，1976年のカリフォルニア州最高裁判所の判例に基づき「タラソフのルール Tarasoff rule」と呼ばれる．セラピストは担当している患者が危害を加える可能性を知っていながら被害者の保護と被害者への報告を行うことを怠ったことが明らかになったためにセラピストに責任があると判決されたものである．

タラソフのルールをどのように運用することが最善であるかという議論が続いている．タラソフのルールの適応義務は全米の各州が認めているわけではなく，いくつかの州では実際に第三者の保護をしなくてはならない状況下にのみに適応が制限されている．実臨床では，他害の危険があると医師が確信した場合，患者をより詳細に評価し，被害を受ける可能性のある個人を保護する目的でその患者を入院させようとすることが多い．第三者への危害が差し迫っていることが予見される場合は，当該の第三者へ電話で知らせたり，すでに入院させた後であっても脅しの件を通達したりすることで保護する場合もある．

精神科医は患者同席のもと第三者に電話するように促す場合や，医師が患者同席で第三者に電話することがある．通知する場合の詳細を患者と決めることは，守秘義務違反による有害事象の発生を減らし，守秘義務違反を抑止する効果が期待される．

守秘義務の法的例外はまだほかにも存在している．州によっては，精神科医療従事者は，患者にとって最善だと思われる場合，治療に同意しない患者を飛び越して，その家族や現行治療

に関する責任ある他者に機密事項を開示してよいこととされている．監査団体の活用，医療評価機構，医療費支払い機関などは診療録へのアクセスが認められている．ごく稀に，精神科医療従事者が，警察，弁護士，裁判所からの情報提供を求められる事態に遭遇することがある．このような場合，どのようにことを運ぶべきかは担当の弁護士に助言を求めるのが賢明である．

● インフォームドコンセント

常に精神科治療を開始する前提としてすべての患者からインフォームドコンセント（文章による説明と同意）を得なくてはならない．正式な文章での同意は病院では普通であるが，個人経営のクリニックでは比較的稀である．患者に対して，治療の適応と禁忌，副作用，治療しない場合のリスク，ほかの治療手段（あれば）を説明する必要がある．医師はこのときに対話した内容を慎重に文章とする．患者が同意する能力がない場合は，インフォームドコンセント上，問題が生じる．そのような場合には，患者の代理として医療上の決断をする法定の後見人を選定しておくべきである．

検査と治療に関する全般的な同意に加えて，向精神薬の使用や電気けいれん療法など特にリスクを伴う懸念がある治療について追加の同意書への署名を求める病院も多い．これらの治療はその副作用が永続的な場合もあり特別な同意が求められる．

● 医療過誤

過誤とは，職務行為中の過失のことである．全米で告訴される医療過誤裁判の数は年々増加の一途にある．医師の約2/3が一生のうちに少なくとも1回以上の医療過誤裁判に巻き込まれていることは残念なことである．それに対する医師側の反応として，余計な検査を追加し，ある種の患者を断るなどの「防衛的医療行為」という別の問題も生じている．

他科の医師に比較して精神科医が訴えられることは少ない．その1つの理由として，治療対象となる疾患の特性および提供する治療の特徴から，患者に肉体的な侵襲を加える機会が少ないということであろう．精神科患者は自分の精神疾患と治療されている事実を他人に知られることを厭い，また医療過誤の訴えに対する証人が事実上存在しないということもある．精神科医は患者との付き合いが長く，そのことも訴えられる可能性が低い理由かもしれない．

自殺をある程度正確に予測することは不可能であることが研究によって示されているにもかかわらず，精神科医が訴えられる最も多いケースは患者が自殺したときである．そして，その場合には死を防止できなかったとして精神科医は法廷と公衆から責任を追及されることが多い．入院中の自殺は恐らく訴訟となる最大の理由である．なぜならば，自殺の危険そのものが入院している理由であるからである．精神科医が過誤に至る機会として多いのは，自殺企図の既往についての聴取を怠ること，入院中の不十分な安全確保（マンツーマンの監視をしないことなど），病状変化についての医師間または看護師間の申し送り上のミスなどが挙げられる．

また精神科医はインフォームドコンセントを得ていないとして訴えられることもある．患者が自分には適切な情報が提供されなかった，あるいは代替となる治療の提案が省略された，または同意に至ったことはなかったとして訴えることがある．医師は外来診察中に合意した事項について，特に同意を得たことや提供した情報について，丁寧なカルテ記載を心がけることが求められている．インフォームドコンセントとは，一度だけで得られる同意の紙きれではなく，決して終わらない継続的な手続きであるとみなす必要がある．

また，精神科医は向精神薬により身体的問題が生じたとして訴えられることがある．向精神薬の副作用についての不十分な説明，患者病歴の不十分な聴取，適応のない薬物の処方や薬物の組み合わせや有害な組み合わせとなる薬剤の同時投与などがこのような状況を招く例であ

る．遅発性ジスキネジアは，訴訟になりやすい副作用である．精神科の医師やその代理で処方箋を発行するものは，遅発性ジスキネジアのような副作用の有無と程度に常に注意を払うと同時に，治療継続の必要性と治療に伴い副作用が発生するリスクについて患者と家族（もしくは後見人）に周知しておく必要がある．

精神科医は，継続的治療が必要であったにもかかわらず医師-患者関係を不適切に終了したことと定義される「治療放棄」のかどから訴えられることもある．治療放棄とは，過失と契約違反の両方の行為とみなされる可能性がある．治療の終結は，治療への非協力，治療費未払い，医師への脅迫や暴行，克服困難な問題の発生などの理由によることがある．訴訟を避けるには，書面で治療終結を告知し，患者が別な精神科医を見つけるまで十分な時間的余裕を与えることが最善である．

電気けいれん療法に関する訴訟は稀ではあるが，インフォームドコンセントがなされていないという訴え，不適切で不要な治療であったという訴え，治療により発生した身体的合併症や健忘についての訴えなどがあり得る．責任を問われる可能性を下げるためには，ECTの適切な使用法に準ずること，治療中は患者を慎重にモニターし観察することなどが重要である．同意は完全に文章として残し，可能であれば証人を立てる．

実際には稀であるが，治療中の患者や元患者との間の性的関係が医療過誤訴訟の広く知られる理由となることがある．専門知識に関する過失と異なり，患者との不適切な性的行為は医師の意図的な行為であり，未然に防ぐことが可能であるうえ，医療過誤保険の免責事項であるため保険で保護されない．そのようなことを行った精神科医は専門医の資格を剥奪・停止される場合があり，「境界違反 boundary violations」などとして刑事告訴されることすらある．米国精神医学会は，現在治療中の患者や元患者との性的接触は不適切かつ倫理上問題があるという明確な態度を表明している．

■ 刑事関係

司法精神医学の専門家にとっては刑法がらみの事態に関与することは日常茶飯事かもしれないが，通常，精神科医がそのような事態に出くわすことは稀である．精神科医が意見を求められることが最も多い刑事的問題は，「公判に耐えうるか（起訴能力の有無）」と「刑事責任能力の有無」の2件である．公正な裁判を受けるには，被告（容疑者）は訴状，刑罰の程度，法律問題と裁判の進行を理解していなければならない．また，弁護士と協力して抗弁を用意する必要もある．精神疾患が存在しているからといって，仮にそれが精神病であっても，一般的に被告が公判に耐えないとみなされることはない．裁判所の誰かが公判に耐えないと考えない限り，すべての被告は公判に耐えるものとみなされる．ひとたび事案が提起されると，裁判所は通例，起訴が可能かどうか決定する以前に，精神医学の専門家による意見を聞く．

起訴能力は法的な決定であり，医学的な判断ではない．米国最高裁判所の判例「ダスキー vs 米国」によって確立された国内の基準に従って裁判官が判断する．裁判所が被告人は起訴能力に欠如すると判断した場合，被告人は病院に入院させられて公判に耐える状態の回復を目指した治療が行われる．起訴能力が回復したと判断された場合，被告人は裁判所で裁判を受けることとなる．重要なことは，起訴能力の有無は，精神疾患の有無にかかわらず，その個人が訴訟手続きを理解する能力と議事進行に協力する能力に関する「今，ここで（原文：here and now）」の評価であるということである．

刑事責任能力は起訴能力とは対照的に，犯行時の精神状態と関連している（つまり，「当時あの場で」である，原文："there and then"）．現行の法律システムにおいては，犯罪とは実際の悪事と咎めるべき心情が同時に存在する場合にのみ発生するとみなされている．つまり，精神疾患によって「咎めるべき心情」が欠如するほど精神状態が病んでいる人もいるという考え方が

採用されている．そのような場合，その人には刑事責任能力がないとみなされ，心神喪失により無罪と判決される．実際には，心神喪失による無罪を勝ち取るケースは少ない．

すべての州がこの心神喪失による弁護を認めているわけではなく，刑事責任能力を判断するために別の基準を採択している州もある．マクノートン基準は多くの州で採用されており，また同基準を修正したものを採択している州も多いが，それに従うと，心神喪失による刑事責任無能力を立証するためには，被告は犯行時にその行為の意味を理解することができない程度，あるいはその行為が間違ったことであることを理解できない程度に症状が悪化した精神疾患に患っていたことを証明する必要があるとされている．この原則は1843年に英国首相ロバート・ピール卿に仕える私設秘書のエドワード・ドラモンドを首相と勘違いして射殺したダニエル・マクノートンの関与した判例にちなんで名づけられたものである．マクノートンは長年，妄想状態にあり，トーリー党とそのリーダーであるピール卿から迫害されていると信じていた．

かなり重症な精神疾患の患者ですら，心神喪失の基準に合致しているとみなされることは稀である．裁判所の判断によって，その他の減刑理由である「心神耗弱(こうじゃく)」または「有罪だが精神疾患」と判断されることがある．心神耗弱状態においては，被告は起訴される理由となった犯罪を犯す意図を形成することができないとされるが，より軽い刑罰で有罪を宣告されることがある．「有罪だが精神疾患」と判断される場合，被告である患者は，犯行当時，悪事とは知りつつも，法的な要請に行動を従わせる能力が欠如していたとみなされる．「有罪だが精神疾患」とされた被告は通常，矯正施設への送致が判決され，精神医学的な精査の後，必要に応じて妥当な治療を受けることとなる．

> **司法手続きの臨床的留意点**
> 1. 患者を強制入院させるにあたり，治療可能な精神疾患があること，自傷と他害の切迫，深刻な能力の低下を伴っていなければならない．
>   ・医師は地域とその州の法律やルールを熟知していなければならない．
>   ・医師は民事的な拘禁を扱う地方裁判官や下級裁判官が誰か知っておくべきである．
>   ・長らく治療を継続してこなかった重篤な精神疾患の患者に対して，外来的な治療命令が役立つ．
> 2. 守秘義務とインフォームドコンセントに関する適応州法を理解しておく必要がある．
> 3. タラソフのルールに則る守秘義務の留保は，脅されている第三者との連絡も含まれている．
> 4. 医療過誤訴訟は，米国という訴訟社会では日常茶飯事である．十分な医療過誤保険への加入が最も大切なことである．
>   ・医療過誤訴訟に対する最善の予防策は，適切な文章の記載と保管である．
> 5. 日常の仕事として被告の起訴能力を評価する仕事に従事している精神科医はほとんど存在しない．したがって精神科医は司法精神医学を専門にしている仲間と知り合いになっておくべきである．

セルフアセスメント問題集

Q1 司法精神医学とは何か．

Q2 多くの民事的拘禁にかかわる法律が含む主要な考え方とはどのようなものか．

Q3 治療する権利と治療を拒否する権利の両方を説明せよ．なぜ，治療を拒否する権利が精神科医にとって不満の種となるか説明せよ．

Q4 タラソフのルールや保護義務とは何か．規則はどのように実施すべきか．

Q5 守秘義務が重要であるのはなぜか．守秘義務を留保する（すべき）状況とはどのような状況によるか．

Q6 精神科医が医療過誤で告訴された場合の理由で多いものは何か．

Q7 精神病患者は公判に耐える能力（起訴能力）があるか．

Q8 ダニエル・マクノートンとは誰か．マクノートン基準とは何か説明せよ．

第3部 臨床トピックス

第20章
行動療法・認知療法・力動的精神療法
Behavioral, Cognitive, and Psychodynamic Treatment

> The mind is its own place, and in itself Can make a Heaven of Hell, a Hell of Heaven.
> John Milton, Paradise Lost
> 心は独自の場所である．その内部で，地獄を天国に，天国を地獄に変えることができる．
> ——「失楽園」 —ジョン・ミルトン—

　精神科医は，思考・感情・対人関係にかかわる病気を扱う仕事であるから，患者をいたわり共感する姿勢を維持することと，脳を対象とした治療に加えて，心に働きかける治療を活用することに習熟していることが不可欠である．原則としてさまざまな精神療法で活用される共感する態度は家庭医やその他の専門家が示す共感と変わるところはないが，取り扱われる病気の性質から精神医学ではより重要になってくると言える．

　これらの治療は集合的に，「精神療法」と呼ばれる．学び始めたばかりの学生は，精神療法のことを学ぶ必要などあるのかと疑問に感じることも多い．身体療法でない治療法への関心の欠如は，正しいと認められるものではない．精神療法が効果を発現する生物学的なメカニズムを実証しつつある神経科学的基盤の発展に加えて，膨大な経験的事実によって精神療法の有効性が確認されてきた．ある種の精神障害（摂食障害や境界性パーソナリティ障害など）に対して，精神療法は第一選択であり，そして予後を改善することが繰り返し示されてきた．ほかの多くの精神障害（統合失調症や双極性障害など）に対しても，精神療法は，治療継続の必要性の奨励，症状や予後に関する患者教育，内省的態度の醸成や重篤な精神障害を抱えたことによって生じる心理的変化の扱い方への援助などを介して，薬物療法を補完するうえで重要であることが示されてきた．

　本章では，精神科患者の治療に従事する専門家が用いている主要な精神療法に関する概論を簡潔に提供している．なかには，本章で記述できる範囲を遙かに超えるほどの長い経験と訓練が必要な精神療法もある．特殊な治療をより詳細に学びたい学生は引用文献を参照しなければならない．行動療法・認知行動療法（CBT）・

表20-1　精神療法の種類

行動療法

認知行動療法（CBT：Cognitive-Behavioural Therapy）

個人精神療法
　古典的精神分析
　力動的精神療法
　洞察的精神療法
　関係的精神療法
　対人関係療法（IPT：Interpersonal Psychotherapy）
　支持的精神療法

集団精神療法
カップルセラピー（夫婦療法）
家族療法
対人技能訓練（SST：Social Skills Training）

力動的原理に基づいた個人精神療法，集団精神療法，カップル療法，家族療法，対人技能訓練（SST：ソーシャルスキルトレーニング）などさまざまな精神療法がある．主要な精神療法は，表20-1に記載した．

■ 行動療法 behavior therapy

　行動療法の理論的基礎は，パブロフの条件反射と，それに引き続く行動学の指導的研究者であるB.F.スキナー B.F.Skinnerなどによって示された刺激反応関係の研究など，英国経験主義に根ざしている．行動学者は，飲食，水分摂取，発話，習慣を形成する一連の連続的行為の完了，社交的交流のパターンなどに至る，客観的かつ観察可能な通常は「行動」と呼ばれる現象を研究対象とすることの重要性を重視する．後述する力動精神療法とは対照的に，行動療法的技法は患者が自身の感情や動機を理解することに対しては，必ずしも役立たない．思考や感情を取り扱う代わりに，行動療法家は患者が「何をするか」という行動を取り扱う．このアプローチのモットーは，「行動を変えろ，そうすれば感情もそれの後を追う」である．

　行動療法は，修正しなければならない異常な行動パターンを伴った精神障害の治療に特に有用である．そのような精神障害として，アルコール使用障害，薬物使用，摂食障害，不安症，恐怖症，強迫症などがある．また，行動療法の原理についての基本的知識があれば，認知症，精神病，適応障害，小児精神障害，パーソナリティ障害など膨大な範囲の疾患を取り扱う際に有用である．

　「条件付け」という概念は，さまざまな行動療法的技法の基盤である．2種類の条件付けがあると言われている．古典的（または，パブロフ的な）条件付けとオペラント条件付けの2つである．20世紀初頭，ロシアの生理学者・パブロフは条件付けの最初の厳密な実験を行った．パブロフはイヌに食事を与えると同時にベルを鳴らすという刺激を組み合わせることで条件付けを行い，結果として，直接の刺激なくして動物に条件反射を形成する結果を得た．具体的には，餌とベルの音という2つの刺激を十分な回数，同時に提示して，ついにイヌはベルの音を聞いただけで流涎するようになったのである．このパブロフ型条件付けにおいて，餌が無条件刺激，ベルの音が条件刺激，ベルの音に対する流涎が条件反射とみなされる．

　組み合わせた刺激という考え方は，病的心理状態の形成過程を説明することに，あるいは，患者に条件反射を形成しその反応パターンを変化させることを応用する行動療法の創出に活用された．

　オペラント条件付けの研究と活用は，行動により結果を制御できるタイプの行動の詳細な検討から成り立つ．例えば，給餌棒をつつくとペレット状の餌がすぐさま出てくる場合，ハトは頻回にその棒をつつくようになる．この場合の餌のペレットが「強化因子」である．すなわち，つつく行為に引き続く強化因子の帰結として，さらに，つつくという行動が増えている．行動の回数は，それに引き続く強化因子が正か負かの強化因子であることによって，増えることも減ることもある．教師が褒めれば，質問に対して生徒が挙手する回数が増えるであろう．それとは対照的に，教師による批判的なコメントが予想される場合，同じ生徒であっても挙手しなくなるであろう．実例としての「負の強化」が，父親から「テレビを消して，食事をしなさい」と命じられた後の子どものかんしゃくの場面で生じる．もしもこの父親が自分の命令に従わせなかった場合，父親は図らずも子どもがかんしゃくをより起こしやすくなることに対して負の強化を与えてしまう．すなわち，かんしゃくを起こせば従いたくない命令は取り消されるのであるから，その子が父親の「テレビを消して食事をしろ」という命令をまた聞くことがあれば，かんしゃくを起こすことが余計に増えることになる．オペラント条件付けは，個人と周囲の環境との相互作用を通じて形成されるヒトの適応的行動の学習の多大な源となっている．

膨大な行動療法の最新の文献によれば，正の強化は，負の強化と比較して，修正された行動を維持するためにより有効であり，通常，強化が与えられなかった行動は自然に消滅するうえ，さらに，固定的かつ定期的な強化よりも，変化に富み予想不可能な強化のほうが，行動の維持には有効であることなどが示されている．例えば，ギャンブル障害の患者は稀な勝利から強い正の強化を受けるが，罰すると脅されても，あるいは持ち金や資産を失い，逮捕されるような現実の罰によってさえも，ギャンブルを思いとどまらせることができることは稀である．もしもギャンブル障害の患者が毎回ギャンブルで勝つならば，仕舞いには，ギャンブルに対する熱意を失うことと予想され，また同様に，全く勝つことのないギャンブルに対する興味も失せるであろう．

● 弛緩療法

リラクゼーショントレーニングとは患者の心身の状態をコントロールするための手技である．この手法によって，患者は自身の緊張と弛緩の感覚を随意的に制御することを学ぶ．この方法は，聞きながら憶えることができるよう，音声による教材を使い簡単に学習できるようになっている．「段階的筋弛緩術」と呼ばれる手法が利用されることが多く，各筋肉群を1つずつ緊張・弛緩させて全身の筋肉を弛緩させることを学ぶ．この手法は不安やさまざまな疼痛症状（頭痛，腰痛など）をもつ患者に単独で使用することも，系統的脱感作と組み合わせて使用することも可能である．

● 曝露法

行動療法的治療の鍵を握る原理の1つとして，曝露がある．曝露では，患者の精神障害と切っても切り離せない要素をなす適応上の困難を減らすことを目的として，患者が通常避けている場所や状況に患者自身の身を曝すことが求められる．具体例として，パニック症の有害な一面として，出現頻度の高い広場恐怖による外出の回避傾向が挙げられる．パニック症の患者はパニック発作を引き起こすと信じている状況を避けることが多く，もしもパニック発作が出現したら大変なことになると破滅的な解釈をしていることが多い．パニック症やその他の不安症に由来する生活能力の低下の原因は，患者の身体的苦痛そのものよりも，むしろこの回避行動にある．曝露法は，新たな学習とより高度な適応が生じて維持されるよう，患者本人が心理的または状況的な恐怖を感じる場面に自らを曝すことを要請する．例えば，治療者は広場恐怖の患者にパニック発作の契機となりやすい，家に1人で残された状況またはショッピングセンターにひとりで買い物に行く状況などを想像してもらい，それによってパニック発作を実際に体験させる．これは想像の中で行われるため「想像曝露」と呼ばれる技法である（患者はその後，パニック発作の感覚を弱めるために弛緩療法を用いるよう促され，パニック発作を意図によって制御できるようになる）．患者は，実際にショッピングセンターに買い物に足を踏み入れるなど，徐々に恐れていた状況に直面しても動じないようになり，不安な状況で弛緩療法を使えるようになる．実際の状況に曝露することから，これは「現実曝露」と呼ばれている．複雑で一筋縄ではいかないようなケースでは，治療者は恐怖の対象への類似性を段階的に高めるよう曝露刺激を設定し（例えば，想像から写真へ，写真から背景音の再生を伴う写真へ，またそこから現実の場面へ，などのように），不安をコントロールする感覚を身につけさせる必要がある場合もある．

● フラッディング

フラッディングとは，恐怖の対象に継続的に接触させることによってそれによって生じる不安を消し去ることを患者に学習させ，刺激自体は何ら恐れていたような結果を引き起こさないことの学習を後押しする技法である．具体例として，飛行機に乗ることに耐えがたい恐怖を覚える患者の恐怖が消えるまで飛行機に繰り返し

乗せ続けるような技法である．ヘビを怖がる患者は，ヘビに対する恐怖が完全に消失するまで動物園のヘビの檻の前に立っているように申し渡される．（ヘビを手でつかめるようになれば，より強烈なフラッディングの効果が期待される！）

● 行動活性化技法

精神疾患は融通性に乏しく狭いレパートリーの行動パターンしかもたないことを特徴とすることが多い．曝露法はそのような問題の多くに適応があるが，一方「行動活性化技法」はうつ病の治療に特に適した治療法である．行動の定式化を用いるならば，うつ病患者の引きこもった生活と孤立は，患者が懲罰を恐れて逃避しているのだとみなすことが可能であり，負の強化というパラダイムでうつ病の概念をとらえ直すことができる．例えば，うつ病患者は，日々の生活の中で，陰性の結果や苦痛を伴う結果の出現を常に予想しており，そのために重要な日常のルーチンをやめる犠牲まで払ってそのような結果を回避し始めたととらえる．認知行動療法の一部でもある行動活性化技法では，そのような日常生活の大なり小なりの動作を再開することを患者に求め，生活機能の素早い復旧に導く技法である．翻って，日常生活の重要な一連の行動の回復に引き続いて抑うつ気分が改善され，その逆ではないことは，行動療法の理論にも合致している．

● 行動変容

行動変容には，特に望ましくない行動を減らすか消去し，その代わりにより健康な行動と習慣を導入するために，強化という概念を行動の修正手段として用いることが多い．行動変容は特に，アルコールや物質の乱用と依存，摂食障害，パラフィリア障害など衝動制御に問題がある精神障害に適した治療法である．患者ごとに正と負の強化因子が設定され，その個人に最適化された専用プログラムを作成する必要がある．例えば，神経性やせ症の中期的目標は体重の増加である．長期的目標は食事とボディイメージにとらわれない生活を得ることである．神経性やせ症の患者は運動を好むことが多い．ある患者はミステリー小説を読み，ガムを嚙むことを好むかもしれない．そのような患者に対しての特別の専用プログラムは，定期的かつよくバランスがとれた三度の食事を提供し，食事の時間にダイニングに来る場合，それを食べた場合，一定の体重増加が得られている場合に即して，特に好んでいることをしてもよいという取り決めを行うようなことである．強化因子のスケジュールは，患者が規則的に食べることを奨励するように構築する必要がある．具体的には，当初，食事と食事の間の時間には自室に居るよう行動が制限され，さらに，運動，ミステリー小説，ガムは許可されない．体重が5ポンド（2 kg超）増えた場合，自室を出られることとし，さらに5ポンド増えたら，ミステリー小説を読む権利が発生し，さらに5ポンド増えると，ガムを嚙むことが許可されると決めておく．目標体重に到達したら（この場合，20ポンド），決まった時間に，運動をしてよいこととする．しかし，この運動の許可を失わないためには，好きなだけ運動してもよいが，2週間の間，目標体重を維持しなければならない約束とする．体重が減少してしまったら，再び体重が増加するまで正の強化因子は段階的に中断される．このようなプログラムには，負の強化因子としての経管栄養も組み込まれることがある．既に説明したとおり，このような負の強化因子は正の強化因子よりも効果が薄いことは周知のことである．

それぞれの精神疾患には，個別の行動変容の組み合わせが必要である．例えば，肥満患者に適切なプログラムは，今述べたばかりの摂食障害に対するプログラムに似たものとなろうが，強化因子のスケジュールも，目標の設定も異なる．薬物乱用の患者に対する行動変容のプログラムでは，長時間の仕事で鬱積したイライラを減らすために酒場に立ち寄って友人と交流をもったことなど，薬物への渇望のきっかけと

第3部　臨床トピックス

なっていたさまざまな刺激について患者を教育することが強調されるであろう．そして，その代わりとして，患者はスポーツクラブに立ち寄って，鬱積した気分を晴らすためにサンドバッグを叩き，その後，アルコール患者匿名会の会合で知り合った新しい仲間とともに好みのノンアルコール飲料を思うぞんぶん大量に飲むといった，別な正の強化因子に置換するように指導を受けるプログラムが行われる場合もあろう．

● 行動療法の組み合わせ

　元来，行動療法の指導者は行動療法純血主義者であり，その他の精神療法や服薬との併用を見下す傾向があった．今では徐々にさまざまな治療と組み合わせて用いられるようになった．そして，強迫症に対しての治療は，SSRIと曝露法が併用されるようになった．行動療法と力動的精神療法が併用されることもある．例えば，拒食症の患者は行動変容が効果的である可能性があるが，同様に，多くの人が興味を示さないような外見を彼女が求めることとなった根底にある不安の理解を手助けする作業からも何らかの効果が得られる可能性がある．不安と抑うつを併存した患者は，弛緩療法と認知療法，さらに抗うつ薬の内服の組み合わせが治療に有用かもしれない．

■ 認知行動療法 cognitive behavioral therapy (CBT)

　認知行動療法(CBT)の理論的基盤は，認知心理学，フロイト的力動精神理論，行動主義心理学の一部分などさまざまなものに由来をもつ．CBTの理論と実際の治療手技はこの領域に携わる多くの中心的人物によって形成されてきた．中でも最も有名かつ最も使用されることが多いモデルはアーロン・ベック Aaron Beckによって発案された，簡潔に認知療法と称するモデルである．このCBTの技法は「認知構造」や「認知スキーマ」と呼ばれるものが，日々の生活の中で直面する多様な状況に人が反応し適応するその癖を形作っているという推定に基づいている．個々の独自の認知構造は，さまざまな気質的な要因や経験（例えば，その人の容姿，幼くして親と死別したこと，学校での成功体験や失敗，または交友体験など）に由来している．どの個人も自分自身の特別な認知スキーマを所有しており，それによって特定の状況下の任意のストレス因にどのように反応するかが決定されている．過剰に反応したこの認知スキーマがその人に病的かつ陰性の反応を生じるような特徴を有する場合，不安やうつ病など精神症状が出現する．

　最も広くCBTが用いられているのは，うつ病の治療に対してである．うつ病では通常，患者は悲観的な解釈に陥りやすい認知スキーマを所有していることが明らかにされる．ベックはうつ病にみられる主要な3種類の認知構造の特徴を，「認知の3徴候」と命名した．それは，1)自身への否定的観点，2)経験の否定的解釈，3)将来に対する悲観である．このような認知構造をもつ患者は，このスキーマにのっとって状況を解釈し，そして反応するようあらかじめ傾向が決まってしまう．具体的には，とても人気があり高倍率の求人に応募した女性がいて，不採用になったとする．その女性がこの否定的な認知スキーマを用いて状況を認識する場合，こんな風に解釈するかもしれない．(1)「学歴は素晴らしくても，私は本当には頭がよいとはいえない．それを会社の人は見抜いたのだわ」（自身への否定的見方），(2)「それなりの仕事を見つけるのは絶望的だから，もう諦めたほうがいいのではないかしら」（経験の否定的解釈），(3)「私はいつも失敗することに決まっている．何をやってもまた失敗するに決まっている」（将来に対する悲観）．

　CBTの治療は，自身の病的認知スキーマ（認知の歪み）を変化させる新たな方法を教育することに重きを置いている．CBTはどちらかというと短期間の予定で行われ，厳密なやり方に従って行われる．その目的は患者の悲観的認知

構造の再構成を支援し，患者がより歪みの少ない認識で現実を見ることができるようにさせ，その観点から状況に反応することを学ばせることである．

CBTの実際は，行動療法的技法のいくつかと，認知再構成の技法のいくつかとの組み合わせから成り立っている．行動療法的技法には，さまざまな行動上の宿題に加えて，否定的認知スキーマが正しい認識ではないこと，および患者は実際には小さな成功を積み重ねることが可能であること，そして，実際には自分はそのとおりできたと正しく解釈すること，これらが可能となるようデザインされた段階的な活動プログラムが含まれている．

前述の就職活動が首尾よく行かなかった女性を例にとると，この女性に1週間の日常生活を記録するように指示し，その後，患者と治療者が協力してその日誌を見直し，（その女性の他の詳細情報も考慮したうえで）翌週に完成させる一連の宿題を作成する．活動日誌の情報から，拒絶されることを恐れるあまり，女性の社交的行動が極めて制限されていることが判明するかもしれない．そして，この患者には，隣人との会話，友人に電話をする，地域の催しに1回は参加するなど，少なくとも1週間に5回は社交的な行動をするように宿題が提案される．宿題の結果も活動の日誌に記録し，自分自身のさまざまな社交場面におけるやりとりの記録なども含めてその日誌を翌週に治療者と共同してまた見直す．その結果は，彼女は実際の経験では悲観的なことは何も生じていないにもかかわらず，自分は人と会う場合に否定的仮定や陰性の予想を抱いていることが多いのだということを彼女自身が理解する手助けとなるであろう．実際には，それら人と会った経験は，おおむね肯定的なものであった．治療が進み自信がついてくるにしたがい，患者のほぼ正常のレベルの活動および期待したものが得られるまで，宿題は段階的により難しいものとなっていく．この日誌は，否定的な予測は通例正しいとは言えないという事実を経験に基づいて思い出させる安らぎとなることもある．もちろん，患者が嫌な経験を全くしないということはない．そのとき治療者は，その不快な経験は患者自身の欠陥によるものではないこと，および，否定的な経験すら乗り越えることができるということとを，患者が理解することを援助する．

この行動療法的技法に加え，患者が現実を歪めて認知してしまう機能不全の認知スキーマを本人に気づかせてそれを修正するために，さまざまな認知療法的技法が補完する目的で行われる．これらの治療技法は，患者が抱えがちなさまざまな認知の歪みと，患者の意識の中に勝手に忍び込み否定的な態度を形成する「自動思考」と呼ばれるものとを同定することとが含まれている．ベックが特定した6種類の認知の歪みは，表20-2に示した．

「恣意的推論」とは，一度の経験から誤った結論を導き出すことである．例えば，ある患者に対して美容師が髪型を変えたほうがよいと言った場合に，その患者が自分は老けて見えて魅力がないと美容師に思われていると信じるようなことである．「選択的抽象化」とは，文脈を無視して細部のみに取り出し，それを全経験の価値

表20-2 CBTによって治療される「認知の歪み」の典型

認知の歪みの種類	その特徴
「恣意的推論」	一度の出来事から誤った結論を導くこと
「選択的抽象化」	前後を無視して細部を取り出し，全体を否定するために使用すること
「過度の一般化」	一度きりのことから，経験と関係の全体についての一般的結論に至ること
「過大評価と過小評価」	否定的解釈によって特徴づけられるやり方で，個別の体験の重要性を見誤ること
「自己関連づけ・個人化」	自分自身に無関係な出来事を自分に関連づけて解釈する傾向
「二分法思考・全か無か思考」	すべてを「全か無か」で判断する極端な傾向

を切り下げる根拠として採用することである．つまり，テニスの最中，ボールをコートの外に打ち出してしまい，草深いところでボールを見失ってしまった場合に，「これは，わたしがみっともないテニスプレーヤーであることの証明だわ」と結論するような類である．「過度の一般化」とはたった一度のかかわりから全経験と全関係に関する全般的な結論を導き出すことである．現在の（あまり望まない）仕事上で別な従業員と口論した後に，「わたしは，落伍者だわ．わたしは誰とも上手くやって行くことはできない」と結論することが，その例である．「過大評価と過小評価」とはある些細なことを，否定的な解釈によって重要性をねじ曲げて理解することである．成功体験は（試験の結果がよくても，試験が簡単だったから大したことはない，などのように）過小評価され，失敗はより重大な失敗と過大に（テニスの試合に1回負けただけで，自分は何をやっても成功することはない，などのように）曲解することが，その例である．である．「自己関連づけ・個人化」とは，自分自身には全く関連がない出来事について，自分と関連づけて解釈することであり，例えば不機嫌な交通巡査が眉をしかめたことを，自分の運転技術全般の欠如と存在価値のなさを意味していると認知するようなことである．「二分法思考・全か無か思考」とは，事物を「全か無か」または「白黒」で判断するようなこと（中間の「灰色」の存在を無視するような）である．「A −」にランクされ，しかも理想が高いある学生が，試験の結果「B」と判断された場合に，「これでわかった．結局，俺は本当に恐ろしく出来の悪い学生さ」と判断するようなことである．

これらの誤った解釈に加えて，患者は勝手に浮かび上がってきた考えが意識的な思考に忍び込んでしまう，さまざまな「自動思考」によって足を引っ張られていることが多い．個々の自動思考は個人個人で異なるが，通例それは，自己批判や失敗に関する否定的なテーマである（「私はなんて馬鹿なんだ」，「俺は何ひとつしっかりとできないじゃないか」，「わたしに話しかけたいと思っている人は誰もいない」など）．これらの自動思考は勝手に浮かんできて，さらに不快な気分を生じさせる．患者はこのような自動思考がないかどうか探してみるよう促され，これらの自動思考に対抗する手段を学んでいく．そのため，自動思考を肯定的な思考で対抗すること，前述した行動療法的手法を用いて自動思考の中に隠されている仮説を検証すること，自動思考の背景にある思い込みを見つけ出し検証することなどの手法が採られる．

CBTの認知療法的側面の目標は，患者の認知を司る多様で否定的なスキーマを見つけ出し，再構成することである．この認知的側面の目的は，行動療法的側面と同様なやり方で達成される．すなわち，患者は宿題の励行を指導され，機能不全の原因となる認知的特徴を見つけ出すための宿題をこなし，それら問題となる認知スキーマを常に検証し修正する．治療を行う者は，多大な共感と正の強化を提供しつつ，患者と日記の見直しを行い，機能不全の認知的傾向を再構成するための組織化されたプログラムを組み立てることを援助する．

CBTは，恐怖を特徴とする不安症の認知スキーマを明らかにすることによって，それらに対しても治療が応用されてきたが，特に有効なのは，うつ病の患者に対してである．CBTは比較的軽症のうつ病には単独で行われることもあるが，より重症のうつ病であれば，服薬に加えて行われることがある．

■ 個人精神療法 individual psychotherapy

「個人精神療法」という用語は，広範囲の精神療法的手技を含んでいる．行動療法も認知療法も通常は個人的に（つまり，治療者と患者が1人ずつという意味である）行われる．精神療法の無数の学派が，無数の治療法を提案している．以下は，それらを単純化し，選り抜いた概説である．

精神療法は多様であるが，共通項も多い（表

表 20-3 多くの精神療法の共通要素

- 対人関係を拠り所としている．
- 治療のために複数の人と言葉で対話することが用いられる．
- 治療者には，治療的なコミュニケーションへの特殊な専門知識が求められる．
- 患者の問題を理解するために，ある種の理論や考え方に準拠している．
- 理論と関連した特殊な交流方法が用いられている．
- 構造化された交流である（つまり，実施の日時・頻度・長さがあらかじめ決定されている）．
- 改善することを期待して行われる．

20-3）．すべての精神療法に共通な要素は以下のとおりである．

● 古典的精神分析と力動的精神療法

そもそも精神分析は 20 世紀初頭にジークムント・フロイト Sigmund Freud によって発案された．この治療法は，痛みや麻痺などの転換症状を示すヒステリー患者への治療の試みをきっかけに編み出された．神経学の権威，シャルコーの主導下，フロイトは催眠術などを行った．しかし，催眠術は効果を示さないことがあり，症状の再発と再燃が稀ではないことがわかった．そのためフロイトは，このような転換症状はずっと抑圧され続けてきた人生早期の苦痛を伴うある種の心的体験を反映しているのではないかと疑い始めた．そして，催眠術ではなく，患者を横たわらせリラックスした状態で，抑圧された思考が「解放」しやすくなるように自らの手を患者の前額部に当てがった．患者は「頭に浮かんだことを何でも言う」ように指示される．これが「自由連想法」という手技である．

この治療法はビクトリア時代の清教徒的思想と偽善が圧倒的であった時代を背景に編み出され，フロイト本人すら，性的幻想から性体験に及ぶさまざまが患者の脳裏に去就することに驚いていたことに違いない．この手法を何年間も，当座は転換症状に，後には不安症や精神病的症状にすら応用した経験から，フロイトは人の精神の構造と働きに関する図式的理論を完成させた．考えの基本には性心理学的発達段階（すなわち，口唇期，肛門期，男根期，性器期など），意識的思考と無意識的思考の構造（一次過程と二次過程の思考の対比），欲動と動機の構造（イド，自我，超自我），夢の象徴的意味，小児性欲理論，一般人がフロイト理論と関連づけたその他の無数の概念からなっていた．

以後，精神分析は，自我心理の発達理論・防衛機制と対処および適応の心的メカニズムの理解の拡大など，フロイトによるオリジナルな精神分析にさまざまな修正と修飾がなされた．このような多様なとらえ方や理論が，精神分析と力動的精神療法の訓練を受けた臨床医の主要な拠り所である．これらの治療を行うためには，長期に及ぶ訓練と経験が要求される．

現在，「古典的精神分析」は比較的特殊な状況で用いられているに過ぎない．この治療手技は，原則として（心理的にも，肉体的にも）健康な個人に最も適しており，精神分析によって行われる自己探求の集中的治療過程を継続することが可能な十分な適応能力をもっている人が対象となる．精神分析を受けたいという動機の典型は，対人関係上の困難，持続的で繰り返される不安などであるが，通常どちらも日常生活に支障が出るほど重症ではない．

古典的精神分析の中核をなす要素は，「転移神経症」の形成である．転移神経症とは，患者の人生早期に体験した思考や感情のすべてが治療者に転移される状態のことである．この転移を通じて，患者を苦しめてきたさまざまな無意識的欲望と感情を意識することを可能とさせ，究極的には精神分析の過程で適切な解釈を与えることによってそれらを修正し治療するものである．

患者は通常，カウチに仰臥し，何も検閲せずに心に浮かんだことをすべて言葉にする自由連想をするよう指示される．治療者は患者の背後に座り，影のような中立的人物として振る舞い，転移が形成されることを促進する（治療者があまりにも本人らしさを確立し，現実感をもつと，転移は形成されないとされている）．治療に適切な程度の真剣さを保つために，患者は

1回50分のセッションを，週に4～5回受ける必要がある．通常，2～3年かけて治療は終了する．精神分析家は，自身の心理的弱さ，特に「逆転移」と呼ばれる治療中に生じる治療者側の転移を学ぶために，長期に及ぶ教育分析を受ける必要がある．

「力動的精神療法」は，精神分析理論で用いられる概念を用いた治療であるが，より多くの患者の治療に携わることが可能となるように修正されている．治療は精神分析と比較して必ずしも集中的でないこともないが，古典的精神分析の特徴をなす比較的厳格に定められた方法を用いる（例えば，カウチを使用するなど）ルールなどに従わなくてもよい．

力動的精神療法は，パーソナリティ障害，性機能不全，不安症，軽症うつ病などさまざまな患者の問題の治療に用いられている．力動的精神療法は，通常，1対1で行われる．治療頻度と期間などにより，転移神経症が生じることも生じないこともある．治療者は中立的だが共感的に患者を援助するよう努める．患者は幼い頃の両親やそれに相当する人物との関係を振り返ってみることを応援しつつ，「今現在（here and now）」にも注意を向ける．古典的精神分析と同様に，患者はとにかく話すことが期待される一方，力動的精神療法家は，患者の行動を形作った背後にある精神的力動を，患者が理解できるように適宜，説明を挟むようにする．通常，力動的精神療法は週1～2回のセッションで，2～5年ほど続けられるとされる．

● 洞察的精神療法と関係的精神療法

洞察的精神療法と関係的精神療法は，どちらかというと集中的でも長期的でもない個人精神療法である．

洞察的精神療法 insight-oriented psychotherapy は，その多くの基本概念を力動的精神療法によって立つ精神療法であるが，力動的精神療法そのものよりも，さらに対人関係と「今現在」の状況に焦点を絞っている．通常，患者は週1回，50分のセッションとして通院する．セッションでは，対人関係，患者に向けられた態度，幼小児期の体験を振り返り，対話することを後押しされる．治療者は，関与しつつサポートする態度を示し，時に洞察が得られるよう解釈を手伝い患者を援助する．本精神療法では，転移，退行，解除反応が得られるような働きかけは行われない．再体験や追体験ではなく，患者は自分の行動の根源を知的に理解し，必要に応じて行動を変化させられるようになることを支援される．

関係的精神療法 relationship psychotherapy では，治療者はもっと活発な役割を引き受ける．治療者が愛情を注ぎ信頼できる親の代理として，患者が自覚しない望みや満たされない欲求を直視することを支えることで，情動体験の矯正を目指すことが第一の目的となる．治療は通例，週1回であり，個々の問題と本人の成熟度に応じて，6か月～数年継続される．洞察的精神療法と同様，治療の中で取り上げられることは，主に現在の状況と対人関係であり，時々，幼小児期の体験を振り返る場合もある．患者が洞察を得る場合もあろうが，この種の精神療法で最も大事なことは，治療者の共感的かつ保護-治療的な態度である．

● 対人関係療法 interpersonal therapy（IPT）

対人関係療法（IPT）は，うつ病の治療のために開発された特殊な精神療法である．パーソナリティ障害などその他の精神疾患の治療にも有用である可能性を秘めている．精神疾患は対人関係の問題を反映しそこに現れる（力動的な考え方が精神内界の葛藤とストレスを反映すると考えたこととは逆に）と考えたハリー・スタック・サリヴァンなど思想家のアイディアを根拠として，IPTは治療を通じて対人関係の改善に努めることの重要性を強調している．

IPTによる治療中，過去ではなく現在のことに重きが置かれる．探求するプロセスにおいて治療者は，患者の自尊心と対人関係的な相互作用に悪影響を与える可能性のある特定の問題

領域を同定することを援助する．それらはまた4つの主要なドメインから構成されている．すなわち，悲哀，対人関係上の役割をめぐる不和，役割の変化，対人関係上の欠如である．探求と同定のプロセスを終えた後，治療者と患者は，新しい適応的な行動と対人交流スタイルの学習を促進するため組織的な作業を行う．

IPTは通常，週1回行われ，全体で3〜4か月程度である．精力的な実地検証によって，うつ病の急性期と維持期の治療に効果があることが示されている．IPTは，青年期のうつ状態や過食症への治療に使用され，ある程度の有効性が示されている．

● 支持的精神療法 supportive psychotherapy

支持的精神療法は，患者が困難な状況を何とか切り抜けることを手助けするために使用され，また，おそらく最も多く採用されている個人精神療法であろう．支持的精神療法の各構成要素は，古典的精神分析を除き，本章で述べたすべての精神療法に組み込まれているとも言える．

支持的精神療法を行う際，治療者は共感，興味，患者への配慮の姿勢を失ってはならない．患者が直面している家庭内の不和から被害妄想などの精神病症状までの，広い範囲に及ぶさまざまな問題を，患者が述べ，それについて話し合う．支持的精神療法は，適応障害から精神病，はては認知症に及ぶすべての精神疾患に用いることができる．

関係的精神療法と同様，治療者は患者に励ましを与え，必要に応じて指示を出す健全で患者を大切にする親の代理のように振る舞うことが許されている．支持的精神療法の目的は，困難な状況や体験あるいは適応に必要な期間を何とか切り抜ける援助することである．普通，患者は自分の抱えた問題を詳しく述べて，治療者は励ましと時にアドバイスでそれに応じる．医師は患者が上手に対処できるように，新たな興味や趣味をもつこと，社交範囲を広めるための新たな活動の試み，両親からの自由を確立するために一人で住む環境への転居，学業成績の向上のためにより系統的な学習習慣など特殊な対処を示唆しても構わない．精神病の患者であれば，治療者以外の人間に妄想の話をしないよう教えることもできる．アルコール使用障害の患者に対しては，断酒していることを褒めてさらに激励しつつ，スポーツや創造的な趣味の技能向上などを通じて，能動性と自己制御の達成により自尊心を高めるような示唆を与えることもできる．このように，支持的精神療法を行う治療者は，個々の患者の必要に応じて臨機応変に対応することが必要である．

■ 集団精神療法 group therapy

集団精神療法は臨床家にとって，かなりの数の患者の治療および状態の把握を継続するために，大変に効率がよい手段である．また患者には，社交的環境および友人知人の代理となるグループを提供し，そこで患者は，よく整えられた支持的環境下で他者とかかわるための新しい建設的な方法をそのグループのメンバーに支援されつつ学習する．アービン・ヤローム Irvin Yalom は，米国における集団精神療法の勃興期のリーダーの1人であるが，集団療法の過程で生じる治療のメカニズムを総括してこう述べている．それには，希望をもたせること，社交技術を発達させること，模倣的行動の活用，カタルシスの体験，自分の医学体験をほかに伝えること，グループ内のメンバーに対する利他的行動，家族グループの矯正的総括の体験，グループの一体感の醸成，孤独感の軽減，自分の行動が他人にどのような影響を与えるかフィードバックを伴った学習を可能（対人関係の学習）とすることなどが含まれている．

多くの種類の異なる集団精神療法がある．そのタイプは，どのような個人からグループが形成されるか，抱えている問題や病気の種類，グループが集まるセッティング，グループリーダーの役割，治療目標の設定などによって異

なってくる．

　集団精神療法のプログラムが精神科入院患者用に確立されている病院は多い．通常，医師・看護師・ソーシャルワーカーをリーダーとする3種類のグループがあるが，この折衷もある．非常に大人数の入院患者を対象としたものとして，同様の病気をもった患者集団ごとに複数のグループに別れて，同時に治療が行われることもある．あるグループは重症の気分障害と精神病の患者よりなり，別なグループは摂食障害の患者からなるなどが，その例である．そのように形作られたグループは，問題を共有するための討論の場を患者に提供し，孤立感と孤独感を和らげ，他の患者やリーダーから問題に対処する新たな方法を学ぶことを可能にし，さらには援助と夢と希望を提供する．また，対人関係や社交場面でのぎこちなさを改善させる手助けになることもある．その例として，統合失調症など精神病の患者が他人と付き合う能力の向上に役立つことが挙げられる．また実際の臨床では，入院患者の集団療法に，既述と同様の目標ながら，より困難な実社会の中で達成させようという外来患者およびアフターケアの患者がこれに加わって，同時にフォローアップされていることも多い．これら外来患者のグループは，皆で一丸となる試み，学習へのサポート，入院している間に随分と磨きをかけた技術，この3つを体現する意味をもつ．

　支援を与えることに，ほぼ専念している集団療法もある．専任のプロの指導者がいることもいないこともある．このようなグループの例として，アルコール患者匿名会の集会，他章で述べた全米精神疾患患者家族会（NAMI）のような家族支援団体（重度の精神障害者の家族から構成される組織），特殊な状況下で少数派となる個人の支援グループ（例えば，女性専門家，女性医学生，黒人学生など），退役軍人の支援団体，重病や難病または特殊な手術を受けた患者集団（例えば，糖尿病患者，乳房切除後の女性，透析患者など）がある．このようなグループは情報交換のための場となり，励ましと援助を与え，孤立感を弱めつつ希望をあまねくすることができる．

　集団精神療法は，個人精神療法の代替として用いられることがある．その場合は通常，経験を積んだ治療者が集団を導き，治療補佐がそれを手伝うこともある．このような集団療法は，集団という性質を活用しつつ，洞察的精神療法，対人関係療法，認知療法と同様の目的を目指す．精神療法的集団は，すでに述べたほかの集団よりも通常，もう少し組織化されている．集団の指導者は各セッションをまとめる役割を担い，セッションで行う実地訓練を提案し，グループ内メンバーの基本的ルール（遅刻厳禁，無断欠席不可など）を策定し，各メンバー間の軋轢を解決し，各セッションの要約を提供することとセッションの撮影ビデオの閲覧の許可を判断する責任を負う．精神療法的集団に参加する患者は，参加することによって自他に有益な寄与と受益が見込めることを旨として事前に選択がなされる．そうして形成された集団は，治療を必要とする対人関係問題，不安，軽度の抑うつ，パーソナリティ障害など，同一の問題を抱えた患者集団に特に有用である．

　過去20年の間に，境界性パーソナリティ障害に特化したさまざまなプログラムが爆発的に増加した．最も有名な治療は，弁証法的行動療法 dialectical behavioral therapy（DBT）であろうが，これは，集団療法と個人療法の組み合わせである．1980年代にマーシャ・リネハン Marsha Linehan により当初は自殺傾向の高い女性向けに開発された治療であり，仏教徒の修業である瞑想（マインドフルメディテーション）と認知行動療法までを含む多様性に富んだ心理的技法の混合であり，1年間の集中的治療として行われる．境界性パーソナリティ障害に対する他の有名なプログラムには，メンタライゼーション法，スキーマ療法，転移焦点化精神療法などに加え，より集中治療的ではないSTEPPS（ステップス「感情の予測と問題解決のためのシステム・トレーニング」の頭文字：Systems Training for Emotional Predictability and Problem Solving）などがある．

■ カップルセラピー（夫婦療法）couples therapy

　カップルセラピーとは，2人の関係を安定・向上させようと，互いをパートナーとみなす2人で協働し参画する治療である．かつては，夫婦間の治療とされていた．現代社会では，治療を同時に受ける2人は未婚であることも，ゲイ・レズビアンであることもある．各パートナーの関与の度合いに応じて，カップルセラピーの様相は異なってくる．カップルの双方が変化を切望し，喜んで協力的に参加することが理想である．しかし，カップルセラピーは，カップルの危機的状況から要請されることがある．カップルの1人はすでに2人の関係に興味を失っていることがある（解決や大っぴらにすることを望むと望まぬとにかかわらず），一方，もう1人だけは関係に固執し，関係を修復しようとあがいているような場合もある．このような場合，離婚による関係の解消という結論に至る可能性もあり，カップルセラピーは離婚の調停とカウンセリングの様相を呈することもあろう．子どもも関係してくる場合，カップルセラピーとして始められた治療は，影響を受ける多くの人がいることを考慮しつつ公正な関係を構築する試みとしての家族療法へと変化していく．また，カップルの性的関係の問題が明らかとなり，カップルがインポテンス（勃起障害，DSM-5）や無オルガズム症（女性オルガズム障害，DSM-5）の治療の目的でセックスセラピーのクリニックへの紹介を望むという例もある．

　カップルセラピーの治療者は，公正さ・中立性・不偏の立場の維持に慎重である必要がある．カップルのどちらも治療者がどちらかの肩を持ち不公平に振る舞うのではないかと非常に敏感になっている．治療者本人がどちらに肩入れもせずに振る舞えていると感じ満足しているときですら，治療者の性別がカップルにとっては同様に大変な意義をもつことがある．女性は女性の立場から自分を理解できる女性の治療者のみを信じることがあり，男性の治療者に割り当てられると大変に防御的になる．男性の場合も類似の傾向と問題を示す．

　カップルカウンセリングは何が2人の問題であるのか明確にすることから開始することが普通である．カップルの双方は，互いにどのようなところを変えて欲しいと考えているか明言することを求められる．治療者は，カップルが1つのことを1つずつ，順番に，段階的に変化させる始めることを支援する．通常，治療初期には，1つの突出した問題に焦点を絞る．例えば，夫は，依存的で甘ったれた不平を述べる妻のことを問題にし，妻は，夫が構ってくれないと言う場合を考えてみる．この場合，パートナー双方が相手に変えて欲しい特別な行動が何であるかを見つけ出すこととなる．そして，2人は互いにその指摘された行動を改めると約束するのである．以後，セッションではその進行具合に焦点を絞り，十分な改善が得られたら，さらに次の課題へと進めていく．

　この種の段階的行動変化はカップルセラピーの最も小さい構成要素の1つである．その他，個人的価値観に基づく互いの希望や期待，育った家庭での経験（両親の言動に由来する男女の役割分担の理想など），変わりつつある男女の社会的分業，関係を維持しつつも必要な親密さと独立のバランスなどについて，カップルセラピーで対話することによって利益が生ずる場合もある．

■ 家族療法 family therapy

　家族療法は，より大きな家族を扱い，最小でも（片親からなる家族の場合）1人の親と1人の子ども，しかし通常，両親2人と子ども（または，実親と継親，離婚した両親2人，その他の子どもの生活する環境にしたがってさまざまな組み合わせがある），さらには1人または2人の親と，当該の子どもとその兄弟姉妹の組み合わせなどに焦点を当てて行われる．普通，発

端となった子どもが，学校での問題，挑発的行動，非行，攻撃的行動などの問題を引き起こすことによって外来を受診する．そしてそれらの問題は家庭環境全体の問題に由来していることがすぐに明らかにされることがしばしばある．しかし，必ずしも家族が機能不全に陥っているとみなすべきではない．（例えば，最近の転居など）環境および要求の変化のため，その両親が子どもの行動にどのように対処してよいか判断が困難になる，または，なぜそのようなことが生じるのか理解することを望んでいることがあるからである．

カップルセラピーと同様に，家族療法でも治療者が公正で誰の肩ももたないということは重要である．しかし，この場合，治療者はどちらも常に同様に扱うのではなく，子どもの行為に関してはどちらかといえば両親の側に権威と責任を負う役割を引き受けさせる序列は必要である．家族間の序列の扱いは，子どもの年齢によって違ってくる．青年や10代の若者の場合なら，重要な問題の1つは，その「子ども」の成長しつつある自立の芽が，家庭内の序列構造に加えてくる異議申立であるかもしれない．

家族療法は，統合失調症，双極性障害，再発性のうつ病など深刻な精神障害の患者と生活をともにする家族に対しても活用され役立つ可能性がある．このような家族療法の場合，患者と両親の双方に責任がないと考えられる精神疾患に患者は罹患していることを強調しつつ，厳密な医学モデルに従って治療を進めていくことが大変重要である．このアプローチによって，罪悪感，スケープゴート化，激しい非難などが弱まり，また，両親と患者のどちらにも，病気の症状に対処するため，より慰撫的で，かつ建設的な方法を選択する余裕をもたらす．実家で両親と暮らす統合失調症の少年は，対人場面で上手に振る舞うために両親の援助を必要とする一方で（本章・次項の「対人技能訓練」を参照），患者の家族も患者の怒りの突発や無為自閉などの陰性症状にどのように対処してよいのかを学ぶための援助を必要としている場合がある．

("high expressed emotion"，「高EE」とも称される）感情的関与が濃厚な家族は，一説にはその感情表出の強烈さが統合失調症の患者のストレスとなり，それが再発の引き金になっていることが示されてきたことから，相互の関与をもっと弱めるようなカウンセリングが必要であるのかもしれない．このように家族は，患者に必要なサポートや励ましを与えることと，患者に過度の高望みの目標を与えてしまうこととの間のバランスが適切にとれるよう，援助が必要とされることがある．病気の症状について教育を行うことも，患者と家族の双方に対する家族療法の重要な役割である．

■ 対人技能訓練 social skills training（SST）

SSTは，日常生活の必要に対処し，他者とコミュニケーションする能力を養成することを主要な目的とした特別な形式の精神療法である．SSTは往々にして対人技能に大きな障害を抱えている統合失調症などの重篤な精神疾患に対して主に応用されている．

SSTは，入院中に開始されることもあるが，この治療の最終的な目標は現実生活の中で学習する患者を援助することであることから，その治療の大部分は外来で行われることが普通である．SSTは看護師，ソーシャルワーカー，心理士により行われることが多い．個人を対象に行われることもあるが，より典型的にはグループワークを伴っており，精神科デイケアや作業所などで行われていることもある．

SSTの技法もまた，主に行動療法的である．まず特定の問題を見つけ出し，順序立てて総合的に評価する．障害が重い患者の場合，最初は身だしなみと個人衛生から開始しなくてはならないこともある．彼らはまず，髭剃りと入浴を毎日すること，衣服の洗濯，必ず食事をすることなどができるよう励まされる．さらに，他人に近寄り，適切に話しかけることができるよう学習する必要がある患者もいる．日常生活のレ

ベルが高い患者の場合，就職活動や採用前の面接の方法，雇用主や同僚との交流の仕方を学ぶ手伝いが必要である場合もあろう．多くの精神病患者にとって長期間の入院が不可能である昨今，このような患者は文字どおり地域社会で生活することを学ぶよう強制されるのである．身だしなみ，金銭管理，他者との最低限度の社会的交流をもつことなどの日常生活に対する援助とトレーニングをなくして，それができる患者は少ない．そのような能力の獲得は必須かつ最低限であるが，ある患者にとっては，生活の質（QOL）の劇的な改善にも結び付く場合がある．

> ### ⚠ 精神療法の臨床的留意点
>
> 1. 精神療法は，精神科治療全体の中でも主要な構成要素である．
>   - 精神療法は，多くの疾患（摂食障害やパーソナリティ障害など）の第一選択である．
>   - 精神療法は，向精神薬を服薬している患者の治療に並行して行われる重要な治療である．
>   - （精神療法と向精神薬の）併用は，最良の結果を生じることが多い．
> 2. 精神療法の種類はさまざまであるが，治療者と個人的な関係を構築していくこと，交流と関係を治療的に活用していること，改善する希望と期待の感覚を伝達することなどのように，同様の特徴を共有している．
> 3. 行動療法のモットーは，「行動を変えれば，感情はそれに従う」である．
> 4. CBTは，不適応的認知スキーマを変える（または，再構成する）ことを目的としている．宿題と段階的課題により，患者は，うつ病などの精神疾患のきっかけと持続に影響を与えている否定的な思考および行動に立ち向かう術を得る．
> 5. 力動的精神療法では，患者の対人関係，自身に対する態度，幼小児期の体験に注目する．目標は，症状を形成し持続させた葛藤についての洞察と，必要な変化を成し遂げるための行動の獲得を援助することである．
> 6. 支持的精神療法は，共感，励まし，個々のアドバイスを提供することによって困難な状況をなんとか患者が切り抜けることを支えるために通常使用される．また，精神科医のみならず，すべての医師が活用できるアプローチでもある．
> 7. 集団精神療法は，多数を同時に扱うことができる効率的な治療である．集団精神療法が提供するグループは友人知人の代理として機能し，そのシンプルな整った環境の中で，他人と関与するための新しい方法を学ぶことができる．
>   - 境界性パーソナリティ障害に対する特殊な治療プログラムが開発され，有効であることが期待されているが，それらの治療を受ける機会は少なく有用性は限られている．
> 8. カップルセラピーと家族療法は個々の問題をよく理解するため，カップルや家族という単位に注目する治療である．どちらも，治療者が公正・中立・不偏である姿勢を崩さないことが肝要である．

セルフアセスメント問題集

Q1 古典的条件付け（パブロフ）とオペラント条件付けの相違を述べよ．

Q2 正の強化因子とは何か．負の強化因子とは何か．

Q3 行動活性化技法とは何か述べよ．うつ病患者の治療にどのように有用であるか．

Q4 行動療法を行う際の，主要な4つのテクニックについて述べよ．

Q5 CBTとは何か．「認知の三徴候」とは何か．自動思考とは何か．

Q6 古典的精神分析について述べよ．力動的精神療法との相違点を述べよ．転移とは何か．

Q7 2種類の異なるタイプの集団精神療法について述べ，どのような状況でどちらが適切か列挙せよ．弁証法的行動療法とは何か？

Q8 カップルセラピーと家族療法における治療者の役割について述べよ．

第21章
精神薬理学と電気けいれん療法
Psychopharmacology and Electroconvulsive Therapy

The desire to take medicine is perhaps the greatest feature that distinguishes man from animals
sir William Osler

望んで服薬することは，ひょっとすると人類と動物を峻別する最大の特徴ではないか．
——ウィリアム・オスラー卿

　精神医学的治療法の近代化は，1950年代前半のクロルプロマジンと三環系抗うつ薬の開発，それに引き続く1960年代のベンゾジアゼピン，1970年代の炭酸リチウムなど，有効な向精神薬が導入された時期に始まる．効果的な治療薬の出現は精神医学と精神疾患の治療に革命をもたらした．しかし，薬物療法への興味の集中は，精神科医は神経伝達物質の調整に現を抜かしてばかりいて，もはや人間そのものにも人間的な問題にも興味がないのだという世間一般に拡がる見方を招いた．事実，精神科医は精神療法を心理士やソーシャルワーカーなど医師ではない職種に任せることにして，薬物療法に集中することを好む傾向にある．薬物療法と精神療法とが1つに組み合わされたときにこそ最も効果的であることに加え，精神衛生と精神科治療を一元化することが好ましいだけではなくコスト的にも最善であることが明らかになった現在，この治療の分離が批判的に再検討され始めている．

■ 抗精神病薬 antipsychotics

　クロルプロマジンは，興奮した精神病患者に対して強力な鎮静効果を示すことが見いだされた後，1952年にフランス人精神科医のジャン・ドレー Jean Delay とピエール・ドニケル Pierre Deniker らによって治療に使用され始めた．この新薬は興奮患者を鎮静するのみならず，恐ろしい幻覚や厄介な妄想を弱める効果もあるように思われた．抗精神病薬は根治的ではないが，数年～数十年と維持される劇的な改善をもたらした．

　抗精神病薬は大きく2群に分類される．第一に，古くからある定型薬．第二に，「第二世代抗精神病薬 second generation antipsychotics (SGA)」と総称される新しいタイプである．第二世代抗精神病薬は，非定型抗精神病薬とも呼ばれる．SGAは急速に人気を集め，抗精神病薬の処方の90%を占めるようになった．新旧どちらの抗精神病薬も，幻覚妄想，奇異な行為，思考障害，精神運動興奮（焦燥）など精神病症状を軽減する．SGAは副作用がより少なく，飲みやすい傾向があるが，耐糖能の障害など代謝面での副作用を引き起こす可能性があるという懸念が広まっている．当初，第二世代抗精神病薬は定型薬より効果的であるとみなされたが，これは現在，再評価中である．連邦政府からの莫大な資金提供を受けて，4種類のSGAと定型抗精神病薬であるペルフェナジンの比較

表 21-1　代表的な抗精神病薬

分類	一般名 (商品名)	鎮静	起立性 低血圧	抗コリ ン作用	錐体外 路症状	等価換算 処方量 (mg)	投与量(mg/日)
定型抗精神病薬 　フェノチアジン系							
脂肪族化合物	クロルプロマジン (Thorazine，本邦のコントミン®など)	高	高	中	中	100	50〜1200
ピペリジン系	チオリダジン (旧メレリル®，本邦では発売中止)	高	高	高	低	95	50〜800
ピペラジン系	フルフェナジン (Prolixine，本邦のフルメジン®など)	低	低	低	最高	2	2〜20
	デカン酸フルフェナジン (本邦のデポ剤・フルデカシン®)	同上	同上	同上	同上	NA	12.5〜50 mg/2週 (本邦では，12.5〜 75mg/4週) 12〜64
	ペルフェナジン (Trilafon，本邦のピーゼットシー®など)	低	低	低	高	10	
	トリフルオペラジン	低	低	低	高	5	5〜40
チオキサンテン系	チオチキセン (Navane，本邦未発売)	低	低	低	高	5	5〜60
ブチロフェノン系	ハロペリドール (Haldol，本邦ではセレネース®など)	低	低	低	最高	2	2〜60
非定型抗精神病薬(第二世代抗精神病薬)							
	アリピプラゾール (エビリファイ®)	低	最低	低	最低	7.5	10〜15
	asenapine(本邦未発売)	低	中	低	最低	5	10〜20
	クロザピン (クロザリル®)	高	高	高	最低	100	200〜600
	lurasidone(Latuda，本邦未発売)	低	低	低	最低	40	40〜160
	iloperidone(Fanapt，本邦未発売)	低	中	低	最低	6	12〜24
	オランザピン (ジプレキサ®)	低	低	中	低	5	15〜30
	クエチアピン (セロクエル®など)	中	低	低	最低	75	300〜500
	パリペリドン (インヴェガ®)	低	中	低	低	4	3〜12
	リスペリドン (リスパダール®など)	低	中	低	低	2	2〜6
	ziprasidone(Geodon，本邦未発売)	中	低	最低	低	6	40〜160

註)NA：長時間作用型エステルである．通常の経口薬や注射薬との直接と比較した等価換算は困難である．
訳註)投与量の範囲は，本邦と異なることに注意．数値は原著に準じている．投与間隔の異なりなどもあり，デポ剤だけは表中に本邦での用量を記載した．

臨床試験が行われた．その結果，効果と副作用の点でほとんど差が見いだされなかった．頻用される抗精神病薬を表21-1に挙げた．

● 適応

抗精神病薬は，主に統合失調症など精神病性障害に使用されるが，精神病的症状を併存した気分障害や薬剤誘発性の精神病と身体疾患に合併した精神病などにも使用されることがある．また，知的能力障害者，自閉スペクトラム症，境界性パーソナリティ障害，せん妄，ほかの神経認知障害などの患者の攻撃的行動にも使用されることがある．さらに，トゥレット障害の患者の音声チックと運動チックの頻度と重症度の改善を目的として処方されることもある．

● 作用機序

定型抗精神病薬の力価（potency）は，ドパミン受容体2（D_2）への親和性，すなわち同部位で内因性のドパミンの効果を遮断する強さと密接に相関している．第二世代抗精神病薬の薬理学的特徴は，D_2受容体に対してより弱い拮抗薬であることと，セロトニン受容体2A（5-HT_{2A}）に対する拮抗作用がより強力であり，また，かなりの抗コリン作用と抗ヒスタミン作用も合わせもっている点で，定型薬と異なっている．中枢性5-HT_{2A}拮抗作用は，D_2拮抗作用に由来する錐体外路症状の発生率を低下させると同時に，抗精神病治療効果を増強していると信じられている．

抗精神病薬は，中脳皮質ドパミン系と中脳辺縁ドパミン系に作用することで効果を示していることが明らかにされつつある．PETを用いた研究では，D_2受容体の抗精神病薬による占拠率が65～70％にあるとき，最大の抗精神病効果を示すことが明らかにされた．また，薬物が最大の効果を発揮するまで数週間かかるが，抗精神病薬によるレセプターの遮断は，ほぼ瞬時に完了していることも同研究によって示された．どの抗精神病薬もこの受容体を遮断するが，患者によっては特定の薬物に良好な反応をする一方で，別な薬物には反応しないこともある．このことは，抗精神病薬が，例えばセカンドメッセンジャー系に対する作用など，本質的な治療効果の指標となる中枢内の別部分に作用している可能性を示唆している．抗精神病薬の多くの副作用（EPSなど）は，ドパミン遮断作用と関連しているが，抗精神病薬は，同時にノルアドレナリン・アセチルコリン・ヒスタミン受容体などを異なった度合いで遮断することに対応した各薬物固有の副作用プロファイルを示す．

● 薬物動態学 pharmacokinetics

経口的に摂取された抗精神病薬の吸収動態は薬物により異なるが，通常，摂取後1～4時間で血清中濃度はピークに至る．筋肉内投与可能な抗精神病薬もあるが，その場合，投与後15分で効果を示す．注射製剤は，経口内服薬よりも生物学的利用能 bioavailability がぐんと高い．代謝は主に肝臓で行われ，その大部分は酸化され，脂溶性の高い薬物が水溶性代謝物に変化し，尿中と糞便中に排泄される．抗精神病薬の排泄は，脂肪組織内への蓄積のために緩徐である傾向がある．定型抗精神病薬のほとんどは，血中蛋白結合率が極めて高い（85～90％）．ほぼ例外なく，抗精神病薬は24時間ないしそれ以上の半減期を示し，より半減期の長い活性代謝物をもつ．デポ剤は，さらに長い半減期を示し，定常状態に到達するまで3～6か月かかる．

定型薬の大半は，酸化酵素チトクロームP450（CYP）サブファミリー，2D6・1A2・3A4などによって代謝される．アフリカ系米国人の一部と同様，遺伝子変異のため白人の5～10％はCYP2D6経路での代謝が低下している．このため，予想に反した血中抗精神病薬濃度を呈するケースがある．

血清濃度を正確に測定できる抗精神病薬の種類は多いが，血清濃度と治療効果を関連づけるための研究はいまだ結論に至っていない．ハロペリドールとクロザピンの血中濃度は，治療効

果と相関しているようである．ハロペリドールでは，最も望ましい効果が得られるのは，血中濃度が，5～15 ng/mLの範囲にあるときであるようである．クロザピンでは，血中濃度が350 ng/mLを上回るとほとんどの患者に対して効果を示す．以下に示す状況では，血中濃度の測定が有用である．

- 標準的用量に対して患者の症状が反応しない場合．
- 抗精神病薬の薬物動態に影響を及ぼす薬剤（カルバマゼピンなど）を併用している場合．
- 服薬遵守を確認する必要がある場合．

● 急性期での使用

　急性精神病の治療開始時の第一選択として推奨されるのは，高力価定型薬（ハロペリドール，5～10 mg/日）または第二世代抗精神病薬のいずれか〔リスペリドン，4～6 mg/日；オランザピン，10～20 mg/日；クエチアピン，150～800 mg/日；ziprasidone（**本邦未発売**），80～160 mg/日など〕である．原則的には使用開始直後から抗精神病効果が現れるが，その後の数週間をかけて効果はより明瞭となってくる．適切な効果判定には4～6週間を要する．最初に使用した抗精神病薬に部分的にでも反応した場合は，さらに4～6週間，使用期間を延長する．4～6週間後にも効果が得られない場合には，他剤に切り替える．クロザピンは無顆粒球症の副作用と白血球のモニタリングの必要のために，第二選択に位置づけられている．

　興奮の顕著な不穏患者に対しては，急速な興奮のコントロールが必要であり，頻回かつ等間隔の抗精神病薬の投与が必要である．ハロペリドールなどの高力価薬は30～120分間隔で十分な鎮静が得られるまで，繰り返し経口投与または筋肉内投与が可能である．抗精神病薬とベンゾジアゼピン系薬物の併用は興奮患者の鎮静により効果的である場合があり，鎮静が得られるまで30分おきに同量〔例えば，ハロペリドール，5 mgとロラゼパム（**注射剤は本邦未発売**），2 mgなど〕を反復投与する．

● 維持療法

　長期維持療法の目的は，精神病症状の長期的なコントロールと再発リスクの低下である．以下は，国際カンファレンスで策定された再発予防に関するガイドラインである．

1. 再発予防は，副作用のリスクの考慮よりも優先されるべきである．副作用の多くは可逆的であるが，再発の結果は不可逆的な場合があるためである．
2. 初発後は再発の可能性が高く，再発の繰り返しによる社会生活能力の低下の可能性を考慮すると，初回精神病性エピソード後，少なくとも1～2年間の維持療法を行うべきである．
3. 精神病性エピソードが複数回あった患者に対しては，最低5年の維持療法の適応である．
4. 自傷他害の可能性を示す患者に対して，無期限かつ継続的な治療を行うことが推奨される．

　抗精神病薬による維持療法が再発予防に有効である．研究結果を集計してみると，薬物療法を継続したものの35%が再発するのに対して，プラセボで維持療法をされたものの65%が再発した．安定した患者の75%が服薬中止の6～24か月間に再発していた．

　統合失調感情障害の患者は，双極型であれば抗精神病薬と気分安定薬の併用，うつ病型であれば抗精神病薬と抗うつ薬の併用で維持療法が行われることが普通である．SGA単剤による薬物療法は，気分安定作用と抗精神病効果を同時に示すと考えられているため，そのよい代替となる．SGAは双極性障害の躁病相の急性期と維持期の治療にも使用される．

　抗精神病薬の持続性注射剤は，定期的な経口服薬が不可能な患者や服薬遵守できない患者に対して使用可能である．経口剤から持効薬に変更する普遍的な方法は確立されておらず，持効薬の用量調整は個人個人で異なる．2週間ごとに6.25 mgのデカン酸フルフェナジンの筋注から開始する場合であれば，患者の治療への反応

と副作用に基づいて用量を増減させる．ハロペリドールの場合，最初の月に 400 mg の初期投与を行い，10 ng/mL の血中濃度を得るために，翌月以降，250 mg/月の追加投与を継続するか，5～6 ng/mL の血中濃度を維持するために，150 mg/月の追加投与を行う．現在，リスペリドンとパリペリドンの長期間作用型注射製剤がどちらも入手可能である．

統合失調症とその他の精神病に対する抗精神病薬による治療の詳細は，第 5 章に記述したとおりである．

● 副作用

抗精神病薬は種々の厄介な副作用を引き起こす場合がある．副作用の重篤さは薬物ごとに異なり，特定の神経伝達物質（ドパミン系，ノルアドレナリン系，アセチルコリン系，ヒスタミン系など）に作用する個々の薬物の強さと相関している．$5-HT_{2A}$ 受容体の遮断により，SGA は定型薬より錐体外路症状（EPS）を引き起こしにくい．各抗精神病薬の副作用プロファイルは，表 21-1 に示した．

抗精神病薬により長期間の治療を受けている患者に対しては，口唇や舌の異常な不随意運動よりなる「遅発性ジスキネジア tardive dyskinesia（TD）」の出現に注意して定期的な診察が必要である．四肢体幹などほかの部位に症状が出現することもある．TD は，抗精神病薬による持続的なドパミン受容体の遮断によるシナプス後ドパミン受容体のドパミンに対する過感受性の形成の結果であると考えられている．SGA はより TD を引き起こしづらいようであるが，モニターが必要なことは同様である．

TD による不随意運動は一般的には軽度で我慢できるが，TD を発症した患者の一部には，より悪性で大きな障害を引き起こす不随意運動が出現する．高齢者，女性，気分障害の患者などが TD を発症しやすいことが明らかにされた．重症の TD は近年比較的稀になりつつある．

TD を合併した場合，TD の治療のためには原因となった薬物の中止が必要となるため，また別の問題を生じる．服薬を中止すれば耐えがたい精神病症状を生じ生活機能が損なわれるために，あるいは TD の程度が軽いためか，TD にかかわらず服薬を継続することを選択する患者は多い．内服中の薬剤を，精神病症状を軽減し TD を悪化させる可能性が低い SGA に変更することも選択肢の 1 つである．ビタミン E（1,600 IU/日）も不随意運動をある程度軽減することがある．3 か月間内服しても効果がない場合は，服薬を中止する．

抗精神病薬による薬物療法のために，「薬物性パーキンソニズム（偽振戦麻痺）pseudo-parkinsonism」が引き起こされることも多い．通常，この副作用は発症まで 3 週間以上の時間がかかる．振戦・固縮・寡動などのパーキンソン病の典型的症状が出現する．「アカシジア akathisia（静座不能）」は最もありふれた EPS の 1 つであり，抗精神病薬使用開始直後から出現することがある．この副作用は主観的な落ち着かない気持ちと緊張感を伴い，客観的にもそわそわした動作や焦燥を示す．患者は速歩きを強いられているような感じで苦しみ，椅子の周囲を歩き回り，足を叩いたりすることがある．薬物性パーキンソニズムとアカシジアの治療はどちらも一般に，可能であれば抗精神病薬の減量と，抗パーキンソン病薬の処方への追加とからなる．アカシジアは β-ブロッカー，または基底核内のドパミン放出を促進する薬物であるアマンタジンで治療されてきた．ベンゾジアゼピン系薬物もアカシジアの症状の改善に有用である．クロニジンはアカシジアの治療に有効であるが，鎮静と起立性低血圧を生じる場合がある．

他の想定すべき抗精神病薬の副作用として，通常，治療開始 4 日以内に生じる「急性ジストニア反応 acute dystonic reaction」がある．これは，若年者，コカイン使用者，高力価薬の筋注を受けた患者などに生じやすい．急性ジストニアは頸部，口唇，舌などに生じる持続性の筋収縮のことであり，稀に他部位の筋群に生じ，

主観的にも不快かつ痛みを伴うことが多い．急性ジストニアは普通，benztropine（1～2 mg，**本邦未発売**）やジフェンヒドラミン（レスタミン® など，25～50 mg）の筋注により 20～30 分以内に改善される．急性ジストニア反応は通常再発しないため，ジストニアが改善された後に継続的に抗パーキンソン病薬の服薬が必要となることはない．定型薬での治療を開始される患者の場合，急性ジストニア反応を予防する目的で benztropine（1～4 mg/日）を 2 週間程度内服するとよい場合がある．

低力価定型抗精神病薬（クロルプロマジンなど）では，口渇，排尿困難，霧視，便秘，狭隅角緑内障の増悪など抗コリン作用による副作用が生じることが多い．抗コリン作用による副作用は，原因薬剤の減量，ハロペリドールなどの高力価薬への置換，SGA への置換などで対処するのが最善である．EPS の治療目的で通常使用されているベンズトロピンをはじめとする抗パーキンソン病薬は，これらの副作用を悪化させる．排尿困難や尿閉が持続する場合，ベタネコール（ベサコリン® など，1 回 15 mg，1 日 3 回など）が排尿補助に有効である．抗精神病薬による心血管系副作用として最も多いものは，交感神経系の α 遮断作用による「起立性低血圧」である．この副作用も低力価薬（クロルプロマジン）で生じやすい．通常，抗精神病薬は標準的用量の範囲で不整脈を引き起こすことはない．クロルプロマジン，チオリダジン（旧メレリル®，**本邦では発売中止**），ピモジドと SGA のアリピプラゾール，iloperidone（**本邦未発売**）は，心臓の刺激伝導系の異常や突然死の懸念となる QTc 延長との関連が指摘されている．QTc 延長の既往，心筋梗塞の直後，非代償性心不全などがある場合，これらの薬剤の投与は避けるべきである．

「無顆粒球症 agranulocytosis」はクロザピンの服用開始から 1 年以内に 0.8％の患者に生じ，発症のピークは治療開始 3 か月後にある．最良の予防法は治療初期の倦怠感・発熱・咽頭痛に注意を払うことである．クロザピンの処方を受けるには，投与前のベースラインの白血球数が 3,500/mm^3 を下回らず，好中球絶対数が 2,000/mm^3 を超えている必要がある．6 か月間，毎週，血算と好中球絶対数を測定し，それ以降の 6 か月間は，2 週に 1 回，さらにそれ以降は月に 1 回，同様の検査を繰り返す．

「高プロラクチン血症 hyperprolactinemia」は，無月経，乳汁分泌（乳漏），女性化乳房，インポテンスを引き起こす．定型薬抗精神病薬による治療の不可避の結果とみなされることも多い副作用である．SGA，特にクエチアピンとアリピプラゾールでは，高プロラクチン血症は定型薬よりも生じにくい．治療薬の減量も置換も不可能な場合，ブロモクリプチン（2.5～7.5 mg 1 日 2 回など）の追加服用が有用なことがある．

SGA は，血中グルコース調節，脂質，体重増加に関する「代謝異常」と関連している．クロザピンとオランザピンが体重増加を最も引き起こしやすい薬物であり，リスペリドンとクエチアピンがそれらに次ぎ，アリピプラゾール，lurasidone（**本邦未発売**），ziprasidone（**本邦未発売**）は体重への影響が少ない．抗精神病薬による長期間の治療と体重増加の関係は明らかであり，糖尿病と心血管疾患のリスクである．体重増加は，服薬を患者の判断で中止させる原因でもある．SGA を処方する場合，全米糖尿病協会（ADA）によって，投与前の body mass index（BMI），腹囲，血圧，空腹時血糖，血中各脂質（脂質像）などを測定することが推奨されている．BMI は 3 か月間，毎月 1 回計測し，以後，年に 4 回測定する．その他の検査項目は 3 か月後に検査し，以後，年 1 回の測定を行う．

その他の抗精神病薬の副作用には，非特異的な皮疹，網膜色素変性（特にチオリダジンの用量，＞800 mg/日の場合），（クロザピンによる）発熱・皮膚色素沈着（青色・灰色・皮色への変色）・体重増加，（クロルプロマジンによる）胆汁うっ滞性黄疸・性欲低下，（チオリダジンによる）射精障害などがある．低力価の定型薬

は，特に高用量（例えば，クロルプロマジン，1,000 mg/日以上）でけいれんを引き起こすリスクがあることが知られている．抗てんかん薬で適切な治療がなされている限り，てんかん患者に対する抗精神病薬の投与は禁忌ではない．クロザピンを除くすべての抗精神病薬は，FDAによるカテゴリーCに分類される薬剤であり，すなわち妊娠中のリスクが除外されていない．クロザピンはカテゴリーBに分類され，ヒトに対する妊娠中のリスクを示す明らかな証拠がないとされている．

すべての定型薬は，用量とは相関しない稀で特異反応的な副作用である「悪性症候群 neuroleptic malignant syndrome（NMS）」を引き起こす可能性がある．SGAはよりNMSを引き起こしにくいようである．身体的な緊急事態であり，筋強剛，高熱，せん妄，自律神経系の著しい変動などが特徴的な症状である．通例，血清クレアチンホスホキナーゼ（CK）と肝逸脱酵素群が高値を示す．NMSに対する標準的治療は確立されていない．筋弛緩薬であるダントロレンとドパミン作動薬であるブロモクリプチンの両方が，NMSの治療に使用されている．原因となった薬物の中止とその他の補助的治療が有効である．医学的管理に反応しない重症例では，電気けいれん療法 electroconvulsive therapy（ECT）を使用してもよい．悪性症候群から回復した患者は，2週間の間をおいて，慎重に抗精神病薬の再開を試みる．（ハロペリドールでNMSが生じた場合，ハロペリドールではなくクロルプロマジンで治療を再開するなどのように）異なる系統に分類される抗精神病薬を選択するか，SGAに置換することが推奨される．

抗精神病薬の合理的使用

1. 高力価定型抗精神病薬とSGAのいずれかが，第一選択であると考えられている．
   - SGAは効果的かつ内服しやすく，EPSを生じにくい．
2. 第二選択は，その他の定型薬である．
3. 抗精神病薬の効果判定には少なくとも4〜6週間を要する．
   - プラトー（改善の横這い）に達することのない部分的な改善効果が認められた場合は同一薬物による治療の試みを継続し，改善がない場合や，副作用が耐えがたくコントロールが困難な場合は当該の薬物の試用を短期間にとどめることとする．
   - アリピプラゾールとziprasidoneまたはlurasidoneは体重増加のリスクがある患者に対してよりよい選択である可能性がある．
   - EPSの出現を抑制し，高プロラクチン血症が好ましくない症例に対しては，クエチアピンまたはアリピプラゾールの投与が好ましいかもしれない．
4. すべての抗精神病薬は低用量から開始し漸増し，治療域に到達することを目指す．
   - ハロペリドールとクロザピンに関しては，用量調整を円滑に行うため血中濃度の測定が有用であるという証拠がある．
5. 複数の抗精神病薬を処方する理由は存在しない．抗精神病薬の（多剤）併用は，副作用を悪化させるが，臨床上の利益が加わることはない．
6. 無顆粒球症のリスクと血算モニタリングの必要があるため，クロザピンは治療抵抗性の患者にのみ使用すべきである．
7. 患者の多くは永続的な抗精神病薬の使用により受益が見込まれる．
   - ゆえに，体重増加，耐糖能異常，脂質代謝異常などを慎重にモニターすべきである．

■ 抗うつ薬 antidepressants

1950年代にクロルプロマジンが登場して間もなく，統合失調症の治療のための新たな薬物を見いだす研究の途上で，抗うつ薬のイミプラミンが合成された．イミプラミンが幻覚妄想に全く効果がないことはすぐに明らかになったが，精神病症状と抑うつを併存した患者のうつ病を改善した．この発見が三環系抗うつ薬 tricyclic antidepressant（TCA）の開発に導いたのである．アミトリプチリンとデシプラミン

（本邦では販売中止）の新規開発後，三環系構造の有機化学的修飾がそれに引き続いた．

TCAの合成とほぼ同時期，モノアミン酸化酵素阻害薬monoamine oxidaze inhibitors（MAOI）が抗うつ効果をもつことが発見された．結核治療に用いられたイプロニアジドという抗生物質が，結核患者に合併したうつ病を改善させることがわかった．1958年，これが最初に販売された抗うつ薬となった．イプロニアジドはすでに使用されていないが，phenelzine（本邦未発売）やtranylcypromine（本邦未発売）などの，より効果的なMAOIにその役割は引き継がれた．

当時より第二・第三世代の抗うつ薬の開発が続けられてきたが，化学構造的にもTCAともMAOIとも異なった化合物もそこに含まれていた．1980年代の初頭，TCAに構造的にも若干類似し性質も同様の，マプロチリンとアモキサピンなどの四環系（または，複素環系，heterocyclicsとも呼ばれる）化合物が市販された．また，1980〜1990年代の初頭には，総称的に選択的セロトニン再取り込み阻害薬

表21-2 よく使用される抗うつ薬

分類	一般名（商品名）	鎮静	抗コリン作用	起立性低血圧	性機能不全	消化器症状	活性化/不眠	半減期（時間）	目安量（mg）	投与量（mg/日）
セロトニン再取込み阻害薬（SSRI）										
	citalopram（Celexa，本邦未発売）	最低	なし	なし	最高	高	最低	35	20	10〜60
	エスシタロプラム（レクサプロ®）	最低	なし	なし	最高	高	最低	25	10	10〜30
	fluoxetine（Prozac，本邦未発売）	なし	なし	なし	最高	高	最高	24〜72	20	20〜80
	フルボキサミン（ルボックス®）	中	なし	なし	最高	高	低	15	200	100〜300
	パロキセチン（パキシル®）	低	低	なし	最高	高	低	20	20	20〜50
	セルトラリン（Zoloft，本邦ではジェイゾロフト®）	最低	なし	なし	最高	最高	中	25	100	50〜200
他の抗うつ薬										
	bupropion（Wellbutrin，本邦未発売）	なし	なし	なし	なし	中	高	12	300	150〜450
	desvenlafaxine（Pristiq，本邦未発売）	低	なし	最低	高	最高	中	10	50	50〜400
	デュロキセチン（サインバルタ®）	最低	低	なし	最低	高	低	8〜17	60	40〜60
	levomilnacipran（Fetzima，本邦未発売）	なし	なし	低	低	中	低	12	120	40〜120
	ミルタザピン（レメロン®）	高	なし	低	なし	最低	なし	20〜40	30	15〜45
	nefazodone（Serzone，本邦未発売）	高	なし	低	なし	中	最低	2〜4	300	100〜600
	トラゾドン（デジレル®）	最高	最低	最高	なし	中	低	6〜11	400	300〜800
	venlafaxine（Effexor，本邦未発売）	低	なし	最低	高	最高	中	3〜5	225	75〜350
	vilazodone（Viibryd，本邦未発売）	低	なし	最低	最低	中	低	25	40	10〜40
三環系抗うつ薬										
	アミトリプチリン（Elavil，本邦ではトリプタノール®）	最高	最高	最高	高	最低	なし	9〜46	150	50〜300
	クロミプラミン（アナフラニール®）	最高	最高	最高	最高	最低	なし	23〜122	150	50〜300
	デシプラミン（Norpramin，本邦発売中止）	中	中	中	高	最低	最低	12〜28	150	50〜300
	doxepin（Sinequan, Adapin，本邦未発売）	最高	最高	最高	高	最低	なし	8〜25	200	50〜300
	イミプラミン（トフラニール®）	高	最高	最高	高	最低	なし	6〜28	200	50〜300
	ノルトリプチリン（Pamelor，本邦ではノリトレン®）	中	中	中	高	最低	なし	18〜56	100	20〜150
モノアミン酸化酵素阻害薬（MAOI）										
	Isocarboxazid（Marplan，本邦未発売）	中	低	高	高	最低	低	*1	30	10〜50
	phenelzine（Nardil，本邦未発売）	低	中	最高	高	最低	低	*1	60	15〜90
	Tranylcypromine（Parnate，本邦未発売）	なし	中	最高	低	最低	中	*1	30〜40	20〜90

註）*1：MAOIによる最大の活性阻害は5〜10日間で得られる．

selective serotonin reuptake inhibitors (SSRI) と呼ばれる新規の抗うつ薬が開発された．どのグループにも分類できない，bupropion（**本邦未発売**），ミルタザピン，venlafaxine（**本邦未発売**），デュロキセチンも治療に用いられ始めた．どの抗うつ薬も中枢神経系内部の神経伝達物質の濃度を変化させることによって作用を示すと考えられている．わずかな差があるものの，どれも同様に効果的であり，主な相違点は副作用とその力価である．使用頻度の高い抗うつ薬を表 21-2 に示した．

● 適応

抗うつ薬の主要な適応は，うつ病の急性期と維持期の治療である．抗うつ薬の有効性は疑いがなく，服薬した患者の約 65〜70％が 4〜6 週間以内に薬に反応を示す．対照的に，うつ病のプラセボに対する反応は，25〜40％に過ぎなかった．メランコリー型の特徴（日内変動，精神運動焦燥または制止，早朝覚醒，全般的な無快楽症）を伴ううつ病の患者は，その他の患者よりも抗うつ薬に対する治療反応性がよかった．二次的なうつ病（ほかの精神障害に併存したうつ病のこと），すなわち，不安と身体化と心気症に併存するうつ病，パーソナリティ障害に併存するうつ病（神経症性うつ病とも呼ばれる）は，これらの特徴を伴わないうつ病と比較して，抗うつ薬への反応が劣っていた．慢性型のうつ病や気分変調症も抗うつ薬に反応するが，急性期のうつ病で得られる改善と比較して，確固とした効果は得られなかった．

抗うつ薬で治療される他の精神疾患には，双極性障害のうつ病エピソード，パニック症，広場恐怖，OCD，社交不安症，GAD，PTSD，神経性過食症，夜尿症や学校恐怖症など小児の各種症状などである．抗うつ薬は広範囲の精神障害の治療に用いられることから，「抗うつ薬」という用語は，看板に偽りがある．

● 選択的セロトニン再取り込み阻害薬（SSRI）

SSRI は，米国内で最も多く処方される抗うつ薬という地位を急速に獲得した．現在米国内で使用されている SSRI は，citalopram（**本邦未発売**），エスシタロプラム，fluoxetine（**本邦未発売**），フルボキサミン，パロキセチン，セルトラリンの 6 種類である．これらは化学構造上全く似ていないが，比較的選択性の高いセロトニンの再取り込み阻害という薬理学的特性などの共通点がある．これらには，TCA でみられる抗コリン作用，抗ヒスタミン作用，α 遮断作用に起因する副作用がほとんどない．

SSRI は TCA よりも全般的に忍容性が高く，多量服薬時もより安全である．また，けいれん閾値や心臓の刺激伝導に影響を与えることがないため，てんかん患者や心臓の刺激伝導系に問題のある患者にもより安全であると思われる．医師は，2011 年に 40 mg/ 日を超えた用量でシタロプラムを処方することへ FDA が注意勧告を発表したしたことを見落としてはならない．致死的不整脈であるトルサード・ド・ポワント（Torsades de pointes）を含む心伝導異常を（QT 延長症候群を介して）引き起こす可能性があるという懸念に基づくものであるが，研究結果は，この警告の意義にかねてより疑問を呈している．

SSRI の汎用性は突出しており，うつ病，パニック症，OCD，社交不安症，PTSD，神経性過食症，おそらくその他多くの精神障害の治療にも使用されている．各社の販売戦略から承認を得た，FDA による成人に対する適応症は以下に示すとおりである．

- うつ病-citalopram，エスシタロプラム，fluoxetine，パロキセチン，セルトラリン
- OCD-fluoxetine，フルボキサミン，パロキセチン，セルトラリン
- 社交不安症-fluoxetine，パロキセチン，セルトラリン
- パニック症-パロキセチン，セルトラリン
- GAD-エスシタロプラム，パロキセチン

- PTSD-パロキセチン，セルトラリン
- 月経前不快気分障害-fluoxetine，セルトラリン
- 神経性過食症-fluoxetine

SSRI はすべて肝臓で代謝され，fluoxetine とセルトラリン以外は活性代謝物がない．fluoxetine は2～3日にも及ぶ最も長い半減期を示し，さらに半減期が4～16日の主要な活性代謝物である norfluoxetine に代謝される．その他のSSRIの半減期は，15～35時間の範囲にある．セルトラリンの活性代謝物であるノルセルトラリンの半減期は，2～4日である．消化管から円滑に吸収され，血中濃度のピークに4～8時間以内に到達する．

SSRI は微妙な違いはあるものの，類似した副作用プロファイルを共有している．副作用は用量依存性に増加するが，それには軽い嘔気，軟便，不安や過刺激(イライラ，そわそわ，筋緊張，不眠を引き起こす)，頭痛，不眠，過鎮静，多汗症などである．体重増加，体重減少，歯ぎしり，鮮明な(悪)夢，皮疹，無気力など，それとは別の副作用を訴える患者もいる．

SSRIで治療される男女ともに性機能不全を生じることは稀ではない．性欲を低下させ，遅漏や射精困難，女性では無オルガズム症を引き起こす．この副作用を活用して，逆に早漏の治療薬として処方される場合もある．性機能不全の訴えが持続する場合の対処として，薬物の減量，bupropion やデュロキセチンへの置換，対抗策としての他剤の追加(bupropion, 75～300 mg/日；あるいは，シプロヘプタジン，4～8 mg，性交1～2時間前投与など)などがある．シルデナフィルなどの勃起不全症(erectile dysfunction；ED)の治療に使用されている薬剤が，SSRIによる性機能不全の治療にも有効であるようである．

副作用は時間とともに軽快する傾向があるが，患者によっては持続する．副作用が最も生じやすいのはfluoxetineで，最も生じにくいのがエスシタロプラムである．賦活症候群が出現した場合は，減量，ほかのSSRIへの置換，SSRI以外の新薬への置換によって対処できる．β-ブロッカー(例えば，プロプラノロール，10～30 mgを1日3回など)は，賦活症候群によるイライラ感と振戦の治療に役立つことがある．ベンゾジアゼピン系薬物(例えば，ロラゼパム，1回0.5～1 mg，1日2回)もこの副作用に対して処方可能である．賦活症状の訴えは経過とともに消失することから，このような追加投与を長期的に継続する必要はない．トラゾドン(50～150 mg，就寝前など)は，SSRIによる不眠の治療に有効であるが，男性に投与する場合，ごく稀な副作用である持続陰茎勃起症(痛みを伴う持続的な勃起)の可能性について説明が必須である．

SSRIの服薬を中止すると，「SSRI離脱症候群 discontinuation syndrome」を体験する患者は多い．fluoxetineは例外で，fluoxetine自体とその活性代謝物の極めて長い半減期のために自然な漸減が生じるためである．離脱の症状には，嘔気，頭痛，鮮明な(悪)夢，イライラ，浮動性眩暈などがある．服薬中断の数日後から始まり，症状は2週間程度あるいはより長く持続する．同症状を重いものとしないためには，薬を数週間かけて漸減する必要がある．短期間のベンゾジアゼピン系薬物の使用も有用であることがある．

SSRI はセロトニン症候群 serotonin syndrome と関連があり，特に中枢神経系内のセロトニン濃度を上昇させるような複数の薬剤との併用をしている場合に生じる．症状の典型は，嗜眠，傾眠，不穏，せん妄，皮膚紅潮，大量発汗，振戦，ミオクローヌスなどである．セロトニン症候群は放置すると進行し，高熱，筋強剛，横紋筋融解症，腎不全などを呈し，致死的である．おそらくセロトニン症候群によるものと思われる死亡例が，SSRIとMAOIを併用していた患者で数件，報告されている．SSRIとMAOIの併用は死亡に至る可能性もあるため，SSRIからMAOIへの薬物を置換する場合には，SSRIがすべて体外に排泄される十分な時間を経た後にMAOIの服用を開始すべきで

ある．すなわち，特に fluoxetine の場合は，中止後6週間経過してから，ようやく MAOI への置換が可能となる．

どの SSRI も CYP の亜型のいずれかの活性を有意に阻害するため，臨床的に問題となる薬物間相互作用を引き起こす可能性がある．このため，CYP で代謝される複数の薬物を併用する場合は慎重でなくてはならない．つまり，SSRI の CYP の阻害によって代謝が阻害された結果，併用薬剤の血中濃度が数倍にも跳ね上がる可能性があることを意味している．fluoxetine，フルボキサミン，パロキセチンは最もこの相互作用の原因になる可能性が高い薬物であり，citalopram とエスシタロプラムはその可能性が低い薬物である．各 SSRI について，阻害される CYP のアイソザイムと影響を受ける薬物の名称を表21-3 に記載したので参照のこと．

広く用いられていることを考慮すると，SSRI が妊娠中や授乳中に使用されていることは疑いがない．とはいえども，パロキセチン（パロキセチンは，妊娠中のリスクを裏づける証拠がある）を除くすべての SSRI は FDA のリスクカテゴリー D（すなわち，妊娠中のリスクは除外されていない）に分類されている薬物である．fluoxetine に関する臨床的エビデンスの情報が最も多いが，それによると fluoxetine は妊娠中のリスクが低いことが明らかにされつつある．パロキセチンとセルトラリンに関しては，心血管系奇形との関連を示唆する証拠が得られている．SSRI は乳汁中にも分泌されるため，授乳中の患者に処方するのは避けることがおそらく正しい．

● 他の新規抗うつ薬

▶ bupropion

bupropion（本邦未発売）は，構造的に覚醒剤に類似しており，そのためか，ある程度覚醒剤に類似の薬理特性を示す独特な化合物である．

表21-3 SSRI と新規抗うつ薬の CYP を介した薬物間相互作用

抗うつ薬	阻害されるアイソザイム	影響を受ける可能性のある薬物
fluoxetine（本邦未発売）	2D6 2C 3A4	2級アミン TCA，ハロペリドール，1C 群抗不整脈薬 フェニトイン，ジアゼパム カルバマゼピン，アルプラゾラム，terfenadine（本邦では発売中止）
セルトラリン	2D6 2C 3A4	2級アミン TCA，抗精神病薬，1C 群抗不整脈薬 トルブタミド，ジアゼパム カルバマゼピン
パロキセチン	2D6	2級アミン TCA，抗精神病薬，1C 群抗不整脈薬，トラゾドン
フルボキサミン	1A2 2C 3A4	テオフィリン，クロザピン，ハロペリドール，アミトリプチリン，クロミプラミン，イミプラミン，デュロキセチン ジアゼパム カルバマゼピン，アルプラゾラム，terfenadine，astemizole（本邦未発売）
nefazodone（本邦未発売）	3A4	アルプラゾラム，トリアゾラム，terfenadine，astemizole，カルバマゼピン
デュロキセチン	1A2 2D6	フルボキサミン，テオフィリン，クロザピン，ハロペリドール，アミトリプチリン，クロミプラミン，イミプラミン 2級アミン TCA，抗精神病薬，1C 群抗不整脈薬，トラゾドン

註）TCA とは，三環系抗うつ薬
出典）Nemeroff 他（1996年）より改変

主要代謝産物である水酸化ブプロピオンがドパミンとノルアドレナリンの再取り込みを阻害するため，ドパミン／ノルアドレナリン再取り込み阻害薬と呼ばれてきた．bupropion はうつ病に使用されてきたが，Zyban® の商標の下，FDA の認可を得て禁煙治療に対しても使用されている．bupropion の徐放剤は，季節性感情障害の治療に適応がある．また，ADHD の治療にも用いられている．パニック症，OCD，社交不安症，その他の不安症には効果がない．

bupropion は経口摂取後，速やかに吸収され 2 時間後には血中濃度がピークに達し，徐放剤でも投与 3 時間で血中濃度は最高に達する．排泄は 2 相性で，第 1 相は約 1.5 時間，第 2 相は 14 時間，持続する．2 相性の排出による血中濃度の低下は，吸収のより速い剤型よりも徐放剤でより目立たない．

忍容性にある程度優れ，体重増加，心刺激伝導系，性機能への影響は少ない．最も多い副作用は，頭痛，嘔気，不安，振戦，不眠，発汗の増加である．これらは徐々に改善される．イライラや振戦はプロプラノロール（1 回 10～30 mg，1 日 3 回など）によって改善される．ベンゾジアゼピン系薬物の併用が有用な患者もいる．

bupropion の主要な欠点は，用量が 450 mg/日を超過すると著明にけいれんの出現率が上昇することである．そのため，けいれん性疾患の患者とけいれん閾値が低下している可能性のある摂食障害の患者には使用禁忌とされている．過量服薬の主な合併症は，けいれんである．

▶ デュロキセチン duloxetine

デュロキセチンはセロトニンとノルアドレナリンの両方の再取り込みを強力に阻害することから，venlafaxine（**本邦未発売**）と desvenlafaxine（**本邦未発売**）と同様に，選択的セロトニン／ノルアドレナリン再取り込み阻害薬 selective serotonin norepinephrine reuptake inhibitors（SNRI）と呼ばれている．うつ病，GAD，糖尿病性ニューロパシーの疼痛，線維筋痛症の治療への使用が，FDA から認可されている．腸管から吸収され，肝臓の CYP2D6 と 1A2 により主に代謝される．主要代謝産物は薬理活性がほとんどない．半減期は 8～17 時間である．

忍容性は高い．出現頻度の高い副作用は，不眠，脱力，嘔気，口渇，便秘などである．体重減少を生じることはなく，性機能不全を生じることも稀である．CYP で代謝されるため，ほかの薬剤と相互作用を生じることがある（**表 21-3**）．肝毒性の報告があり，慢性肝疾患やアルコール使用量の著しい患者には十分に注意して使用するべきである．セロトニン症候群を引き起こすため，MAOI との併用は禁忌である．1,000 mg 以下の過量服薬であっても，致死的なケースが発生したことがある．

▶ levomilnacipran

levomilnacipran（**本邦未発売**）はうつ病に対する承認を得た最新の SNRI である．消化管からの吸収は良好であり，半減期は 12 時間程度である．徐放製剤が入手可能である．主に肝臓の CYP3A4 で代謝され，未代謝と代謝物は腎より排出される．代謝物に活性はない．多い副作用は，吐き気，頭痛，口渇，稀に血圧上昇や頻脈である．ほかの抗うつ薬と比較して，体重増加や性機能不全の出現は稀である．初期投与量は，20 mg/日で，120 mg/日まで漸増することができる．MAO 阻害薬または SSRI などセロトニン症候群を引き起こす可能性の高い薬物との併用はすべきではない．離脱時の症状を避けるため，急に中止することなく，漸減する必要がある．

▶ ミルタザピン mirtazapine

ミルタザピンは再取り込み阻害薬ではないが，セロトニンとノルアドレナリン系の神経伝達を賦活する 2 系統の作用を合わせもっている．また，強いヒスタミン拮抗作用もあり，中等度の α 遮断作用，ムスカリン受容体へ中等度の拮抗作用なども合わせもっている．FDA による適応症は，うつ病の治療である．消化管か

ら速やかに吸収され，85％は血中で蛋白質に結合して循環する．半減期は20〜40時間である．ミルタザピンは忍容性に優れるが，傾眠，食欲亢進，体重増加などを引き起こす場合がある．半減期が長く，1日1回の内服でよい．心血管系への副作用はなく，性機能への影響もほとんどない．ミルタザピンは，CYPを介した薬物間相互作用をもたないようである．さらに利点ともなり得る特徴として，早期の不安軽減効果と不眠の改善が挙げられる．

傾眠や眠気が半数の患者に生じるが，数週間で慣れが生じる．ごく稀ではあるが，無顆粒球症が報告されている．その場合も，服薬中止後に回復している．本副作用は稀であるため，定期的な臨床検査は現在のところ推奨されていないが，高熱，悪寒，咽頭痛や白血球数の減少に伴う感染症の徴候がある場合は，慎重な検査と薬物の中止を行うことが正しい判断である．過量服薬でも致死的ではないことが多い．MAOIとの併用は禁忌である．

▶ nefazodone

nefazodone（**本邦未発売**）は，5-HT$_2$への拮抗作用と神経細胞によるセロトニン再取り込みに対する弱い阻害作用の両方を示し，構造的にはトラゾドンに類似した物質である．うつ病の治療に適応がある．副作用は，嘔気，眠気，口渇，浮動性眩暈，便秘，脱力，霧視である．一般に忍容性が高く，副作用は軽微である．nefazodoneはけいれん閾値に影響を与えないことが明らかにされつつあり，体重増加，性機能不全などを引き起こさない．CYP3A3/4アイソザイムを阻害するために，同アイソザイムでの代謝を共有する薬剤との併用によって薬剤間相互作用を生じる．欠点は，1日2回の内服と，緩徐な増量による用量設定が必要なことである．大量服薬によっても致死的でないことが明らかにされつつある．nefazodoneと関連する不可逆的な肝不全が稀に発生している．このため，FDAは2002年に，"black box warning"（最重要警告）を発令し，以後，商標名"Serzone"は自発的に市場から撤退した．しかし，現在もジェネリック薬は入手可能である（**本邦では未発売**）．

▶ トラゾドン trazodone

トラゾドンはセロトニンの拮抗薬かつセロトニントランスポーターの阻害薬でもある．トラゾドンはトリアゾロピリジンの派生化合物であり，ベンゾジアゼピンのアルプロゾラムとそのトリアゾロ環を共有している構造をもつ．うつ病に適応がある．消化管からの吸収は速やかであり，最高血中濃度には1〜2時間で到達し，半減期は6〜11時間である．肝臓で代謝され，代謝物の75％は尿中に排泄される．副作用は，αアドレナリン拮抗作用と抗ヒスタミン作用に一部影響されている．MAOIとの併用はしてはならない．降圧薬との併用で，低血圧を生じることがある．

多くみられる副作用は，過鎮静，起立性低血圧，浮動性眩暈，頭痛，吐き気，口渇である．ほとんどの副作用は軽微である．抗コリン作用はないため，排尿困難や便秘は生じることは稀である．心刺激伝達系への影響もほとんどないが，心室性不整脈や伝導障害の既往をもつ患者の場合，心室への刺激作用があるとの報告もある．大量服薬で致死的な場合は少ないようである．鎮静作用のために，不眠に広く使用されている（50〜150 mg，就寝前など）．

トラゾドンの問題は，稀に，不可逆的な損傷を陰茎にあたえ，手術的介入が必要となることもある持続陰茎勃起症を引き起こすことである．男性患者にはこのことの周知を徹底し，勃起頻度と勃起の硬さの変化に気がついたら報告するよう促す必要がある．変化があれば，速やかにトラゾドンを中止するべきである．勃起障害を永続させないためには，緊急の治療が必要である．

▶ venlafaxineとdesvenlafaxine

desvenlafaxine（**本邦未発売**）はvenlafaxine（**本邦未発売**）の主要代謝物であり，どちらも

SNRIに分類され，セロトニンとノルアドレナリンへの選択性が高く，他の神経伝達物質に影響を与えない．venlafaxineの適応はうつ病であるが，その徐放製剤はGAD，社交不安症，パニック症に適応がある．消化管からの吸収が速やかで，生物学的利用能は98％に達する．半減期は4時間である．desvenlafaxineは徐放剤として市販されており，適応症はうつ病である．venlafaxine同様，経口からの吸収は速やかで，半減期は約10時間である．どちらも肝臓で代謝され腎臓で排泄される．

副作用プロファイルはSSRIのそれと類似しており，賦活症候群，性機能不全，一過性の離脱症状などである．心臓刺激伝導やけいれん閾値に影響を与えず，一般に過鎮静や体重増加を引き起こすことも少ない．どちらも使用される場合，特に高血圧症を合併した患者では，拡張期血圧の上昇を示すことがあるため，血圧測定を行うことが推奨されている．チトクロームP450を阻害しないため，ほかの薬物との相互作用もあまり心配する必要はない．セロトニン症候群のリスクを考慮し，MAOIの内服中に併用は禁忌である．一般に，多量服薬で致死的ではない．主な欠点は，1日2回の服薬であるが，徐放製剤により1日1回の内服も可能である．

▶ vilazodone

vilazodone（本邦未発売）は，セロトニン再取り込み阻害薬であると同時に，セロトニン受容体5-HT$_{1A}$の部分作働薬であり，ほかのセロトニン受容体への親和性がほとんどない．大うつ病性障害への適応があり，一般に有効で安全である．多い副作用は，嘔気，下痢，頭痛，眠気である．体重増加や性機能不全を生じにくい．服薬後4～5時間で血中濃度はピークに達し，食事と一緒に内服すると吸収が促進される．初期投与量は10 mg/日で，40 mg/日まで漸増することができる．MAOIまたはSSRIなどセロトニン症候群を引き起こす可能性の高い薬物との併用はすべきではない．離脱時の症状を避けるため，急に中止せず，漸減する必要がある．

● 三環系抗うつ薬，四環系抗うつ薬

三環系抗うつ薬（tricyclic antidepressant；TCA）は，シナプス前の神経終末でのセロトニンとノルアドレナリンの双方の再取り込みを阻害する作用があると考えられている．3級アミン〔アミトリプチリン，イミプラミン，doxepin（本邦未発売）など〕は主にセロトニンを，2級アミン〔desipramine（本邦未発売），ノルトリプチリン，protriptyline（本邦未発売）など〕は主にノルアドレナリンの再取り込みを阻害している．クロミプラミンは，セロトニン再取り込み阻害の選択性が比較的高いことから，TCA中の例外である．すべてのTCAは，ムスカリン性抗コリン作用，抗ヒスタミン作用，αアドレナリン遮断作用がある．これらの拮抗作用の強さが，表21-2に示したとおり，それぞれの薬剤の副作用プロファイルに対応している．（四環系抗うつ薬のマプロチリンとアモキサピンは，ほとんど使用されないため同表に掲載しなかった）

TCAは経口的に吸収がよい．腸肝循環し，血中濃度のピークは2～4時間後に得られる．どれも脂溶性であり，血中と組織中では蛋白結合の割合が高い．肝臓で代謝され，腎臓から排泄される．すべてが活性代謝物をもち，血中の定常状態濃度は10倍に至る個人差が生じる．この主な理由は肝臓の代謝酵素の働きの差による．半減期は多様であるが，どれも24時間以下である．血中濃度は半減期の5倍の時間で定常に達する．逆に，半減期は肝臓の小胞体の酵素による分解速度によって変化する．血中濃度はチトクロームP450の活性を阻害する薬物，例えば，クロルプロマジンとその他抗精神病薬，ジスルフィラム，シメチジン，エストロゲン類，メチルフェニデート，SSRIの多くなどによって上昇することがある．

イミプラミンの有効血中濃度（ただし，活性代謝物のdesipramineの濃度も加算する）は，200 ng/mL以上であると一般には考えられて

いる．desipramine では，125 ng/mL 以上が治療的であるとされている．ノルトリプチリンには治療濃度域 therapeutic window があることが判明し，至適血中濃度は 50〜150 ng/mL である．治療血中濃度は定常状態の数値によるため，定常化する治療開始後の 5〜7 日を経過しないと測定は意味がない．採血は，最後の内服を終えてから約 10〜14 時間後に行う．その他の TCA の血中濃度も測定可能であるが，臨床的な意味がない．

患者の状態に問題がない限り，定期的な血中濃度の測定は不要である．血中濃度の測定は大量服薬時の評価に役立つほか，治療への反応がない場合の評価，中毒症状，服薬遵守が疑わしいときなどにも役立つかもしれない．さらに，至適血中濃度の確立，心臓病などの身体疾患を合併する患者の投与量の調整（特に，薬物濃度を有効血中濃度の最下限に保ちたい場合）に用いることもできる．

副作用として，過鎮静，起立性低血圧のほか，便秘，排尿困難，口渇，霧視などの抗コリン作用によるものが出現する．副作用プロファイルは，薬剤により異なる．3 級アミン（アミトリプチリン，イミプラミン，doxepin など）は，副作用が強い傾向がある．通常，抗コリン作用による副作用と過鎮静は，徐々に耐性が生じ改善されるが，前立腺肥大症や狭隅角緑内障の患者には慎重に使用する必要がある．薬剤による低血圧のために高齢者では転倒し骨折する可能性があるため，定期的な血圧測定が必要である．

ヒスタミンへの拮抗作用により鎮静と体重増加が生じる．α 遮断作用により，起立性低血圧と反射性頻脈を生じる．その他の副作用として，振戦，足の浮腫，ミオクローヌス，焦燥感と賦活作用，不眠，嘔気，嘔吐，心電図変化，皮疹，薬物アレルギー，せん妄，けいれん発作が生じることがある．催奇形性の有無は明らかではないが，妊娠初期の 3 か月間は使用すべきではない．四環系のアモキサピンの代謝物は抗精神病効果があるため，EPS と遅発性ジスキネジアを生じる可能性がある．

心血管系への副作用が大きな問題となることが多い．どの薬物も，キニジンやプロカインアミドのように刺激伝導を遅延する性質があり，既往の伝導障害を増悪させるリスクがある．第 1 度房室ブロックや右脚ブロックのような軽度の異常の場合，慎重に使用すべきであるが，心電図検査を繰り返しながら用量を漸増させる必要がある．第 2 度房室ブロックを含む重度の伝導障害がある場合は，TCA の使用は禁忌である．心臓の刺激伝導障害のある患者には，ミルタザピンなどの新規抗うつ薬や SSRI のような伝導遅延を生じさせない薬物を使用することが原則である．

数週間〜数か月間，高用量で TCA を継続してきた患者には中止後に離脱症状が生じる可能性がある．離脱後，数日以内に不安，不眠，頭痛，筋痛，悪寒，倦怠感，嘔気などが出現する．離脱は，1 週間に 25〜50 mg の漸減で予防できる．予防困難な場合，少量の抗ヒスタミン剤であるジフェンヒドラミン（1 回 25 mg，1 日 2 回ないし 3 回）の使用が役立つ場合がある．

▶ モノアミン酸化酵素阻害薬 monoamine oxidase inhibitor（MAOI）

MAOI は，チラミン・セロトニン・ドパミン・ノルアドレナリンの分解酵素であるモノアミン酸化酵素（MAO）を阻害する．それによって中枢神経でのモノアミン量を増加させる．MAO には 2 種類あり，脳，肝，腸，交感神経に分布する MAO-A と，脳，肝，血小板に分布する MAO-B である．また，MAO-A は主にセロトニンとノルアドレナリンに選択性があり，一方，MAO-B は主にフェニルエチラミンに選択性があるが，ドパミンとチラミンはどちらの酵素によっても酸化される．MAO-A 阻害薬が，抗うつ薬としてはより有効であるようである．

米国内では主に 4 種類の MAOI が使用されている．isocarboxazid（**本邦未発売**），phenelzine（**本邦未発売**），tranylcypromine（**本**

邦未発売)およびセレギリン(セレギリンは本邦で市販される唯一のMAOIであるが，抗うつ薬としては承認されていない．エフピー®)である．セレギリンの経皮吸収剤は，うつ病に対する使用がFDAにより認可されている．

MAOIは経口的に吸収がよい．活性代謝物はない．MAOIは非可逆的に酵素を阻害し，投与開始5～10日で活性阻害は最大に達する．MAO活性の阻害の指標である血小板MAO活性の80％が阻害されると抗うつ効果を示すと一般には言われている．服薬中止後，新たに生合成されるMAOが元の活性を取り戻すには，約2週間を要する．MAOIの血中濃度は測定しない．

MAOIは，不安の顕著なうつ病に特に有効であると信じられている．さらには，パニック症と広場恐怖症，社交不安症，PTSD，神経性過食症に効果が認められている．また，「非定型うつ病 atypical depression」の治療にも特に有効であるとされている．非定型うつ病の患者は，通常の日内変動の逆の夕方からの増悪，過眠，情動不安定，過食，鉛管様麻痺の感覚などに加えて，不安とうつ症状を合併していることが多い．第6章の「気分障害群」にあるより詳細な非定型うつ病の記述を参照せよ．

MAOIには，抗ヒスタミン作用も抗コリン作用もほとんど認められない．しかし，強力なα遮断薬でもあるため，高い頻度で起立性低血圧を生じる．起立性低血圧が重度の場合，食塩の投与とナトリウム保持性のあるフルドロコルチゾン(フロリネフ®など)のようなステロイドを追加して対処することもある．弾性ストッキングの使用も低血圧に有効な場合がある．頻度の高い副作用として，過鎮静や賦活作用(焦燥など)，不眠，口渇，体重増加，浮腫，性機能不全がある．

しかし，最も深刻な副作用は，MAOIを使用中にチラミンを含有する食品を摂取するために生じる重症高血圧であり，死亡例や稀に脳卒中を発症する例もある．MAOI服用中は，チラミン含有食品を避けて生活する食事療法が必要となる．MAOIは交感神経興奮薬(アンフェタミンなど)と相互作用して高血圧緊急症を生じるため，処方薬や処方箋不要な市販薬のなかにも使用を避けるべき薬剤があることを患者に周知徹底しなくてはならない．ペチジン(meperidine)と併用して死亡した例があるが，その機序はよくわからないものの，セロトニン作働性と関連があると推定されている．セレギリンは主にMAO-Bを阻害するため，6 mgの経皮吸収パッチを使用している限り，チラミンを気にする必要はないが，6 mgよりも高用量となれば，チラミン除去の食事療法に従うことが推奨されている(MAOI使用中に制限される食物と薬品の一覧は，**表21-4**を参照)．患者は常にこの一覧を携帯し，MAOIを内服していることを示す認識票(ブレスレットなど)を着用する必要がある．

高血圧緊急症の徴候(頭痛，嘔気，嘔吐など)が出現した場合，直ちに救急外来などを受診するよう患者指導が必要である．受診すれば，フェントラミン(5 mgなど)の静注で，高血圧緊急症は治療可能である．病院への緊急アクセスが困難と予想される患者には，常にニフェジピン10 mg錠を携帯するよう指導する．ニフェジピンのα遮断作用は，舌下投与で血圧を低下させ，急場しのぎの手段として有用である(**本邦では，ニフェジピンの舌下投与は死亡例や有害事象により中止勧告されている**)．

特に手術や歯科治療の予定のある患者にMAOIを使用する場合，MAOIとの併用で副作用を生じる薬剤の使用を防止するためにも，他科の医師や歯科医師のすべてにそのことを知らせる必要がある．チラミンを含む通常の食事，TCAやSSRIその他の使用など，MAOIとの併用が有害とされるものは，MAOI中止後2週間が経過するまで再開および使用してはならない．

▶ 抗うつ薬の使用法

治療は，SSRIのどれかを単剤で使用する．SSRIは効果的かつ忍容性が高く，また多量服

表 21-4　MAO 阻害薬内服中の食事制限について

食べてはならない食品
　チーズ：(カッテージチーズ・ファーマーチーズ・クリームチーズを除くすべてのチーズ)
　肉と魚：キャビア，レバー(肝臓)，サラミ，ソーセージ
　　　　　肉と魚の燻製：干物，漬け物，塩漬けなど保存食
　野菜：過熟したアボカド，空豆，ザウワークラウト
　フルーツ：過熟したフルーツ，イチジクの缶詰
　その他：酵母エキス，発酵食品，グルタミン酸ナトリウム(旨味調味料)
　飲み物：赤ワイン，シェリー，蒸留酒

少量にとどめる食品
　チョコレート
　コーヒー
　コーラ
　茶
　醤油
　ビール，赤ワイン以外のワイン

併用禁忌薬
　市販(OTC 薬)の鎮痛薬(配合剤ではないアスピリン・アセトアミノフェン・イブプロフェンは使用可である)
　風邪薬，抗アレルギー薬
　鼻閉に対する内服薬と吸入薬
　咳止め薬(配合剤を含まないグアイフェネシンのシロップは可)
　覚醒剤とダイエット薬
　交感神経興奮薬
　ペチジン(meperidine)
　SSRI
　bupropion, desvenlafaxine, ミルタザピン, nefazodone, トラゾドン, venlafaxine

出典)Hyman と Arana(1987 年)と Krishnan(2009 年)を改変して転載

薬時も安全であるため，TCA から第一選択の立場を引き継いだ．患者のほとんどは標準的使用量で改善されるので，細かい用量の調整は不要である．心伝導系の既往の患者には，SSRI もしくは bupropion，デュロキセチン，ミルタザピンなどの新規抗うつ薬のいずれかを使用する．衝動的な患者や自殺願望のある患者にも，多量服薬による致死性が低いことを理由に，同様の処方を行う．TCA を使用する場合，ノルトリプチリン，イミプラミン，desipramine は臨床判断に有用な血中濃度が測定できることから，これらを選択することが好ましい．TCA を使用する場合は，少量から慎重な漸増が必要となる．推奨される用量と用量の幅は**表 21-2** に記載した．

うつ病の初回エピソードのために治療を受けている患者には，急性期の用量のまま，寛解後も，4〜9 か月間の維持療法を継続するべきである．最終的に薬物療法を漸減中止する場合は，寛解維持の安定性を慎重に見極める必要がある．以下に列挙した特徴がある患者に対しては，無期限の維持療法を考慮すべきである．

- うつ病の 2 回以上の再発があった症例
- ダブルデプレッション(重複うつ病．すなわち，持続性抑うつ障害にうつ病が重畳した症例)
- 過去 5 年に，2 回以上の重症うつ病エピソードがあった場合
- 物質乱用や不安症を併存したうつ病患者
- 60 歳以上の高齢で発症したうつ病患者

薬物の効果判定には通常 4〜8 週間を要する．4 週間を経過して，目安となる用量で治療を行っても改善がない場合，用量を増やすか，他の薬物に置換すべきであるが，その場合，作用機序の異なる別なクラスに分類される抗うつ薬が望ましいとされる．それでも無効な場合は，

抗うつ薬へ反応する率を改善させるとされるリチウムの併用が有効な場合がある．リチウムによる効果増強は，比較的用量が低く（リチウム，300 mg を 1 日 3 回）とも，数週間で現れることが多い．薬物療法により改善されない場合，ECT も選択肢である．

TCA の効果増強のために，トリヨードサイロニン（甲状腺ホルモン），トリプトファン，メチルフェニデート，ピンドロールなどが使用されてきたが，これらの薬物の増強効果は十分に検討されていない．

> **⚠ 抗うつ薬の合理的使用**
> 1. SSRI か新規抗うつ薬のどれかを最初に使用する．TCA や MAOI は治療抵抗例にのみ使用する．
> 2. 推奨された用量の範囲で使用し，4〜8 週間で効果を判定する．
> 3. SSRI は通常 1 日 1 回の内服である．TCA も就寝前 1 回投与が可能である．MAOI は通常 1 日 2 回の内服であるが，不眠を生じるため就寝前には処方しない．bupropion はけいれん誘発のリスク低下を目的に 2〜3 分服とする．
> 4. 副作用は服薬開始の数日後から出現するが，治療効果が現れるには 2〜4 週間を要す．
>   ・毎回，標的症状（気分，睡眠，活力，食欲など）を比較して，改善の程度を評価する．
> 5. 不整脈がある患者には，心伝導系に影響が少ない新しい抗うつ薬（bupropion，ミルタザピン，SSRI など）を処方すべきである．
> 6. 悲嘆反応（重症化していない死別）と抑うつ気分を伴う適応障害に対しては，どちらも自然治癒するため，通常，抗うつ薬の使用は不要である．
> 7. 離脱症状が出現する患者が多いため，半減期が長い fluoxetine を除くすべての SSRI を可能ならば漸減すべきである．TCA も同様に漸減する．MAOI には離脱症状が生じないが，5〜7 日かけて漸減することが賢明である．
> 8. 抗うつ薬の併用は薬効の相乗効果がなく，副作用を悪化させるだけである．TCA と MAOI の併用や，TCA と SSRI の併用などを除き，併用が正当化されることは稀であり，またこのような併用も日常的には行うべきではない．
> ・MAOI は，SSRI やほかの新規抗うつ薬と併用禁忌である．

■ 気分安定薬 mood stabilizers

炭酸リチウムは，天然の塩類であり，1970 年代から使用されている．医薬品としての最初の使用は，塩化リチウムとして食塩の制限が必要な高血圧患者に食塩の代用として用いられたが，具合が悪くなる人がいることがわかり塩化リチウムの使用は廃れた．1940 年代末，オーストラリアの医師，ジョン・ケイド John Cade はリチウム塩が興奮した患者を鎮静することを見いだした．その後，リチウム塩は特に躁病患者に効果があることが見いだされた．デンマークの研究者，モーゲンス・ショウ Mogens Schou は，リチウムが躁病の症状の軽減に有効であることと，再発予防効果があることを発見した．その後，バルプロ酸，カルバマゼピン，ラモトリギンが双極性障害の治療薬としてリチウムに次いで見いだされた．

これらの気分安定薬の他に，すべての SGA〔クロザピンと lurasidone（**本邦未発売**）を除く〕は急性の躁病の治療に適応を得た．そのうち，アリピプラゾールとオランザピンの 2 剤は，躁うつ病の維持療法にも適応がある．lurasidone とクエチアピンの 2 剤は，双極 I 型障害のうつ病エピソードに対して適応がある．さらに，アリピプラゾール，lurasidone，オランザピン，クエチアピン，リスペリドンの 5 剤は，リチウム，バルプロ酸との併用により躁病の急性期治療の併用薬としての適応も得ている．さらに，クエチアピン，および，オランザピンと fluoxetine の合剤（Symbyax®，**本邦未発売**）は，双極性障害のうつ病相の治療に認可されている．気分安定薬の一覧を**表 21-5** に示した（双

表21-5　気分安定薬

薬物一般名 （商品名）	至適血中濃度	用量範囲 （mg/日）
カルバマゼピン （テグレトール®）	6〜12 mg/L	400〜2,400
ラモトリギン （ラミクタール®）	N/A	50〜200
炭酸リチウム （Eskalith, Lithobid, 本邦のリーマス® ほか）	0.6〜1.2 mEq/L	900〜2,400
バルプロ酸 （デパケン® ほか）	50〜120 mg/L	500〜3,000

訳注）N/A：不詳

極性障害の治療の詳細は，第6章「気分障害」に記載した）．

● 炭酸リチウム lithium carbonate

リチウムはホスホイノシチドの代謝と，G蛋白やリン酸化酵素などのセカンドメッセンジャーやサードメッセンジャーを複数の段階で阻害する陽イオンである．研究によるとリチウムは神経突起の伸長・再生・神経新生を促進することが示されており，それが治療効果と関連していると予想されている．

効果発現が明らかになるには，5〜7日かかる．躁病の急性期に必要な血中リチウム濃度は，通常，0.5〜1.2 mEq/Lであるが，この血中濃度を達成せずとも反応が良好な患者もいる．（血中濃度，0.8〜1.0 mEq/Lを目標にする精神科医が多い．）ベンゾジアゼピン系薬物による鎮静も有効であるものの，迅速な行動面のコントロールが必要な場合は，効果発現がより速やかな抗精神病薬の使用がリチウムより好ましいことがある．

維持期の用量はもっと少なくとも構わず，血中濃度が0.5〜0.7 mEq/Lを保つことを目安とする．リチウムは単極性のうつ病の急性期にはなんら役割がないが，双極性障害の第一選択薬である．うつ病の治療で，抗うつ薬の効果を増強させる目的でリチウムが使用される場合がある．

リチウムの最も劇的な効果は，双極性障害の躁病相とうつ病相を予防することである．リチウムは，躁病エピソードの頻度と重症度の双方の減少に最も有効であるようである．長期的にもリチウムの効果は安定的であるが，それでも再発のエピソードを経験する患者がほとんどである．単極性のうつ病のうつ病相の再発予防効果も認められている．自殺企図と自殺の予防に効果があることを示す数少ない薬のひとつである．

リチウムは，また，特に双極型の統合失調感情障害の治療に使用される．さらに，認知症，精神遅滞，行動化を示すタイプのパーソナリティ障害（特に境界性と反社会性パーソナリティ障害）など，興奮する患者にも使用されることがある．

▶ リチウムの薬物動態

炭酸リチウムは経口的に投与され，クエン酸リチウムには液体の剤型がある．腸からの吸収は速やかであり，内服2時間後に血中濃度はピークに達する．排泄に要する半減期は躁病患者で8〜12時間，気分が正常の場合は，18〜36時間である（躁病患者は過活動で，糸球体濾過率が高いため，生体内よりリチウムの排泄がより迅速である）．リチウムは蛋白に結合せず，代謝産物はない．ほとんど完全に腎臓から排泄されるが，すべての体液（唾液や精液など）に混

入する．血中濃度は最終服薬の12時間後に測定する．

躁病の急性期には，通常リチウムを1日に2分服ないし3分服させる．（クエン酸リチウムの溶液として投与することも可能である．）腎臓に対して保護的な使用法でもあるため，1日1回の内服が可能な徐放剤を，再発予防を目的に服用している患者に処方することが推奨される．この剤型は，消化管への刺激症状が出現する患者にも好ましい．平均的には，1回300 mgを1日2回で通常は開始し，至適血中濃度が得られるまで漸増する．用量は3〜5日ごとに調整してよい．血中濃度は，最初の3か月間は毎月，以後3か月ごとに測定する．無期限に内服を継続している患者の血中濃度の測定は，さらに回数を減らすこともできる．リチウムは漸減する必要がない．

▶ リチウムの副作用

あまり重大とは言えない副作用は，リチウム開始後比較的早期から出現する．口渇，多尿，振戦，下痢，体重増加，浮腫の出現頻度は高いが，時間とともに消失する傾向がある．長期服用例の約5〜15%に甲状腺機能低下症の臨床的症状が出現する．これは女性に多く，普通，治療開始後6か月以内に生じることが多い．甲状腺機能低下症は，甲状腺ホルモン補充療法で対処可能である．リチウム開始直前の甲状腺ホルモンレベルを測定しておく．甲状腺機能はリチウムによる治療開始後の当初6か月間で1〜2回測定し，以後，臨床上の必要に応じて6〜12か月ごとに測定してもよい．

リチウムの長期服用により，血中カルシウム濃度・カルシウムイオン・副甲状腺ホルモン濃度の上昇がもたらされる．カルシウムの上昇は，傾眠，運動失調のほか，不快気分を生じるが，これが高カルシウム血症に起因していることが見過ごされ，うつ病によると誤解されることがある．リチウムは腎臓から排泄され，近位尿細管でナトリウム・水と一緒に再吸収される．低ナトリウム血症のとき，代償的に近位尿細管でのナトリウム再吸収が増加する．これに伴って，リチウムの再吸収も増加し，これが低ナトリウム血症時のリチウム中毒の可能性が高まる理由である．そのため，運動，発熱，発汗の原因となるその他のことなどによる脱水状態を避けるべき事実を患者に十分説明する必要がある．（サイアザイド系利尿薬のように）ナトリウム排泄性の高い利尿薬はリチウム濃度の上昇をきたすため併用すべきではない．非ステロイド性解熱鎮痛薬の併用も，おそらく腎臓でのプロスタグランジンの産生への影響の結果であると思われるリチウム濃度の上昇を引き起こす可能性があるために避けるべきである．

リチウムはバソプレシンの作用抑制を介して腎臓の尿濃縮能を低下させることから，腎性尿崩症を引き起こすことがある．その結果，リチウム内服中の患者では希釈尿を大量に排泄することが多く認められる．特に尿量が4 L/日を超える一部の患者では，臨床的な問題である．アミロライド（10〜20 mg/日など，**本邦未発売**）または，ヒドロクロロチアジド（50 mg/日など）の利尿薬を処方し，（逆説的ながら）尿量の減少を図ることができる．糸球体腎炎によるネフローゼが稀に生じることがある．この合併症は可逆的であり，通常リチウム中止後に改善される．

リチウムの長期使用により糸球体濾過率 glomerular filtration rate（GFR）が低下することがあるが，深刻な低下は稀である．このGFRの低下は患者が長期間リチウムに蓄積的に曝露されたことによって引き起こされる尿細管間質性腎炎によると推定されている．したがって，有効血中濃度の最下限で維持療法を継続すべきである．腎機能は治療開始6か月間は，2〜3か月に1回測定し，以後，臨床上の必要に応じて6〜12か月ごとに測定する．蛋白尿やクレアチニンの上昇が明らかな場合，追加検査を施行する必要がある．

心電図上，良性・可逆性のT波の平坦化がリチウム使用中の患者の20〜30%に生じる．さらに，リチウムは洞結節の機能を抑制するた

め，洞房ブロックが生じることがある．これらのことから，40歳以上の患者や心臓病の既往がある患者に対してリチウムを使用開始する前に心電図の測定が必要である．

ニキビ，毛嚢炎，尋常性乾癬がリチウムで治療中の患者に時に出現することが知られている．脱毛と毛髪が細くなることも報告されている．乾癬の増悪を除くと，皮膚科的副作用は通常良性である．

リチウムは，白血球数が13,000〜15,000/mm^3程度の可逆的な白血球増多を引き起こす．通常増加するのは好中球であり，体循環内での増加を反映しており，辺縁プールからの移動（demargination）による増加ではないようである．

リチウム内服中に，鉛管様固縮，寡動，筋強剛などのパーキンソン病様の症状が出現することがある．注意集中の困難・記憶障害・せん妄などの認知機能上の副作用も，至適用量内での使用によっても生じる可能性がある．

▶ リチウムの禁忌

リチウムは腎排泄性であるため，（糸球体腎炎，腎盂腎炎，多囊胞腎など）重篤な腎臓病患者に禁忌である．腎機能が正常ではない場合，危険な血中濃度に至ることがある．心筋梗塞が生じた場合，すくなくとも10〜14日間はリチウムの使用を中止する．心筋梗塞合併後もリチウムによる治療が必要な場合は，少量を用い定期的な心電図測定が推奨される．

リチウムはアセチルコリンの放出を阻害するため，重症筋無力症の患者に対してリチウムは禁忌である．糖尿病，潰瘍性大腸炎，尋常性乾癬，老人性白内障の患者に対しては慎重投与とされている．妊娠中のリチウム内服は胎児の心血管系奇形（エプスタイン奇形など）の発生率を増加させるため，妊娠初期の3か月間はリチウムの服用を中止すべきである．乳汁中にもリチウムは分泌されるため，服薬している場合は授乳すべきではない．

● バルプロ酸 valproate

バルプロ酸は，単純な分岐鎖カルボン酸の一種であり，通常，抗てんかん薬として使用されるが，FDAから躁病の急性期の治療への使用が承認されている．徐放剤は，躁状態と混合状態の急性期への使用が認可されている．炭酸リチウムやカルバマゼピンと同様，バルプロ酸も双極性障害に対する第一選択薬とみなされている．また双極性障害の長期的な維持療法に対しても有効である．躁病の再発予防と，うつ病から寛解している期間を延長する効果が認められるようである．

作用機序は不明であるが，中枢内のGABAの分解を抑制し，合成と放出を促進することでGABA濃度を上昇させる効果がある．経口的に速やかに吸収され，生物学的利用能はほぼ100％である．内服の1〜4時間後に濃度はピークに到達し，蛋白結合率が高く，分布も速やかである．

バルプロ酸の半減期は8〜17時間である．肝臓で代謝されるが，それは主にグルクロンサン抱合による．未変化体が排泄されるのは，3%未満である．カルバマゼピンとは異なり，バルプロ酸によってバルプロ酸の代謝を促進させるような性質はない．血中濃度が50〜125 µg/mLのときに，抗躁病効果を示す．双極性障害の混合状態，易刺激性のある躁状態，躁病エピソードの頻発の既往，リチウムへの反応性欠如の既往歴などがある患者には，リチウムよりも有効であることがある．

消化管系副作用（嘔気，嘔吐，食欲低下，下痢など），振戦，鎮静，体重増加などが，一般的な副作用である．稀に，皮疹，血液学的異常，脱毛などの副作用が出現する．肝機能の増悪は，用量依存性がある．自然に改善されることが多い．ごく稀に致死的な肝毒性反応を示したという報告がある．バルプロ酸の腸溶錠は忍容性を改善させ，消化管系副作用を減少させる．

妊娠初期3か月間のバルプロ酸の使用で，神経管欠損の奇形が生じるとの報告がある．した

がって，妊婦に使用すべきではない．バルプロ酸の大量服薬により，昏睡と死亡に至ることがある．

バルプロ酸使用前に，血算と肝機能を測定すべきである．治療開始後6か月間は，肝機能検査を定期的に行い，以後は，6か月ごとに再検する．服薬は，250 mgを1日3回から開始し，以後，3日ごとに250 mgずつ漸増させることができる．3〜4日後には血中濃度は定常状態に至る．多くの患者の用量は，1,250〜2,500 mg/日の範囲に収まる．

● カルバマゼピン carbamazepine

複雑部分発作と強直間代痙攣に使用される抗てんかん薬であるカルバマゼピンは，三環系抗うつ薬と類似の化学構造を有している．躁病の急性期に，リチウムやバルプロ酸の代わりに用いられ，双極性障害の維持療法にも有効であると考えられている．カルバマゼピンはFDAにより，躁病の急性期と双極性障害の混合状態の治療に承認されている．

カルバマゼピンの作用機序の詳細は不明であるが，中枢神経系における細胞外と細胞内の複数の部分へ作用することが知られている．理論上興味深いことに，カルバマゼピンはキンドリング現象の形成を阻害する．キンドリングとは，化学生物学的刺激や心理的ストレスの繰り返しにより辺縁系神経細胞の異常な興奮性の高まりに至るプロセスのことである．

特に行動面のコントロールが必要な場合，カルバマゼピンと抗精神病薬の併用は可能であり，かつ安全である．ラピッドサイクラー（年間4回以上のエピソードをもつ）や，リチウムへの治療低反応例に対して，より有効なことがある．躁病にカルバマゼピンを使用すると，通常，投与から効果発現まで5〜7日の遅延がある．

カルバマゼピンを服用した患者の10〜15%に皮疹が出現するが，多くは一過性である．その他，協調運動障害，眠気，浮動性眩暈，構音障害，運動失調などが一般的な副作用である．

これら副作用の多くは，用量の漸増で予防可能である．25%程度の減少を示す一過性の白血球減少症が，約10%の患者に出現する．服薬継続中に持続する，より軽度な白血球減少を呈する患者もいるが，そのために投与中止する必要はない．稀に，再生不良性貧血が生じることがある．

通常，カルバマゼピンは200 mgを1日2回内服する用量で治療を開始し，3〜5日後にはそれを3回へと増やす．600〜1,600 mg/日の範囲の服薬が必要となるケースが大部分である．カルバマゼピンの抗躁病効果について，用量反応曲線は確立されていないものの，慣例的に抗けいれん効果が得られる8〜12 μg/mLに到達する範囲で使用される．

服用開始前に，血算と心電図を測定する．稀な血液学的異常が出現する可能性を患者に説明する必要がある．感染症，貧血，血小板減少症（点状出血など）が出現した場合は精密検査を要し，全血算定を行うが，定期的な血液検査は不要である．カルバマゼピンはバソプレシンと類縁の作用をもつため，低ナトリウム血症を引き起こすことがある．したがって，けいれん発作や異常な眠気などが出現した場合には，血中電解質を測定する必要がある．フェニトインと類似の胎児に対する催奇形性のリスクが報告されており，妊婦への投与，特に妊娠初期3か月間は使用すべきではない．服用中の授乳も推奨されない．

● ラモトリギン lamotrigine

ラモトリギンは，抗てんかん薬であるが，気分障害エピソードの再発予防を目的とした双極I型の維持療法への使用がFDAにより認可されている．うつ病エピソードの再発の遅延に最も有効であることに加え，うつ病エピソードの急性期にも効果があるようである．作用機序は不明であるが，中枢神経系内でナトリウムチャネルを阻害することを介して神経伝達物質に影響を与えている．これにより，シナプス前よりのグルタミン酸，アスパラギン酸，GABAの

放出が抑制される．さらに，3型のセロトニン受容体の弱い拮抗薬でもある．

ラモトリギンの目標用量は，200 mg/日であり，緩徐な漸増を行う（すなわち，25 mg/日を2週間，50 mg/日で2週間，100 mg/日を1週間，その後，最終的に200 mg/日に到達させるように：**本邦での投与スケジュールは異なることに注意**）．経口薬の生物学的利用能は98％であり，初回の血中濃度のピークは1〜3時間後にあり，4〜6時間後に二度目のピークを迎える．全身に広く分布し，蛋白質結合率は60％程度である．グルクロンサン抱合で肝臓より代謝され，活性代謝物をもたない．半減期は25〜35時間の範囲にある．

一般的にラモトリギンは忍容性が高く，ほとんどの副作用は軽微である．稀に致死的なスティーブンス–ジョンソン症候群 Stevens–Johnson syndrome と中毒性表皮壊死融解症を生じる可能性がある．皮疹が出現した場合は服薬を直ちに中止するよう患者教育が必要である．皮疹は小児により生じやすい．ラモトリギンとバルプロ酸の併用は，スティーブンス–ジョンソン症候群を含む重篤な皮疹の出現率を極端に跳ね上がらせるため，恐らく控えるべきであろう．妊娠中の使用リスクが除外されていないカテゴリーCに分類されている．

気分安定薬の合理的な使用

1. 躁病の急性期には，まずリチウム，バルプロ酸，カルバマゼピンを使用すべし．
   - 第二世代抗精神病薬の単剤治療は，有効かつ忍容性が高く，素晴らしい代替案である．
   - リチウムとバルプロ酸の併用・気分安定薬1種類とSGA1種類の併用なども，単剤治療が功を奏さない場合には有効な場合がある．
2. リチウム，バルプロ酸，カルバマゼピンの臨床効果の判定には，3週間が必要である．治療効果がほとんど認められないか，または不十分な場合，3週間後からほかの薬剤を追加するか，別な薬に置換する．
   - 薬物治療抵抗性の患者は，ECTが有効である場合がある．
3. リチウムを就寝前1回投与してもよいが，用量は1,200 mgを超えないこと．リチウムは消化管刺激作用を避けるために食後に内服させることが好ましい．
4. リチウム内服中は，腎機能と甲状腺機能を定期的にモニターすべきである．バルプロ酸内服中は肝機能を同様にモニターする．
5. ラモトリギンは，双極Ⅰ型の患者のうつ病エピソードの再発予防に特に役立つ可能性がある．

■ 抗不安薬 anxiolytics

抗不安薬は，最も広く処方されている向精神薬である．これには，バルビツール酸・非バルビツール酸系催眠鎮静薬（メプロバメートなど），ベンゾジアゼピン系薬物，buspirone（**本邦未発売**）が含まれる．より安全性に優れている実績から，現在は，ベンゾジアゼピン系薬物とbuspironの使用のみが推奨されている．現在も一般人の間では，これらの抗不安薬が精神科医を初め，医師によって過剰に処方されていると強く信じている．このような通説に反して，ベンゾジアゼピン系薬物は比較的短期間しか処方されず，適応を合理的に判断し処方されており，ほとんどの患者は適正に使用している．

● ベンゾジアゼピン系薬物

ベンゾジアゼピン系薬物は，バルビツール酸や非バルビツール酸系催眠鎮静薬よりも明らかに優れた薬であり，臨床上重要な一群を構成している．米国内では，1964年から市販されている．治療インデックスが高く，毒性が認められず，薬物間相互作用も稀である．不安症状，不眠，筋骨格系疾患，けいれん性疾患，アルコール離脱，麻酔導入などに適応がある．承認されている適応症は薬物のわずかな差（副作用や力価など）や，マーケティング戦略によって

異なっている．使用頻度の高いベンゾジアゼピン系薬物の比較は，表21-6に示した．

ベンゾジアゼピン系薬物は脳内の特異的ベンゾジアゼピン受容体に結合することによってその効果を現していると考えられている．ベンゾジアゼピン受容体は，脳内主要な抑制性神経伝達物質であるGABAの受容体と密接な関連がある．ベンゾジアゼピン受容サイトに薬物が結合することによって，GABAの作用を増強し，辺縁系で抗不安効果を引き起こす．

▶ ベンゾジアゼピン系薬物の適応症

ベンゾジアゼピン系薬物は，特に重症な全般性不安症（GAD）の治療に有用である．不安が急性かつ問題を引き起こすような場合に，その薬効で楽になる患者も多い．処方は比較的短期間（数週間～数か月など）にとどめるべきである．軽症の患者への薬物療法は不要であり，行動療法の介入（系統的脱感作など）で十分に医学的管理が可能である．

ベンゾジアゼピンは，パニック発作にも効果がある．アルプラゾラムとクロナゼパムはどちらもパニック症の治療への適応がFDAより承認されているが，悪用される可能性からSSRIに劣る二線級の治療薬とみなされている．同様に，ベンゾジアゼピンは社交不安症の治療に有効であるものの，乱用の危険性がないSSRIから，まず使用すべきである．

不安はうつ病に併存することが多い．ベンゾジアゼピン系薬物は併存した不安を抗うつ薬単剤より素早く軽減するため，抗うつ薬と併用されることが多い．抗うつ薬の効果が出始めたら，ベンゾジアゼピンを漸減中止することができる．

ベンゾジアゼピンは状況依存的な不安の軽減にも役立つ．DSM-5の「不安を伴う適応障害」は，ストレスフルな出来事に応じて出現する不安症状（動悸や振戦など）を特徴としている．一般に適応障害は短く，そのため，ベンゾジアゼピンによる治療も一時的なものとなる．

ベンゾジアゼピンは，他の医学的疾患や精神疾患と関連のない不眠障害に対する短期的な治療の有効性が確立されている．これらの睡眠薬としての使用については，その個々の薬物の特徴，用量，副作用は，すでに第12章（「睡眠-覚醒障害群」）で議論したとおりである．アルコールとベンゾジアゼピンには交差耐性があるため，アルコール離脱症状はベンゾジアゼピンで治療されることが普通である（クロルジアゼポキシドが用いられることが最も多い）．この実際は，第15章（「物質関連障害および嗜癖性障害群」）に記載した．その他の使用には，アカシジアや緊張病に対して，または，急性の焦燥や躁病の治療の補助などに用いられている．

▶ ベンゾジアゼピンの薬物動態

ロラゼパムを例外として，ベンゾジアゼピンは消化管から速やかに吸収され，筋肉内投与に

表21-6 抗不安薬として使用頻度の高いベンゾジアゼピン系薬物

薬物（商標名）	効果発現	半減期（時間）	長時間作用代謝物	等価換算用量（mg）	使用量（mg/日）
アルプラゾラム（Xanax，本邦ではソラナックス®他）	即効	6～20	なし	0.5	1～4
クロルジアゼポキシド（Librium，本邦ではバランス®他）	即効	20～100	あり	10.0	15～60
クロナゼパム（Klonopin，本邦ではリボトリール®他）	中間	30～40	なし	0.25	1～6
ジアゼパム（Valium，本邦ではセルシン®他）	極めて即効	30～100	あり	5.0	5～40
ロラゼパム（Ativan，本邦ではワイパックス®他）	即効	10～20	なし	1.0	0.5～10
oxazepam（Serax，本邦未発売）	緩徐	5～20	なし	15.0	30～120

よる吸収は不良である．ロラゼパムの非経口投与を可能とする剤型があり，その汎用性は入院患者に対して広く使用される理由である．ミダゾラムは短時間作用型で麻酔導入に使用されるが，経口薬はない．主に肝臓で酸化により代謝され，活性代謝物に変化する．ロラゼパム，oxazepam（**本邦未発売**），temazepam（**本邦未発売**）はグルクロンサン抱合され排泄され，活性代謝物を産生しない．またこれらは比較的短時間作用型であるため，高齢の患者に好んで使用される．

単回投与と定常状態の薬物動態は異なっている．即効性のある薬物は脂溶性の傾向が強く，血液脳関門の通過が素早い．排出半減期が長い薬物はより緩徐に集積し，定常状態に達するのも遅い．短半減期の薬物は定常に達するのは速やかであるが，薬物の蓄積のトータルはより少ない．長半減期の薬物は活性代謝物を有している傾向がある．

代謝や半減期が異なるため，患者のニーズや状況のすべてを考慮に入れて，治療を最適化することができる．処方時，以下の3つの変数が薬物の選択に影響を与える．それは，1）半減期，2）活性中間代謝物の有無，3）排泄ルート，である．例えば，高齢者の場合，短半減期，少ない中間代謝物，腎排泄性の要件を満たすようなベンゾジアゼピンを選択して，薬物の蓄積と副作用を最小限にすべきである．

▶ ベンゾジアゼピン系薬物の副作用

中枢神経系の抑制は，すべてのベンゾジアゼピンに共通している．そのために，眠気，傾眠，協調運動の失調，記憶障害などが出現する．服薬の継続や薬物の減量によりこれらの副作用は軽快する．ともかく，特にこれらの服用を開始する際に，自動車の運転や重機の使用を控えるよう患者に警告することは必須である．

すべてのベンゾジアゼピンは，乱用と嗜癖の危険性がある．長期間の薬物への曝露により身体依存が形成されやすいことから，一連の治療はなるべく短期間にとどめることで依存のリスクを減らすべきである．さらに，アルコール依存や乱用，または不安定なパーソナリティ障害（境界性や反社会性パーソナリティ障害など）の患者などにはベンゾジアゼピンの投与は慎重である必要がある．ベンゾジアゼピンのほぼすべては，妊娠リスクカテゴリーD（リスクを示す証拠あり）かX（妊娠中の使用禁忌）に分類され，それは主に出生直後の毒性と離脱症状に基づいている．そのため，妊娠中および授乳中は服用を避けるべきである．

ベンゾジアゼピンは，身体疾患の合併例や高齢者にも安全に使用できる．原則として，ロラゼパムのように高濃度にならない薬物を使用すべきである．呼吸抑制を引き起こす場合があるため，睡眠時無呼吸症候群の患者にはベンゾジアゼピンは使用すべきでないが，少量であれば慢性呼吸器疾患の患者にも使用可能である．ベンゾジアゼピンの中枢抑制の影響を受けやすい高齢者では，記憶障害や転倒を生ずることが多く少量投与が推奨される．

ベンゾジアゼピン系薬物の最も議論の余地のない特徴として，驚くべきほどの安全性が挙げられる．単剤であれば，驚くべきほどの大量服薬でも死亡に至ることは稀である．

● **buspirone**

buspirone（**本邦未発売．類縁のタンドスピロンが市販されている**）に対してFDAが承認した適応症は，GADである．構造的に他の抗不安薬と類似性がなく，セロトニン受容体（5-HT$_{1A}$）の作動薬（アゴニスト）であり，ベンゾジアゼピン受容体と相互作用しない．したがって，鎮静，アルコールとの相乗効果，乱用の危険など，いずれの性質ももたない．buspironeは，パニック発作の予防，恐怖症の改善，強迫観念と強迫行為の軽減などには無効である．経口薬の吸収は良好で，肝臓で代謝される．半減期は，2～11時間である．眠気，頭痛，浮動性眩暈などが，一般的な副作用である．

慢性の不安に対するbuspironeの効果はジアゼパムに匹敵するものの，効果発現まで1～2

週間を要する．用量は，20～30 mg/日を何回かに分割して内服する．GADの治療に対するbuspironeの代替薬として，SNRIであるvenlafaxineとデュロキセチンまたはその他のSSRIが挙げられる．

抗不安薬の合理的な処方

1. ベンゾジアゼピンを使用する場合，治療の対象となる病態の多くが自然治癒する傾向を示すこともあり，依存の問題を回避するためにも，(数週間～数か月など)期間を限定して短期間だけ使用すべきである．
   - ベンゾジアゼピンの長期間の内服が有益な患者もいる．そのような状況では，継続する必要があるかどうか定期的に再評価する必要がある．
2. すべてのベンゾジアゼピンは類似した臨床的効能を共有しているため，どの薬物を選択するかは，半減期，活性代謝物の有無，投与のルートなどにより決定する．
3. ほとんどの場合，内服は1日に1回ないし2回で十分である．
   - 就寝前の内服は，睡眠薬を別途処方する手間を省く．
   - アルプラゾラムなどの短時間作用型の薬は，内服の回数を半減期から決定するため，上記の1～2回/日の内服ルールの例外である．
4. buspironeは頓用薬として無効であり，GADの治療にのみ有効である．
5. SNRIのvenlafaxineとデュロキセチンまたはその他SSRIは，GADの治療に対して，ベンゾジアゼピンやbuspironeの代替薬になり得る．
   - これらの薬剤の効果発現までには数週間を要することから，患者に即効性を期待しないよう知らせておくことが必要である．

錐体外路症状の治療薬

ムスカリン性アセチルコリン受容体をブロックする点でアトロピンによく似ている抗コリン薬は，どれも，特に薬物性パーキンソニズムなど抗精神病薬誘発性の錐体外路症状(EPS)の軽減への作用と効果をも同様にもっている．これらの薬物により線条体のアセチルコリン受容体が遮断されることによってドパミンとアセチルコリンのバランスが回復され，その結果，EPSが消失または改善されると考えられている．線条体内のドパミン(抑制性)とアセチルコリン(興奮性)の神経活動のバランスは，正常な運動機能に不可欠であると考えられている．抗精神病薬は内在性ドパミンの伝達を阻害することでドパミン活性を低下させ，ドパミンの絶対的低下を引き起こし，かくして，神経細胞間のアセチルコリンの相対的増加をきたし，その結果，EPSが出現する．

抗コリン薬のbenztropine(**本邦未発売**)は，1日に1～2 mgで開始すべきである．高齢者にはより少量を用いるべきである．それ以上ではせん妄を引き起こすため，抗コリン薬の許容最大用量はbenztropine換算で6 mg/日である．benztropineは1日1回の内服が可能で，鎮静効果を示すため就寝前に服用することが好ましい．副作用は口渇，霧視，便秘，排尿困難などの抗コリン作用で，抗精神病薬による抗コリン作用と相加的に増強される．**表21-7**にEPSの治療薬の一覧と用量範囲を示した．

benztropine(1～2 mg)やジフェンヒドラミン(25～50 mg)の筋注は，20～30分以内に効果を示し，急性ジストニア反応を改善させる．静脈内投与をすることもでき，ジストニアは数分で改善される．通常，benztropineは鎮静をきたさないために好まれている．ロラゼパム〔1～2 mg，筋注(**本邦には筋注用製剤はない**)〕も効果がある．

アマンタジンとプロプラノロールもEPSの治療に用いられている．アマンタジンは中枢神経系内のドパミンの再取り込みを阻害し，シナプス前線維からのドパミンの放出を促進する．そして線条体内のドパミン-アセチルコリンのバランスを取り戻すと考えられている．アマンタジンは，振戦，固縮，寡動など薬物性パーキンソニズムの治療に対して特に有用である．ア

表21-7 錐体外路症状の治療薬一覧

種類	一般名（商標名）	用量範囲（mg/日）	解説
抗コリン薬	benztropine（Cogentin，本邦未発売） ビペリデン（アキネトン®） ジフェンヒドラミン（Benadryl，本邦ではレスタミン®など） procyclidine（Kemadrin，本邦未発売） トリヘキシフェニジル（アーテン®）	0.5〜6 2〜6 12.5〜150 2.5〜22.5 1〜15	急性ジストニアには，1〜2 mgのbenztropineまたは25〜50 mgのジフェンヒドラミンを使用する．抗コリン薬は，薬物性パーキンソニズムの寡動より，振戦などの症状に有効で傾向がある．
ドパミン促進薬	アマンタジン（シンメトレル®）	100〜300	抗コリン作用による副作用を回避したい場合に有用である．
βブロッカー	プロプラノロール（インデラル®など）	10〜80	アカシジアの治療に効果的である．
α作動薬	クロニジン（カタプレス®など）	0.2〜0.8	起立性低血圧を生じる場合があるため，用量は漸増する．アカシジアに効果的である．

マンタジンの利点の1つは，抗コリン作用がないことであり，そのため，抗コリン薬誘発性せん妄を気にせずに抗精神病薬と組み合わせて安全に使用することができる．アマンタジンは100 mg/日で開始し，200〜300 mg/日に増量する．効果発現は1週間以内である．副作用は，起立性低血圧，網状皮斑，踵部浮腫，消化管の不調，稀に幻視などである．

プロプラノロールと他のβ-ブロッカーは，普通抗コリン薬で改善されないアカシジアの治療に用いられてきた．プロプラノロール（1回10〜20 mgを1日，3〜4回など）またはこれと等価換算される中枢性作用のあるβ-ブロッカーも同様に有効であると思われる．効果が数日以内に明らかになることも多い．これら薬物の中止によりアカシジアが再発することがある．

クロニジンはα_2受容体の作動薬であるが，これもアカシジアの治療に使用されてきた．通常0.2〜0.8 mg/日の用量で分割して投与する．起立性低血圧・鎮静が主な副作用である．クロニジンはプロプラノロールの効果が不十分な場合にのみ使用すべき二線級の薬物である．

どのようなEPSの治療であっても，可能な限り医師は抗精神病薬の減量に努めるか，EPSを生じにくいSGAに切り替えるべきである．これらがうまくいかないときに限り，抗コリン薬，アマンタジン，プロプラノロールを併用して役立てるようにすべきである．EPSは患者にとって大変不快な症状であり，服薬遵守の履行を困難にする可能性が高いが，EPSに対してこれら薬剤を使用することによって，患者に好ましい変化をもたらすことができる．

■ 電気けいれん療法 electroconvulsive therapy（ECT）

電気けいれん療法（electroconvulsive therapy：ECT）は調整された電流を，頭蓋および目標とされた脳領域に通じ，てんかん大発作を生じさせる治療手技のことである．ECTは1938年，イタリアのウーゴ・ツェルレッティ Ugo Cerlettiとルシオ・ビニ Lucio Biniによって始められ，液体化合物を用いてけいれんを誘発する信頼性の低いほかのけいれん療法にとって代わった．ECTは今も一線級にある最古の医学的治療法の1つであるが，この事実はECTの安全性と有効性を証明するものである．この治療の作用機序は，神経伝達物質・神経内分泌・細胞内シグナル伝達系への影響など中枢神経系内に複数の変化を引き起こすことは知られているものの，具体的にはよくわかっていない．

● ECTの適応

ECTはほとんど例外なく気分障害の治療にのみ使用されており，一般的に，抗うつ薬や抗躁薬が奏効しない患者，緊張病症状を伴う患者，生命維持に必要な食事や水分の摂取ができないことで衰弱しつつある患者にのみ使用対象が限定されている．しかし自殺の危険性が高いため，速く回復させることが必要な患者も，抗うつ薬よりも速い改善が得られるため，ECTによる治療の対象となる．患者の中には服薬よりもECTを第一に選択する者もいる．ECTと抗うつ薬の併用はどちらか一方による治療と比較して，より確固たる回復をもたらすことを示す証拠が増えつつある．

患者は6〜12回のECTを，週に2〜3回のペースで施行されるが，患者に対する正確な施行回数は個々の反応により異なる．一連のECTによる治療は，外来でも入院でも行うことが可能であり，その選択は医師と患者（患者の家族）とで決定する必要がある．一般的には，外来で行う場合，患者は自殺のリスクが低く，自宅で患者をサポートする家族が存在することと，全身状態が良好であることが条件となる．患者によっては，再発を予防する目的の維持療法的（予防的）ECTを受ける候補とみなされる者もいる．そのような候補は，大概，複数の薬物療法を試みられたが効果が得られなかったものの，ECTによって好ましい改善がみられたという症例である．患者ごとに異なるが，予防的ECTとして，週に1回〜月に1回の範囲で施行される．気分障害は慢性または再発性であることが多く，維持療法を無期限に継続することになる患者もいる．

第一選択としてECTを施行された患者の80〜90％までは治療に良好な反応を示すが，抗うつ薬による治療に失敗した後の患者に対しての有効率は50〜60％へ落ちる．精神運動焦燥または制止，虚無妄想，身体的妄想，被害妄想，急性発症などのある種の抑うつ症状は，ECTに対する良好な反応を予想させる要因である．一般にECTを慢性のうつ病や重篤な

表21-8 ECTの適応

薬物抵抗性うつ病
自殺傾向のあるうつ病
食事や水分摂取を拒否するうつ病
妊娠中のうつ病
ECTが有効だった既往歴
緊張病症状
統合失調症の急性期
薬物療法で改善が困難な躁病
薬物療法への反応が不良な精神病性またはメランコリー型うつ病

パーソナリティ障害（境界性パーソナリティ障害など）へ使用することは推奨されない．

躁病に対してもECTは有効であるが，薬物療法によって改善されない場合にのみECTの対象となる．同様に，薬物療法が無効であった統合失調感情障害の患者もECTにより改善される可能性がある．統合失調症に対してもECTが選択される場合があるが，それは特に抑うつ症状や緊張病症状が併存する場合である．原則的に，罹病期間が比較的短い（18か月以下など）統合失調症の症例は，慢性例よりもECTへの反応が良好であるが，慢性の統合失調症患者の中にすらECTにより改善される症例がある．ECTの適応を**表21-8**に要約した．

● ECT施行前の検査と検討事項

ECT施行前には，身体診察，血液一般生化学検査，電解質，心電図を施行する．これによりECTのときに問題を生じる可能性のある身体疾患を除外し，施行時にモニタリングが必要となるような潜在的な不整脈を検出し，低カリウム血症などのECT施行前に補正が必要な電解質異常の存在を明らかにする．肺疾患を合併している患者では，胸部X線も撮影する．現在のECTの手法では骨折することが稀であるためルーチンとしての椎骨X線撮影は昨今不要になった．発症1か月以内などの急性心筋梗塞後，不安定な冠動脈疾患，非代償性うっ血性心不全，コントロール不良の高血圧性の心血管疾患，静脈血栓症などは相対的禁忌である．絶対禁忌となる身体疾患は，頭蓋内占拠性病変，

新しい頭蓋内出血，破裂の可能性のある動脈瘤，その他の頭蓋内圧上昇をきたす疾患などのみである．向精神薬は必ずしも中止の必要はないが，けいれん発作の誘発の妨げになるためベンゾジアゼピンは可能な限り減量する（もしくは，全部中止する）．

◉ ECT の施行手順

ECT は通常，午前中に施行される．事前に排尿を促し，施行前の 6〜8 時間は絶飲食とする．治療チームは，精神科医，麻酔科医（または看護麻酔師 nurse anesthetist），訓練を受けた特殊看護師団らで混成される．術場付近に蘇生に必要な医療機器を配置する．

患者は短時間作用型の麻酔（methohexital または etomidate など，**どちらも本邦未発売である**）を施され，低酸素血症にならないよう酸素を供給し，外見上のけいれんを弱めるために筋弛緩薬であるサクシニルコリンを投与し，気道の分泌液の減少と徐脈性不整脈の予防のためにアトロピンまたは glycopyrrolate（**本邦未承認**）を投与する．glycopyrrolate は血液脳関門を通過しないため，ECT 後の高齢者に生ずる発作後せん妄や錯乱状態の出現率をアトロピンの使用時より低下させるかもしれない．麻酔が効いた後，頭皮に電極を当てる．

どこに電極を置くか，現在 2 つの流儀がある．両側性であれば，電極は頭頂葉上の頭に置かれる．片側性の場合は，1 つの電極をこめかみの位置に，もう 1 つの電極を正中の頭頂部に置く．右の片側性の ECT は施行後の錯乱状態や健忘が生じにくいとされている．

電極を頭部にあてて，その後，短時間の通電を行う．かつてはサイン波の連続交流電流を用いたが，現在は，記憶障害の副作用がより弱い双方向パルス波電流が用いられている．刺激により，60〜90 秒の強直間代けいれんが生じる．同時に，脈拍が減少し，一過性の低血圧が出現した後，一転，頻脈と高血圧が続く．血圧上昇には，頭蓋内圧（脳脊髄液圧）の上昇も伴っている．このような生理学的変化は前処置により影響を少なくすることができる．軽い不整脈が出現することが多いが，まず問題となることはない．

◉ ECT の治療的側面

この処置が効果を発揮するためには，けいれんが不可欠である．さらに，電気刺激が十分なエネルギーであることも必須である．治療に必須であるけいれんを引き起こすには十分であるがその電流は必要最低限とする「刺激用量設定」と呼ばれる操作が開発された．これにより認知機能への副作用を低く抑えることができる．通電量（電気量）は，ミリクーロン（mC）という単位で測定される．まず，低い通電量から開始し，連続的に通電量を上げていく．けいれんが出現した時点の通電量が，「けいれん閾値（発作閾値）」である．両側性電極を用いる場合，通電量がこの発作閾値の 2.5 倍であるときに治療効果があり，片側性電極ならば発作閾値の約 6 倍の通電が必要である．

◉ ECT の副作用

ECT 施行時の副作用として，短期間の低血圧と高血圧，徐脈性不整脈，頻脈性不整脈などが生じる．これらが重大な問題となることは稀である．過去には，外見上のけいれんを筋弛緩薬で抑制しなかったため，ECT による骨折の報告が多かったが，現在の修正型 ECT では骨折は稀である．その他，思いつく副作用として，発作の遷延，咽頭けいれん，稀な遺伝子疾患である偽コリンエステラーゼ欠損症による遷延性無呼吸などがある．発作が 2 分以上持続する場合は発作を終息させる処置を行う（ロラゼパム，1〜2 mg の静注など）．ECT の施行直後，患者は発作後錯乱状態を呈する．頭痛，嘔気，筋肉痛なども，ECT の施行後に生じることがある．

ECT の最も厄介な長期的副作用は，記憶障害である．ECT により記銘減弱が生じるため，前向健忘と逆向健忘が残り，特に，治療前後の時期の健忘が最も目立つ．前向健忘は通常すぐ

に改善されるが，逆向健忘は治療の数か月前までの記憶に及ぶことすらある．記憶障害はECTによるものか，持続しているうつ病によるものかは明らかでない．すべての患者に健忘が生じるとは限らず，片側性の電極設置，修正パルス波の使用，低い通電量などのECTの新しい手法を用いて，健忘の程度を軽くすることが可能である．いずれにせよ，すべての患者に，不可逆的な記憶喪失が生じる可能性を事前に説明しなくてはならない．

ECTを受けた患者の，ECTに対する評価は好ましいものである．ある研究では，80％近い患者がECTは自分に有用であったと考え，さらに80％が再びECTを施行されることがあっても選択を躊躇しないと回答したとされている．極めて少数の患者が，ECTを選択することには不安があったと述べたが，回答者の80％以上が歯科治療の予約以上の不安をECTに抱くことはなかったと述べた．

セルフアセスメント問題集

Q1 抗精神病薬の作用機序として何が想定されているか．

Q2 抗精神病薬の主な適応症は何か．

Q3 急性精神病に対してどのように抗精神病薬を使用するか述べよ．また，維持療法はどのように行うか．

Q4 抗精神病薬により生ずる主な錐体外路症状を述べよ．その症状および治療について述べよ．

Q5 抗うつ薬により治療される精神障害には何が含まれるか．なぜ，「抗うつ薬」という名称は，「看板に偽りあり」とみなされるのか述べよ．

Q6 三環系抗うつ薬の作用機序としてどのように推定されているか．MAOI，SSRI，その他の新規抗うつ薬の作用機序について同様に論述せよ．

Q7 TCAの血中濃度に臨床的意義があるか．どのような場合にそれを測定すべきか．

Q8 SSRI，TCA，MAOIの主な副作用は何か．

Q9 持続性陰茎勃起症と関連する薬物は何か．なぜ，それは重大な問題であるか．

Q10 躁病の急性期治療のため一般に適切とされるリチウムの血中濃度を述べよ．同様に，躁病の維持療法に対する濃度も述べよ．

Q11 リチウムの主な副作用は何か．バルプロ酸とカルバマゼピンの副作用は何か．

Q12 ラモトリギンはどのよう場合に使用されるか．副作用には何があるか．

Q13 主な抗不安薬について述べよ．抗不安薬の適応症と禁忌を何か．

Q14 抗不安薬の副作用について述べよ．抗不安薬の大量服薬は危険か．

Q15 抗精神病薬による錐体外路症状の治療に使用される主な薬物を述べよ．

Q16 ECTの具体的手順を述べよ．アトロピン（または，グリコピロレート），サクシニルコリン，methohexitalなどを前処置に使用する目的は何か．

Q17 どのような精神障害がECTに良好な治療反応を示すか．ECTの副作用には何があるか．

用語集

太字の用語は別に立項されている

あ

アドレナリン作動性 adrenergic
アドレナリンやノルアドレナリンなどのカテコールアミン，あるいは，アドレナリン受容体を介して作用するアドレナリン様の作用をもつ薬物による神経の活性化のこと．**コリン作動性**と対をなす概念．

アミン amines
アミノ基（NH_2^-）を含む有機化合物のこと．神経伝達物質であることから神経化学的に特に重要である．ドパミン，エピネフリン，ノルエピネフリン，セロトニンはすべてアミンである．

アルコール患者匿名会（アルコホリック・アノニマス） Alcoholics Anonymous（AA）
アルコールの問題をかかえる人のための12段階プログラムであり，組織化された会員とグループ支援を通じて他のアルコール問題のある者を援助する組織である．同様の姉妹組織として，ナルコティック・アノニマスやギャンブラー・アノニマスがある．

アルコール性健忘障害（コルサコフ症候群） alcohol amnestic disorder（Korsakoff's syndrome）
慢性のアルコール使用と関連した，ビタミンB_1の不足に起因する病気．DSM-5では，「アルコール（認知症），健忘-作話型」と診断される．患者は視床と小脳に障害を負っており，前向**健忘**と逆向**健忘**を伴い，新しい情報を記憶することができない．その他の症状として，神経炎，ブツブツ言うせん妄，不眠，錯覚，幻覚が伴うこともある．本疾患は認知症とは異なり，知的能力が維持されている場合がある．

アルコール脱水素酵素 alcohol dehydrogenase（ADH）
アルコールを酸化してアセトアルデヒドへと代謝する重要な酵素である．85%の日本人その他のアジア人は，通常の5倍の代謝速度をもつ非定型的な本酵素を有している．そのようなヒトが飲酒するとアセトアルデヒドの蓄積が生じ，顔面紅潮，広範な血管拡張，動悸（頻脈）が生じる．

い

医原性疾患 iatrogenic illness
医師の態度・診察・発言・治療などの結果として，発症し増悪する病気のこと．

依存欲求 dependency needs
母性，愛情，好意，避難場所，保護，安全，食事，暖かさなど，生存に不可欠な欲求．成人になり過度にこの欲求が再度出現するようであれば，退行の表れである可能性がある．

意欲欠如 avolition
活動を開始しないこと，または，目標の欠如である．統合失調症の**陰性症状**の一種．患者は何かをしたいと望んでいることがあるが，その欲求はパワーと活力を失っている．

陰性症状 negative symptoms
統合失調症独特のある種の症状群に対する名称として用いられることが通常であり，これには，言語表現の頻度と自発性の減少，特定のタスクに対する**注意**集中と**注意**維持の困難，快感

を体験し他者への愛着を形成する能力の欠損，鈍麻した**感情**などがある．

う

迂遠 circumstantiality
過剰かつ無関係な細部に立ち入るために，または，余計な追加事項を話題にもち込むために，言わんとすることへなかなか辿り着かない回りくどい会話のパターンのこと．この場合，連合弛緩 loosening of association とは異なり，言わんとすることは忘れられてはおらず，文節は論理的に正しく連結されているにもかかわらず，聞いている人にとっては話が終わらないのではないかと思わせるような話し方となる．

え

疫学 epidemiology
精神医学では，ある人口集団における**精神疾患**の発症率・分布・有病率の研究と，そのコントロールについて学問である．よく使用される疫学用語は以下のとおり：

  世界流行的 pandemic
  非常に広範囲に生じる病気であり，多数の国または全世界的流行．

  風土病的 endemic
  特定地域に限定された病気

  流行病的 epidemic
  特定の時期に特定の人口集団の多くに重大な影響を及ぼす程度の疾患の多発．

疫学的医療圏研究 Epidemiologic Catchment Area(ECA) study
この研究は 1977 年の「report of the President's Commission on Mental Health メンタルヘルスに関する大統領委員会報告書」を受けて開始された．研究の目的は，**精神疾患**の有病率と発症率および精神障害者による医療サービスの利用と必要に関するデータの収集である．5 大学（イェール大学，ジョンズホプキンス大学，ワシントン大学，デューク大学，カリフォルニア大学ロサンゼルス校）の研究チームと米国国立**精神衛生研究所** National Institute of Mental Health（NIMH）が共同して，中核的な共通の問題とサンプルの特徴の抽出を目的に研究が進められた．データのすべては，1980～85 年の間に収集された．

お

汚言(症) coprolalia
トゥレット症の患者に認められる不随意に発せられる不敬で卑猥な言葉．

か

外向 extraversion
内向のように注意と活力が自己の内部に向けてではなく，概して，それらが自己から外部に対して向けられている状態のこと．extroversion とも表記される．

解除(解放)反応 abreaction
意識するに耐え難いため抑圧されていた苦痛にみちた体験を思い起こした後に生じる**感情**の解放または溢流のこと．苦痛を帯びた感情の部分的で反復的な解放を通じて治療効果が認められることがある．

解離 dissociation
一部の心的内容が分離されて意識できなくなること．解離はヒステリー性**変換**や解離症群の中核をなす症状である．解離という用語はまた，感情的意義と思考内容が分離されていることを表現するために使用されることがあり，統合失調症に観察される**不適切な感情**なども解離と呼ばれることがある．

会話心迫 pressured speech
素早い，加速された，狂乱的な発話．時に，上

手に発音するための発声器官の筋組織の動きの限界を超越した速さになり，もごもごと入り乱れて何を言っているかわからないこともある．それとは別に，（躁状態の）**観念奔逸**による会話が素早いため，理解不能なジャーゴンとなり聞いている側の理解力を圧倒することもある．

会話の貧困　poverty of speech
会話量の減少のこと．短い発話や修飾語のない単語あるいは全く発話しないまでの範囲の，自発話や返答をいう．会話量が十分ある場合に，返答が曖昧で，意味ある反応としては曖昧で紋切り型の文節に置き換えられた会話内容の貧困であることもある．

過飲　binge drinking
飲酒するだけに1日または数日を費やす発作性のアルコールの大量摂取エピソードのこと．この大量飲酒発作の合間には，患者は全く飲酒をしないこともある．

過換気　hyperventilation
不安に関連することがある過剰な換気（呼吸数）であり，血中二酸化炭素分圧の低下が顕著であり，頭のクラクラする感じ，気が遠くなる，四肢のピリピリする知覚，動悸，呼吸困難感などの訴えを引き起こす．

学習障害　learning disability
正常または正常以上の知能を有する学童に認められる**症候群**であり，読字（dyslexia，失読症とも呼ばれる），書字（dysgraphia），計算（dyscalculia）の学習の特異的困難を特徴とする．DSM-5では，「限局性学習症」と診断される．この障害は，知覚運動技能の発達の獲得の遅延と関連していると考えられている．

過食　binge eating
その間に，通常の人々が食べる量を圧倒する大量の食事を摂取すること．患者は過食をやめられないと感じており，何をどれほど食べるか制御できない．この過食エピソードの後，抑うつ，罪悪感，自己嫌悪が生じることが普通である．DSM-5では，「過食性障害 binge eating disorder」と診断される．体重制限のために排出や食事制限など代償行為を伴う場合は，「神経性過食症 bulimia nervosa」と診断される．

仮性認知症，偽性認知症　pseudodementia
うつ病など精神疾患の患者が呈する認知症と類似し見まがうような**症状群**のこと．症状の多く，および精神科現在症の質問への反応が，確定した認知症のものと類似している．仮性認知症では，主診断と鑑別する障害として，高齢者のうつ病と器質的な脳疾患に起因する認知機能の増悪を考慮する必要がある．

家族療法　family therapy
一連のセッションに家族の複数のメンバーが参加する治療のこと．治療は，支持的，指示的，解釈的いずれの場合もある．家族の1人の**精神疾患**は，家族内のほかのメンバーの障害や問題の現れであるかもしれず，相互作用や家族機能に障害を及ぼしている可能性があるという考えに基づいて行われる．

カタルシス，浄化　catharsis
適切な感情反応を伴わせつつ，意識した内容を「対話で十分に討論 talking out」して，健康的（治療的）に思考を解放すること．また，**無意識**に抑圧（忘却）されていた内容を意識へと引き出し解放すること．**抑圧**を参照せよ．

カタレプシー，強硬症　catalepsy
長時間に及ぶトランス状態のような，一定の姿勢や，身体的態度が維持される動作の反応性の低下全般をこのように呼ぶ．身体疾患や精神疾患，あるいは催眠により引き起こされる．**緊張病性行動**の項を参照せよ．

価値の切り下げ　devaluation
自他に対して過度に否定的な意味を与える心的

作用のこと.

葛藤　conflict
互いに矛盾する**衝動**,欲動,外的(環境的)・内的必要への同時対処から生じる精神的なもがき.「intrapsychic 精神内の」という用語は,葛藤がパーソナリティの内部の力動に由来する場合であり,「extrapsychic 精神外の」とは,その葛藤が自己と状況との間に発生した場合をいう.

カプグラ症候群　Capgras' syndrome
知人や自分に誰か偽物がなりすましているという**妄想**.この**症候群**は,知人に対する陰性感情がまず生じ,患者はこれを受け入れることができず,偽物が知人に成りすましているとみなす.この症候群は,統合失調症,ほかの精神病,認知症で報告がある.

関係念慮　ideas of reference
なにげない問題や周囲の出来事を自己と関連づけてとらえる誤った解釈のこと.確信が強固となれば,関係**妄想**となる.

感情　affect
主観的に経験される情動を表現する動作のこと.感情は情動の状態変化を反映するが,「気分」は浸透した変化しにくい情動を表現する.観察されることが多い感情として,多幸(症),怒り,悲しみなどがある.感情の異常の例を以下に列挙する.

易変的な　labile
情動表現の,多彩な異常のこと.反復的,急激,突然の変化を伴う.

制限されたまたは収縮した　restricted or constricted
情動表現の種類と強さへの制限.

鈍麻した　blunted
情動表現の豊かさの著しい減少のこと.

不適切な　inappropriate
会話や施行の内容と一致しない情動表現.

平板な　flat
情動表現の消失またはそれに近い状態.単調な話し方や無表情を特徴とすることが多い.

感情障害　affective disorder
主要な症状が気分の変化や異常として現れる障害.現在は,「気分障害」と呼ばれる.

感情表出　expressed emotions
家族が他の家族に対して示す感情のこと.特に,統合失調症の患者に対する敵意と非難を伴う過剰な関与を意味する.

カンナビノイド受容体　cannabinoid receptors
カンナビノイドは大麻草 Cannabis sativa に含まれる有機化合物である.ヒトと動物では2種類のカンナビノイド受容体がクローニングされている.しかし,治療への応用に関する情報は今のところない.

観念奔逸　flight of ideas
ある話題から別な話題に突然に変転する素早く止まることを知らない連続的なスピーチよりなるが,通常は,内容は滅裂ではなく,注意散漫となる刺激や,言葉遊びなどに基づいている.しかし,観念奔逸も重症例では,まとまりを失い,理解することは不可能となることがある.観念奔逸は通常,躁病エピソードに特徴的であるが,認知症,統合失調症,その他の**精神病**に認められることがあり,まれにストレスに対する急性の反応としても観察される.

管理医療　managed care
健康管理リソース,医療コストのコントロール,医療の質の増進のバランスを創出するために組織されたシステムのこと.このシステムにより,医療提供の場の決定に加えて,治療の程度や期間を慎重に監視することにより,医療の費用対効果比が最適化されるような医療サービ

スの提供を目指している．また，このシステムの利用者に全ての必要な医療サービスの提供を可能とするために，医師を含むすべての医療サービスプロバイダーの情報を組織的に管理している．さまざまな機構によりコストを逓減し，医療の利用をコントロールしている．現在，health maintenance organizations (HMOs) が最も使用頻度の高い管理医療システムである．

き

気質　temperament
さまざまな刺激に特定の反応の仕方を決定する持続的な素質のこと．**パーソナリティ**の一部である．

器質性精神障害　organic mental disorder
検出可能な脳機能の障害に基づく，あるいはそれに続発する行動上・心理的な症状を表す過去に使用された用語．近年の遺伝学，神経生理学，**脳イメージング**の進歩により，かつては「機能的」であり非器質性とみなされた**精神疾患**の多くに関与する生物学的・生理学的要因を見いだすことが可能にされた．その結果，不可能ではないにせよ，「器質性」と「非器質性（訳註：機能性）」の精神障害の間に明確な境界を設定する困難であるという全般的な合意が生まれた．この用語は，DSM-ⅢとDSM-Ⅲ-Rでは使用されていたが，DSM-Ⅳでその使用は中止された．DSM-5では「神経認知障害」という用語に置き換えられた．

偽発作（心因性非てんかん性発作）　pseudoseizure
てんかん発作に類似するが，心因により生じ，脳波上の律動異常が伴わない発作のこと．DSM-5では，変換症の一種（機能性神経症状症）に分類される．

逆説志向　paradoxical intention
行動療法の一技法であり，そこでは中止を試みているどのような行動であっても実行するよう促される．例えば，手洗い強迫の患者は，むしろより頻回に手を洗うように指導される．これがしばしば行動の不合理性を明確にし，変化させることへの抵抗を減らすことに役立つ．

逆転移　countertransference
患者に対して治療者に生じる感情的反応のことであり，患者の行動に対する意識可能な感情とは区別される．**無意識下**の欲求や**葛藤**に基づく．逆転移は治療者の患者理解の能力に影響することがあり，治療技法へ逆効果を及ぼす可能性がある．しかし，逆転移にも積極的な側面があり，患者へのより共感的で正確な理解へ導くために用いることもできる．

急性ジストニア反応　acute dystonic reaction（ADR）
急性の筋肉運動やスパズムよりなる特異的な薬物反応．どの筋群にも出現しうるが，斜頸，顔面をしかめること，後弓反張などであることが多い．「古典的」あるいは「定型的」な抗精神病薬を使用した患者のおよそ3〜10％がこれを経験する．通常，薬物の血中濃度が低下するときに出現する．

境界線の知的機能　borderline intellectual functioning
DSM-5では，臨床的な焦点になり得るV/Z codeに追加された状態であり，特に，統合失調症などの精神障害に併存した場合に問題となる．この状態にある患者は認知機能と適応能力を慎重に評価する必要がある．DSM-Ⅳでは，知能指数71〜84までのものと定義されていた．

強迫観念　obsession
侵入的で苦痛として体験される反復性かつ持続性の思考・衝動・イメージのこと．自分の心に由来する考えではあるものの，過剰で不合理で

あるとみなされる．思考，**衝動**，イメージは論理や推論で消去できない．

強迫行為　compulsion
反復される儀式的な行為や思考のことであり，繰り返し手を洗うこと，一定の様式に従い厳密に物を配列すること，数や回数を数えること，静かに言葉を繰り返すことなどからなる．強迫行為の目的は，苦痛の予防や軽減，あるいは，悲惨な出来事や状況の出来の予防である．患者は**強迫観念**（侵入的で不適切な反復的な思考，**衝動**，またはイメージ）に基づいて，もしくは，それらの行為が過剰で不合理だと信じているとしても，必ず行わなければならないというルールに従って，そのように振る舞うことを強いられていると感じている．

拒絶症　negativism
他者による指示または助言に対する，公然または内密の，反抗や抵抗のこと．統合失調症で観察されることがある．

虚無妄想　nihilistic delusion
自己または身体の一部あるいは現実的外界の対象物が実際には存在しないとする**妄想**．

緊張病　catatonia
筋強剛や関節の屈曲困難を伴った無動のことで，時に，興奮を伴う多動に変化することもある．

緊張病性行動　catatonic behavior
一般的には精神病性障害の一部に生じた場合に限定して使用される，顕著な行動異常を意味する用語である．この用語は，緊張病性興奮（外的刺激に影響を受けない，目的のない外見上の**焦燥**），緊張病性**昏迷**（反応の低下と自発運動の減少に，周囲への無関心を装うことがある），**拒絶症**（指示や外力に逆らった，動機のわからない抵抗），「姿勢保持」posturing（不適切かつ奇妙な姿勢の保持），筋強剛（外力により姿勢を変換する試みのときに生じる筋肉による抵抗），および**蝋屈症**（受動的に曲げられた肢位を保持する）などの症状の総称である．

キンドリング　kindling
連続的な電気刺激に対する進行を伴う反応の増加現象．双極性障害では，躁病エピソードにより，次回の躁病エピソードの再発期間が短縮される傾向があり，このため，躁病エピソードの発症の予防に努めることが重要となる．この観点から，躁病エピソードは，引き続き発症する躁病エピソードがより易再発性を獲得する性質の「キンドリング」であると信じられている．

く

具体的思考　concrete thinking
抽象的思考ではなく，即時的経験による思考のこと．一次的には，精神的発達の欠損により生じ，二次的には，認知症や統合失調症の結果，生じる．

クライネ-レヴィン症候群　Kleine-Levin syndrome
過食症を伴う反復的な過眠エピソードを示す**症候群**．発症は**青年期**であり，通常男性である．しかし，摂食障害群にも，睡眠障害群にも分類されていない．神経疾患と考えられており，前頭葉または視床下部の機能障害を反映していると推定されている．

グルタミン酸　glutamate
脳内ニューロンで主要な神経伝達物質として機能している興奮性アミノ酸であり，**精神病**症状の発生に保護的作用があると考えられている．

グルタミン酸受容体　glutamate receptors
グルタミン酸は中枢神経系における主要な興奮性神経伝達物質であり，そのため，グルタミン酸受容体は興奮性神経伝達の調節に不可欠な役割を演じている．

け

軽躁病 hypomania
精神病理的状態の一種であり，正常と躁病の中間に位置する程度の陽気な気分を示す異常のこと．その特徴は，現実的でない楽観・多弁・多動・睡眠欲求の減少などである．軽躁状態で創造性を発揮する人も存在するが，多くは正常な**判断力**を失い，易怒性や短気になる．

月経前不快気分障害 premenstrual dysphoric disorder
DSM-5では月経周期に関連して生じる抑うつ症候群の1つとして定義されている．症状として，著しい感情の不安定性や持続的で著しい怒り，**不安**，緊張のほか，抑うつ気分，絶望感，自己非難的思考，さらには，傾眠や集中困難，過食，食物への渇望，不眠と過眠，乳房の圧痛または腫脹，頭痛，体重増加，拒絶に対する敏感さや社会活動の回避，対人関係の**摩擦**の増加など多数の症状よりなる．

解毒 detoxification
不正に使用されている薬物を体内から排除する間に行われる治療過程のことであり，離脱症状を軽微に抑制し，生理的機能が安全に復旧することを目指す．解毒には，薬物療法，休養，食事療法，補液，介護ケアが含まれる．

嫌悪療法 aversion therapy
行動療法の技法の1つであり，望ましくない行動と関連している刺激が，痛み刺激または不快刺激と組み合わされて与えられ，その結果，望ましくない行動の抑制を達成する．

現実感消失 derealization
自分の置かれた環境からの**分離感**や疎外感．**離人感**を伴うこともある．

現実検討 reality testing
外界を客観的に評価する能力のことで，外界と精神内界を適切に区別することを可能とする．顕著な否定や**投影**などによる，現実に対する歪んだ理解は，**自我機能**の著しい障害または自我を支える知覚や記憶の障害またはその両者に問題があることを示す．**精神病**の項を参照．

健忘 amnesia
記憶の病的な喪失．経験したことを意識的に想起することができない現象のこと．記憶の欠損は，器質的，感情的，解離的，またはその混合を原因とすることがあり，恒久的な場合も，あるいは，かなり判然とした時間に限って生じる場合もある．以下の2つのタイプに分類される．

　逆向健忘 retrograde amnesia
　健忘のきっかけと思わしき出来事やエピソードより，さらに時間的にさかのぼったときの出来事に関する記憶を失った状態．

　前向健忘 anterograde amnesia
　健忘を生じるきっかけとなったエピソードの後からの出来事の，新しい記憶を形成することができなくなる健忘．

権利付与 entitlement
何かに対する権利や主張のこと．健康に関する法律の中で，「権利付与プログラム」という場合，法的に定義されたヘルスケアを受ける権利のことであり，Medicare（メディケア）やMedicaid（メディケイド）などの給付プログラムを意味する．

　精神力動的精神医学の中での"entitlement"「権利の主張」という場合は，理由のない期待や根拠のない要求のことを意味する．自己愛性**パーソナリティ障害**の人が，明らかな正当性なく自分はより好ましい扱われ方と特殊な治療を受けるに相応しいと信じることが，このentitlement権利の主張の好例である．

こ

攻撃(性) aggression
身体的，言語的，象徴的な力ずくの行動．(健全な自己主張などのように)適切かつ自己擁護的なこともあるが，(敵対的行動や破壊行為のように)不適切な場合もある．周囲に対して，他者に対して，自己に対しての場合があり得る．

高血圧緊急症 hypertensive crisis
突然かつ時に致死的な血圧上昇．MAO 阻害薬とチラミン含有量の多い食事(ある種のチーズ，空豆，赤ワインなど)の併用による場合や，他の交感神経類似作用を示す薬剤(鎮咳薬，鼻粘膜への血管収縮局所薬など)によることもある．

(高照度)光療法 light therapy
5,000〜10,000 ルクスの各波長のバランスがとれた光を出力する発光器具を用いた治療法であり，季節性感情障害，ジェットラグ，**月経前不快気分障害**，月経前症候群，睡眠障害の一部の治療に用いられる．phototherapy とも呼ばれる．

行動変容 behavior modification
行動療法の1つ．強化(好ましい行動には報酬を，好ましくない行動には罰を与えるなど)を用いて好ましくない行動の減少と排除を目指すことを対象としている．

行動療法 behavior therapy
過去の不適応的行動パターンをより健常な行動に置換することに焦点を絞った治療法のこと．癖や習慣を治したい患者に最適であり，対象として，恐怖症や**パニック発作**を伴う**不安障害**や，物質乱用や摂食障害群の患者が挙げられる．基本的手技として，**行動変容**，オペラント条件付け，シェーピング法，トークンエコノミー法，系統的脱感作，**弛緩療法**，**嫌悪療法**，**曝露療法**，フラッディング，モデリング法，社会技能訓練(SST)，**逆説志向**などがある．

肛門期性格 anal character
過度に秩序を好み，けち・吝嗇で，頑固を特徴とする**パーソナリティ**のタイプ．他の性格類型では，「強迫性格」または「強迫性パーソナリティ」と呼ばれる．**精神分析学**では，1〜3歳頃の幼小児期の肛門期に由来すると信じられている成人の行動パターンのこと．**心理性的発達**を参照せよ．

合理化 rationalization
無意識に作動する**防衛機制**の1つであり，それ以外では耐えがたい感情や行為を，意図的に正当化して納得のいく意味づけをして耐えられるものに換えることが行われる．意図による言い訳や素振りと混同しないこと．**投影**を参照．

国際疾病分類 International Classification of Diseases(ICD)
世界保健機関(WHO)により作成された疾患分類の公式リストのこと．加盟国すべてがそれに従い，ICD カテゴリーに対応した用語を決定する．ICDA(アメリカ公衆衛生局版 ICD)は，診断分類を米国内で使用される用語に改変したバージョンのことである．

コタール症候群 Cotard's syndrome
患者は，自身の身体の全部または一部がなくなった，自分のすべての能力や財産が奪われてしまった，自分の家族全員が死に絶えたという**虚無妄想**を示す．コタール症候群は，抑うつ性障害群・統合失調症・非優位半球の病変などで報告がある．病名はフランス人神経学者のジュール・コタール(1840-1889)に由来する．

誇大性 grandiosity
しばしば巨万の富，権力，名声についての妄想として立ち現れる．自身の重要性や自己同一性に関する極端に誇張された評価や主張のこと．

言葉のサラダ　word salad
理解可能な意味と論理的一貫性を失った単語と句の混合状態．統合失調症に観察されることがあり，特に解体型に多い．

コリン作動性　cholinergic
(副交感神経線維などの)アセチルコリンによる活性化や神経伝達のこと．**アドレナリン作動性**と対をなす概念．

コンサルテーション・リエゾン精神医学
　　consultation-liaison psychiatry
特に総合病院内の，医学的ケアの精神科的あるいは心理社会的側面に取り組む精神医学のなかの特殊な専門領域である．主要な身体疾患に加えて，同時に生じた精神疾患や精神症状を有する患者の診断・治療を促進するために内科医，外科医，ほかのコメディカルスタッフと共同して治療にあたる．コンサルテーションは時により専門性の高いアフターケアの紹介に至る場合もあるが，通例，精神疾患に対する biopsychosocial なアプローチを用いた「コンサルテーションチーム」による短期的介入のみで終わることが多い．

昏迷　stupor
外界への反応性と判断が著しく低下し，さらに自発的運動や活動も低下している状態．統合失調症の**緊張病性行動**の一形式として出現することがあるが，神経学的疾患に伴うこともある．

さ

錯乱　confusion
時間的・場所的失見当識．および，人物や状況への失見当識．

作話　confabulation
思い出すことができない記憶について質問されたときに，穴埋めをするかのように出鱈目な話を作ること．

し

支援団体　support group
(訳註：自助グループなども含む)共感，洞察，建設的なフィードバックを通じ，励まし，自信を与え，互いに助け合う人々のネットワーク．精神医学では，物質使用障害者および精神障害者の家族にとって特に有用である．

自我　ego
精神分析理論(**精神分析**の項を見よ)では，idイドと**超自我**とならぶ三大心的装置の1つ．自我とは，知覚・記憶・特定の**防衛機制**などからなるある種の心的機構の総和から成り立つとされる．自我は，原始的な本能的欲動(イド)の要請と，内在化された親や社会からの禁止(**超自我**)と，現実とからなるこの三者の調整役として働く．自我の働きにより，これらの力動間の妥協が成立すると精神内界の**葛藤**は解消され，適応的で実務的な機能を発揮する．精神医学的用語として使用された意味と，日常語として自己愛や自己中心的なことを意味する「エゴ」とを混同してはならない．

自我異質性　ego-dystonic
自分の行動・思考・態度が自分の**パーソナリティ**全体と矛盾していて一貫性がないと思われることを意味する．**自我親和性** ego-syntonic と対の概念．

自我親和性　ego-syntonic
自分の行動・思考・態度が自分の**パーソナリティ**全体と調和していて一貫性していると思われることを意味する．**自我異質性**と対の概念．

自己愛，ナルシ(シ)ズム　narcissism
他者愛(誰か別な人を愛す)に対して，自己愛．Egotism 利己主義という用語には，自己中心性やわがまま，自惚れの含みがあるため，自己愛とは区別すること．しかし，利己主義も自己愛の一表現でもある．精神分析の修正(自己心理

学)では，自己愛の概念をより病理的意味がない用語の中に見いだすようになった．

思考形式の障害　formal thought disorder
異常な思考内容よりむしろ思考形式の異常のことを表現する，やや不正確な用語である．**思考途絶・滅裂・会話の貧困**を参照せよ．

思考障害　thought disorder
会話，言語的交流，思考内容に現れる異常であり，**妄想** delusion, **関係念慮** ideas of reference, 思考の貧困，**観念奔逸** flight of ideas, 保続, 連合弛緩などのこと．思考障害という用語は，**精神病** psychosis という用語と同義に用いられることがある．

思考途絶　blocking
思考の不在や消失としてとらえられる思考や会話の自発的な脈絡の突然の中絶や阻害のこと．

支持的精神療法　supportive psychotherapy
精神療法の一種であり，治療者と患者の関係を用いて，現在患者が直面している危機や困難を克服することを援助する．支持療法は，**転移**神経症の形成を援助することなく，むしろ避ける．そこでは，患者の心の強さや弱さに応じて，あるいは直面している困難の種類によって，さまざまな技法が用いられる．その技法には，共感的で，患者を本当に心配し，患者に理解を示し，批評的な態度のない様子で傾聴することのほか，患者の非現実的な恐怖に対して実際的な情報を知らせること，限界設定を行い自己破壊的行為の制御・中止を促すこと，より建設的な行動に目を向けさせること，面接室内という安全な空間で苦悶に満ちた気持ちを吐露させ，その気持ちからの解放を援助することなどが，含まれている．**精神療法**の項を参照．

ジストニア　dystonia
中枢神経系の障害による筋緊張の異常であり，グロテスクな運動の出現や歪んだ体位を呈することがある．

失感情(言語)症，アレキシシミア，アレキシサイミア　alexithymia
いくつかの精神疾患で認められる感情と認知機能に表れる異常である．心身症や依存症，PTSDに多く伴う．主要な異常は，自分の感情を認識して表現することが困難であり，想像力が制約され，情動的な側面の全般的な制限が伴う．

疾患特異的な　pathognomonic
単数または複数の症状が確定診断的である，または疾患に特徴的であること．

失見当識　disorientation
自分の置かれた場所，時間，周囲の人物への認識を失った状態．錯乱．

嗜癖　addiction
DSM-5では，脳の報酬系を刺激する物質や行動のこと．すなわち，「物質関連障害また嗜癖性障害群」のカテゴリーである．かつて，この用語は，身体的または心理的な欲求が確立される程度に物質に対する依存が形成されていることを表現するために使用されており，以下の徴候の組み合わせからなるとされていた．その徴候とは，耐性形成，物質使用と入手への没頭，おそらく苦境に陥ることを承知のうえでの使用，物質使用の中止や減量の繰り返される試み，物質使用の中止や入手困難に伴う離脱症状などである．

死別反応　bereavement
愛する人を亡くしたときの，喪失感，寂寥感，悲嘆のこと．DSM-5では，死別を経験した人が，うつ病の診断基準を満たしている場合には，うつ病と診断する．

司法精神医学　forensic psychiatry
精神疾患に関連した法律問題を取り扱う精神医

学の一部門.

社会病質者　sociopath
反社会性パーソナリティ障害の患者に対する非公式な用語. **パーソナリティ障害**を参照.

集団（精神）療法　group (psycho) therapy
グループメンバーの感情的な相互作用を通じて苦痛を軽減することに役立て，可能ならば行動を修正する目的で治療に使用される精神療法的技法の一応用である. 通常，4～12人程度のメンバーより構成され，治療者の下，定期的に治療が行われる.

12段階プログラム　twelve-step programs
アルコールやドラッグなど薬物使用障害，ギャンブル障害，パラフィリア障害に立ち向かうために，12段階を用いた治療プログラムのこと. 実際のプログラムは専門家ではなく通常一般人により行われる. **アルコール患者匿名会**を参照.

自由連想（法）　free association
精神分析療法（**精神分析**を参照）において，患者の心に浮かんだことすべてを自由に，しかも検閲せずに述べる技法.

出眠時の　hypnopompic
覚醒直前の状態のこと. 病的な意義のない幻覚が出現することがある.

守秘義務　confidentiality
患者または本人の代理人や後見人などからの確実な許可なく，診療に際して知り得た事実を誰にも口外してはならないという倫理上の原則.

昇華　sublimation
無意識に行われる**防衛機制**の1つであり，意識の上では許容できない本能的欲動を，個人的または社会的に是認された形で表現し，解決することである.

消去　extinction
強化の中止の結果としての，強化されたオペラント条件付けの弱化のこと. または，無条件刺激を伴わない条件刺激の反復的提示による条件反射の elimination 消去のこと.

条件付け　conditioning
刺激に対する反応への心理学的修正の結果，新規の行動を獲得すること.

症候群　syndrome
あるパターンで同時に複数の症状が出現し，そのパターンが認識されるようになること. 大うつ病は症候群の例である.

焦燥　agitation
精神内界の緊張による目的のない多動のこと. じっと座って居られず，そわそわし，歩き回り，手を捻り，服を引っ張ったりする.

焦燥うつ病　agitated depression
精神運動興奮が突出した症状であるうつ病のこと.

情動脱力発作　cataplexy
意識減損を伴わない姿勢維持のための筋緊張の急激な喪失のことであり，典型的には，笑いや怒りや興奮などの感情的刺激を契機に引き起こされる. ナルコレプシーに特徴的である.

弛緩療法（リラクゼーション法）　relaxation training
自律訓練法は，不安症群のような精神疾患に対して，患者が身体と心理状態を自分でコントロールできるよう行われる. 具体的にはさまざまな方法があるが，心地よい場面を連想しつつ，あるいは雑念を払いのける念仏を唱えながら，各筋肉の緊張をほぐし，リラックスさせる方法が用いられることが多い

用語集

(神経遮断薬)悪性症候群　neuroleptic malignant syndrome
抗精神病薬の使用と関連した薬剤誘発性の重篤な運動障害である．症状として，筋強剛，高熱のほか，関連所見としての嚥下困難，失禁，混乱，無言などよりなる．

神経症　neurosis
精神病以外のすべての感情的混乱を表現する古い用語．この用語は，主観的な心理的苦痛や，その人が置かれた状況と比較して過剰な不快を体験していることを含意する．この用語は，標準的な病名として採用されてから現在までその意味が変化してきた．現在の実際の使用は，**神経性的障害**という記述的意味に限定して使用する臨床家もいるが，一方で，特殊な病因論的プロセスの概念までを含む意味で使用する者もいる．以下は主な神経症である．

解離型ヒステリー性神経症　hysterical neurosis, dissociative type
健忘などの症状を生じる．意識や自我の状態の変容よりなる．

強迫神経症　obsessive-compulsive neurosis
望まず，しかも制御困難な**自我異質性**な思考・衝動・行動の持続的な侵入よりなる．この場合の思考内容には，意味がないと思われるような，1つの文章，思考の反芻，一連の思考内容などからなることもある．また行動には，単純な動作から，手洗い動作などの複雑な儀式などが認められる．**強迫行為**を**参照**．

恐怖神経症　phobic neurosis
患者が無害であると明確に意識している対象や状況に対する強烈な恐怖のこと．不安は，気が遠のく状態，疲労感，動悸，発汗，吐き気，**振戦**・時にはパニックに至る状態として体験される．

転換型ヒステリー性神経症　hysterical neurosis, conversion type
盲，聾，知覚麻痺，異常感覚，疼痛，運動麻痺，協調運動失調などの知覚と随意運動の障害が，器質的異常を伴わずに出現する病態のこと．この状態の患者は，時に身体症状に対する，**満ち足りた無関心**を示し，さらに身体症状そのものが，患者への同情や，不愉快な責務からの解放など，疾病による二次的な利得を実際に発生させることがある．**転換**を参照．

不安神経症　anxiety neurosis
不安が慢性持続性であり，自律神経の過活動(すなわち，発汗，動悸，めまい感など)，筋緊張，苛立ちなどが伴う状態．身体症状が目立つ場合がある．

抑うつ神経症　depressive neurosis
精神内界の葛藤や，愛する人または大事な所有物の喪失などに対する過度の抑うつ反応を意味する時代遅れの用語．

離人神経症　depersonalization neurosis
非現実的な，自己や身体または周囲の状況から疎外された感覚よりなる．**不安**やほかの**精神疾患**の表れであることがある**離人感**のプロセスとは別である．

神経症化プロセス　neurotic process
以下の順序に従って生じる特異的な病因的プロセス．相容れない望みの間に生じる，またはある望みと禁止の間に生じる**無意識下の葛藤**が予想される危険や不快な気分の無意識下での知覚を生じる．これが，**防衛機制**の使用を発動させることによって，症状の出現やパーソナリティの混乱，またはその両方を生じる．**神経症**および**神経症性障害**の項も参照．

神経症性障害　neurotic disorder
かつて，とりわけ精神的な苦しみや，または患者の**パーソナリティ**にとって受容することが困難であるような一連の症状を主症状とするある種の**精神疾患**を意味した古い用語である．神経症障害では，**現実検討**は障害されない．さらに，行動も社会的規範から大きく逸脱しないものの，個人の能力は大きく損なわれる場合もある．この障害は持続性であることが多く，治療なくしては再発性であることに加え，ストレス

に対する軽度で一過性の反応に限定されるものではない．明らかな器質性病変は認められない．**神経症化プロセス**の項を参照．

神経心理学的検査 neuropsychological testing
記憶・**注意**・**言語**・**実行機能**などを含む認知機能のさまざまな側面を評価する目的で施行される一連の検査である．評価の究極的な目標は，どのような脳の形態的機能的変化が行動に影響するかを明らかにすることである．

振戦 tremor
全身またはその一部の震え，または揺れ．薬物による場合がある．

心理性的発達 psychosexual development
幼小児期から成人に至るまでの一連の発達段階よりなり，おおむね年齢に従うが，個人の生物学的の欲動と環境の相互作用で決定される．この相互作用の齟齬が解決されると，バランスのとれた，現実的な発達が可能となる．解決が得られない場合は，その発達段階への固着と**葛藤**が持続することとなる．この問題は潜在化することがあり，性格的問題や行動面に影響を与える．古典的な精神分析的心理理論における，各発達段階は以下のとおりである．

　エディプス期 oedipal
　男根期に重なった部分の4〜6歳までの間で，両親との間に**葛藤**が発生することが不可避な期間である．両性の親と心通ずる親子関係を維持するために，関係から「性的」な要素を取り除かなくてはならない時期である．この過程は両親双方のイメージを内在化することで達成され，それによって小児の**パーソナリティ**が具体的に形成される．内在化がほぼ完了すると，自尊心と倫理的行動の制御が自発的に行えるようになる．

　口唇期 oral
　前性器的な心理性的発達段階であり，出生直後から生後12か月またはより長期にまで続く．通常，さらに2段階に区分けされ，oral erotic 口唇性愛期は乳首の吸引の快感と関係しており，oral sadistic 口唇加虐期は，乳首を咬むことと関係している．口唇性愛と加虐は，どちらも成人期まで持続し，要求が多いことや悲観主義の性格特徴に，姿を変えて，あるいは昇華させて持続する．口唇期の**葛藤**は，全般性の広範な影響を及ぼし，嗜癖性障害群，うつ病，機能性精神病性障害の心理的発症要因であるかもしれないと考えられている．

　肛門期 anal
　前性器的な新理性的発達段階であり，通常，1〜3歳までの時期であり，排便の過程と肛門感覚に特に興味を示し，またそれらを気にかける時期である．この体験より得られる快楽は，肛門性愛 anal eroticism という用語で表される．

　男根期 phallic
　2歳半〜6歳までの期間で，その間に性的興味や性への好奇心，男児であれば男根での快感，女児であれば，程度こそ弱いがクリトリスへの快感を経験する．

す

遂行機能 executive functioning
計画立案や決心などの高レベルの認知能力のこと．この機能は，認知症の初期に障害されることが多い．

錐体外路症状 extrapyramidal syndrome
筋強剛，**振戦**，流涎，すり足歩行（パーキンソニズム），**アカシジア**による落ち着きのなさ・ジストニアによる不自然な不随意の姿勢・寡動（**アキネジア**）ほか，多くの神経学的異常のこと．錐体外路系の機能不全の結果として生じる．特にフェノチアジン誘導体である特定の向精神薬の可逆的副作用として生じることがある．**遅発性ジスキネジア**を参照せよ．

スプリッティング splitting
自己や他者のよし悪しの評価が，「白か黒か」という両極端だけとなる心的メカニズムのことで

あり，自己と他者の肯定的または否定的な側面の連続するイメージの形成の失敗を伴っている．スプリッティングにより，同一人物への評価に，理想化とこき下ろしの姿勢が交代する．

せ

静坐不能，アカシジア akathisia
そわそわする感覚，体を左右に揺する，歩き回る，じっと座ることやじっと立っていることができないことを伴う主観的な落ち着きのなさのことである．アカシジアは，定型抗精神病薬の増量や，錐体外路症状に対する治療薬の減量開始から数週以内に始まる(**錐体外路症候を見よ**)．

精神作用物質 psychoactive substance
気分や行動を変化される化学物質の総称．処方薬から気分や行動への変調作用を期待して意図的に摂取される物質のほか，毒物や工業用溶剤，意図せず曝露される他の物質のうち神経系への影響により行動や認知機能に影響を及ぼすものまでを含む．

精神疾患 mental disorder
行動面と精神面の症候群であり，その症状は，臨床的に意味のある苦痛(苦痛を伴う症状)，または機能の障害(社会的，職業的，またはほかの重要な領域における)を引き起こしているか，または死亡，苦痛，重要な自由の消失のリスクを著しく高めている．症状は，患者のなんらかの行動的・心理的・生物学的な機能不全の現れである(時には，他の医学的疾患に二次的な症状であることが明らかな場合もあるが)とみなされている．個人の機能不全の結果としての社会との軋轢でない限り，個人と社会の間に生じる行動や葛藤には精神疾患という用語は適応しない．一般人が使用する"emotional illness"が「精神疾患」に相当するが，この一般用語は機能不全の程度がより軽度であることを示唆する場合もあり，「精神疾患」という用語は，より重篤な場合にのみ使用されることがあるため留意が必要である．

精神病 psychosis
現実検討が大きく障害されている重度の精神障害であり，通常，**妄想・幻覚・まとまりのない発話・まとまりのない緊張病性行動**などを伴う．精神病を患う患者を，psychotic 精神病者という．精神病を呈する疾患には，統合失調症，妄想性障害，神経認知障害群，気分障害の一部などがある．

精神分析 psychoanalysis
ジークムント・フロイト(1856-1939)の発案による，ヒトの発達と行動の心理学理論，研究法，**精神療法**の一系統である．**自由連想法**を通じた分析と，夢・感情・行動の解釈とにより，抑圧された本能的欲動および**無意識**下に抑圧するための防衛の影響を追求する．精神分析的治療の目標は，分析を受けた患者が無意識の**葛藤**の存在・由来，現在の感情や行動の不適切に現れていることに気づき，その悪影響を消去あるいは減弱させることにある．

精神分析家 psychoanalyst
通常，**精神分析**を学んだ精神科医であり，患者の治療に精神分析理論の技法を使用するもののこと．

精神分析的精神療法 psychoanalytically oriented psychotherapy
精神療法の1つで，**精神分析**で用いられる技法(明確化と解釈の使用など)と精神分析とは全く関係ない技法(示唆，保証，助言を行うなど)を多様に組み合わせて行われるもの．現在，この治療は精神分析の延長線上にある治療技法とみなされており，psychoanalytic 精神分析的または psychodynamic 精神力動的な精神療法とも呼ばれることがある．

精神保健 mental health
絶対的なものではなく，むしろ相対的な状態の評価である．生産的活動，他者との満足いく交流，変化に適応する能力と逆境への対処などに表れる精神機能の円滑なパフォーマンスを言う．

精神力動 psychodynamics
ヒトの行動と動機についての体系化された理論であり，感情の機能上の意義の研究に多く基づいている．精神力動はヒトの行動に**無意識**的動機が関与していると考える．精神力動では，ヒトの行動は過去の体験，遺伝的素質，現実の状況から決定されると考える．

精神療法，心理療法 psychotherapy
治療法の一種で，言語的交流により症状の改善と問題の解決を図り，治療は資格のある**メンタルヘルス**の専門家を介して行われ，明確不明確にかかわらずなんらかの契約のもと，精神療法家により指示どおりに実施されるもののことである．

青年期 adolescence
性的または心理的成熟が生じる身体的成長と感情の成長が促進される時期のこと．通常，12歳前後で始まり，曖昧ではあるが独立と社会的生産性を獲得する頃（おおむね，20代早期）に完了すると定義されている．

責任無能力 incompetency
通常の成人が当然こなすことに問題が生じないと期待される状況や交渉について，その性状を理解し，適切に評価し，有効に処理する能力が欠如している状態のこと．法曹界で使用される場合，主に**判断**に影響する認知能力のことを意味する．

前頭葉症候群 frontal lobe syndrome
前頭前野の損傷に引き続き生じる，特定の感情，行動，パーソナリティ変化よりなる症状群．

全米精神疾患患者家族会 National Alliance on Mental Illness（NAMI）
精神疾患患者・患者家族・元患者から構成される，よりよい治療と継続的ケアを主要な目的とした団体．その理事や支部役員は，活発なロビー活動や教育活動に携わっている．

全米併存症調査 National Comorbidity Study（NCS）
1990年9月から1992年2月まで行われた疫学調査．米国内における，完全構造化面接の活用による全米各地の地域社会における精神疾患有病率を評価する目的で行われた初めての精神衛生調査．

そ

増強戦略（オーグメンテーション戦略） augmentation strategies
使用中の薬剤の効果を増強し，有用な効果を引き出すために，さらに数種類の薬物を追加投与すること．例えば，難治性うつ病への，炭酸リチウム・リオチロニン・抗てんかん薬の追加，または，精神刺激薬の追加など．

操作 manipulation
対人関係の利己的利用を企てることを特徴とする行動パターンのこと．

想像妊娠 pseudocyesis
DSM-5では，他の特定される身体症状症と関連障害に含まれる病態である．妊娠しているという誤った信念と，腹部拡大，乳房腫脹，陣痛など妊娠している徴候の出現を特徴とする．

早発痴呆 dementia praecox
統合失調症に対する過去の名称．ベネディクト・モレルにより，"démence précoce"として紹介され，後のエミール・クレペリンにより広められた．

385

側頭葉てんかん　epilepsy, temporal lobe
別名, complex partial seizures 複雑部分発作. 通常, 側頭葉に由来する発作であり, 反復的で周期的な行動の異常よりなり, 発作時に患者は動作の反復や, 高度に組織的な行動をするが, 動作は半自動的な性質を示す（訳註：自動症と呼ばれる）．

た

第三者支払人　third-party payer
受領者または受給者の代わりに療養費や医療費を保障し支払う（公的または私的な）組織のこと. 具体的には, Medicare, Medicaid, Blue Cross Blue Shield のほか, 商業的保険会社などである．

胎児（性）アルコール症候群　fetal alcohol syndrome
アルコールの催奇形性（すなわち, 通常, 先天異常と呼ばれる, 単数または複数に及ぶ器官系に認められる発達の異常であることが最も多い, 実際の, または潜在的な病変を形成すること）による先天的障害であり, 以下の奇形を伴っていることがある：中枢神経系機能不全, （低体重などの）出産時合併症, 顔面の奇形, 変化に富んだ大小の奇形など. 妊娠中の安全な飲酒量のレベルは知られておらず, すべての女性に対し妊娠中は完全に禁酒することを推奨するべきである．

対象関係　object relations
自己に対する興味と愛情と比較した場合の, 他者との間の感情的結び付きのこと. 通常は, 他者に適切に反応し, 愛情をもつことが可能であることについての様子のこと. 一般的には, メラニー・クライン（1882-1960）が英国の対象関係学派の始祖とされている．

対処メカニズム　coping mechanisms
目標や目的を変更することなく外界のストレスに適応する方法のこと. 意識的または**無意識**的なものの双方を含む．

大脳辺縁系　limbic system
内臓脳, **扁桃体**, 海馬, 中隔野, 帯状回, 梁下回よりなる大脳の部分を意味し, 感情, 記憶, 運動機能の一部を司る．

大麻草　*Cannabis sativa*
マリファナの原料であるインド原産の植物である麻である. 向精神作用を有する主成分は, Δ9-テトラヒドロカンナビノール（THC）である. マリファナには, およそ0.1～10％のTHCが含まれる．

代理形成　substitution
無意識に行われる**防衛機制**の1つであり, 達成できない, または容認できない目標・感情・対象が, 達成しやすく容認できるものに置き換えられること．

多飲症　polydipsia
過度かつ異常な水分摂取. 強迫症の他, 統合失調症などの精神障害に伴うことがあり, 尿崩症を引き起こすことがある．

多幸（症）　euphoria
身体的感情的な幸福感の過剰であり, 通常は, 心理的な由来をもつ. 認知症や中毒や薬物に誘発されて生じることもある．

脱施設化　deinstitutionalization
メンタルヘルスケアの中心が, 過去から続いてきた病院などの施設内から, 居住地域内へと変化していること. 時に,「transinstitutionalization」とも呼ばれるが, その理由は, 患者をある施設（病院）から, 別な施設（刑務所など）に単に移行させる結果に終わることもあるためである．

タラソフ判例　Tarasoff case
治療者は患者が特定人物に危害を加える可能性

があることを知り得たとき，適切な人物や機関に警告を発する義務があるとしたカリフォルニア州裁判所の判決．

ち

地域精神医学 community psychiatry
地区内の住人に連携のとれた**精神保健**ケアの提供と給付を取り扱う精神医学の一部門．その仕事は，患者，家族，地域内の当局との共同作業よりなる．精神疾患の患者の治療やケアに加えて，精神疾患の予防も目標としている．

地域精神保健センター community mental health center（CMHC）
精神保健の公共サービスを担当するシステムであり，1963年の連邦精神保健センター法 federal Community Mental Health Centers Act によりその包括的なプログラムとして特定医療圏内の住人に対する精神保健行政として実施されている．CMHC は通常，地域内の施設または地域連携機関を拠点に実施され，**地域精神医学**の考え方に含まれるさまざまな精神保健サービスを提供している．

知性化 intellectualization
葛藤や感情的混乱への直面を回避するために，過剰な抽象的推論を用いるという**防衛機制**のこと．

チック tic
不随意の，突然生じる，急速な，反復性の，リズミカルではない，紋切り型の，動作または発声．

チトクローム P450 cytochrome P450
多くの薬剤の代謝で主要な役割を果たす肝臓酵素系．向精神薬の多くはこの酵素系を阻害し，または誘導するため，薬物間相互作用を引き起こし，他の薬物の血中濃度に影響を与え，臨床的な問題を生じることがある．

遅発性ジスキネジア tardive dyskinesia
主に定型抗精神病薬の内服と関連した重大な副作用であり，通常は口唇と舌に，稀に上肢と体幹に出現する異常不随意運動よりなる．治療法は，当該抗精神病薬の中止であるが，抗精神病薬なしに患者の生活は耐えられないため多くの患者は内服の継続を選択する．遅発性ジスキネジアのリスクは非定型抗精神病薬では非常に低くなる．

注意 attention
特定の活動に焦点を当て続ける精神的能力のこと．注意の混乱は，開始した作業を終了するまで継続できないこと，すぐに気が逸らされること，集中を維持することが困難であること，などとして立ち現れる．

注意散漫 distractibility
注意集中の維持困難のこと．この場合，わずかな刺激で，対象や話題が変転してしまう傾向を示す．注意散漫は，背後の医学的疾患による場合や，薬の副作用，**不安症・躁病・統合失調症**などの**精神疾患**による場合などがある．

超自我 superego
精神分析理論（**精神分析**を参照）では，倫理・基準・自己批判などと関係した**パーソナリティ**構造の一部分のこと．人生初期の重要な尊敬する対象，特に両親との同一化によって形成される．この重要な人物が期待している，実際の望みまたは推察される望みは，良心の形成を助け，小児自身の基準の役目を果たす．**自我**を参照．

治療抵抗性 treatment resistance
通常ならば有効であると期待される特定の治療に対する反応の欠如．

治療の併用 combination treatment
異なる種類の治療法を望ましい効果を引き出す目的で，すでに行われている治療法に追加して

行うことであり，例えば，抗うつ薬で治療されているパニック障害に，**認知行動療法（CBT）**を併用することである．また，同一カテゴリーに分類される薬物のうち，作用機序の異なる薬剤を数種類併用するという意味でもあり，難治性うつ病の治療に，複数の作用機序の抗うつ薬を用いることがその例である．

て

適応　adaptation
衝動・感情・態度などの修正を含むことがある，環境の要請に合致した行動の修正のこと．

転移　transference
本来は，人生早期の重要な人物（親兄弟など）に対する感情や態度を，**無意識**に他者に差し向けてしまうこと．精神科医はこの現象を，患者が自己の感情的問題とその起源を理解するための道具として用いる．医師−患者関係において，転移は陰性（敵対的），陽性（好意的），どちらも有り得る．**逆転移**の項を参照．

転換　conversion
無意識に行われる**防衛機制**の1つであり，変換により**不安**を生じさせかねない精神内の葛藤が，象徴的に外側に表現される．抑圧された思考内容や**衝動**およびそれに対する心理的な防衛が，麻痺，疼痛，知覚機能の消失など多様な身体症状に変換される．

と

投影，投射　projection
防衛機制の1つであり，無意識下（**無意識**を参照）で，自己に関して感情的に受け入れることが困難なことを拒絶し，他者にその責任を負わせる（投影する）こと．ロールシャッハテストが投影法のなかで最も有名な検査である．

投影法　projective tests
心理学的診断検査であり，判断材料は構造化されておらず，どのような反応が得られたとしても，患者の背景にある**パーソナリティ**や精神病理の一面の**投影**が結果として得られる検査である．

洞察　insight
自己理解のこと．または，個人の不適応的態度や行動の由来・性質・メカニズムに関する理解度のこと．時に，患者が自身の精神障害の罹患や，症状が精神医学的症状であることを自覚していることを表現する用語として使用される．

取り入れ　introjections
無意識（無意識を見よ）に行われる**防衛機制**の一つで，それにより愛憎を抱く外界の対象を自身の中に象徴的に吸収することである．**投影** projection の逆である．意識的に認識することを容認できない敵対的衝動への防衛として機能していることがある．例えば，重症うつ病において，無意識下の容認できない自身に対する嫌悪や**攻撃性**が向かう場合などである．口唇期にみられる体内化のような，より原始的な幻想と関連している．

な

内向　introversion
外界への興味の減少を伴う自己への没入傾向**外向**と対概念．また，引っ込み思案や低い社交性なども意味する．

内省　introspection
精神療法の結果として認められることがある自身の感じ方についての検証や自己観察のこと．

に

入眠時の　hypnagogic
入眠直前の半覚醒状態のこと．病的な意義がな

い幻覚が生じることがある．

乳漏　galactorrhea
授乳していない男女に生じる乳汁分泌．乳漏は，血中プロラクチン濃度が高いと生じ，下垂体腫瘍を原因とする．または，定型抗精神病薬などの使用などある種の薬物により引き起こされることがある．

認知　cognition
知っていることと合理的思考の，多様性のすべてを表す総称．

認知行動療法　cognitive behavioral therapy（CBT）
目的となる特別な症状に関与している思考と行動を変化させることを目標とした**精神療法**の形式の1つ．症状の軽減と生活機能の改善を目的に行われる．患者は，症状の形成と維持に寄与している否定的かつ非現実的な**認知**を認識することと，そのような思考パターンを評価し修正するよう教えられる．問題となる行動を対象とし，行動療法（反応防止法または快行動の活動スケジューリングなど）を用いて変化させる．

認知再構成法　cognitive restructuring
認知療法の一技法であり，否定的で非現実的な思考を，合理的かつ現実的な思考に置き換えることを可能とする．

認知発達　cognitive development
幼少期に始まる，知的能力，意識的思考，問題解決能力の獲得のこと．感覚と運動の働きに由来する知識の増加に見られる発達の順序は，子どもの認知発達の4段階を提唱したジャン・ピアジェ（1896-1980）により経験的に示された．

感覚運動期　sensorimotor stage
刺激により感覚が生じ，身体はステレオタイプに反応する．出生から生後16～24か月までの期間である．物体の永続性の理解はこのころに形成される．

前操作期　preoperational thought
2～6歳までに，前論理的思考 prelogical thought が始まる．この時期，象徴機能 symbolic function や言語が発達し，子どもの交流能力に変化が生じる．自己中心的思考が支配的であり，すべてが自分を中心に回っていると信じている．**魔術的思考**が生じ，現実と空想が入り混じっている．

具体的操作期　concrete operations
合理的かつ論理的な思考プロセスが生じる．7～11歳の時期である．他者の視点を理解することが可能となり，保存の概念を得る．

形式的操作期　formal operations
抽象的思考および概念的思考ならびに推論的思考が可能となるステージである．通常，12歳までに到達する．**心理性的発達**を参照せよ．

認知リハビリテーション　cognitive rehabilitation
視覚的記憶と言語的記憶，または社会認知および感情認知の改善を目的とした，重症慢性精神障害者を対象とした認知と役割機能の修正法のこと．

認知療法　cognitive therapy
精神療法の一形式であり，通常は対象を限定し，かつ問題解決指向の療法であり，**認知**の歪みと行動上の機能不全を同定し修正することを主要な目的とする．この治療法の理論的根拠となる仮定は，「**認知構造**」あるいは「**スキーム**」と呼ばれる一定の認知パターンが，個人の生活場面での反応の仕方を規定していると考えることである．うつ病，**不安**障害群，摂食障害群，物質使用障害群は，この治療への反応性が高いと期待される．

の

脳イメージング　brain imaging
CNS内の物質の生体内撮影技術全般のこと．

最も知られているのは，computed tomography（CT）である．新しい方法として，positron emission tomography（PET），single photon emission computed tomography（SPECT），magnetic resonance imaging（MRI）など，異なる物理的原理を用いたものがあるが，いずれも興味の対象となる脳領域を二次元画像（スライス）の連続撮影として示すことができる．

脳症　encephalopathy
脳機能のどのような障害（代謝障害，中毒，腫瘍性疾患など）をも表現する不明瞭な用語であるが，時に慢性変性疾患を意味して使用されることがある．

脳震盪　concussion
頭部外傷による生じる脳機能の障害である．頭部外傷の程度によって回復の速さ，または，回復の程度が異なる．症状として，頭痛，**失見当識**・麻痺・意識消失が出現する．

脳震盪後症候群　postconcussional disorder
この症候群は，意識消失の期間を伴う頭部外傷後から4週間以内に発症し，身体的愁訴（頭痛・めまい感・騒音への過敏），感情的変化（苛立ち，抑うつ，**不安**），注意集中の困難，不眠，アルコール耐性の低下などが続発する病態である．身体診察や臨床検査により大脳へのダメージの証拠が得られる．PTSDに合併することがある．

脳波　electroencephalography（EEG）
頭皮上電極により画像的（電圧と時間の対応により）に描かれた脳の電位差（脳波）の記録法．脳波検査は，神経学的疾患や神経精神医学的疾患（特に，けいれん性の病気）の診断や，神経生理学的研究に用いられている．

は

パーソナリティ　personality
ある個人の特徴的な考え方，感じ方，振る舞い方のこと．意識的または無意識的に発展してきた個々人の，生活のスタイルまたは生き方ともいうべき浸透した行動のパターンのこと．

パーソナリティ障害　personality disorder
成人初期までに始まる，重要な社交や対人場面で広く観察される，周囲や自己についての知覚・関係・思考の持続的パターンのこと．また，そのパターンに融通性がなく，不適応を助長する性質があり，あきらかな機能上の欠陥や主観的な苦痛を引き起こすもののこと．

　パーソナリティやパーソナリティ障害について多くの類型が記録されてきた．以下は，DSM-5で特定されるパーソナリティ障害であり，以下の3群に分類される：

A群　猜疑性／妄想性，シゾイド／スキゾイド，統合失調型
B群　反社会性，境界性，演技性，自己愛性
C群　回避性，依存性，強迫性

依存性　dependent
面倒を見られたいという過剰な欲求と，そのための従属的でしがみつく行為をとり，分離への不安で特徴づけられる．その他，日常的行為でも，過剰な助言と保証がなければ行えず，自分の生活のほとんど主要な領域で，他人に責任をとってもらう必要があり，支持や是認を失うことを恐れるために，他人の意見に反対を表明することが困難であり，自分自身の面倒をみなくてはならないために一人で残されることへの恐怖に囚われていることなどが認められる．

演技性　histrionic
過度な情動性と人の注意を引こうとすることが特徴である．その他，注目の的になっていなければ不快であり，身体的魅力への過剰な集中，浅薄で素早く変化する情動表出，過度に印象的だが内容のない話し方，対人関係を実際より親密なものと思っている，即席の満足を求めるな

どを伴う．

回避性　avoidant
社交上の当惑と寡黙，自信欠如，否定的評価への過敏などを特徴とする．非難や承認されないことへの恐怖から他者と関与することがある活動の回避を伴うことがある．嘲りや辱めを恐れるために他者との関係を構築することを控えていることもある．他者と関係したいと思いつつ，友人は少ない．通常，個人的にリスクがあることや新規の活動への参加には，困惑することがあるために消極的である．

境界性　borderline
対人関係，自己像，**感情**，衝動制御の不安定を特徴とする．その他，現実または想像の中で見捨てられることを避けようとするなりふり構わぬ努力，理想化とこき下ろしの両極端を揺れ動く不安定で激しい対人関係，自傷行為の繰り返しや自殺の脅し，不適切かつ強烈で制御困難に怒りなどを伴う．

強迫性　obsessive-compulsive
強迫性人格 compulsive personality としても知られ，完璧主義，精神および対人関係の統制，秩序へのとらわれ，柔軟性，開放性，効率性を全く犠牲にしていることを特徴とする．その他，規則，一覧表，類似した物品などにとらわれ，娯楽や友人関係を犠牲にしてまでの仕事への没頭，暖かな感情表出の制限，自分のやり方どおりに従わないのであれば，仕事などを他人に任せることができず，非常に吝嗇であることなどを伴う．

猜疑性／妄想性　paranoid
他者の動機を悪意あるものと解釈するといった広範な不信と疑い深さを特徴とする．この不信感は，十分な根拠なく他人が自分を利用し危害を加えると疑う，友人や仲間の誠実さや信頼を不当に疑う，悪意のない言葉や出来事の中に自分を貶し脅す意味が隠されていると読む，自分が侮辱され傷付けられたと恨みを抱きつづける傾向を示し，性的伴侶の貞節に対して，繰り返し根拠のない疑念をもつなど，多くの場面で明らかにされる．

自己愛性　narcissistic
空想上または行動上の**誇大性**および過度に賛美されたい欲求の広範は様式を特徴とする．その他，自分が重要であるという誇大な感覚，自分が特別であり，他の特別な人々とだけ関係すべきだと信じ，自分の目的を達成するためには他人を利用し，共感が欠如し，他人が自分を嫉妬していると思い込むことなどを伴っている．

シゾイド／スキゾイド　schizoid
社会的関係からの**離脱**と対人関係場面での情動表現の範囲の限定を特徴とする．親密な関係をもちたいと思わず，孤立した行動を好み，他人からの称賛や批判に対して無関心で，親密な友人はなく（あるいは，ただ一人であり），信頼できる人もなく，感情的に冷淡で離脱した状態を示すことを伴う．

受動攻撃型　passive-aggressive
他者の期待に対しての，全般的な妨害傾向と消極的な抵抗を特徴とする．そのような抵抗の1つに，ぐずぐずと遅延させる行為が挙げられ，また定型動作の完了の延期や，むっつりとした態度，苛立った様子，したくないことを依頼された場合に口論しやすいこと，常識を逸脱した遅く効率の悪い働きぶり，失念を理由とした義務履行の回避などもその例である．

統合失調型　schizotypal
親密な関係が苦痛であり，そうした関係を形成する能力が足らず，認知的かつ知覚的歪曲と風変わりな行動を特徴とする．その他，下位文化的規範に合わない奇異な信念または**魔術的思考**，身体的錯覚を含む普通ではない知覚体験，奇妙な考えと話し方，他者が苦痛であるためや風変わりであることを理由に友人がいない（あるいは，一人だけいる）もしくは友人を望まない，自己卑下的な**判断**というよりも**妄想的恐怖**に伴った持続的で過剰な社会的**不安**などから明らかになることがある．このパーソナリティ障害は統合失調症スペクトラム障害群の一種であると捉えるほうが妥当だとする研究結果が得られている．

用語集

反社会性　antisocial
過去には，psychopathic personality「精神病質人格」ともsociopathic personality「社会病質人格」とも記載されたことがある．特徴の記述上，反社会性の行動および対人的・情動的な欠陥が強調されることが多い．表面的な性格傾向も多く引用される形容である．その他，共感や良心の呵責の欠如，他者の権利や気分に対する冷酷な無思慮，社会規範の軽視，行動制御の問題，苛立ち，衝動性，欲求不満耐性の欠如，罪の意識の欠如と懲罰から学習することの困難などがある．しばしば，小児期の素行症（秩序破壊的障害）を呈していたか，仕事を長く続けることができない，法律に触れることを繰り返す，借金の返済をたびたび踏み倒す，嘘を頻回につき，詐欺を行うなど，明らかな無責任と反社会性行為が成人期に認められる．

ハーフウェイハウス，中間施設　halfway house
完全に独立した地域社会での生活を開始する以前に，正式な入院は不要であるが，その中間程度に位置付けられる在宅ケアが必要な患者に対する特殊な住宅．

曝露法　exposure therapy
不安やパニックのため以前は避けていた状況に患者を段階的に曝露する治療法である．exposure hierarchyとも呼ばれている．飛行機や高所，あるいは広場恐怖など限局性恐怖症の治療に使用されることが多い．

発育不全　failure to thrive（FTT）
しばしば社会性や運動機能の発達の遅滞を伴う，幼児や小児が示す身体的発育の遅れのことであり，小児科で多くみられる問題のこと．非器質的発育不全は，適切な感情面での子育てが行われていないことと関連があると考えられている．

発動性　impulse
特定のことをすることへの欲望や傾向のことであり，通常，緊張を緩和し快楽を得るためである．

パニック発作　panic attack
一過性の強烈な恐怖と不快の発作であり，さまざまな身体症状と死・狂気・制御困難への恐怖がおよそ10分間で漸増する．症状として，息切れ，窒息感，めまい感，気が遠くなる感じ，動揺している感じ，震え，発汗，首を絞められた感じ，吐き気，腹部不快感，火照り，寒気，胸痛や胸苦などを伴う．パニック発作は**不安**障害群の多くに生じる．パニック症では，通常，予想しないときに「青天の霹靂」のように出現する．社交恐怖症・限局性（単一）恐怖症，強迫症，醜形恐怖症などでは，契機となる状況や予期に曝され，きっかけがあってパニック発作が始まる．パニック発作は，PTSDにも認められる．

パラノイア，妄想症　paranoia
実際の出来事への誤解（時に，論理的な推論により進んでいく）から徐々に発展する詳細で複雑に構築された思考のシステムを特徴とする状態である．妄想性障害の診断基準を満たすことも，他の精神病性障害の診断に合致することもある．しばしば慢性経過であるものの，ほかの思考や**パーソナリティ**には影響を与えないように思われるケースもある．

反響言語　echolalia
耳にした言葉や会話の断片のオウム返しのこと．発達障害，神経学的障害，統合失調症などの症状であることがある．反響言語は，反復的かつ持続的な傾向があり，嘲笑するかのように，あるいは，口を開けずもごもご不明瞭な声で，または，スタッカートのように弾むように発声されることがある．

反響動作　echopraxia
他者の，動きやジェスチャー，姿勢などの真似を繰り返すこと．統合失調症や神経学的疾患に伴うことがある．

判断　judgment
行動を決定するための，与えられた任意の価値判断から選択を実行する心の働き．

反動形成　reaction formation
無意識で行われる**防衛機制**の1つであり，意識的または無意識的(**無意識** unconscious を見よ)に内に秘めている衝動とは正反対の**感情・アイディア・行動**を実際には選択すること．例えば，倫理的に厳しい傾向の突出は，強烈かつ抑圧された反社会的衝動への反動である場合がある．

ひ

ヒステリー　hysteria
フランス人神経学者，ジャン・マルタン・シャルコー(1825-1893)により始めて記載された精神医学的**症候群**の1つ．ヒステリー患者は，浅薄で調節されない**感情**を示し，自己没入，性的没頭，乱交的性行動，**思考障害**を示すことがある．ヒステリーはまた，無意識の葛藤による**不安**が身体症状として発現する**転換**症状のために conversion disorder 転換症とも呼ばれる．

いわゆる『ヒステリー』　hysterics
一般人が，感情の激発をコントロールできない人物を表現する際の言葉．

ヒステリー球　globus hystericus
咽喉頭部に何か固まりが詰まっている感覚．**神経症**の項目内の，転換型ヒステリー性神経症の記載も参照のこと．

悲嘆　grief
外界の，意識的に理解された喪失体験による正常かつ適切な感情的反応のこと．通常は，永続することなく，また，徐々に収まる．

非定型うつ病　atypical depression
気分の反応性，体重増加，過眠，鉛様の麻痺，拒絶への敏感さなど，一連の症状からなるうつ病を表す用語．DSM-5では，「非定型の特徴を伴う」という特定用語を用いる．この特徴を伴う場合，抗うつ剤としてのMAOIが奏効することがある．

ふ

不安　anxiety
通常，由来が判然とせずに生じる危機の予感による，心配，緊張，落ち着きのなさなどのこと．主に精神内界に由来する点で，通常意識できる外的な危機や危険への感情的な反応である恐怖とは異なる．不安により，社会的・職業的機能が障害され，望む目的の遂行や感情的な安寧が保たれない場合を病的とみなす．

夫婦療法　marital therapy
婚姻関係にあるカップルに対する問題軽減を目的とした治療のこと．力動的，性的，倫理的，経済的なさまざまな観点から結婚を考える．より広義の概念として，「カップルセラピー」があり，この場合は，未婚のカップルにも適応される．

服薬遵守　adherence
通常，推奨される量と頻度で服薬することをいう．「コンプライアンス」とも言われる．

不適切な感情　inappropriate affect
現実と調和しない，または，情動を伴うはずの陳述内容や思考内容と調和しない感情の表出のこと．

浮動不安　free-floating anxiety
重篤な全般性かつ持続性の不安であり，特定の対象や出来事に由来せず，時にパニックの先駆けとなることがある．

プラダー-ウィリー症候群　Prader-Willi syndrome
第15番染色体の遺伝的異常のために生じる発

達障害．1～4歳の間に，この**症候群**の小児は食物に対する執着が出現し，それが飽くことのない**強迫観念**となることがある．小さい体格や発育不全の性徴，あるいは筋緊張の低下を伴っていることも多い．患者の多くは軽度の知的障害を合併しており，言語と運動の発達の遅滞を認める．

フラッシュバック flashback
幻覚薬の使用を中止した後に，幻覚薬の使用中に生じた幻覚的な知覚症状と同様の症状の追体験のこと．フラッシュバックは，急性ストレス障害や心的外傷後ストレス障害（PTSD）でもよくみられる症状である．

フラッディング（インプロージョン） flooding（implosion）
行動療法の一技法であり，限局性恐怖症および適応の妨げとなる不安の治療に用いられ，治療には不安を引き起こす事物が，想像の中または実生活で，強烈な形で提示される．このような不安を惹起する事物の提示は，それが脱感作作用を示し，支障を生じる不安がもはや出現しなくなるまで継続される．

プリオン prion
感染症を伝染させることがある微小な蛋白質粒子．プリオン病は，時に亜急性海綿状脳症と呼ばれるが，その理由は死後脳の所見として大脳皮質の小脳に顆粒空胞変性が認められるためである．哺乳類の多くは，プリオン病を発症する．クロイツフェルトーヤコブ病は最も多いプリオン病である．

分離 isolation
強迫性障害の患者がしばしば用いる無意識下の**防衛機制**．分離により記憶は**感情**と分離される．思考や感情が触れてはならないものとして扱われ，ゆえに距離を置かれる．例として，患者が苦痛に満ちた体験を，表情を変えずに淡々と述べるなどが挙げられる．

分離 detachment
対人関係における全般的な孤立を特徴とする行動パターン．これには，**知性化**，否認，表面的な印象を伴うことがある．

分離不安 separation anxiety
小児が愛着をもつ人物と分離される経験や分離すると脅されたときに感じる不快な感覚のことである．分離不安の出現は，発達の正常段階であり，主要な対象への強い愛着を意味する．分離不安は通常，生後10～15か月に出現する．およそ3歳までの小児は分離に対する懸念に支配される．分離不安が持続する場合や，それ以降に出現するようであれば臨床的な問題となり，分離**不安**症を示唆する可能性がある．

へ

米国国立精神衛生研究所 National Institute of Mental Health（NIMH）
米国国立衛生研究所（NIH）を構成する27の研究所およびセンターの1つ．**精神疾患** mental disorders の原因と治療に関する研究を統括している．

併存症 comorbidity
複数の精神疾患が同時に発生することであり，統合失調症に物質使用障害が合併している，あるいは，アルコール使用障害にうつ病が同時に認められる場合などがその例である．併存症間の関係は，ある精神障害からの因果関係を反映して併存症が生じることも，両者への脆弱性が背後に存在しているためのこともあり得る．しかし逆に，複数の精神疾患が同時に存在しているからといって，原因や脆弱性に全く共通性がないこともあり得る．

β-ブロッカー beta-blocker
血管の収縮や拡張，心臓機能，呼吸機能を調節するアドレナリンの β 受容体の作用を抑制する薬物．β-ブロッカーは，高血圧，不整脈，片

頭痛の治療に有効である．精神医学領域では，**攻撃性**や暴力，不安関連の**振戦**，リチウムによる**振戦**，抗精神病薬による**アカシジア**，社交恐怖，実演する機会に出現する不安，パニック状態，アルコール離脱などに使用されてきた．

弁証法的行動療法 dialectical behavior therapy（DBT）
精神療法の一技法であり，認知行動的な対処技能を指導し，境界性パーソナリティ障害の治療のために特別に考案されたものである．

ベンゾジアゼピン受容体 benzodiazepine receptors
ベンゾジアゼピンが結合する中枢神経系（CNS）内の受容体．GABA受容体蛋白のなかに結合部位がある．ベンゾジアゼピンはGABA受容体の，CNSにおける主要な抑制性神経伝達物質であるGABAに対する親和性を上昇させ，それにより抑制的効果を引き起こし，不安を軽減し，交感神経系の過剰な喚起を鎮静する．

扁桃体 amygdala
尾状核尾部に接した側脳室下角の天井に位置する，基底核の一部をなす構造体．感情を調整する**大脳辺縁系**の重要な一部をなす，前脳内部の構造．

ほ

防衛機制 defense mechanism
感情的な**葛藤**と**不安**からの救済を助ける**無意識**の精神内界のプロセスのこと．同様の目的で意識的な努力が行われることも多いが，真の防衛機制は**無意識**に行われる．この用語集で取り扱われている防衛機制の具体例には，**解離**，**知性化**，**取り入れ（摂取）**，**投射**，**合理化**，**反動形成**，**昇華**，**代償**がある．

ま

魔術的思考 magical thinking
思考が実際の行動と等価とする捉え方のこと．小児やさまざまな精神障害で認められる．現実的な因果関係が無視される特徴を伴う．

み

満ち足りた無関心 la belle indifférence
文字どおりであれば，「beautiful indifference 美しき無関心」．転換症の一部の患者に認められる現象であり，自己の身体症状への適切な関心の欠如としてとらえられる．**神経症**の項目内の，hysterical neurosis, conversion type 転換型ヒステリー性神経症の記載も参照．

ミュンヒハウゼン症候群 Münchausen syndrome（pathomimicry）
慢性の虚偽性障害の一形態であり，完全な作り話または意図的な自作の傷病あるいは持病の誇張からなる．患者の生活のほとんどは入院を求めることや入院の継続から成立している（時に，偽名を利用することもある）．複数の侵襲的医学治療や手術を熱心に要求する．この欲求は，むしろ単に病人の役割を獲得することだけが目的であり，経済的利得を求めてはおらず，よりよい治療または健康を求めているのでもない．

む

無意識の unconscious
普通気付くことができない記憶と心的機能の一部．一度も自覚され意識されたことがない（一次的**抑圧**），あるいは，かつて意識できたが後に抑圧された（二次的**抑圧**）情報の保管庫である．

無気力 amotivation
興味の消失，受動性，欲望の消失などを特徴とする，統合失調症の陰性症状の一種．

無動，アキネジア　akinesia
運動抑制の状態や，随意運動の減少を意味する．アキネジアは定型抗精神病薬の内服により生じることがある．

無動機症候群　amotivational syndrome
欲望の消失，身だしなみへの無関心，定期的就労への無関心，疲労感などを特徴とする**症候群**のこと．マリファナの長期使用者に認められることがある．

無論理　alogia
文字どおり，会話の減少を意味する．通常，統合失調症の陰性症状として生じる．自発的言語の減少（会話の貧困）と会話の内容の減少（内容の貧困），淀みない会話が不可能なことなどを表現するための用語である．

め

滅裂　incoherence
一体性や一貫性の欠如のこと．一般には以下の理由から理解困難な発話や思考のことを意味する．文節や単語の論理的繋がりが失われている．不完全な文（センテンスの意味）の多用．内容の無関係かつ突然の変転．独特の言葉の使用．異常な文法的歪み．これらによる．

も

妄想　delusion
反証が明らかに存在するにもかかわらず堅固に持続する，外界の現実についての不正確な推論に基づいた誤った確信のこと．信仰上の確信などのような文化的伝統などは，妄想とはみなさない．患者に観察される妄想として頻度が高いものは以下のとおり：

関係妄想　delusion of reference
周囲の出来事・事物・人物が自分にとって特殊かつ尋常ではない意味（通常，ネガティブな）があるという確信．

虚無妄想　nihilistic delusion
「私の脳はもう消えてしまった」などのような，自身・身体の部位・他者・世界などが存在しないという確信．

誇大妄想　grandiose delusion
自身の重要性・権力・知識・存在を過剰に評価する妄想．

身体妄想　somatic delusion
閉経後の女性が自分は妊娠していると信じ，または，大腸の中に蛇が住んでいると信じる類の，身体の機能や身体のほかの側面に関する誤った信念のこと．

被害妄想　persecutory delusion
自分は（誰かから，または，身近な組織などから）嫌がらせ，攻撃，懲罰，陰謀などの対象にされているという確信．

被支配妄想　delusion of control
感覚，衝動，思考，行動が自分自身のものではなく，何か外的なものに押しつけられているという妄想．

貧困妄想　delusion of poverty
すべての財産を失った，失うであろうという確信．

妄想構築　systematized delusion
多彩な修飾をされた1つの妄想または1つのテーマや出来事について互いに関連した複数の妄想のこと．患者は自身が体験する人生上の出来事のすべての問題をこの妄想に結び付けて解釈する．

妄想的嫉妬　delusional jealousy
性的パートナーが浮気をしていると信じること．Othello delusion とも言う．（訳註：わが国では，オセロ症候群と言われることがあるが，言及は稀である．）

や

薬物療法 pharmacotherapy
薬剤の使用によって病気を治療すること．Psychopharmacological treatment 精神薬理学的治療とも呼ばれる．身体的治療の1つ．

ゆ

誘発電位 evoked potential
すべての知覚刺激により大脳内に誘発される電気的活動．より具体的には，音刺激が"event"と呼ばれる event-related potential 事象関連電位などと比較してより精確な用語である．electroencephalography「脳波検査」の項目を参照せよ．

よ

抑圧 repression
無意識に行われる**防衛機制**の1つであり，受け入れがたい考え・空想・**感情・衝動**を意識から消去し，意識にのぼらないよう意識から閉め出す．抑圧されたものが姿を変えて現れることがある．suppression 意図的な抑制と誤解されることが多い．

り

離人感 depersonalization
周囲および自分あるいはその双方に対する現実感の消失や奇妙さの感覚のこと．この体験はDSM-5の離人感・現実感消失症の特徴であり，統合失調型**パーソナリティ障害**・統合失調症・**不安**やストレスや過労に圧倒された人などに生じることもある．

両価性，アンビバレンス ambivalence
特定の人物・対象・状況に対する，全く逆の感情，態度，念慮，欲求の共存のこと．元来は，アンビバレンスは完全に意識化されず，極端な場合のみ精神病理学的な意味があるとされていた．

良心 conscience
行動，実績，価値判断についての倫理的自己省察的な標準のこと．通常，**超自我**と同一視される．

ろ

蠟屈症 waxy flexibility, cerea flexibilitas
緊張病性の統合失調症に認められることがある症状であり，四肢を受動的に動かされると，その肢位を保つこと．

ロボトミー lobotomy
精神外科の1つであり，前頭葉の神経路のいくつかを切断する手術．現在，治療抵抗性の強迫性障害に対して，より特異性の高い手術手技に取って代わられている．

用語集の出典：Shahrokh NC, Hales RE (eds): *American Psychiatric Glossary*, 8th Edition (Washington, DC, American Psychiatric Publishing, 2003); Shahrokh NC, Hales RE, Phillips KA, Yudofsky SC(eds): *The Language of Mentak Health: A Glossary of Psychiatric Terms* (Washington, DC, American Psychiatric Publishing, 2011); and American Psychiatric Association: *Diagnostic and Statistical Manual of Mental Disorders*, Fifth Edition (Arlington, VA, American Psychiatric Association, 2013). Copyright © American Psychiatric Pubulishing. Used with permission.

引用文献一覧

はじめに

Ackerknecht EH: Short History of Psychiatry. New York, Hafner, 1968
Alexander FG, Selesnick ST: The History of Psychiatry: An Evaluation of Psychiatric Thought and Practice From Prehistoric Times to the Present. New York, Harper & Row, 1966
Andreasen NC: The Broken Brain: The Biological Revolution in Psychiatry. New York, Harper & Row, 1984
Andreasen NC: Brave New Brain: Conquering Mental Illness in the Era of the Genome. New York, Oxford University Press, 2001
Murray CJL, Lopez AD: The Global Burden of Disease. Boston, MA, Harvard University Press, 1996
Pinel P: Treatise on Insanity. London, Messrs Cadell and Davies, 1806
Shorter E: A History of Psychiatry. New York, Wiley, 1997

第 1 章　診断と分類

American Psychiatric Association: Diagnostic and Statistical Manual: Mental Disorders. Washington, DC, American Psychiatric Association, 1952
American Psychiatric Association: Diagnostic and Statistical Manual of Mental Disorders, 2nd Edition. Washington, DC, American Psychiatric Association, 1968
American Psychiatric Association: Diagnostic and Statistical Manual of Mental Disorders, 3rd Edition. Washington, DC, American Psychiatric Association, 1980
American Psychiatric Association: Diagnostic and Statistical Manual of Mental Disorders, 4th Edition. Washington, DC, American Psychiatric Association, 1994
American Psychiatric Association: Diagnostic and Statistical Manual of Mental Disorders, 5th Edition. Arlington, VA, American Psychiatric Association, 2013
Black DW, Grant JE: DSM-5 Guidebook: The Essential Companion to the Diagnostic and Statistical Manual of Mental Disorders, Fifth Edition. Washington DC, American Psychiatric Publishing, 2014
Decker H: The Making of DSM-III: A Diagnostic Manual's Conquest of American Psychiatry. New York, Oxford University Press, 2013
Feighner JP, Robins E, Guze SB, et al: Diagnostic criteria for use in psychiatric research. Arch Gen Psychiatry 26:57–63, 1972
Spitzer RL, Williams JBW, Skodol AE: DSM-III: the major achievements and an overview. Am J Psychiatry 137:151–164, 1980
Wilson M: DSM-III and the transformation of American psychiatry: a history. Am J Psychiatry 150:399–410, 1993

第 2 章　面接と評価

American Psychiatric Association: Practice guidelines for the psychiatric evaluation of adults, second edition. Am J Psychiatry 163 (6 suppl):1–36, 2006
Andreasen NC: Thought, language, and communication disorders, I: clinical assessment, definition of terms, and evaluation of their reliability. Arch Gen Psychiatry 36:1315–1321, 1979

Andreasen NC: Negative symptoms in schizophrenia: definition and reliability. Arch Gen Psychiatry 39:784–788, 1982

Andreasen NC: The Scale for the Assessment of Negative Symptoms (SANS). Iowa City, The University of Iowa, 1983

Andreasen NC: The Scale for the Assessment of Positive Symptoms (SAPS). Iowa City, The University of Iowa, 1984

Campbell RJ: Campbell's Psychiatric Dictionary, 8th Edition. New York, Oxford University Press, 2003

Chisholm MS, Lyketsos CG: Systematic Psychiatric Evaluation: A Step by Step Guide to Applying the Perspectives of Psychiatry. Baltimore, MD, Johns Hopkins University Press, 2012

MacKinnon RA, Michels R, Buckley PJ: The Psychiatric Interview in Clinical Practice, 2nd Edition. Washington, DC, American Psychiatric Publishing, 2009

Othmer E, Othmer SC: The Clinical Interview Using DSM-IV-TR, Vol 1: Fundamentals. Washington, DC, American Psychiatric Publishing, 2002

Shea SC: Psychiatric Interviewing: The Art of Understanding. A Practical Guide for Psychiatrists, Psychologists, Counselors, Social Workers, Nurses, and Other Mental Health Professionals, 2nd Edition. Philadelphia, PA, WB Saunders, 1998

Trzepacz P, Baker RW: The Psychiatric Mental Status Examination. New York, Oxford University Press, 1993

第3章　精神疾患の神経生物学と遺伝学

Andreasen NC (ed): Brain Imaging: Applications in Psychiatry. Washington, DC, American Psychiatric Press, 1989

Andreasen NC: Brave New Brain: Conquering Mental Illness in the Era of the Genome. New York, Oxford University Press, 2001

Andreasen NC: Research Advances in Genetics and Genomics: Implications for Psychiatry. Washington, DC, American Psychiatric Publishing, 2005

Baron M, Risch N, Hamburger R, et al: Genetic linkage between X-chromosome markers and bipolar affective illness. Nature 326:289–292, 1987

Björklund A, Hökfelt T, Swanson LW (eds): Integrated Systems of the CNS, Part 1 (Handbook of Chemical Neuroanatomy). Amsterdam, The Netherlands, Elsevier, 1987, p 5

Creese I, Burt DR, Snyder SH: Dopamine receptor binding predicts clinical and pharmacological potencies of antischizophrenic drugs. Science 192:481–483, 1972

Doane BK, Livingston KF: The Limbic System: Functional Organization and Clinical Disorders. New York, Raven, 1986

Egan MF, Kojima M, Callicott JH, et al: The BDNF Val66Met polymorphism affects activity-dependent secretion of BDNF and human memory and hippocampal function. Cell 112:257–269, 2003

Freeman JL, Perry GH, Feuk L, et al: Copy number variation: new insights in genome diversity. Genome Res 16:949–961, 2006

Freitag CM: The genetics of autistic disorders and its clinical relevance: a review of the literature. Mol Psychiatry 12:2–22, 2007

Fuster JM: The Prefrontal Cortex: Anatomy, Physiology, and Neuropsychology of the Frontal Lobe, 4th Edition. New York, Academic Press, 2008

Gottesman II, Shields J: Schizophrenia: The Epigenetic Puzzle. New York, Cambridge University Press, 1982

Gusella JF, Wexler NS, Conneally PM, et al: A polymorphic DNA marker genetically linked to Huntington's disease. Nature 306:234–238, 1983

Jones EG, Peters A (eds): Cerebral Cortex, Vol 6: Further Aspects of Cortical Function, Including Hippocampus. New York, Plenum, 1987

Kandel ER, Schwartz JH, Jessell TM: Principles of Neural Science, 4th Edition. New York, McGraw-Hill, 2000

Kennedy JL, Farrer LA, Andreasen NC, et al: The genetics of adult-onset neuropsychiatric disease: complexities and conundra? Science 302:822–826, 2003

Kety SS, Rosenthal D, Wender PH, et al: Mental illness in the biological and adoptive families of adopted schizophrenics. Am J Psychiatry 128:302–306, 1971

Levinson DF, Levinson MD, Segurado R, et al: Genome scan meta-analysis of schizophrenia and bipolar disorder, part I: methods and power analysis. Am J Hum Genet 73:17–33, 2003

McGuffin P, Owen MJ, Gottesman II: Psychiatric Genetics and Genomics. Oxford, UK, and New York, Oxford University Press, 2002

Nauta WJH, Feirtag M: Fundamental Neuroanatomy. New York, WH Freeman, 1986

Schlaepfer TE, Nemeroff CB: Neurobiology of Psychiatric Disorders. New York, Elsevier, 2012

Seeman P, Lee T, Chau-Wong M, et al: Antipsychotic drug doses and neuroleptic-dopamine receptors. Nature 261:717–719, 1976

Suarez BK, Duan J, Sanders AR, et al: Genomewide scan of 409 European-American and African American families with schizophrenia: suggestive evidence of linkage at 8p23.3-p21.2 and 11p13.1-q14.1 in the combined sample. Am J Hum Genet 78:315–333, 2006

Sutcliffe JS: Insights into the pathogenesis of autism. Science 321:208–209, 2008

Walsh T, McClellan JM, McCarthy JE, et al: Rare structural variants disrupt multiple genes in neurodevelopmental pathways in schizophrenia. Science 320:539–543, 2008

第4章　神経発達症群／神経発達障害群（児童精神医学）

Abbeduto L, McDuffie A: Genetic syndromes associated with intellectual disabilities, in Handbook of Medical Neuropsychology: Applications of Cognitive Neuroscience. Edited by Armstrong CL, Morrow L, New York, Springer, 2010, pp 193–221

Association on Intellectual and Developmental Disabilities: Intellectual Disability: Definition, Classification, and Systems of Support, 11th Edition. Washington, DC, American Association on Intellectual and Developmental Disabilities, 2010

Barkley RA, Fischer M, Smallish L, et al: Does the treatment of attention-deficit hyperactivity disorder with stimulants contribute to drug use/abuse? A 13-year prospective study. Pediatrics 111:97–109, 2003

Berninger VW, May MO: Evidence-based diagnosis and treatment for specific learning disabilities involving impairments in written and/or oral language. J Learn Disabil 44:167-183, 2011

Biederman J, Monuteaux MC, Spencer T, et al: Stimulant therapy and risk for subsequent substance use disorders in male adults with ADHD: a naturalistic controlled 10-year follow-up study. Am J Psychiatry 165:597–603, 2008

Bishop DVM: Pragmatic language impairment: a correlate of SLI, a distinct subgroup, or part of the autistic continuum? in Speech and Language Impairments in Children: Causes, Characteristics, Intervention, and Outcome. Edited by Bishop DVM, Leonard LB. East Sussex, England, Psychology Press, 2000, pp 99–113

Boyle CA, Boulet S, Schieve LA, et al: Trends in the prevalence of developmental disabilities in US children, 1997–2008. Pediatr 127:1034–1042, 2011

Canino G, Shrout PE, Rubio-Stipec M, et al: The DSM-IV rates of child and adolescent disorders in Puerto Rico. Arch Gen Psychiatry 61:85–93, 2004

Cantell MH, Smyth MM, Ahonen TP: Two distinct pathways for developmental coordination disorder: persistence and resolution. Hum Mov Sci 22:413–431, 2003

Cepeda C: Clinical Manual for the Psychiatric Interview of Children and Adolescents. Washington, DC, American Psychiatric Publishing, 2009

Compton DL, Fuchs LS, Fuchs D, et al: The cognitive and academic profiles of reading and mathematics learning disabilities. J Learn Disabil 45:79–95, 2012

Deprey L, Ozonoff S: Assessment of psychiatric conditions in autism spectrum disorders in Assessment of Autism Spectrum Disorders. Edited by Goldstein S, Naglieri J, Ozonoff S, New York, Guilford Press, 2009, pp 290–317

Dulcan M (ed): Dulcan's Textbook of Child and Adolescent Psychiatry. Washington, DC, American Psychiatric Publishing, 2010

Elsabbagh M, Divan G, Koh, Y-J, et al: Global prevalence of autism and other pervasive developmental disorders. Autism Res 5:160–179, 2012

Findling RL (ed): Clinical Manual of Child and Adolescent Psychopharmacology. Washington, DC, American

Psychiatric Publishing, 2008

Findling RL, Aman MG, Eerdekens M, et al: Long-term, open-label study of risperidone in children with severe disruptive behaviors and below-average IQ. Am J Psychiatry 111:677-684, 2004

Geller B, Tillman R, Bolhofner K, et al: Child bipolar I disorder: prospective continuity with adult bipolar I disorder; characteristics of second and third episodes; predictors of 8-year outcome. Arch Gen Psychiatry 65:1125-1133, 2008

Gerber PJ: The impact of learning disabilities on adulthood: a review of the evidenced-based literature for research and practice in adult education. J Learn Disabil 45:31-46, 2012

Ghaziuddin M: Asperger disorder in the DSM-5: sacrificing utility for validity. J Am Acad Child Adolesc Psychiatry 50:192-193, 2011

Gizer IR, Ficks C, Waldman ID: Candidate gene studies of ADHD: a meta-analytic review. Hum Genet 126:51-90, 2009

Greenspan SI, Wieder S: Infant and Early Childhood Mental Health: A Comprehensive Developmental Approach to Assessment and Intervention. Washington, DC, American Psychiatric Publishing, 2006

Halmøy A, Klungsøyr K, Skjærven R, et al: Pre- and perinatal risk factors in adults with attention-deficit/hyperactivity disorder. J Biol Psychiatry 71:474-481, 2012

Hollander E, Kalevzon A, Coyle JT (eds): Textbook of Autism Spectrum Disorders. Washington, DC, American Psychiatric Publishing, 2011

Howlin P, Goode S, Hutton J, et al: Adult outcome for children with autism. J Child Psychol Psychiatry 45:212-229, 2004

Kanner L: Autistic disturbances of affective contact. Nerv Child 2:217-250, 1943

Leckman JF, Bloch MH, Smith ME, et al: Neurobiological substrates of Tourette's disorder. J Child Adolesc Psychopharmacol 20:237-247, 2010

McDougle CJ, Scahill L, Aman MG, et al: Risperidone for the core symptom domains of autism: results from the study by the Autism Network of the Research Units on Pediatric Psychopharmacology. Am J Psychiatry 162:1142-1148, 2005

McGough JJ, Barkley RA: Diagnostic controversies in adult attention deficit hyperactivity disorder. Am J Psychiatry 161:1948-1956, 2004

McNaught KS, Mink JW: Advances in understanding and treatment of Tourette syndrome. Nat Rev Neurol 7:667-676, 2011

McPheeters ML, Warren Z, Sathe N, et al: A systematic review of medical treatments for children with autism spectrum disorders. Pediatrics 127:e1312-e1321, 2011

Morrato EH, Libby AM, Orton HD, et al: Frequency of provider contact after FDA advisory on risk of pediatric suicidality with SSRIs. Am J Psychiatry 165:42-50, 2008

Newcorn JH, Kratochvil CJ, Allen AJ, et al: Atomoxetine and osmotically released methylphenidate for the treatment of attention deficit hyperactivity disorder: acute comparison and differential response. Am J Psychiatry 165:721-730, 2008

O'Rourke JA, Scharf JM, Yu D, et al: The genetics of Tourette syndrome: a review. J Psychosom Res 67:533-545, 2009

Piven J, Nehme E, Siman J, et al: Magnetic resonance imaging in autism: measurement of the cerebellum, pons, and fourth ventricle. Biol Psychiatry 31:491-504, 1992

Swedo SE, Leonard HL, Garvey M, et al: Pediatric autoimmune neuropsychiatric disorders associated with streptococcal infections: clinical description of the first 50 cases. Am J Psychiatry 154:264-271, 1998

Vismara LA, Rogers SJ: Behavioral treatments in autism spectrum disorder: What do we know? Annu Rev Clin Psychology 6:447-468, 2010

Volkmar F, Klin A, Schultz RT, et al: Asperger's disorder. Am J Psychiatry 157:262-267, 2000

Wassink TH, Hazlett HC, Epping EA, et al: Cerebral cortical gray matter overgrowth and functional variation of the serotonin transporter gene in autism. Arch Gen Psychiatry 64:709-717, 2007

Willcutt G: The prevalence of DSM-IV Attention-Deficit/Hyperactivity Disorder: a meta-analytic review. Neurotherapeutics 9:490-499, 2012

第5章　統合失調症スペクトラム障害および他の精神病性障害群

Agerbo E, Byrne M, Eaton WW, et al: Marital and labor market status in the long run in schizophrenia. Arch Gen Psychiatry 61:28-31, 2004
Andreasen NC: The Broken Brain: The Biologic Revolution in Psychiatry. New York, Harper & Row, 1984
Andreasen NC: The diagnosis of schizophrenia. Schizophr Bull 13:9-22, 1987
Andreasen NC: Understanding the causes of schizophrenia. N Engl J Med 340:645-647, 1999
Andreasen NC, Liu D, Ziebell S, et al: Relapse duration, treatment intensity, and brain tissue loss in schizophrenia: a prospective longitudinal MRI study. Am J Psychiatry 170:609-615, 2013
Andreasen NC, O'Leary DS, Cizadlo T, et al: Schizophrenia and cognitive dysmetria: a positron-emission tomography study of dysfunctional prefrontalthalamic-cerebellar circuitry. Proc Natl Acad Sci U S A 93:9985-9990, 1996
Coldwell CM, Bender DL: The effectiveness of assertive community treatment for homeless populations with severe mental illness: a meta-analysis. Am J Psychiatry 164:393-399, 2007
Coryell WH, Tsuang MT: Outcome after 40 years in DSM-III schizophreniform disorder. Arch Gen Psychiatry 43:324-328, 1986
Csernanski JG, Schindler MK, Splinter NR, et al: Abnormalities of thalamic volume and shape in schizophrenia. Am J Psychiatry 161:896-902, 2004
Essock SM, Covell NH, Davis SM, et al: Effectiveness of switching antipsychotic medications. Am J Psychiatry 163:2090-2095, 2006
Evans JD, Heaton RK, Paulsen JS, et al: Schizoaffective disorder: a form of schizophrenia or affective disorder? J Clin Psychiatry 60:874-882, 1999
Flashman LA, Flaum M, Gupta S, et al: Soft signs and neuropsychological performance in schizophrenia. Am J Psychiatry 153:526-532, 1996
Goldman-Rakic PS: Working memory dysfunction in schizophrenia. J Neuropsychiatry Clin Neurosci 6:348-357, 1994
Green AI, Drake RE, Brunette MF, et al: Schizophrenia and co-occurring substance use disorder. Am J Psychiatry 164:402-408, 2007
Harrison PJ, Weinberger DR: Schizophrenia genes, gene expression, and neuropathology: on the matter of their convergence. Mol Psychiatry 10:40-68, 2005
Hirsch SR, Weinberger DR (eds): Schizophrenia, 2nd Edition. Oxford, UK, Blackwell Science, 2003
Hogarty GE, Flesher S, Ulrich R, et al: Cognitive enhancement therapy for schizophrenia: effect of a 2-year randomized trial on cognition and behavior. Arch Gen Psychiatry 61:866-876, 2004
Holzman PS, Levy DL, Proctor LR: Smooth pursuit eye movements, attention, and schizophrenia. Arch Gen Psychiatry 45:641-647, 1976
Huxley NA, Rendall M, Sederer L: Psychosocial treatments in schizophrenia: a review of the past 20 years. J Nerv Ment Dis 188:187-201, 2000
Kane JM: New-onset schizophrenia: pharmacologic treatment. Focus 6:167-171, 2008
Kasanin J: The acute schizoaffective psychoses. Am J Psychiatry 90:97-126, 1933
Kendler KS: Demography of paranoid psychoses (delusional disorder). Arch Gen Psychiatry 39:890-902, 1982
Langfeldt G: Schizophreniform States. Copenhagen, Denmark, E Munksgaard, 1939
Lauriello J, Pallanti S (eds): Clinical Manual for Treatment of Schizophrenia. Washington, DC, American Psychiatric Publishing, 2012
Levinson DF, Mahtani MM, Nancarrow DJ, et al: Genome scan of schizophrenia. Am J Psychiatry 155:741-750, 1998
Lieberman JA: Neurobiology and the natural history of schizophrenia. J Clin Psychiatry 67:e14, 2006
Lieberman JA, Stroup TS, Perkins DO (eds): Essentials of Schizophrenia. Washington, DC, American Psychatric Publishing, 2012
McElroy SL, Keck PE Jr, Strakowski SM: An overview of the treatment of schizoaffective disorder. J Clin Psychiatry 60 (suppl):16-21, 1999
McGlashan TH: The Chestnut Lodge follow-up study, II: long-term outcome in schizophrenia and the affective disorders. Arch Gen Psychiatry 41:586-601, 1984
McNeil TF, Cantor-Graae E, Weinberger DR: Relationship of obstetric complications and differences in size of brain

structures in monozygotic twin pairs discordant for schizophrenia. Am J Psychiatry 157:203-212, 2000

McGuire PK, Frith CD: Disordered functional connectivity in schizophrenia. Psychol Med 26:663-667, 1996

Meltzer HY, Alphs L, Green AI, et al: Clozapine treatment for suicidality in schizophrenia: International Suicide Prevention Trial (InterSePT). Arch Gen Psychiatry 60:82-91, 2003

Montross LP, Zisook S, Kasckow J: Suicide among patients with schizophrenia: a consideration of risk and protective factors. Ann Clin Psychiatry 17:173-182, 2005

Munoz RA, Amado H, Hyatt S: Brief reactive psychosis. J Clin Psychiatry 48:324-327, 1987

Munro A: Psychiatric disorders characterized by delusions: treatment in relation to specific types. Psychiatr Ann 22:232-240, 1992

Murray CJL, Lopez AD: The Global Burden of Disease. Boston, MA, Harvard University Press, 1996

Nicholson R, Lenane M, Singaracharlu S, et al: Premorbid speech and language impairment in childhood-onset schizophrenia associated with risk factors. Am J Psychiatry 157:794-800, 2000

Opjordsmoen S: Long-term course and outcome in delusional disorder. Acta Psychiatr Scand 78:556-586, 1988

Penn DL, Mueser KT: Research update on the psychosocial treatment of schizophrenia. Am J Psychiatry 153:607-617, 1996

Selemon LD, Rajkowska G, Goldman-Rakic S: Abnormally high neuronal density in the schizophrenic cortex. Arch Gen Psychiatry 52:805-818, 1995

Staal W, Hulshoff HE, Schnack HG, et al: Structural brain abnormalities in patients with schizophrenia and their healthy siblings. Am J Psychiatry 157:416-421, 2000

Stroup TS, Lieberman JA, McEvoy JP, et al: Effectiveness of olanzapine, quetiapine, and risperidone in patients with chronic schizophrenia after discontinuing perphenazine: a CATIE study. Am J Psychiatry 164:415-427, 2007

Turetsky BI, Calkins ME, Light GA, et al: Neurophysiological endophenotypes of schizophrenia: the viability of selected candidate measures. Schizophr Bull 33:69-94, 2007

Winokur G: Familial psychopathology and delusional disorder. Compr Psychiatry 26:241-248, 1985

Wright IC, Rabe-Hesketh S, Woodruff P, et al: Meta-analysis of regional brain volumes in schizophrenia. Am J Psychiatry 157:16-25, 2000

Zhang-Wong J, Beiser M, Bean M, et al: Five-year course of schizophreniform disorder. Psychiatry Res 59:109-117, 1995

第6章　気分障害

American Psychiatric Association: Practice guideline for the treatment of patients with bipolar disorder (revision). Am J Psychiatry 159 (4 Suppl):1-50, 2002

American Psychiatric Association: Practice guidelines for the treatment of patients with major depressive disorder, 3rd Edition. Arlington, VA, American Psychiatric Association, 2010

Baxter LR, Schwartz JM, Phelps ME, et al: Reduction of prefrontal cortex glucose metabolism common to three types of depression. Arch Gen Psychiatry 46:243-250, 1989

Coppen AJ, Doogan DP: Serotonin and its place in the pathogenesis of depression. J Clin Psychiatry 49 (suppl):4-11, 1988

Coryell W, Young EA: Clinical predictors of suicide in primary major depressive disorder. J Clin Psychiatry 66:412-417, 2005

Coryell W, Solomon D, Turvey C, et al: The long-term course of rapid-cycling bipolar disorder. Arch Gen Psychiatry 60:914-920, 2003

Drevets WC, Videen TO, Price JL, et al: A functional anatomical study of unipolar depression. J Neurosci 12:3628-3641, 1992

Germain A, Nofzinger EA, Kupfer DJ, et al: Neurobiology of non-REM sleep in depression: further evidence for hypofrontality and thalamic dysregulation. Am J Psychiatry 161:1856-1863, 2004

Gijsman HJ, Geddes JR, Rendell JM, et al: Antidepressants for bipolar depression: systematic review of randomized, controlled trials. Am J Psychiatry 161:1537-1547, 2004

Goldberg JF, Perlis RH, Bowden CL, et al: Manic symptoms during depressive episodes in 1,380 patients with bipolar disorder: findings from the STEPBD. Am J Psychiatry 166:173-181, 2009

Golden RN, Goynes BN, Ekstrom RD, et al: The efficacy of light therapy in the treatment of mood disorder: a review and meta-analysis of the evidence. Am J Psychiatry 162:656-662, 2005

Goodwin FK, Jamison KR: Manic-Depressive Illness: Bipolar Disorders and Recurrent Depression, 2nd Edition. New York, Oxford University Press, 2007

Kelsoe JR, Ginns EI, Egeland JA, et al: Re-evaluation of the linkage relationship between chromosome 11p loci and the gene for bipolar affective disorder in the Old Order Amish. Nature 342:238-243, 1989

Kennedy SH, Giacobbe P: Treatment resistant depression: advances in somatic therapy. Ann Clin Psychiatry 19:279-287, 2007

Ketter TA (ed): Handbook of Diagnosis and Treatment of Bipolar Disorder. Washington, DC, American Psychiatric Publishing, 2010

Klein DN, Schwartz JE, Rose S, et al: Five-year course and outcome of dysthymic disorder: a prospective naturalistic follow-up study. Am J Psychiatry 157:931-939, 2000

Li X, Frye MA, Shelton RC: Review of pharmacological treatment in mood disorders and future directions for drug development. Neuropsychopharmacology 37:77-101, 2012

Nemeroff CB: The role of corticotropin-releasing factor in the pathogenesis of major depression. Pharmacopsychiatry 21:76-82, 1988

Plante DT, Winkelman JW: Sleep disturbance in bipolar disorder: therapeutic implications. Am J Psychiatry 165:830-843, 2008

Pompallona S, Bollini P, Tibaldi G, et al: Combined pharmacotherapy and psychological treatment for depression: a systematic review. Arch Gen Psychiatry 61:714-719, 2004

Posternak MA, Zimmerman M: Is there a delay in the antidepressant effect? A meta-analysis. J Clin Psychiatry 66:148-158, 2005

Quitkin FM, McGrath PJ, Stewart JW, et al: Remission rates with three consecutive antidepressant trials: effectiveness for depressed outpatients. J Clin Psychiatry 66:670-676, 2005

Rosa MA, Lisanby SH: Somatic treatments for mood disorders. Neuropsychopharmacology 37:102-116, 2012

Rush AJ, Marangell LB, Sackeim HA, et al: Vagus nerve stimulation for treatment-resistant depression: a randomized, controlled acute phase trial. Biol Psychiatry 58:347-354, 2005

Schneck CD, Miklowitz DJ, Miyahara S, et al: The prospective course of rapid cycling bipolar disorder: findings from the STEP-BD. Am J Psychiatry 165:370-377, 2008

Solomon DA, Lean AC, Moeller TI, et al: Tachyphylaxis in unipolar major depressive disorder. J Clin Psychiatry 66:283-290, 2005

Terman M, Terman JS: Light therapy for seasonal and non-seasonal depression: efficacy, protocol, safety, and side effects. CNS Spectr 10:647-663, 2005

Trivedi MH, Thase ME, Fava M, et al: Adjunctive aripiprazole in major depressive disorder: analysis of efficacy and safety in patients with anxious and atypical features. J Clin Psychiatry 69:1928-1936, 2008

Vos T, Haby MM, Barendregt JJ, et al: The burden of major depression avoidable by longer-term treatment strategies. Arch Gen Psychiatry 61:1097-1103, 2004

Winokur G, Tsuang MT: The Natural History of Mania, Depression, and Schizophrenia. Washington, DC, American Psychiatric Press, 1996

第7章　不安症群／不安障害群

American Psychiatric Association: Practice guideline for the treatment of patients with panic disorder, second edition. Am J Psychiatry 166 (suppl):5-68, 2009

Baldwin D, Bobes J, Stein DJ, et al: Paroxetine in social phobia/social anxiety disorder: randomised, double-blind, placebo-controlled study. Paroxetine Study Group. Br J Psychiatry 175:120-126, 1999

Burns LE, Thorpe GL: The epidemiology of fears and phobias (with particular reference to the National Survey of

Agoraphobics). J Int Med Res 5 (suppl): 1-7, 1977

DaCosta JM: On irritable heart: a clinical study of a form of functional cardiac disorder and its consequences. Am J Med Sci 61:17-52, 1871

Fyer AJ, Mannuzza S, Gallops MS, et al: Familial transmission of simple phobias and fears: a preliminary report. Arch Gen Psychiatry 47:252-256, 1990

Heimberg RG, Liebowitz MR, Hope DA, et al: Cognitive behavioral group therapy vs. phenelzine therapy for social phobia: 12-week outcome. Arch Gen Psychiatry 55:1133-1141, 1998

Hettema JM, Prescott CA, Myers JM, et al: The structure of genetic and environmental risk factors for anxiety disorders in men and women. Arch Gen Psychiatry 62:182-189, 2005

Katon WJ, Van Korff M, Lin E: Panic disorder: relationship to high medical utilization. Am J Med 92 (suppl):7S-11S, 1992

Klein DF: False suffocation alarms, spontaneous panics, and related conditions: an integrative hypothesis. Arch Gen Psychiatry 50:306-317, 1993

Lee MA, Flegel P, Greden JF, et al: Anxiogenic effects of caffeine on panic and depressed patients. Am J Psychiatry 145:632-635, 1988

Liebowitz MR, Gelenberg AJ, Munjack D: Venlafaxine extended release vs. placebo and paroxetine in social anxiety disorder. Arch Gen Psychiatry 62:190-198, 2005

Manicavasagar VC, Marnane C, Pini S, et al: Adult separation anxiety disorder: a disorder comes of age. Curr Psychiatry Rep 12:290-297, 2010

Noyes R, Clancy J, Garvey MJ, et al: Is agoraphobia a variant of panic disorder or a separate illness? J Affect Disord 1:3-13, 1987a

Noyes R, Clarkson C, Crowe R, et al: A family study of generalized anxiety disorder. Am J Psychiatry 144:119-124, 1987b

Nutt DJ, Bell CJ, Malizia AC: Brain mechanisms of social anxiety disorder. J Clin Psychiatry 59 (suppl):4-9, 1998

Ravindran LN, Stein MB: The pharmacologic treatment of anxiety disorders: a review of progress. J Clin Psychiatry 71:839-854, 2010

Roberson-Nay RL, Eaves LJ, Hettema JM, et al: Childhood separation anxiety disorder and adult onset panic attacks share a common genetic diathesis. Depress Anxiety 29:320-327, 2012

Schumacher J, Kristensen AS, Wendland JR, et al: The genetics of panic disorder. J Med Genet 48:361-368, 2011

Seddon K, Nutt D: Pharmacologic treatment of panic disorder. Psychiatry 6:198-203, 2007

Stein DJ, Hollander E, Rothbaum BO (eds): Textbook of Anxiety Disorders, 2nd Edition. Washington, DC, American Psychiatric Publishing, 2010

Stein MB, Chartier MJ, Hazen AL: A direct-interview family study of generalized social phobia. Am J Psychiatry 155:90-97, 1998

Yates WR: Phenomenology and epidemiology of panic disorder. Ann Clin Psychiatry 21:95-102, 2009

第8章　強迫症および関連症群／強迫性障害および関連障害群

Akhtar S, Wig NN, Varma VK, et al: A phenomenological analysis of symptoms in obsessive-compulsive neurosis. Br J Psychiatry 127:342-348, 1975

American Psychiatric Association: Practice guideline for the treatment of patients with obsessive-compulsive disorder. Am J Psychiatry 164 (7 suppl):5-53, 2007

Andreasen NC, Bardach J: Dysmorphophobia: symptom or disease? Am J Psychiatry 134:673-676, 1977

Dougherty DD, Baer L, Cosgrove GR, et al: Prospective long-term follow-up of 44 patients who received cingulotomy for treatment-refractory obsessivecompulsive disorder. Am J Psychiatry 159:269-275, 2002

Grant J, Phillips KA: Recognizing and treating body dysmorphic disorder. Ann Clin Psychiatry 17:205-210, 2005

Grant JE, Stein DJ, Woods DW, Keuthen NJ: Trichotillomania, Skin Picking, and Other Body-Focused Repetitive Behaviors. Washington, DC, American Psychiatric Publishing, 2012

Kessler RC, Chiu WT, Demler O, et al: Prevalence, severity, and comorbidity of 12-month DSM-IV disorders in the

National Comorbidity Survey replication. Arch Gen Psychiatry 62:617-627, 2005
Keuthen NJ, O'Sullivan RL, Goodchild P, et al: Retrospective review of treatment outcome for 63 patients with trichotillomania. Am J Psychiatry 155:560-561, 1998
Osborn I: Tormenting Thoughts and Secret Rituals. New York, Dell, 1998
Phillips KA: The Broken Mirror: Understanding and Treating Body Dysmorphic Disorder, Revised and Expanded Edition. New York, Oxford University Press, 2005
Phillips KA, Didie ER, Feusner J, et al: Body dysmorphic disorder: treating an underrecognized disorder. Am J Psychiatry 165:1111-1118, 2008
Rappoport JL: The Boy Who Couldn't Stop Washing. New York, EP Dutton, 1989
Rasmussen SA, Eisen JL: Epidemiology and clinical features of obsessivecompulsive disorder, in Obsessive-Compulsive Disorders: Theory and Management, 3rd Edition. Edited by Jenike MA, Baer L, Minichiello WE. St. Louis, MO, Mosby, 1998, pp 12-43
Ruck C, Karlsson A, Steele JD, et al: Capsulotomy for obsessive-compulsive disorder. Arch Gen Psychiatry 65:914-922, 2008
Schwartz JM, Stoessel PW, Baxter LR, et al: Systematic changes in cerebral glucose metabolic rate after successful behavior modification treatment of obsessive-compulsive disorder. Arch Gen Psychiatry 53:109-113, 1996
Simpson HB, Foa EB, Liebowitz MR, et al: A randomized, controlled trial of cognitive-behavioral therapy for augmenting pharmacotherapy in obsessivecompulsive disorder. Am J Psychiatry 165:621-630, 2008
Skoog G, Skoog I: A 40-year follow-up of patients with obsessive-compulsive disorder. Arch Gen Psychiatry 56:121-127, 1999
Swedo SE, Leonard HL, Garvey M: Pediatric autoimmune neuropsychiatric disorders associated with streptococcal infections: clinical descriptions of the first 50 cases. Am J Psychiatry 155:264-271, 1998
Vulink NC, Denys D, Fluitman SB, et al: Quetiapine augments the effect of citalopram in non-refractory obsessive-compulsive disorder: a randomized, double-blind, placebo-controlled study of 76 patients. J Clin Psychiatry 70:1001-1008, 2009

第9章　心的外傷およびストレス因関連障害群

American Psychiatric Association: Practice guideline for the treatment of patients with acute stress disorder and posttraumatic stress disorder. Am J Psychiatry 161 (11 suppl):3-31, 2004
Andreasen NC: What is post-traumatic stress disorder? Dialogues Clin Neurosci 13:240-243, 2011
Andreasen NC, Hoenk PR: The predictive value of adjustment disorders: a follow-up study. Am J Psychiatry 139:584-590, 1982
Andreasen NC, Wasek P: Adjustment disorders in adolescents and adults. Arch Gen Psychiatry 37:1166-1170, 1980
Brady K, Pearlstein T, Asnis GM, et al: Efficacy and safety of sertraline treatment of posttraumatic stress disorder: a randomized controlled trial. JAMA 283:1837-1844, 2000
Bryant RA, Sackville T, Dang ST, et al: Treating acute stress disorder: an evaluation of cognitive behavior therapy and supportive counseling techniques. Am J Psychiatry 156:1780-1786, 1999
Bryant RA, Creamer M, O'Donnell ML, et al: A multisite study of the capacity of the acute stress disorder diagnosis to predict posttraumatic stress disorder. J Clin Psychiatry 69:923-929, 2008
Despland JN, Monod L, Ferrero F: Clinical relevance of adjustment disorder in DSM-III-R and DSM-IV. Compr Psychiatry 36:454-460, 1995
Ehlers A, Clark DM, Hackmann A, et al: A randomized controlled trial of cognitive therapy, a self-help booklet, and repeated assessments as early interventions for posttraumatic stress disorder. Arch Gen Psychiatry 60:1024-1032, 2003
Greenberg WM, Rosenfeld DN, Ortega EA: Adjustment disorder as an admission diagnosis. Am J Psychiatry 152:459-461, 1995
Heim C, Nemeroff CB: Neurobiology of posttraumatic stress disorder. CNS Spectr 14 (suppl 1):13-24, 2009
Jones R, Yates WR, Zhou HH: Readmission rates for adjustment disorder with depressed mood: comparison with

other mood disorders. J Affect Disord 71:199-203, 2002

Kessler RC, Chiu WT, Demler O, et al: Prevalence, severity, and comorbidity of 12-month DSM-IV disorders in the National Comorbidity Survey replication. Arch Gen Psychiatry 62:617-627, 2005

Kovacs M, Ho V, Pollock MH: Criterion and predictive validity of the diagnosis of adjustment disorder: a prospective study of youths with new-onset insulin dependent diabetes mellitus. Am J Psychiatry 152:523-528, 1995

Marks I, Lovell K, Moshirvani H, et al: Treatment of posttraumatic stress disorder by exposure and/or cognitive restructuring: a controlled study. Arch Gen Psychiatry 55:317-325, 1998

Mohamed S, Rosenheck RA: Pharmacotherapy of PTSD in the U.S. Department of Veterans Affairs: diagnostic- and symptom-guided drug selection. J Clin Psychiatry 69:959-965, 2008

North C, Pfeffenbaum B, Tivis L, et al: The course of posttraumatic stress disorder in a follow-up study of survivors of the Oklahoma City bombing. Ann Clin Psychiatry 16:209-215, 2004

North CS, Suris AM, Davis M, et al: Toward validation of the diagnosis of posttraumatic stress disorder. Am J Psychiatry 166:34-41, 2009

Oxman TE, Barrett JE, Freeman DH, et al: Frequency and correlates of adjustment disorder related to cardiac surgery in older patients. Psychosomatics 35:557-568, 1994

Pelkonen M, Marttunen M, Henricksson M, et al: Adolescent adjustment disorder: precipitant stressors and distress symptoms in 89 outpatients. Eur Psychiatry 22:288-295, 2007

Raskind MA, Peskind ER, Hoff DJ, et al: A parallel group placebo controlled study of prazosin for trauma nightmares and sleep disturbance in combat veterans with post-traumatic stress disorder. Biol Psychiatry 61:928-934, 2007

Stein DJ, Hollander E, Rothbaum BO (eds): Textbook of Anxiety Disorders, 2nd Edition. Washington, DC, American Psychiatric Publishing, 2010

第10章　身体症状症群および解離症群

Allen LA, Escobar JI, Lehrer PM, et al: Psychosocial treatments for multiple unexplained physical symptoms: a review of the literature. Psychosom Med 64:939-950, 2002

Andreasen PJ, Seidel JA: Behavioral techniques in the treatment of patients with multiple personality disorder. Ann Clin Psychiatry 4:29-32, 1992

Barsky AJ, Fama JM, Bailey ED, et al: A prospective 4- to 5-year study of DSMIII-R hypochondriasis. Arch Gen Psychiatry 55:737-744, 1998

Boysen GA, Vanbergen A: A review of published research on adult dissociative identity disorder: 2000-2010. J Nerv Ment Dis 201:5-11, 2013

Brand BL, Classen CC, McNary SW, et al: A review of dissociative disorders treatment studies. J Nerv Ment Dis 197:646-654, 2009

Butler LD: Normative dissociation. Psychiatr Clin North Am 29:45-62, 2006

Coons PM, Bohman ES, Milstein V: Multiple personality disorder: a clinical investigation of 50 cases. J Nerv Ment Dis 176:519-527, 1988

DeWaal MWM, Arnold IA, Eekhof JAH, et al: Somatoform disorders in general practice. Br J Psychiatry 184:470-476, 2004

Dimsdale JE, Xin Y, Kleinman A, et al (eds): Somatic Presentations of Mental Disorders: Refining the Research Agenda for DSM-5. Arlington, VA, American Psychiatric Association, 2009

Ellason JW, Ross CA: Two year follow-up of inpatients with dissociative identity disorder. Am J Psychiatry 154:832-839, 1997

Foote B, Smolin Y, Kaplan M, et al: Prevalence of dissociative disorders in psychiatric outpatients. Am J Psychiatry 163:623-629, 2006

Guralnik O, Schmeidler J, Simeon D: Feeling unreal: cognitive processes in depersonalization. Am J Psychiatry 157:103-109, 2000

Henningsen P, Jakobsen T, Schiltenwolf M, et al: Somatization revisited: diagnosis and perceived causes of common mental disorders. J Nerv Ment Dis 193:85-92, 2005

Krem MM: Motor conversion disorders reviewed from a neuropsychiatric prospective. J Clin Psychiatry 65:783-790, 2004

Lauer J, Black DW, Keen P: Multiple personality disorder and borderline personality disorder: distinct entities or variations on a common theme? Ann Clin Psychiatry 5:129-134, 1993

Lowenstein RJ: Psychopharmacologic treatments of dissociative identity disorder. Psychiatr Ann 35:666-673, 2005

Noyes R, Reich J, Clancy J, et al: Reduction in hypochondriasis with treatment of panic disorder. Br J Psychiatry 149:631-635, 1986

Noyes R, Holt CS, Kathol RG: Somatization: diagnosis and management. Arch Gen Psychiatry 4:790-795, 1995

Piper A: Multiple personality disorder. Br J Psychiatry 164:600-612, 1994

Pope HG Jr, Jonas JM, Jones B: Factitious psychosis: phenomenology, family history, and long-term outcome of nine patients. Am J Psychiatry 139:1480-1483, 1982

Reich P, Gottfried LA: Factitious disorders in a teaching hospital. Ann Intern Med 99:240-247, 1983

Ross CA, Miller SD, Reagor P, et al: Structured interview data on 102 cases of multiple personality disorder from four centers. Am J Psychiatry 147:596-601, 1990

Schreiber FR: Sybil. Chicago, IL, Henry Regnery, 1973

Shah KA, Forman MB, Freedman HS: Munchausen's syndrome and cardiac catheterization: a case of a pernicious interaction. JAMA 248:3008-3009, 1982

Sierra M, Berrios GE: Depersonalization: neurobiologic perspectives. Biol Psychiatry 44:898-908, 1998

Simeon D, Gross S, Guralnik O, et al: Feeling unreal: 30 cases of DSM-III-R depersonalization disorder. Am J Psychiatry 154:1107-1113, 1997

Simeon D, Stein DJ, Hollander E: Treatment of depersonalization disorder with clomipramine. Biol Psychiatry 44:302-303, 1998

Simeon D, Guralnik O, Schneider J, et al: Fluoxetine therapy in depersonalisation disorder: randomised controlled trial. Br J Psychiatry 185:31-36, 2004

Slater ETO, Glithero E: A follow-up of patients diagnosed as suffering from "hysteria." J Psychosom Res 9:9-13, 1965

Spiegel D, Loewenstein RJ, Lewis-Fernandez R, et al: Dissociative disorders in DSM-5. Depress Anxiety 28:824-852, 2011

Thigpen CH, Cleckley HM: The Three Faces of Eve. New York, McGraw-Hill, 1957

Turner M: Malingering. Br J Psychiatry 171:409-411, 1997

Vermetten E, Schmahl C, Lindner S, et al: Hippocampal and amygdalar volumes in dissociative identity disorder. Am J Psychiatry 163:630-636, 2006

Warwick HMC, Clark DM, Cobb AM, et al: A controlled trial of cognitivebehavioural therapy of hypochondriasis. Br J Psychiatry 169:189-195, 1996

第11章　食行動障害および摂食障害群

Agras WS, Apple RF: Overcoming Eating Disorders: Therapist Guide. New York, Oxford University Press, 2007

American Psychiatric Association: Practice guideline for eating disorders, third edition. Am J Psychiatry 163 (7 suppl):4-54, 2006

Becker AE, Grinspoon SK, Klibanski A, et al: Eating disorders. N Engl J Med 340:1092-1098, 1999

Bissada H, Tasca GA, Barber AM, et al: Olanzapine in the treatment of low body weight and obsessive thinking in women with anorexia nervosa: a randomized, double-blind, placebo-controlled trial. Am J Psychiatry 165:1281-1288, 2008

Collier DA, Treasure JL: The aetiology of eating disorders. Br J Psychiatry 185:363-365, 2004

Crisp AH, Hsu LKG, Harding B, et al: Clinical features of anorexia nervosa: a study of 102 cases. J Psychosom Res 24:179-191, 1980

Deter HC, Herzog W: Anorexia nervosa in a long-term perspective: results of the Heidelberg-Mannheim Study. Psychosom Med 56:20-27, 1994

Dorian BT, Garfinkel PE: The contributions of epidemiologic studies to the etiology and treatment of the eating disorders. Psychiatr Ann 29:187-191, 1999

Eddy KT, Dorer DJ, Franko DL, et al: Diagnostic crossover in anorexia nervosa and bulimia nervosa: implications for DSM-V. Am J Psychiatry 165:245-250, 2008

Fairburn CG, Norman PA, Welch SL, et al: A prospective study of outcome in bulimia nervosa and the long-term effects of three psychological treatments. Arch Gen Psychiatry 52:304-312, 1995

Fluoxetine Bulimia Nervosa Collaborative Study Group: Fluoxetine in the treatment of bulimia nervosa: a multicenter, placebo-controlled, double-blind trial. Arch Gen Psychiatry 49:139-147, 1992

Garber AK, Michihata N, Hetnal K, et al: A prospective examination of weight gain in hospitalized adolescents with anorexia nervosa on a recommended refeeding protocol. J Adol Health 50:24-29, 2012

Grilo CM, Masheb RM, Wilson GT: Efficacy of cognitive behavioral therapy and fluoxetine for the treatment of binge eating disorder: a randomized, double-blind, placebo-controlled comparison. Biol Psychiatry 57:301-309, 2005

Keel PK, Mitchell JE: Outcome in bulimia nervosa. Am J Psychiatry 154:313-321, 1997

Lilienfeld LR, Kaye WH, Greeno CG, et al: A controlled family study of anorexia nervosa and bulimia nervosa: psychiatric disorders in first-degree relatives and effects of proband comorbidity. Arch Gen Psychiatry 55:603-610, 1998

Logue CM, Crowe RR, Bean JA: A family study of anorexia nervosa and bulimia. Compr Psychiatry 30:179-188, 1989

Mehler PS, Andersen AE (eds): Eating Disorders: A Guide to Medical Care and Complications, 2nd Edition. Baltimore, MD, Johns Hopkins University Press, 2010

Pike KM, Carter JC, Olmsted MP: Cognitive-behavioral therapy for anorexia nervosa, in The Treatment of Eating Disorders: A Clinical Handbook. Edited by Grilo CM, Mitchell JE. New York, Guilford, 2010, pp 83-107

Wilson GT, Wilfley DE, Agras S, Bryson SW: Psychological treatments of binge eating disorder. Arch Gen Psychiatry 67:94-101, 2010

Yager J, Powers PS (eds): Clinical Manual of Eating Disorders. Washington, DC, American Psychiatric Publishing, 2007

第12章　睡眠-覚醒障害群

American Academy of Sleep Medicine: International Classification of Sleep Disorders, 2nd Edition: Diagnostic and Coding Manual. Westchester, IL: American Academy of Sleep Medicine, 2005

Arnulf I: REM sleep behavior disorder: motor manifestations and pathophysiology. Mov Disord 27:677-689, 2012

Bootzin RR, Epstein DR: Understanding and treating insomnia. Ann Rev Clin Psychol 7:435-458, 2011

Casola PG, Goldsmith RJ, Daiter J: Assessment and treatment of sleep problems. Psychiatr Ann 36:862-868, 2006

Dashevsky BA, Kramer M: Behavioral treatment of chronic insomnia in psychiatrically ill patients. J Clin Psychiatry 59:693-699, 1998

Goldsmith RJ, Casola PG: An overview of sleep, sleep disorders, and psychiatric medications' effects on sleep. Psychiatr Ann 36:833-840, 2006

Kasai T, Floras JS, Bradley TD: Sleep apnea and cardiovascular disease: a bidirectional relationship. Circulation 126:1495-1510, 2012

Krystal AD, Thakur M, Roth T: Sleep disturbance in psychiatric disorders: effect of function and quality of life in mood disorders, alcoholism, and schizophrenia. Ann Clin Psychiatry 20:39-46, 2008

Lam SP, Fon SYY, Ho CKW, et al: Parasomnia among psychiatric outpatients: a clinical, epidemiologic, cross-sectional study. J Clin Psychiatry 69:1374-1382, 2008

Morin CM, Culbert JP, Schwartz SM: Nonpharmacological interventions for insomnia: a meta-analysis of treatment efficacy. Am J Psychiatry 151:1172-1180, 1994

Morin CM, Colecchi C, Stone J, et al: Behavioral and pharmacological therapies of late-life insomnia. JAMA 281:991-999, 1999

Moser D, Anderer P, Gruber G, et al: Sleep classification according to the AASM and Rechtschaffen & Kales: effects on sleep scoring parameters. Sleep 32:139-149, 2009

Nowell PD, Buysse DJ, Reynolds CF, et al: Clinical factors contributing to the differential diagnosis of primary

insomnia and insomnia related to mental disorders. Am J Psychiatry 154:1412-1416, 1997
Ohayon MM, Caulet M, Lemoine P: Comorbidity of mental and insomnia disorders in the general population. Compr Psychiatry 39:185-197, 1998
Peterson MJ, Rumble ME, Benca RM: Insomnia and psychiatric disorders. Psychiatr Ann 38:597-605, 2008
Richardson GS: The human circadian system in normal and disordered sleep. J Clin Psychiatry 66 (suppl 9):3-9, 2005
Richardson GS, Zammit G, Wang-Weigand S, et al: Safety and subjective sleep effects of ramelteon administration in adults and older adults with chronic primary insomnia: 1-year, open-label study. J Clin Psychiatry 70:467-476, 2009
Roberts RE, Shema SJ, Kaplan GA, et al: Sleep complaints and depression in an aging cohort: a prospective perspective. Am J Psychiatry 157:81-88, 2000
Rosenberg RP: Sleep maintenance insomnia: strengths and weaknesses of current pharmacologic therapies. Ann Clin Psychiatry 18:49-56, 2006
Saper CB, Scammell TE, Lu J: Hypothalamic regulation of sleep and circadian rhythms. Nature 437:1257-1263, 2005
Smith MT, Perlis ML, Park A, et al: Comparative meta-analysis of pharmacotherapy and behavior therapy for persistent insomnia. Am J Psychiatry 159:5-11, 2002
Walsh JK, Fry J, Erwin CW, et al: Efficacy and tolerability of 14-day administration of zaleplon 5 mg and 10 mg for the treatment of primary insomnia. Clinical Drug Investigation 16:347-354, 1998
Winkelman J, Pies R: Current patterns and future directions in the treatment of insomnia. Ann Clin Psychiatry 17:31-40, 2005
Young T, Palta M, Dempsey J, et al: The occurrence of sleep disordered breathing among middle-aged adults. N Engl J Med 328:1230-1235, 1993
Zee PC, Lu BS: Insomnia and circadian rhythm sleep disorders. Psychiatr Ann 38:583-589, 2008

第13章　性機能不全群・性別違和・パラフィリア障害群

Balon R, Segraves RT (eds): Clinical Manual of Sexual Disorders. Washington, DC, American Psychiatric Publishing, 2009
Black DW, Goldstein RB, Blum N, et al: Personality characteristics in 60 subjects with psychosexual dysfunction: a non-patient sample. J Personal Disord 9:275-285, 1995
Briken P, Kafka MP: Pharmacological treatments for paraphilic patients and sexual offenders. Curr Opin Psychiatry 20:609-613, 2007
Brown GR: A review of clinical approaches to gender dysphoria. J Clin Psychiatry 51:57-64, 1990
Brown GR, Wise TN, Costa PT, et al: Personality characteristics and sexual functioning of 188 cross dressing men. J Nerv Ment Dis 184:265-273, 1996
Cantor JM, Blanchard R: White matter volumes in pedophiles, hebephiles, and teleiophiles. Arch Sex Behav 41:749-752, 2012
Clayton A, Pradko JF, Croft HA, et al: Prevalence of sexual dysfunction among newer antidepressants. J Clin Psychiatry 63:357-366, 2002
Cohen LJ, McGeoch PG, Watras-Gans S, et al: Personality impairment in male pedophiles. J Clin Psychiatry 63:912-919, 2002
Dording CM, LaRocca RA, Hails KA, et al: The effect of sildenafil on quality of life. Ann Clin Psychiatry 25:3-10, 2013
Dunsleith NW, Nelson EB, Brusman-Lovins LA, et al: Psychiatric and legal features of 113 men convicted of sexual offenses. J Clin Psychiatry 65:293-300, 2004
First MB, Frances A: Issues for DSM-V: unintended consequences of small changes: the case of paraphilias. Am J Psychiatry 165:1240-1241, 2008
Gaffney GR, Berlin FS: Is there a gonadal dysfunction in pedophilia? A pilot study. Br J Psychiatry 145:657-660, 1984
Gaffney GR, Lurie SF, Berlin FS: Is there familial transmission of pedophilia? J Nerv Ment Dis 172:546-548, 1984
Grant JE: Clinical characteristics and psychiatric comorbidity in males with exhibitionism. J Clin Psychiatry 66:1367-1371, 2005
Green R: Gender identity in childhood and later sexual orientation: follow-up of 78 males. Am J Psychiatry 142:339-

341, 1985
Hall RC, Hall RC: A profile of pedophilia: definition, characteristics of offenders, recidivism, treatment outcome, and forensic issues. Mayo Clin Proc 82:457-471, 2007
Heiman J, LoPiccolo J: Clinical outcome of sex therapy. Arch Gen Psychiatry 40:443-449, 1983
Kostis J, Jackson G, Rosen R, et al: Sexual dysfunction and cardiac risk (the Second Princeton Consensus Conference). Am J Cardiol 96:313-321, 2005
Langevin R: Biological factors contributing to paraphilic behavior. Psychiatr Ann 22:307-314, 1992
Laumann EO, Paik A, Rosen RC: Sexual dysfunction in the United States: prevalence and predictors. JAMA 281:537-544, 1999
Laumann EO, Nicolosi A, Glasser DB, et al: Sexual problems among women and men aged 40-80 y: prevalence and correlates identified in the Global Study of Sexual Attitudes and Behaviors. Int J Impot Res 17:39-57, 2005
Masters WH, Johnson VE: Human Sexual Inadequacy. Boston, MA, Little, Brown, 1970
Meyer JK, Reter DJ: Sex reassignment follow-up. Arch Gen Psychiatry 36:1010-1015, 1979
Osborn M, Hawton K, Gath D: Sexual dysfunction among middle-aged women in the community. BMJ 296:959-962, 1988
Reissig ED, Binik YM, Khalifé S: Does vaginismus exist? A critical review of the literature. J Nerv Ment Dis 187:261-273, 1999
Rendell MS, Raifer J, Wicker PA, et al: Sildenafil for treatment of erectile dysfunction in men with diabetes: a randomized controlled trial. JAMA 281:421-426, 1999
Schiavi RC, Schreiner-Engel P, Mandeli J, et al: Healthy aging and male sexual function. Am J Psychiatry 147:766-771, 1990
Segraves RJ: Effects of psychotropic drugs on human erection and ejaculation. Arch Gen Psychiatry 46:275-284, 1989
Seidman SN, Rieder RO: A review of sexual behavior in the United States. Am J Psychiatry 151:330-341, 1994
Smith RS: Voyeurism, a review of the literature. Arch Sex Behav 5:585-609, 1975
Spector KR, Boyle M: The prevalence and perceived aetiology of male sexual problems in a non-clinical sample. Br J Med Psychol 59:351-358, 1986
Sternbach H: Age-associated testosterone decline in men: clinical issues for psychiatry. Am J Psychiatry 155:1310-1318, 1998
Wise TN: Fetishism, etiology and treatment: a review from multiple perspectives. Compr Psychiatry 26:249-256, 1985

第14章　秩序破壊的・衝動制御・素行症群

Black DW: Bad Boys, Bad Men: Confronting Antisocial Personality Disorder. New York, Oxford University Press, 1999
Black DW: A review of compulsive buying disorder. World Psychiatry 6:14-18, 2007
Blanco C, Grant J, Petry NM, et al: Prevalence and correlates of shoplifting in the United States: results from the National Epidemiologic Survey on Alcohol and Related Conditions (NESARC). Am J Psychiatry 165:905-913, 2008
Coccaro EF, Lee RJ, Kavoussi RJ: A double-blind, randomized placebo-controlled trial of fluoxetine in patients with intermittent explosive disorder. J Clin Psychiatry 70:653-662, 2009
Findling RL, Aman MG, Eerdekens M, et al: Long-term, open-label study of risperidone in children with severe disruptive behaviors and below-average IQ. Am J Psychiatry 111:677-684, 2004
Goldman MJ: Kleptomania: making sense of the nonsensical. Am J Psychiatry 148:986-996, 1991
Grant JE, Potenza MN (eds): The Oxford Handbook of Impulse Control Disorders. New York, Oxford University Press, 2012
Grant JE, Kim SW: Clinical characteristics and psychiatric comorbidity of pyromania. J Clin Psychiatry 68:1717-1722, 2007
Grant JE, Kim SW, Odlaug BL: A double-blind, placebo-controlled study of the opiate antagonist naltrexone in the treatment of kleptomania. Biol Psychiatry 65:600-606, 2009
Hollander E, Stein DJ (eds): Clinical Manual of Impulse-Control Disorders. Washington, DC, American Psychiatric

Publishing, 2006
Kessler RC, Coccaro EF, Fava M, et al: The prevalence and correlates of DSM-IV intermittent explosive disorder in the National Comorbidity Survey replication. Arch Gen Psychiatry 63:669-678, 2006
Kolko DJ: Efficacy of cognitive-behavioral treatment and fire safety education for children who set fires: initial and follow-up outcomes. J Child Psychol Psychiatry 42:359-369, 2001
Kuzma J, Black DW: Disorders characterized by poor impulse control. Ann Clin Psychiatry 17:219-226, 2005
Mattes JA: Oxcarbazepine in patients with impulsive aggression: a doubleblind, placebo-controlled trial. J Clin Psychopharmacol 25:575-579, 2005
McCloskey MS, Noblett KL, Deffenbacher JL, et al: Cognitive-behavior therapy for intermittent explosive disorder: a pilot randomized clinical trial. J Consult Clin Psychol 76:876-886, 2008
McElroy SL: Recognition and treatment of DSM-IV intermittent explosive disorder. J Clin Psychiatry 60:12-16, 1999
Shaw M, Black DW: Internet addiction: definition, assessment, epidemiology, and clinical management. CNS Drugs 22:353-365, 2008
Stewart LA: Profile of female fire setters: implications for treatment. Br J Psychiatry 163:248-256, 1993
Van Minnen A, Hoogduin KA, Kerjsers GP, et al: Treatment of trichotillomania with behavior therapy or fluoxetine. Arch Gen Psychiatry 60:517-522, 2003

第15章　物質関連障害および嗜癖性障害群

American Psychiatric Association: Practice guideline for the treatment of patients with nicotine dependence. Am J Psychiatry 153 (10 suppl):1-31, 1996
American Psychiatric Association: Practice guideline for the treatment of patients with substance use disorders, second edition. Am J Psychiatry 164 (4suppl):5-123, 2007
Anton RF, O'Malley SS, Ciraulo DA, et al: Combined pharmacotherapies and behavioral interventions for alcohol dependence: the COMBINE Study. A randomized controlled trial. JAMA 295:2003-2017, 2006
Barber WS, O'Brien CP: Early identification and intervention in an office setting. Primary Psychiatry 2:49-55, 1995
Black DW, Arndt S, Coryell WH, et al: Bupropion in the treatment of pathological gambling: a randomized, placebo-controlled, flexible-dose study. J Clin Psychopharmacol 27:143-150, 2007
Budney AJ, Hughes JR, Moore BA, et al: Review of the validity and significance of cannabis withdrawal syndrome. Am J Psychiatry 161:1967-1977, 2004
Busto U, Sellers EM, Naranjo CA, et al: Withdrawal reaction after long-term therapeutic use of benzodiazepines. N Engl J Med 315:854-859, 1986
Cadoret RJ, Yates WR, Troughton E, et al: An adoption study of drug abuse/dependency in females. Compr Psychiatry 37:88-94, 1996
Carroll KM, Fenton LR, Ball SA, et al: Efficacy of disulfiram and cognitive behavioral therapy in cocaine-dependent outpatients: a randomized placebocontrolled trial. Arch Gen Psychiatry 61:264-272, 2004
Cheng ATA, Gau SF, Chen THH, et al: A 4-year longitudinal study on risk factors for alcoholism. Arch Gen Psychiatry 61:184-191, 2004
Cregler LL, Mark H: Medical complications of cocaine abuse. N Engl J Med 315:1495-1500, 1986
Compton WM, Dawson DA, Conway KP, et al: Transitions in illicit drug use status over 3 years: a prospective analysis of a general population sample. Am J Psychiatry 170:660-670, 2013
Crits-Christoph P, Siqueland L, Blaine J, et al: Psychosocial treatments for cocaine dependence. Arch Gen Psychiatry 56:493-502, 1999
DeWit DJ, Adlaf EM, Offord DR, et al: Age at first alcohol use: a risk factor for the development of alcohol disorders. Am J Psychiatry 157:745-750, 2000
Dinwiddie SH, Zorumski CF, Rubin EH: Psychiatric correlates of chronic solvent abuse. J Clin Psychiatry 48:334-337, 1987
Eckardt MJ, Harford TC, Kaelber CT, et al: Health hazards associated with alcohol consumption. JAMA 246:648-666, 1981

引用文献一覧

Ewing J: Detecting alcoholism: the CAGE Questionnaire. JAMA 252:1905-1907, 1984

Fishbain DA, Rosomoff HL, Cutler R, et al: Opiate detoxification protocols: a clinical manual. Ann Clin Psychiatry 5:53-65, 1993

Frances RJ, Bucke S, Alexopoulous GS: Outcome study of familial and nonfamilial alcoholism. Am J Psychiatry 141:1469-1471, 1984

Fuller RK, Branchey L, Brightwell DR, et al: Disulfiram treatment of alcoholism: a Veterans Administration cooperative study. JAMA 256:1449-1455, 1986

Galanter M, Kleber HD (eds): The American Psychiatric Publishing Textbook of Substance Abuse Treatment, 4th Edition. Washington, DC, American Psychiatric Publishing, 2008

Garbutt JC, West SL, Carey TS, et al: Pharmacologic treatment of alcohol dependence: a review of the evidence. JAMA 281:1318-1325, 1999

Gawin FH, Kleber HD, Byck R, et al: Desipramine facilitation of initial cocaine abstinence. Arch Gen Psychiatry 46:117-121, 1989

Gelernter J, Goldman D, Risch N: The A1 allele at the D2 dopamine receptor gene and alcoholism: a reappraisal. JAMA 269:1673-1677, 1993

Gold MS, Tabrah H, Frost-Pineda K: Psychopharmacology of MDMA (Ecstasy). Psychiatr Ann 31:675-680, 2001

Goldstein RZ, Volkow ND: Dysfunction of the prefrontal cortex in addiction: neuroimaging findings and clinical implications. Nat Rev Neurosci 12:652-669, 2011

Grant JE, Potenza MN, Hollander E, et al: Multicenter investigation of the opioid antagonist nalmefene in the treatment of pathological gambling. Am J Psychiatry 163:303-312, 2006

Hasin DS, Keyes KM, Alderson D, et al: Cannabis withdrawal in the United States: results from the NESARC. J Clin Psychiatry 69:1354-1363, 2008

Heinz A, Reimold M, Wrase J, et al: Correlation of stable elevations in striatalopioid receptor availability in detoxified alcoholic patients with alcohol craving. Arch Gen Psychiatry 62:57-64, 2005

Holden C: Is alcoholism treatment effective? Science 236:20-22, 1987

Howard MO, Bowen SE, Garland EL, et al: Inhalant use and inhalant use disorders in the United States. Addict Sci Clin Pract 6:18-31, 2011

Hser YI, Anglin MD, Powers K: A 24-year follow-up of California narcotic addicts. Arch Gen Psychiatry 50:577-584, 1993

Jacobs WS, DuPont R, Gold MS: Drug testing and the DSM-IV. Psychiatr Ann 30:583-588, 2000

Jellinek EM: The Disease Concept of Alcoholism. New Haven, CT, College and University Press, 1968

Jones HE, Strain EL, Bigelow GE, et al: Induction with levomethadyl acetate: safety and efficacy. Arch Gen Psychiatry 55:729-736, 1998

Jorenby DE, Leischow SJ, Nides MA, et al: A controlled trial of sustained release bupropion, a nicotine patch, or both for smoking cessation. N Engl J Med 340:685-691, 1999

Kalivas PW, Volkow ND: The neural basis of addiction: a pathology of motivation and choice. Am J Psychiatry 162:1403-1413, 2005

Merikangas KR, Stolar M, Stevens DE, et al: Familial transmission of substance use disorders. Arch Gen Psychiatry 55:973-979, 1998

National Consensus Development Panel on Effective Medical Treatment of Opiate Addiction: Effective medical treatment of opiate addiction. JAMA 280:1936-1943, 1998

Nurnberger JI Jr, Weigand R, Bucholz K, et al: A family study of alcohol dependence. Arch Gen Psychiatry 61:1246-1256, 2004

Nutt D: Alcohol and the brain: pharmacologic insights for psychiatrists. Br J Psychiatry 175:114-119, 1999

Peirce JM, Petry NM, Stitzer ML, et al: Effects of lower-cost incentives on stimulant abstinence in methadone maintenance treatment: a National Drug Abuse Treatment Clinical Trials Network study. Arch Gen Psychiatry 63:201-208, 2006

Perry PJ, Alexander B, Liskow BI, et al: Psychotropic Drug Handbook, 8th Edition. Baltimore, MD, Lippincott Williams & Wilkins, 2006

Pope HG Jr, Yurgelun-Todd D: The residual cognitive effects of heavy marijuana use in college students. JAMA

275:521-527, 1996

Pope HG Jr, Kouri EM, Powell KF, et al: Anabolic-androgenic steroid use among 133 prisoners. Compr Psychiatry 37:322-327, 1996

Potenza MN, Kosten TR, Rounsaville BJ: Pathological gambling. JAMA 286:141-144, 2001

Potenza MN, Steinberg MA, Skudlarski P, et al: Gambling urges in pathological gambling: a functional magnetic resonance imaging study. Arch Gen Psychiatry 60:828-836, 2003

Satre DD, Chi FW, Mertens JR, et al. Effects of age and life transitions on alcohol and drug treatment outcome over nine years. J Stud Alcohol Drugs 73:459-468, 2012

Schlaepfer TE, Strain EC, Greenberg BD, et al: Site of opioid action in the human brain: mu and kappa agonists' subjective and cerebrospinal blood flow effects. Am J Psychiatry 155:470-473, 1998

Schuckit MA: Alcohol-use disorders. Lancet 373:492-501, 2009

Schuckit MA, Smith TL, Anthenelli R, et al: Clinical course of alcoholism in 646 male inpatients. Am J Psychiatry 150:786-792, 1993

Sees KL, Delucchi KL, Masson C, et al: Methadone maintenance vs 180-day psychosocially enriched detoxification for treatment of opioid dependence: a randomized controlled trial. JAMA 283:1303-1310, 2000

Shaw M, Forbush K, Schlinder J, et al: The effect of pathological gambling on families, marriages, and children. CNS Spectr 12:615-622, 2007

Streissguth AP, Clarren SK, Jones KL: Natural history of the fetal alcohol syndrome: a 10 year follow up of 11 patients. Lancet 2:85-91, 1985

Swift RM: Drug therapy for alcohol dependence. N Engl J Med 340:1482-1489, 1999

Toomey R, Lyons MJ, Eisen SA, et al: A twin study of the neuropsychological consequences of stimulant abuse. Arch Gen Psychiatry 60:303-310, 2003

Vaillant GE: The Natural History of Alcoholism: Causes, Patterns, and Paths to Recovery. Cambridge, MA, Harvard University Press, 1983

Van den Bree MBM, Pickworth WB: Risk factors predicting changes in marijuana involvement in teenagers. Arch Gen Psychiatry 62:311-319, 2005

Vereby K, Gold MS: From coca leaves to crack: the effects of dose and routes of administration in abuse liability. Psychiatr Ann 18:513-520, 1988

Volpicelli JR, Alterman AI, Hayashida M, et al: Naltrexone in the treatment of alcohol dependence. Arch Gen Psychiatry 49:876-880, 1992

Warner EA: Cocaine abuse. Ann Intern Med 119:226-235, 1993

Yates WR, Fulton AI, Gabel J, et al: Personality risk factors for cocaine abuse. Am J Public Health 79:891-892, 1989

第16章　神経認知障害群

American Psychiatric Association: Practice guidelines for the treatment of patients with delirium. Am J Psychiatry 156 (5 suppl):1-20, 1999

American Psychiatric Association: Practice guideline for the treatment of patients with Alzheimer's disease and other dementias, second edition. Am J Psychiatry 164 (12 suppl):5-56, 2007

Blazer DG, Stefens DC (eds): Essentials of Geriatric Psychiatry, 2nd Edition. Washington, DC, American Psychiatric Publishing, 2012

Clarfield AM: The reversible dementias: do they reverse? Ann Intern Med 109:476-486, 1988

Dalessio DJ: Maurice Ravel and Alzheimer's disease. JAMA 252:3412-3413, 1984

Dysken MW, Sano M, Asthana S, et al: Effect of vitamin E and memantine on functional decline in Alzheimer disease—the TEAM-AD VA cooperative randomized trial. JAMA 311:33-44, 2014

Folstein MF, Folstein SE, McHugh PR: Mini-Mental State: a practical method for grading the cognitive state of patients for the clinician. J Psychiatr Res 12:189-198, 1975

Francis J, Martin D, Kapoor WN: A prospective study of delirium in hospitalized elderly. JAMA 263:1097-1101, 1990

Golinger RC, Peet T, Tune LE: Association of elevated plasma anticholinergic activity with delirium in surgical patients. Am J Psychiatry 144:1218-1220, 1987

Howard R, McShane R, Lindesay J, et al: Donepezil and memantine for moderateto- severe Alzheimer's disease. N Engl J Med 366:893-903, 2012

Johnson RT, Gibbs CJ: Creutzfeldt-Jakob disease and related transmissible spongiform encephalopathies. N Engl J Med 339:1994-2003, 1998

Katz IR, Jeste DV, Mintzer JE, et al: Comparison of risperidone and placebo for psychosis and behavioral disturbances associated with dementia: a randomized, double-blind trial. J Clin Psychiatry 60:107-115, 1999

Lyketsos CG, Del Campo L, Steinberg M, et al: Treating depression in Alzheimer's disease: efficacy and safety of sertraline therapy, and the benefits of depression reduction: the DIADS. Arch Gen Psychiatry 60:737-746, 2003

Mace NL, Rabins PV: The 36-Hour Day, 3rd Edition. Baltimore, MD, Johns Hopkins University Press, 1999

McAllister TW: Overview: pseudodementia. Am J Psychiatry 140:528-533, 1983

Miller SC, Baktash SH, Webb TS, et al: Risk for addiction-related disorders following mild traumatic brain injury in a large cohort of active-duty U.S. airmen. Am J Psychiatry 170:383-390, 2013

Mittal D, Jimerson NA, Neely EP, et al: Risperidone in the treatment of delirium: results from a prospective open-label trial. J Clin Psychiatry 65:662-667, 2004

Rabins PV, Folstein MF: Delirium and dementia: diagnostic criteria and fatality rates. Br J Psychiatry 140:149-153, 1982

Rabins PV, Mace NC, Lucas MJ: The impact of dementia on the family. JAMA 248:333-335, 1982

Reisberg B, Doody R, Stoffler A, et al: Memantine in moderate-to-severe Alzheimer's disease. N Engl J Med 348:1333-1341, 2003

Schneider LS, Dagerman KS, Insel P: Risk of death with atypical antipsychotic drug treatment for dementia: metaanalysis of randomized placebo-controlled trials. JAMA 294:1934-1943, 2005

Schor JD, Levkoff SE, Lipsitz LA, et al: Risk factors for delirium in hospitalized elderly. JAMA 267:827-831, 1992

Sink KM, Holden KF, Yaffe K: Pharmacologic treatment of neuropsychiatric symptoms of dementia: a review of the evidence. JAMA 293:596-608, 2005

Small GW, Leiter F: Neuroimaging for the diagnosis of dementia. J Clin Psychiatry 59 (suppl):4-7, 1998

Stern Y, Gurland B, Tatemichi TK, et al: Influence of education and occupation on the incidence of Alzheimer's disease. JAMA 271:1004-1010, 1994

Verghese J, Lipton RB, Hall CB, et al: Abnormality of gait as a predictor of non-Alzheimer's dementia. N Engl J Med 347:1761-1768, 2002

Walker Z, Allen RL, Shergill S, et al: Neuropsychological performance in Lewy body dementia and Alzheimer's disease. Br J Psychiatry 170:156-158, 1997

Weiner MF, Lipton AM (eds): The American Psychiatric Publishing Textbook of Alzheimer Disease and Other Dementias. Washington, DC, American Psychiatric Publishing, 2009

Wilcock GK: Dementia with Lewy bodies. Lancet 362:1689-1690, 2003

Zubenko GS, Zubenko WN, McPherson S, et al: A collaborative study of the emergence and clinical features of the major depressive syndrome of Alzheimer's disease. Am J Psychiatry 160:857-866, 2003

第17章　パーソナリティ障害群

Barrett MS, Stanford MS, Felthaus A, et al: The effects of phenytoin on impulsive and premeditated aggression: a controlled study. J Clin Psychopharmacol 17:341-349, 1997

Beck A, Freeman A, Davis DD: Cognitive Therapy of Personality Disorders, Second Edition. New York, Guilford, 2006

Bender DS, Morey LC, Skodol AE: Toward a model for assessing level of personality functioning in DSM-5, Part I: a review of theory and methods. J Pers Assess 93:332-346, 2011

Black DW: Bad Boys, Bad Men: Confronting Antisocial Personality Disorder (Sociopathy)—Revised and Updated. New York, Oxford University Press, 2013

Black DW, Blum N, Pfohl B, et al: Suicidal behavior in borderline personality disorder: prevalence, risk factors, prediction, and prevention. J Personal Disord 18:226-239, 2004

Blum N, St John D, Pfohl B, et al: Systems Training for Emotional Predictability and Problem Solving (STEPPS) for outpatients with borderline personality disorder: a randomized controlled trial and 1-year follow-up. Am J Psychiatry 165:468-478, 2008

Clarkin JF, Levy KN, Lenzenweger MF, et al: Evaluating three treatments for borderline personality disorder: a multiwave study. Am J Psychiatry 164:922-928, 2006

Cowdry RW, Gardner D: Pharmacotherapy of borderline personality disorder. Arch Gen Psychiatry 45:111-119, 1988

Donegan NH, Sanislow CA, Blumberg HP, et al: Amygdala hyperreactivity in borderline personality disorder: implications for emotional dysregulation. Biol Psychiatry 54:1284-1293, 2003

Fulton M, Winokur G: A comparative study of paranoid and schizoid personality disorders. Am J Psychiatry 150:1363-1367, 1993

Grant BF, Hasin DS, Stinson FS, et al: Prevalence, correlates, and disability of personality disorders in the United States: results from the National Epidemiologic Survey on Alcohol and Related Conditions. J Clin Psychiatry 65:948-958, 2004

Grant BF, Chou SP, Goldstein RB, et al: Prevalence, correlates, disability, and comorbidity of borderline personality disorder: results from the Wave 2 National Epidemiologic Survey on Alcohol and Related Conditions. J Clin Psychiatry 69:533-545, 2008

Gunderson JG, Stout RL, McGlashan TH, et al: Ten-year course of borderline personality disorder: psychopathology and functioning from the Collaborative Longitudinal Personality Disorders Study. Arch Gen Psychiatry 68:827-837, 2011

Jang KL, Livesley WJ, Vernon PA, et al: Heritability of personality disorder traits: a twin study. Acta Psychiatr Scand 94:438-444, 1996

Johnson JG, Cohen P, Brown J, et al: Childhood maltreatment increases risk for personality disorders during young adulthood. Arch Gen Psychiatry 56:600-606, 1999

Keshavan M, Shad M, Soloff P, et al: Efficacy and tolerability of olanzapine in the treatment of schizotypal personality disorder. Schizophr Res 71:97-101, 2004

Levy KN, Chauhan P, Clarkin JF, et al: Narcissistic pathology: empirical approaches. Psychiatr Ann 39:203-213, 2009

Lieb K, Zanarini MC, Schmahl C, et al: Borderline personality disorder. Lancet 364:453-461, 2004

Linehan MM, Comtois KA, Murray AM, et al: Two-year randomized controlled trial and follow-up of dialectical behavior therapy vs therapy by experts for suicidal behaviors and borderline personality disorder. Arch Gen Psychiatry 63:757-766, 2006

McCrae R, Costa T: Validation of the five-factor model of personality across instruments and observers. J Pers Soc Psychol 52:81-90, 1987

McGlashan TH: Schizotypal personality disorder. Arch Gen Psychiatry 43:329-334, 1986

Oldham JM, Skodol AE, Bender DS (eds): The American Psychiatric Publishing Textbook of Personality Disorders, 2nd Edition. Washington, DC, American Psychiatric Publishing, 2014

Pfohl B, Blum N: Obsessive-compulsive personality disorder: a review of available data and recommendations for DSM-IV. J Personal Disord 5:363-375, 1991

Reich J: The morbidity of DSM-III-R dependent personality disorder. J Nerv Ment Dis 84:22-26, 1996

Reich J, Yates W, Nguaguba M: Prevalence of DSM-III personality disorders in the community. Soc Psychiatry Psychiatr Epidemiol 24:12-16, 1989

Ronningstam E, Gundersen J, Lyons M: Changes in pathological narcissism. Am J Psychiatry 152:253-257, 1995

Soeteman DI, Hakkaart-van Roijen L, Verheul R, et al: The economic burden of personality disorders in mental health care. J Clin Psychiatry 69:259-265, 2008

Stinson FS, Dawson DA, Goldstein RB, et al: Prevalence, correlates, and comorbidity of DSM-IV narcissistic personality disorder: results from the Wave 2 National Epidemiologic Survey on Alcohol and Related Conditions. J Clin Psychiatry 69:1033-1045, 2008

第18章　精神科救急

Alexopoulous GS, Reynolds CF III, Bruce ML, et al: Reducing suicidal ideation and depression in older primary care patients: 24-month outcomes of the PROSPECT study. Am J Psychiatry 166:882-890, 2009

Barraclough B, Bunch J, Nelson B, et al: A hundred cases of suicide: clinical aspects. Br J Psychiatry 125:355-373, 1974

Beck AT, Steer RA, Kovacs M, et al: Hopelessness and eventual suicide. Am J Psychiatry 142:559-563, 1985

Coryell W, Young EA: Clinical predictors of suicide in primary major depressive disorder. J Clin Psychiatry 66:412-417, 2005

Dolan M, Doyle M: Violence risk prediction. Br J Psychiatry 177:303-311, 2000

Ferguson SD, Coccaro EF: History of mild to moderate traumatic brain injury and aggression in physically healthy participants with and without personality disorder. J Person Disord 23:230-239, 2009

Goldstein R, Black DW, Winokur G, et al: The prediction of suicide: sensitivity, specificity, and predictive value of a multivariate model applied to suicide in 1,906 affectively ill patients. Arch Gen Psychiatry 48:418-422, 1991

Gould MS, Fisher F, Parides M, et al: Psychosocial risk factors of child and adolescent completed suicide. Arch Gen Psychiatry 53:1155-1162, 1996

Kaye NS, Soreff SM: The psychiatrist's role, responses, and responsibilities when a patient commits suicide. Am J Psychiatry 148:739-743, 1991

Mann JJ, Ellis SP, Waternaux CM, et al: Classification trees distinguish suicide attempters in major psychiatric disorders: a model of clinical decision making. J Clin Psychiatry 69:23-31, 2008

Marzuk PM, Leon AC, Tardiff K, et al: The effect of access to lethal methods of injury on suicide rates. Arch Gen Psychiatry 49:451-458, 1992

McGirr A, Renaud J, Seguin M, et al: Course of major depressive disorder and suicide outcome: a psychological autopsy study. J Clin Psychiatry 69:966-970, 2008

McNiel DE, Chamberlain JR, Weaver CM, et al: Impact of clinical training on violence risk assessment. Am J Psychiatry 165:195-200, 2008

Miller RJ, Zadolinnyj K, Hafner RJ: Profiles and predictors of assaultiveness for different ward populations. Am J Psychiatry 150:1368-1373, 1993

Murphy GE, Wetzel RD, Robins E, et al: Multiple risk factors predict suicide in alcoholism. Arch Gen Psychiatry 49:459-463, 1992

Patterson WM, Dohn HH, Bird J, et al: Evaluation of suicidal patients: the SAD PERSONS scale. Psychosomatics 24:343-349, 1983

Phillips DP, Carstonson LL: Clustering of teenage suicides after television news stories about suicide. N Engl J Med 55:685-689, 1986

Pulay AJ, Dawson DA, Hasin DS, et al: Violent behavior and DSM-IV psychiatric disorders: results from the National Epidemiologic Survey on Alcohol and Related Conditions. J Clin Psychiatry 69:12-22, 2008

Rich CL, Young D, Fowler RC: San Diego suicide study, I: young versus old subjects. Arch Gen Psychiatry 43:577-582, 1986

Robins E, Murphy GE, Wilkinson RH, et al: Some clinical considerations in the prevention of suicide based on a study of 134 successful suicides. Am J Public Health 49:888-899, 1959

Schneider B, Schnabel A, Wetterling T, et al: How do personality disorders modify suicide risk? J Person Disord 22:233-245, 2008

Simon RI: Preventing Patient Suicide: Clinical Assessment and Management. Washington, DC, American Psychiatric Publishing, 2011

Stone MH: Violent crimes and their relationship to personality disorders. Personality and Mental Health 1:138-153, 2007

Tardiff K: The Psychiatric Uses of Seclusion and Restraint. Washington, DC, American Psychiatric Press, 1984

Tardiff K, Marzuk PM, Leon AC, et al: Violence by patients admitted to a private psychiatric hospital. Am J Psychiatry 154:88-93, 1997

第 19 章　司法精神医学

American Medical Association Board of Trustees: Insanity defense in criminal trials and limitation of psychiatric testimony. JAMA 251:2967-2981, 1984
American Psychiatric Association: The Principles of Medical Ethics With Annotations Especially Applicable to Psychiatry. Washington, DC, American Psychiatric Association, 2009
Appelbaum PS: Tarasoff and the clinician: problems in fulfilling the duty to protect. Am J Psychiatry 142:425-429, 1985
Appelbaum PS: Assessment of patients' competence to consent to treatment. N Engl J Med 357:1834-1840, 2007
Appelbaum PS, Gutheil TG: Clinical Handbook of Psychiatry and the Law, 4th Edition. Philadelphia, PA, Lippincott Williams & Wilkins, 2007
Appelbaum PS, Zoltek-Jick R: Psychotherapists' duties to third parties: Ramona and beyond. Am J Psychiatry 153:457-465, 1996
Buchanan A: Competency to stand trial and the seriousness of the charge. J Am Acad Psychiatry Law 34:458-465, 2006
Frank B, Gupta S, McGlynn DJ: Psychotropic medications and informed consent: a review. Ann Clin Psychiatry 20:87-95, 2008
Giorgi-Guarnieri D, Janofsky J, Kerem E, et al: AAPL practice guideline for forensic psychiatric evaluation of defendants raising the insanity defense. J Am Acad Psychiatry Law 30 (suppl 2):S3-S40, 2002
Guthiel TG, Gabbard GO: Misuses and misunderstandings of boundary theory in clinical and regulatory settings. Am J Psychiatry 155:409-414, 1998
Lamb HR: Incompetency to stand trial. Arch Gen Psychiatry 44:754-758, 1987
Leang GB, Eth S, Silva JA: The psychotherapist as witness for the prosecution: the criminalization of Tarasoff. Am J Psychiatry 149:1011-1015, 1992
McNeil DE, Binder RL, Fulton FM: Management of threats of violence under California's duty-to-protect statute. Am J Psychiatry 155:1097-1101, 1998
Miller RD: Need for treatment criteria for involuntary civil commitment: impact on practice. Am J Psychiatry 149:1380-1384, 1992
Mossman D, Noffsinger SG, Ash P, et al: AAPL practice guideline for the forensic psychiatric evaluation of competence to stand trial. J Am Acad Psychiatry Law 35 (suppl 4): S3-S72, 2007
Simon RI: Concise Guide to Psychiatry and Law for Clinicians, 3rd Edition. Washington, DC, American Psychiatric Publishing, 2001
Simon RI, Gold LH (eds): Textbook of Forensic Psychiatry. Washington, DC, American Psychiatric Publishing, 2004
Simon RI, Sadoff RL: Psychiatric Malpractice: Cases and Comments for Clinicians. Washington, DC, American Psychiatric Press, 1992
Simon RI, Shuman DW: Clinical Manual of Psychiatry and Law. Washington, DC, American Psychiatric Publishing, 2007
Studdert DM, Mello MM, Sage WM, et al: Defensive medicine among high-risk specialist physicians in a volatile malpractice environment. JAMA 293:2609-2617, 2005

第 20 章　行動療法・認知療法・力動的精神療法

Bateman A, Fonagy P: Borderline personality disorder, in Handbook of Mentalizing in Mental Health Practice. Edited by Bateman A, Fonagy P. Washington, DC, American Psychiatric Publishing, 2012, pp 273-288
Baum W: Understanding Behaviorism: Behavior, Culture, and Evolution. Oxford, UK, Blackwell, 2005
Beck AT, Alford BA: Depression: Causes and Treatment, 2nd Edition. Philadelphia, PA, University of Pennsylvania Press, 2008
Beck AT, Emery G, Greenberg BL: Anxiety Disorders and Phobias: A Cognitive Perspective. New York, Basic

Books, 1985

Davanloo H (ed): Short-Term Dynamic Psychotherapy. New York, Jason Aronson, 1980

Emery RE: Marriage, Divorce, and Children's Adjustment, 2nd Edition. London, UK, Sage, 1999

Fenichel O: The Psychoanalytic Theory of Neurosis. New York, WW Norton, 1945

Freud A: The Ego and the Mechanisms of Defense. New York, International Universities Press, 1965

Freud S: The dynamics of transference (1912), in The Standard Edition of the Complete Psychological Works of Sigmund Freud, Vol 12. Translated and edited by Strachey J. London, UK, Hogarth Press, 1958, pp 97–108

Freud S: On beginning the treatment (1913), in The Standard Edition of the Complete Psychological Works of Sigmund Freud, Vol 12. Translated and edited by Strachey J. London, UK, Hogarth Press, 1958, pp 121–144

Gabbard GO: Psychodynamic Psychiatry in Clinical Practice, 4th Edition. Washington, DC, American Psychiatric Press, 2005

Gabbard GO (ed): Textbook of Psychotherapeutic Treatments. Washington, DC, American Psychiatric Publishing, 2009

Glick ID, Berman EM, Clarkin JF, et al: Marital and Family Therapy, 4th Edition. Washington, DC, American Psychiatric Press, 2000

Gunderson JG, Gabbard GO: Psychotherapy for Personality Disorders. Washington, DC, American Psychiatric Press, 2000

Gurman AS, Messer SB (eds): Essential Psychotherapies: Theory and Practice. New York, Guilford, 1995

Hayes S, Strosahl K, Wilson K: Acceptance and Commitment Therapy: An Experimental Approach to Behavior Change. New York, Guilford, 1999

Hopko DR, Lejuez CW, Ruggiero KJ, et al: Contemporary behavioral activation treatments for depression: procedures, principles, and progress. Clin Psychol Rev 23:699–717, 2004

Jones E: Therapeutic Action: A Guide to Psychoanalytic Therapy. New York, Jason Aronson, 2000

Kandel ER: Biology and the future of psychoanalysis: a new intellectual framework for psychiatry. Am J Psychiatry 156:505–524, 1999

Keitner GI, Heru AM, Glick ID: Clinical Manual of Couples and Family Therapy. Washington DC, American Psychiatric Publishing, 2010

Klerman GL, Weissman MM, Rounsaville BJ, et al: Interpersonal Psychotherapy of Depression. New York, Basic Books, 1984

Linehan MM: Cognitive-behavioral treatment for borderline personality disorder. New York, Guilford, 1993

Martell C, Addis M, Jacobson N: Depression in Context: Strategies for Guided Action. New York, WW Norton, 2001

McWilliams N: Psychoanalytic Psychotherapy: A Practitioner's Guide. New York, Guilford, 2004

Moore BE, Fine BD (eds): Psychoanalysis: The Major Concepts. New Haven, CT, Yale University Press, 1999

Richards PS, Bergin AE (eds): Handbook of Psychotherapy and Religious Diversity. Washington, DC, American Psychological Association, 2000

Sudak D: Cognitive Behavioral Therapy for Clinicians. Baltimore, MD, Lippincott Williams & Wilkins, 2006

Vaillant GE, Bond M, Vaillant CO: An empirically validated hierarchy of defense mechanisms. Arch Gen Psychiatry 43:786–794, 1986

Winston A, Rosenthal RN, Pinsker H: Learning Supportive Psychotherapy: An Illustrated Guide. Washington, DC, American Psychiatric Publishing, 2012

Yalom ID, Leszcz M: The Theory and Practice of Group Psychotherapy, 5th Edition. New York, Basic Books, 2005

第 21 章　精神薬理学と電気けいれん療法

Agid O, Kapur S, Arenovich T, et al: Delayed-onset hypothesis of antipsychotic action: a hypothesis tested and rejected. Arch Gen Psychiatry 60:1228–1235, 2003

Ashton AK, Rosen RC: Bupropion as an antidote for serotonin reuptake inhibitor-induced sexual dysfunction. J Clin Psychiatry 59:112–115, 1998

Barak Y, Swartz M, Shamir E: Vitamin E (α-tocopherol) in the treatment of tardive dyskinesia: a statistical meta-analysis. Ann Clin Psychiatry 10:101-106, 1998

Berghofer A, Alda M, Adli M, et al: Long-tern effectiveness of lithium in bipolar disorder: a multicenter investigation of patients with typical and atypical features. J Clin Psychiatry 69:1860-1868, 2008

Birkenhager TK, van den Broek WW, Mulder PG, et al: Comparison of twophase treatment with imipramine or fluvoxamine, both followed by lithium addition, in inpatients with major depressive disorder. Am J Psychiatry 161:2060-2065, 2004

Bowden CL, Calabrese JR, Jacks G, et al: A placebo-controlled 18-month trial of lamotrigine and lithium maintenance treatment in recently manic or hypomanic patients with bipolar I disorder. Arch Gen Psychiatry 60:392-400, 2003

Busto U, Sellers EM, Naranjo CA, et al: Withdrawal reaction after long-term therapeutic use of benzodiazepines. N Engl J Med 315:854-859, 1986

Centorrino F, Goren JL, Hennen J, et al: Multiple versus single antipsychotic agents for hospitalized patients: case-control study and risks versus benefits. Am J Psychiatry 161:700-706, 2004

Clary C, Schweizer E: Treatment of MAOI hypertensive crisis with sublingual nifedipine. J Clin Psychiatry 48:249-250, 1987

Clayton AH, Warnock JK, Kornstein SG, et al: A placebo controlled trial of bupropion SR as an antidote for selective serotonin reuptake inhibitorinduced sexual dysfunction. J Clin Psychiatry 65:62-67, 2004

Clayton AH, Kornstein SG, Rosas G, et al: An integrated analysis of the safety and tolerability of desvenlafaxine compared with placebo in the treatment of major depressive disorder. CNS Spectr 14:183-195, 2009

Correll CV, Leucht S, Kane JM: Lower risk for tardive dyskinesia associated with second-generation antipsychotics: a systematic review of one-year studies. Am J Psychiatry 161:414-425, 2004

Davis JM, Chen N, Glick ID: A meta-analysis of the efficacy of second-generation antipsychotics. Arch Gen Psychiatry 60:553-564, 2003

De Hert M, Schreurs V, Vancampfort D, et al: Metabolic syndrome in people with schizophrenia. World Psychiatry 8:15-22, 2009

Feighner JP: Mechanism of action of antidepressant medications. J Clin Psychiatry 60 (suppl):4-11, 1999

Geddes J: Efficacy and safety of electroconvulsive therapy in depressive disorders: a systematic review and meta-analysis. Lancet 361:799-808, 2003

Gorman JM: Mirtazapine: clinical overview. J Clin Psychiatry 60 (suppl):9-13, 1999

Hirschfeld RMA: Efficacy of SSRIs and newer antidepressants in severe depression: comparison with TCAs. J Clin Psychiatry 60:326-335, 1999

Hyman SE, Arana GW: Handbook of Psychiatric Drug Therapy. Boston, MA, Little, Brown, 1987

Igbal MM: Effect of antidepressants during pregnancy and lactation. Ann Clin Psychiatry 11:237-256, 1999

Jin H, Shih PAB, Golshan S, et al: Comparison of longer-term safety and effectiveness of 4 atypical antipsychotics in patients over age 40: a trial using equipoise-stratified randomization. J Clin Psychiatry 74:10-42, 2013

Jones KL, Lacro RV, Johnson KA, et al: Pattern of malformations in the children of women treated with carbamazepine during pregnancy. N Engl J Med 320:1661-1666, 1989

Jones PB, Davies L, Barnes TR, et al: Randomized controlled trial of effect on quality of life of second-generation versus first-generation antipsychotic drugs in schizophrenia. Arch Gen Psychiatry 63:1079-1087, 2006

Kane JM, Fleischhacker WW, Hansen L, et al: Akathisia: an updated review focusing on second-generation antipsychotics. J Clin Psychiatry 70:627-643, 2009

Kane JM, Mackle M, Snow-Adami L, et al: A randomized placebo-controlled trial of asenapine for the prevention of relapse in schizophrenia after longterm treatment. J Clin Psychiatry 72:349-355, 2011

Krishnan KRR: Monoamine oxidase inhibitors, in The American Psychiatric Publishing Textbook of Psychopharmacology, 4th Edition. Edited by Schatzberg AF, Nemeroff CB. Washington, DC, American Psychiatric Publishing, 2009, pp 389-401

Lauriello J, Pallanti S (eds): Clinical Manual for the Treatment of Schizophrenia. Washington, DC, American Psychiatric Publishing, 2012

Leucht S, Komossa K, Rummel-Kluge C, et al: A meta-analysis of head-to-head comparisons of the second-generation antipsychotics in the treatment of schizophrenia. Am J Psychiatry 166:152-163, 2009

Lieberman JA, Stroup TS, McEvoy JP, et al: Effectiveness of antipsychotic drugs in patients with chronic schizophrenia. N Engl J Med 353:1209-1223, 2005

Lipinsky JF, Zubenko G, Cohen BM, et al: Propranolol in the treatment of neuroleptic induced akathisia. Am J Psychiatry 141:412-415, 1984

Mendelson WB: A review of the evidence for the safety and efficacy of trazodone in the treatment of insomnia. J Clin Psychiatry 66:469-476, 2005

Montgomery SA, Mansuy L, Ruth A, et al: Efficacy and safety of levomilnacipran sustained release in moderate to severe major depressive disorder: a randomized, double-blind, placebo-controlled, proof-of-concept study. J Clin Psychiatry 74:363-369, 2013

Nemeroff CB, DeVane CL, Pollock BG: Newer antidepressants and the cytochrome P450 system. Am J Psychiatry 153:311-320, 1996

Noyes R, Garvey MJ, Cook BL, et al: Benzodiazepine withdrawal: a review of the evidence. J Clin Psychiatry 49:382-389, 1988

Olajide D, Lader M: A comparison of buspirone, diazepam, and placebo in patients with chronic anxiety states. J Clin Psychopharmacol 75:148-152, 1987

O'Reardon JP, Thase ME, Papacostas GI: Pharmacologic and therapeutic strategies in treatment-resistant depression. CNS Spectr (suppl 4):1-16, 2009

Perry PJ, Alexander B, Liskow BI, et al: Psychotropic Drug Handbook, 8th Edition. Baltimore, MD, Lippincott Williams & Wilkins, 2006

Rothschild AJ (ed): The Evidence-Based Guide to Antidepressant Medications. Washington, DC, American Psychiatric Publishing, 2012

Sackheim HA, Dillingham EM, Prudic J, et al: Effect of concomitant pharmacotherapy on electroconvulsive therapy outcomes. Arch Gen Psychiatry 66:729-737, 2009

Schatzberg AF, Nemeroff CB (eds): The American Psychiatric Publishing Textbook of Psychopharmacology, 4th Edition. Washington, DC, American Psychiatric Publishing, 2009

Stroup TS, Lieberman JA, McEvoy JP, et al: Effectiveness of olanzapine, risperidone, and ziprasidone in patients with chronic schizophrenia following discontinuation of a previous atypical antipsychotic. Am J Psychiatry 163:611-622, 2006

Vieta E, T'joen C, McQuade RD, et al: Efficacy of adjunctive aripiprazole to either valproate or lithium in bipolar mania patients partially nonresponsive to valproate/lithium monotherapy: a placebo-controlled study. Am J Psychiatry 165:1316-1325, 2008

Weisler RA, Kalali AH, Ketter TA, et al: A multicenter, randomized, doubleblind placebo-controlled trial of extended-release carbamazepine capsules as monotherapy for bipolar disorder patients with manic or mixed episodes. J Clin Psychiatry 65:478-484, 2004

Weissman AA, Levy BT, Hartz AJ, et al: Pooled analysis of antidepressant levels in lactating mothers, breast milk, and nursing infants. Am J Psychiatry 161:1066-1078, 2004

Wisner KL, Bogen DL, Sit D, et al: Does fetal exposure to SSRIs or maternal depression impact infant growth? Am J Psychiatry 170:485-493, 2013

Zajecka J, Tracy KA, Mitchell S: Discontinuation syndromes after treatment with serotonin reuptake inhibitors: a literature review. J Clin Psychiatry 58:291-297, 1997

訳者あとがき

　このたびは，『Introductory Textbook of Psychiatry（第6版）』を日本語に翻訳し，読者の皆様にお届けすることができて何よりも嬉しい．単独で翻訳することは苦労も多く膨大な時間を要したが，澤明先生の監訳を賜り，不安なく出版できる光栄と幸運にも恵まれた．本書の特徴を一言で言えば，「簡潔・公正・高い信頼性」ということだろう．「必要にして十分」と表現しても差し支えない教科書である．さらに特徴を追加するならば，初学者向けのタイトルながら，かなり経験を積んだ臨床家ですら熟知しない事実まで網羅されていることである．他の大冊となる教科書が，余裕があるスペースに必ずしも信頼性の高くない臨床的意見を不用意に記載し，誤解を後世まで垂れ流す場合がある傾向とは逆に，本書には不確かなことをばっさりと切り捨てた痛快さがあるとも言えよう．症例についての豊富な記述も，まるで小さな作品を読むような選りすぐりばかりである．

　本書の原著者の一人であるナンシー・アンドリアセン教授と監訳者の澤明教授とは統合失調症研究の世界的リーダーである共通点に加えて，学会や会議で同席される機会も多く，互いを直接よく知る間柄にある．アンドリアセン先生は文学研究を修めた後に医師となり，米国精神医学会の学会誌『The American Journal of Psychiatry』の編集長を務めた偉大な実務家であるばかりでなく，『The Broken Brain：The Biological Revolution in Psychiatry』，『The Creating Brain：The Neuroscience of Genius』など一般読者を含む知的読者を対象とした格調高い文章の作家でもある．訳者は，米国に留学はしたものの業績に恵まれず帰国した後，臨床の傍ら，彼女の著作を原文で読むことを日々の慰めとしてきた．その流れから彼女の教科書『Introductory Textbook of Psychiatry（第3版・2001年）』の存在を知り，そのテキストに親しみ，その文章や文体さらには簡潔で的を射た記述内容に惚れ込んだ．そして座右の書と決め常に持ち歩き，まず私家版として翻訳に取り組み始めたことが，本書の翻訳に携わることになったきっかけである．

　原著は2014年に出版された改訂第6版であるが，この改訂はDSMがDSM-Ⅳ-TRからDSM-5へと大きく変革することを受けて行われた．DSM-5の原著の改訂から1年余りで発行に至った．その改訂のスピードに驚嘆しつつも，このように迅速な改訂が可能なことにこそ，このコンパクトで高密度の教科書の利点が表れていると感じる．DSM-5の改訂については多様な意見があり評価はまだ定まらないが，

訳者あとがき

　DSMの性質上，これからも永続的に診断基準としての価値が評価・再検討され続け，不断の修正がなされていくことと思う．DSM-5では，多軸診断の廃止やギャンブル障害の物質関連障害群への組み込みなど大胆な試みも認められるが，相違よりもDSMの哲学が不変であることを強調することが正しい認識だと訳者は考える．その本質は本書の中にも著者らの意見として記載されている．有用性と限界を知りつつ，DSMを活用する必要がある．

　DSM-5への日本国内の反応に目を向けて見ると，今回の改訂を受けて，世界に先駆け「統合失調症」という術語の作成によりスティグマを取り除く名称変更の試みに成功した日本精神神経学会の，脱スティグマ化の意図を含むDSM-5の用語監修への取り組みが，迅速かつ徹底していたことは讃えられるべき態度かと賛同する．その一方で，名称の大幅な変更は過去と現在の学問の歴史に断絶を生じるリスクを伴い，初学者とベテランの使用する言葉の間に差異を生じさせることは単に寂しいだけではなく，コミュニケーションのギャップになる可能性があることが懸念される．本書は先頭を切って新たに採択された精神疾患の名称を広め，専門用語の断層を埋め，世代間または医師と医師の間の学術的・臨床的な交流を精確かつ密接にすることにも役立つ教科書になることと思う．DSM-5を日本で使いこなすための教科書のさきがけとなりたい．

　今回，訳者が留学中に公私ともに非常にお世話になったメンターであるジョンズホプキンズ大学の澤明教授と再び仕事ができたことは筆舌に尽くしがたい喜びである．澤先生の下から大きく羽ばたき飛び立っていった優秀な医師・研究者は数多く，国内や世界中で今まさに活躍中であるが，訳者のように期待に十分添えなかった弟子の一人が，鄙で医療に従事しつつ，今や統合失調症研究の世界のトップランナーとなられた先生と，またこのように仕事できる奇蹟のような世の中に感謝したい．What a wonderful world.

　また，10年来，私淑してきた高名なアンドリアセン教授の教科書を自分で翻訳することができたことは正に夢のようでもあるが，さらにご本人からの推薦の序文までいただけたことは望外の喜びである．また，訳者の質問に丁寧に答えていただいたブラック先生とアンドリアセン先生に，心から感謝したい．

　翻訳に関することを言えば，原著の記述は精緻であり，内容は正確であり誤植もほ

訳者あとがき

とんど見いだすことができなかったが，僅かに疑問を感じる記述や誤植の可能性がある部分については原著者らに確認したうえで，日本語版において修正した部分もある．また，外国語から翻訳された教科書は複数の翻訳者により分担して翻訳されることも多く，本文の記述内容を十分に理解しないまま原文が逐語的に訳されているような印象を受ける文章を目のあたりにする機会もままあるが，今回訳者は，原文の記述内容を十分に理解したうえで原著者の意図を読みやすい日本語で表すことに努めた．単独で翻訳したことで語り口も統一されている印象を与え，それが通読を容易にしていることを願うばかりである．しかし，訳者の日本語能力の制約のため，日本語としても明晰でなく言い回しがくどい部分もあるかと思うが，それはお詫び申し上げる．もし記述に誤りや誤植あるいは不正確があれば，それは一重に訳者の能力の問題である．諸賢のご指摘により，より精確なものへとしていきたいと考えている．

　また，薬剤の用量・用法・適応症のみならず，精神病理学的専門用語，さらには法律用語や法体系に，日本と米国の間に無視し得ない相違があることも事実であるが，精神医学が厳密な医学部門になりつつある昨今，国が違っても相違よりもむしろ共通性が高いことを，訳者としてはむしろ強調しておきたいと思う．薬剤の名称は，正式な薬局方名や商標がない場合も，すでに本邦で読みが確立されている薬剤は仮名で，本邦未発売の薬剤などで日本語読みが確立されていないものは原文で記載することを原則としたが，例外もある．不統一の部分があることをお詫びする．

　今回，細かい注釈を入れずに，原著の記述を尊重することを最優先にした．その理由の一端には，米国の教科書の簡潔な記述（例えば，「第一世代の高力価抗精神病薬と第二世代抗精神病薬はともに，精神病の第一選択薬である」を例とする）から，そのような認識の差異を生み出す風土への理解が高まり，わが国の精神科医療を見直すきっかけとなればと思えばこそでもある．本書は曖昧で有効性が確立されていない治療などを容認する姿勢に対しては，一切の妥協を許さない記述よりなっている．治療法が確立されていない場合には，率直に「確立された治療法はない」と記載されている．簡潔な主張の中から日本の医師が学べることは実に多い．

　最後に個人的なお礼を述べたい．まず，医学書院の中嘉子さんには大変お世話になった．お礼を申し上げたい．また，卒後，旭川医科大学大学院の時代から現在に至るまで絶えることなくご指導くださった函館亀田北病院精神科の，尊敬する吉田幸宏

訳者あとがき

先生に感謝を申し上げたい．吉田先生のご指導なしに本書の翻訳はなかった．医師としての姿勢の多くを先生から学んだ．お礼の言葉が見つからない．これからも末永くご指導賜れますことを．そして，妻の真理子，光，航，小百合の子ども三人，家族の日々の笑顔と成長とサポートにより，どれほど日常診療や，この翻訳作業の苦労が楽になったことか，家族のありがたさは計り知れない．この場を借りて礼を言いたい．ありがとう．

2015年5月

阿部浩史

索引

和文索引

あ

アービン・ヤローム　335
アーロン・ベック　330
アイオワ基礎テスト　59
アイオワ達成度テスト　59
アカシジア　345
アスペルガー症候群　64
アセチルコリン系　47
アドルフ・マイヤー　295
アパシー　**29**,282,285
アマンタジン　366
アミトリプチリン　354
アミロイド前駆体蛋白質　281
アミロイド老人斑　281
アリピプラゾール　358
　　── の副作用　346
アルコール患者匿名会　255
アルコール関連障害群　248
アルコール幻覚症　253
アルコール使用障害　248
　　── の DSM-5 診断基準　249
　　── の医学的合併症　250
　　── の経過と予後　252
　　── の治療　252
　　── のリハビリテーション　255
アルコール離脱症状評価尺度　254
アルコール離脱せん妄　253
アルコール離脱の治療　253
アルコール離脱発作　252
アルツハイマー病　280
　　── による認知症またはアルツハイマー病による軽度認知障害のDSM-5 診断基準　280
アロジア　27
アンヘドニア　30,86

い

亜急性海綿状脳症　284
亜硝酸塩吸入薬　267
悪性症候群　347
悪夢障害　210
　　── の DSM-5 診断基準　210

いびき　204
イミプラミン　347,354
インフォームドコンセント　322
インターネット依存　243
インターネットゲーム障害　243
医療過誤　322
医療保険の携行性と責任に関する法律　321
依存　245
依存性パーソナリティ障害　304
　　── の DSM-5 診断基準　304
異食症　183
　　── の DSM-5 診断基準　183
異性装障害　231
意欲欠如　29,86
維持療法
　　──,抗うつ薬による　357
　　──,統合失調症の　92
遺伝学,精神疾患の　48
一酸化二窒素　267
一般知識　15
印象診断　16
陰性症状　19,85

う

うつ病
　　──,子どもの　76
　　──,治療抵抗性　116
　　── と自殺　314

　　── の鑑別,統合失調症と精神病性　111
　　── のセロトニン仮説　46
　　── の治療　115
うつ病患者における神経内分泌系の異常　114
ウィリアム・ガル　186
ウェクスラー児童用知能検査第4版　58
ウェルニッケ-コルサコフ症候群　284
ウェルニッケ中枢　41
ヴィンランド適応行動評価尺度　59
迂遠　25
運動症群/運動障害群　73

え

エクスタシー　259
エスシタロプラム　349
エリック・カンデル　40
エンジェルダスト　258
栄養障害による認知症　286
疫学的医療圏研究　244
演技性パーソナリティ障害　301
　　── の DSM-5 診断基準　301

お

オイゲン・ブロイラー　86
オープンクエスチョン　18
オピオイド関連障害群　260
オペラント条件付け　327
オランザピン　92,116,**358**
オルガズム相　216
音連合　26
親訓練　236,**240**
隠密感作法　231

索 引

か

カタプレキシー　203
カタレプシー　27
カップルセラピー（夫婦療法）　337
カテコールアミン仮説　113
カフェイン関連障害群　256
カフェイン誘発性不安障害　257
カルバマゼピン　115,362
カンナビス（カンナビノイド）　257
ガランタミン　286
仮性認知症　279
仮面うつ病　105
家族研究　48
家族療法　337
　──，統合失調症の　93
家族歴　13
過食症→神経性過食症/神経性大食症をみよ
過食性障害　188
　──のDSM-5診断基準　188
過大評価と過小評価，認知の歪み　332
過度の一般化　332
過眠　33
過眠障害　200
　──のDSM-5診断基準　201
買い物依存症　242
寡動　29
外在化障害　234
外傷性脳損傷　283
会話心迫　26,99
会話の貧困　27
回避・制限性食物摂取症/回避・制限性食物摂取障害　185
　──のDSM-5診断基準　185
回避性パーソナリティ障害　303
　──のDSM-5診断基準　304
快感消失　30,86
改訂コナーズ行動評価票（教師用）　59
解体症状群　86
解離症群/解離性障害群　176
解離性健忘　179
　──のDSM-5診断基準　179

解離性同一症/解離性同一性障害　176
　──のDSM-5診断基準　177
　──の治療　178
解離性遁走　179
概日リズム睡眠-覚醒障害群　207
　──のDSM-5診断基準　207
学業成績試験　59
隔離　311
獲得型早漏　222
活動性の亢進　31
間欠爆発症/間欠性爆発性障害　236
　──のDSM-5診断基準　237
感覚集中訓練　224
感情　14
感情的虐待　177
感染症による認知症　286
関係的精神療法　334
関係念慮　21
関係妄想　21
観念奔逸　26,32,99
鑑別診断　8

き

キンドリング現象　362
ギャンブル障害　245,269
　──に対する薬物療法　269
　──のDSM-診断基準　270
気質　289
気分　14
気分安定薬　358
気分循環性障害　101
気分障害　97
　──の疫学　111
　──の鑑別診断　111
　──の治療　115
　──の治療，ECT　368
　──の病因　112
気分障害特定用語　107
気分爽快　31
気分変調症　107
奇妙で解体した行動　23
季節型　110

既往歴，精神疾患の　12
記憶　15
記憶系　40
記憶障害，ECTによる　370
起訴能力　323
基底核　38
偽振戦麻痺　345
吃音　63
逆向健忘，ECTによる　370
虐待　150
逆転移　334
逆行性射精　223
吸入剤関連障害群　259
急性ジストニア反応　345,366
急性ストレス障害　158
　──のDSM-5診断基準　159
急性精神病　92
　──の薬物療法　344
急速交代型　110
救急　308
拒食症→神経性やせ症/神経性無食欲症をみよ
拒絶症　86
恐怖症　122
強化因子　327
強剛・固縮・強直　27
強制入院　319
強迫観念　34,138
強迫行為　35,138
強迫症/強迫性障害　138
　──，チック関連のある　140
　──のDSM-5診断基準　138
　──の鑑別診断　141
　──，強迫性パーソナリティ障害と　305
　──の治療　142
　──の病因　141
　──および関連症群/強迫性障害および関連障害群　137
強迫性パーソナリティ障害　305
　──のDSM-5診断基準　305
境界違反　323
境界性パーソナリティ障害　299
　──と暴力　309
　──のDSM-5診断基準　300

索引

禁煙治療　266
緊張病　110
緊張病性興奮　27,86
緊張病性昏迷　86
緊張病性の行動　26

く

クールー　284
クエチアピン　358
クラッシュ　265
クリスタル　258
クルト・シュナイダー　85
クロイツフェルト-ヤコブ病　284
クローズドクエスチョン　18
クロザピン　92,316,344
　──の副作用　346
クロニジン　261
クロミプラミン　142,147,354
クロルプロマジン　341
　──の副作用　346
グループ回想法　287
グルタミン酸仮説　92
グルタミン酸系　48
空間認知　15

け

けいれん閾値，ECT　369
ゲルストマン-ストロイスラー-シャインカー症候群　284
解毒　267
刑事関係　323
刑事責任能力　323
刑事問題　318
計算障害　72
計算力　15
軽躁病エピソード　101
軽度認知障害(DSM-5)　272,276
月経前不快気分障害　107
　──の DSM-5 診断基準　109
血管性神経認知障害　282
幻覚　15,22,83
幻覚薬関連障害群　258
幻覚薬持続性知覚障害　259

幻嗅　23,83
幻視　23,83
幻触　23
幻聴　22,83
幻味　83
見当識　15
言語系　41
言語症/言語障害　63
限局性学習症/限局性学習障害　72
限局性恐怖症　34,122
　──の DSM-5 診断基準　123
　──の治療　125
　──の病因　125
現実曝露　328
現病歴　12
衒奇　86
衒気症　27

こ

コカイン　265
コカイン虫　265
コデイン　260
コピー数多型　51
コミュニケーション症群/コミュニケーション障害群　63
コルサコフ症候群　284
子どもの精神疾患の評価　56
古典的精神分析　333
呼吸関連睡眠障害群　203
呼吸器疾患による認知症　286
個人精神療法　332
　──，ギャンブル障害に対する　270
誇大妄想　20
語音症/語音障害　63
広汎性発達障害　64
交代勤務型，概日リズム睡眠-覚醒障害　208
行為障害→素行症/素行障害をみよ
行動活性化技法　329
行動変容　329
行動変容プログラム，摂食障害の治療　193
行動療法　326,327

　──の組み合わせ　330
抗うつ薬　115,130,142,193,347
　──，性機能不全の原因　224
　──の治療強化　116
抗コリン薬　366
抗精神病薬　75,92,116,287,341
　──の副作用　345
抗てんかん薬　362
抗認知症薬　286
抗不安薬　363
　──の不正使用　263
候補遺伝子研究　50
高 EE　338
高血圧緊急症　356
高プロラクチン血症　346
硬膜下血腫による認知症　285
興奮相　216
言葉のサラダ　25
今後の研究のための病態　243
昏迷　27
混合性の特徴　107
　──を伴う　100

さ

サイコパス，素行症と　237
サディズム　230
作業記憶　40
詐病　175
再発防止テクニック　270
猜疑性パーソナリティ障害/妄想性パーソナリティ障害　295
　──の DSM-5 診断基準　295
罪業妄想　20
作為症/虚偽性障害　173
作為体験　85
錯覚　15
三環系抗うつ薬　347,354
産後うつ　110
産褥精神病　82
暫定　8

し

シーパップ　205

索 引

シゾイドパーソナリティ障害/スキゾイドパーソナリティ障害　296
　―― のDSM-5診断基準　296
シルデナフィル　225
ジアゼパム　264
ジークムント・フロイト　333
ジェットラグ　208
ジフェンヒドラミン　346
ジュリアス・アクセルロッド　113
支持的精神療法　**335**
支配観念　19
司法精神医学　318
死別反応　111
自己愛性パーソナリティ障害　302
　―― のDSM-5診断基準　302
自己愛的な受傷　303
自己関連づけ・個人化　332
自殺　311
　――, うつ病と　106,314
　―― の危険性がある患者の治療　316
　―― の手段　313
　―― の病因　313
自殺企図　314
自殺念慮　18,33
自殺リスクの評価　315
自動思考　331
自閉症　64
自閉スペクトラム症/自閉スペクトラム障害　64
　―― のDSM-5診断基準　65
自由連想法　333
児童精神医学　54
思考化声　21
思考形式の障害　24
思考察知　21
思考吹入　**22**,85
思考奪取　**22**,85
思考伝播　22
思考途絶　28
思考の脱線　24
思考抑制　33
持続性抑うつ障害（気分変調症）　107
　―― のDSM-5診断基準　108

持続陽圧呼吸療法　205
時差ぼけ　208
恣意的推論　331
嗜癖　245
実行機能　37
嫉妬妄想　20
社会技能訓練, 統合失調症の　93
社会的（語用論的）コミュニケーション症/社会的（語用論的）コミュニケーション障害　64
社交不安（社交恐怖）　34
社交不安症/社交不安障害（社交恐怖）　122
　―― のDSM-5診断基準　124
　―― と限局性恐怖症の治療, 行動療法　126
　―― の治療　125
　―― の病因　125
射精遅延　216
　―― のDSM-5診断基準　217
主診断　8
主訴　12
主題統覚テスト　60
守秘義務　321
受診理由　8
周産期　110
宗教妄想　20
重篤気分調節症　76,**101**
　―― と反抗挑発症　236
　―― のDSM-5診断基準　102
終末不眠　103
集団精神療法　335
集中困難　33
醜形恐怖症/身体醜形障害　143
　―― のDSM-5診断基準　143
女性オルガズム障害　218
　―― の病因　223
女性の性的関心・興奮障害　219
　―― のDSM-5診断基準　219
初回面接　11
初期不眠　103
徐波睡眠　197
小児期発症流暢症（吃音）/小児期発症流暢障害（吃音）　63
小児期崩壊性障害　64

小児自己免疫性溶連菌関連性精神神経障害　75
小児性愛障害　230
条件付け　327
条件付けマスターベーション法　231
消散相　216
笑気ガス　267
常同運動症/常同運動障害　73
常同行為　86
常同姿勢　27
情動脱力発作　203
焦燥　33,105
食行動障害　183
　―― および摂食障害群　183
食行動障害群　183
職業リハビリテーション, 統合失調症の　93
人物画テスト　59
心気症　168
心神耗弱　324
心神喪失　324
心臓過敏症　119
心的外傷およびストレス因関連障害群　150
心的外傷後ストレス障害　153
　―― のDSM-5診断基準　154
　―― の鑑別診断　157
　―― の治療　157
　―― の病因　157
心理社会的リハビリテーション, 統合失調症の　93
身体拘束　311
身体症状症　166
　―― のDSM-5診断基準　166
　―― の治療　171
身体症状症群および解離症群　165
身体診察, 子どもの　60
身体的虐待　177
身体の病歴　13
身体妄想　21
信頼性　6
神経化学系, 脳神経系の　43
神経学的検査　16
神経原線維変化　281

索引

神経循環無力症　119
神経性過食症/神経性大食症　188
　——の DSM-5 診断基準　187
神経性やせ症/神経性無食欲症　187
　——の DSM-5 診断基準　186
　——の行動変容　329
神経認知障害群　272
神経発達症群/神経発達障害群　54
振戦せん妄　253
深睡眠　197

す

スクイーズ法　225
スタンフォード-ビネー式知能検査　58
スティーブンス-ジョンソン症候群　363
スローウイルス　284
随伴性マネジメント　268
睡眠
　——, 正常な　196
　——の評価　197
睡眠衛生　199
睡眠-覚醒障害群　196
睡眠関連低換気　206
　——の DSM-5 診断基準　206
睡眠時驚愕症　208
睡眠時随伴症群　208
睡眠時遊行症　208
睡眠障害国際分類（第 2 版）　196
睡眠ステージ　197
睡眠潜時反復検査　198
睡眠相後退型, 概日リズム睡眠-覚醒障害　207
睡眠病歴　198
睡眠負債　207
睡眠紡錘波　197
睡眠発作　203
睡眠薬　199
　——の不正使用　263
睡眠酔い　200
錐体外路症状の治療薬　366

せ

せん妄　273
　——の DSM-5 診断基準　273
　——の治療　275
　——の病因　274
　——の評価　274
セックスセラピー　224
セルトラリン　157, 349
セレギリン　356
セロトニン　309
セロトニン仮説　46
セロトニン系　46
セロトニン症候群　350
正常圧水頭症による認知症　285
正常な睡眠　196
正の強化法, 摂食障害の治療　193
生活歴　13
成人の注意欠如・多動症/注意欠如・多動性障害　70
性器-骨盤痛・挿入障害　219
　——の DSM-5 診断基準　220
性機能不全
　——, SSRI による　350
　——の薬物療法　225
性機能不全群　215
　——の治療　224
　——の病因　223
性機能不全群・性別違和・パラフィリア障害群　215
性交疼痛症　219
性的関係, 患者との　323
性的虐待　177
性的サディズム　230
性的マゾヒズム　230
性転換症　226
性同一性障害　226
性別違和　226
性別適合手術　227
脆弱 X 染色体症候群　62
精神運動興奮　33
精神運動抑制　33, 104
精神科面接　11
精神刺激薬関連障害群　265
精神疾患
　——の遺伝学　48
　——の既往歴　12
精神的現在症　13
精神発達遅滞→知的能力障害（知的発達症/知的発達障害）をみよ
精神病症状, うつ病の　105
精神病性症候群　83
精神分析　333
精神薬理学　341
精神療法　326
窃視障害　230
窃触障害　230
窃盗症　241
　——の DSM-5 診断基準　242
　——の治療　242
接点のないこと　25
摂食障害　183
　——の疫学　188
　——の身体合併症　191
　——の診断　192
　——の治療　193
　——の入院治療　193
　——の病因　190
　——の薬物療法　193
　——の予後　190
　——の歴史　186
摂食障害群　186
全ゲノム関連研究　51
全身状態の診察　16
全般不安症/全般性不安障害　133
　——の DSM-5 診断基準　133
　——の鑑別診断　134
　——の治療　134
　——の病因　134
前向健忘, ECT による　370
前頭前野　37
前頭側頭型神経認知障害　282
選択性緘黙　121
　——の DSM-5 診断基準　122
選択的セロトニン/ノルアドレナリン再取り込み阻害薬　352
選択的セロトニン再取り込み阻害薬　348, 349
選択的抽象化　331

431

索引

そ

素行症/素行障害　237
　——と反抗挑発症　235
　——と反社会性パーソナリティ障害　240,298
　——のDSM-5診断基準　238
　——の病因　240
双極性障害　97
　——,子どもの　76
双生児研究　49
早朝覚醒　103
早漏　222
　——のDSM-5診断基準　221
想像曝露　328
躁症状　31
躁病
　——と統合失調症の鑑別　111
　——の治療　115
躁病エピソード　98
　——のDSM-5診断基準　98
速成耐性　115

た

ためこみ症　144
　——のDSM-5診断基準　145
タキフィラシー　115
タダラフィル　225
タバコ関連障害群　266
タラソフのルール　321
タンドスピロン　365
ダイエット　192
ダブルデプレッション　107
他の医学的疾患に影響する心理的要因　173
　——のDSM-5診断基準　173
他の秩序破壊的・衝動制御・素行症群　242
多血質　289
多幸　31
多軸診断　8
多動性/衝動性　68
多弁　26
妥当性　7

大うつ病性障害→うつ病をみよ
大麻関連障害群　257
大麻中毒　258
大麻離脱　257,258
代謝性疾患による認知症　286
対人関係療法　334
対人技能訓練　338
体感幻覚　23,83
体重増加,抗精神病薬の副作用　346
胎児アルコール症候群　252
第二世代抗精神病薬　341
　——,認知症の治療　287
脱感作　115
脱同期化睡眠　197
脱抑制型対人交流障害　150,152
　——のDSM-5診断基準　152
男性オルガズム障害の病因　224
男性の性欲低下障害　220
　——のDSM-5診断基準　221
単純アルコール離脱　252
炭酸リチウム　359→リチウムもみよ
胆汁気質　289
段階的筋弛緩術　328
蛋白同化ステロイド　267
短期精神病性障害　82

ち

チェーン-ストークス呼吸　205
チオリダジンの副作用　346
チック関連のある強迫症　140
チック症群/チック障害群　73
治療と援助の計画　16
知覚　15
知覚運動能力の評価,子どもの　59
知的能力障害(知的発達症/知的発達障害)　60
　——のDSM-5診断基準　61
　——の長期予後　62
　——の有病率　62
知能検査,子どもの　58
致死性不眠症　284

遅発性ジスキネジア　345
痴漢　230
秩序破壊的・衝動制御・素行症群　234
腟けいれん　220
中間不眠　103
中枢性睡眠時無呼吸　205
　——のDSM-5診断基準　205
中途覚醒　103
中毒　245
中毒性表皮壊死融解症　363
抽象　16
注意　16,31
注意系,脳神経系の　42
注意欠如・多動症/注意欠如・多動性障害　67
　——のDSM-5診断基準　69
　——の有病率　70
　——の治療　71
長期記憶　40
聴覚連合野　41
鎮静薬,睡眠薬,または抗不安薬関連障害群　262
鎮静薬の不正使用　263

て

テイ-ザックス病　62
テストステロン　225
ディスカルクリア　72
ディスレクシア　72
デキストロアンフェタミン　265
デザイナーズドラッグ　259
デュロキセチン　352
低呼吸　204
適応行動の評価,子どもの　59
適応障害　158
　——のDSM-5診断基準　160
　——の鑑別診断　162
　——のサブタイプ　161
　——の治療　163
　——の予後　161
転移神経症　333
転導性の亢進した会話　26
電気けいれん療法　341,367

と

──, うつ病の治療　116

トゥレット症/トゥレット障害　74
── の DSM-5 診断基準　74
トラゾドン　287,353
トラマドール　260
ド・クレランボー症候群　79
ドクターショッピング　166,169
ドネペジル　286
ドパミン仮説　43,92
ドパミン系　43
土食症　184
努力症候群　119
登校拒否，分離不安症による　120
統合失調型パーソナリティ障害　297
── の DSM-5 診断基準　297
統合失調感情障害　94
── の DSM-5 診断基準　95
統合失調症　78,83
── の DSM-5 診断基準　84
──, 小児期の　75
── と精神病性（うつ病の鑑別）　111
── に対する ECT　368
── の維持療法　344
── の遺伝学　90
── の家族研究　90
── の鑑別, 躁病と　111
── の経過　87
── の薬物療法, 急性期　344
統合失調症スペクトラム障害と他の精神病性障害群　78
統合失調症様障害　82
統合失調性言語　25
洞察的精神療法　334
動機づけ面接　255
──, ギャンブル障害に対する　270
動物虐待, 小児期の　309
特発性中枢性睡眠時無呼吸　205
読字障害　72
鈍麻した感情　14,**28**,86

な

ナルコレプシー　197,202
── の DSM-5 診断基準　202
内因性うつ病　107
内在化障害　234

に

ニコチン　266
ニセ窒息警報　129
二分法思考・全か無か思考　332
日内変動　34,105
入眠困難　103
認知構造　330
認知行動療法（CBT）　330
──, パニック症の治療　131
──, パラフィリア障害の　231
──, ギャンブル障害に対する　270
認知症　272,276
──, 栄養障害による　286
──, 感染症による　286
──, 呼吸器疾患による　286
──, 代謝性疾患による　286
── の DSM-5 診断基準　277
── の診断と評価　277
── の治療　286
認知スキーマ　330
認知の3徴候　330
認知リハビリテーション療法, 統合失調症の　93
認知療法　326

ね

ネグレクト　150,177

の

ノルエピネフリン系　44
ノルトリプチリン　354
ノンレム睡眠　197
── からの覚醒障害群　208
── からの覚醒障害の DSM-5 診断基準　209

は

ハイ（高揚的快感）　265
ハビットリバーサル法　147,148
ハロペリドール　92,255,275,311,**344**
ハンチントン病　285
バーンアウト（燃え尽き）　291
バッドトリップ　259
バルデナフィル　225
バルビツール酸系催眠鎮静薬　363
バルプロ酸　361
バレニクリン　266
パーキンソン病　284
パーソナリティ障害
── の疫学　290
── の診断　293
── の治療　294
── の病因　292
パーソナリティ障害群　289
パデューペグボードテスト　59
パニック症/パニック障害　119,126
── に併存する精神疾患　129
── の DSM-5 診断基準　128
── の鑑別診断　130
── の症状　129
── の病因　129
── の治療　130
── の曝露法による治療　328
パニック発作　34
パニック発作特定用語, DSM-5 の　127
パブロフ型条件付け　327
パラノイド　295
パラフィリア　228
パラフィリア障害群　227
パロキセチン　125,130,135,142,157,**349**
吐き瀉（胖）吐　191
曝露法　126,328
──, パニック症の治療　132
抜毛症　146

433

索引

――の DSM-5 診断基準　147
発達性協調運動症／発達性協調運動
　障害　73
反響動作　86
反抗挑発症／反抗挑戦性障害　234
　――の DSM-5 診断基準　235
反社会性パーソナリティ障害　298
　――と素行症　240,298
　――と暴力　309
　――の DSM-5 診断基準　298
反芻症／反芻性障害　184
　――の DSM-5 診断基準　184
反応性アタッチメント障害／反応性
　愛着障害　150
　――の DSM-5 診断基準　151
反応性うつ病　107
反応潜時の延長　28
反復経頭蓋磁気刺激，うつ病の治療
　　　116
判断能力　16

ひ

ヒドロコドン　260
ヒポクレチン　203
ビンジドリンキング　251
ピーボディ絵画語彙検査　59
ピック病　282
ピモジドの副作用　346
皮膚むしり症　147
　――の DSM-5 診断基準　148
非社交性　30
非定型うつ病　356
非定型の特徴を伴う感情障害　110
非定型抗精神薬　341
非バルビツール酸系催眠鎮静薬
　　　363
非物質関連障害群　269
非論理的思考　25
美容整形，醜形恐怖症における
　　　144
被影響妄想　21
被害妄想　20
被支配妄想　21
微細脳障害　71

病気不安症　168
　――の DSM-5 診断基準　169
　――の治療　171
病識　16
病識欠如，統合失調症の　87
病的賭博　245,269
病歴聴取　11
広場恐怖症　34,131
　――の DSM-5 診断基準　132
　――の主要な症状　129

ふ

フェティシズム障害　231
フェノバルビタール　264
フェンシクリジン（PCP）　258
フラッディング　126,328
フルボキサミン　349
ブローカ中枢　41
プシロシビン　258
プラダー–ウィリー症候群　145
プリオン病による神経認知障害
　　　284
プロプラノロール　367
不安症群／不安障害群　119
不安症状　34
不安神経症　119
不安性の苦痛　107
不安の鑑別診断　130
不快気分　32
不注意　68
不適切な感情　15,27,86
不登校，分離不安症による　120
不眠　33,103
不眠障害　198
　――の DSM-5 診断基準　199
賦活症候群　350
物質・医薬品誘発性認知症　283
物質・医薬品誘発性睡眠障害　212
物質・医薬品誘発性性機能不全
　　　222
　――の DSM-5 診断基準　222
物質関連障害および嗜癖性障害群
　　　244
物質関連障害群

　――の治療　267
　――の評価　246
　――の診断　245
物質使用障害群の病因　247
物質乱用，統合失調症の　87
震え，アルコール離脱による　252
分離不安　120
分離不安症／分離不安障害　120
　――の DSM-5 診断基準　121

へ

ヘーガル拡張器　224
ヘロイン　260
ベアリー視覚運動統合発達テスト
　　　60
ベタネコール　346
ベンズトロピン　346
ベンゾジアゼピン
　　　116,134,**200**,253,262,264,**363**
　――の薬物動態　364
　――の適応症　364
　――の副作用　365
ベンダーゲシュタルトとベントン視
　覚記銘テスト　59
ペチジン　260
ペヨーテ　258
ペントバルビタール-ジアゼパム耐
　性テスト　264
平板な感情　14,**28**,86
兵士の心臓　119
閉眼覚醒　197
閉塞性睡眠時無呼吸低呼吸　204
　――の DSM-5 診断基準　204
辺縁系　38
返事の遅れ　28
変換症／転換性障害（機能性神経症状
　症）　170
　――の治療　171
弁証法的行動療法　300,336

ほ

ポッパーズ　267
ポリソムノグラフィ　198

発作閾値，ECT　369
保続　28
包括型地域生活支援　93
放火，小児期の　309
放火症　240
　——のDSM-5診断基準　241
報酬系，脳神経系の　42
飽満自慰法　231
防衛的医療行為　322
暴力　308
暴力行為のリスク評価　310
暴力的患者　310
勃起障害　216
　——のDSM-5診断基準　217
　——の手術　225
　——の病因　223
　——の薬物療法　225

ま

まとまりのない行動　86
まとまりのない発語　24
マーシャ・リネハン　336
マインドフルメディテーション
　　　　　　　　　　　336
マクノートン基準　324
マゾヒズム　230
マタニティーブルー　110
マリファナ　257
マンネリズム　27,86
麻薬　260

み

ミダゾラム　365
ミュンヒハウゼン症候群　173
ミルタザピン　352
民事上の拘禁　319
民事問題　318

む

むずむず脚症候群　212
むちゃ食い障害→過食性障害をみよ
無オルガズム症　218

無顆粒球症　346
無呼吸　204
無表情　29
無論理　27,86
夢遊病　208

め

メサドン　261
メスカリン　258
メタンフェタミン　265
メチルフェニデート　71,265
メプロバメート　363
メマンチン　286
メランコリア　107
メランコリック　289
命令自動　86
迷走神経刺激，うつ病の治療　116
瞑想　336
滅裂　25
面接　16

も

モーリス・ラヴェル　281
モノアミン酸化酵素阻害薬
　　　　　　　　　　348,355
　——，うつ病の治療　116
モルヒネ　260
妄想　19,83
　——，誇大　20
　——，罪業　20
　——，嫉妬　20
　——，宗教　20
　——，身体　21
　——，被害　20
妄想性障害　78
　——のDSM-5診断基準　80
妄想性人格　295

や

自棄飲み　252
夜驚症　209
夜尿，小児期の　309

薬物スクリーニング　246
薬物性パーキンソニズム　345
薬物動態学　343
薬物療法
　——，ギャンブル障害に対する
　　　　　　　　　　　269
　——，性機能不全の　225
　——，摂食障害の　193
　——，パラフィリア障害の　231
　——，勃起障害の　225

ゆ

憂鬱　32

よ

幼稚症　228
陽性症状　19
溶連菌　74
養子研究　49
抑圧，パニック症の病因　130
抑うつエピソード　103
　——のDSM-5診断基準　104
抑うつ気分　32,33
抑うつ障害群　101
抑うつ症状　32
欲望相　216

ら

ラッシュ　265
ラムフィッツ　252
ラモトリギン　362
乱用　245

り

リスペリドン　67,75,92,**358**
リゼルギン酸ジエチルアミド　258
リチウム　316,359
　——の禁忌　361
　——の副作用　360
　——の薬物動態　359
リチャード・モートン　186

リバスチグミン　286
離人感・現実感消失症/離人感・現実感消失障害　180
　　――のDSM-5診断基準　181
離脱　245
力動的精神療法　326,334
良性老人性物忘れ　276

れ

レイブ・パーティ　259
レオ・カナー　64
レストレスレッグス（むずむず脚症候群）　212
　　――のDSM-5診断基準　212
レット症候群　64
レビー小体を伴う神経認知障害　282
レム睡眠　197
レム睡眠行動障害　211
　　――のDSM-5診断基準　211
レム潜時　197
連合弛緩　24
連鎖解析　50

ろ

ロールシャッハテスト　60
ロラゼパム　364
露出障害　230
老人斑　281
蝋屈症　27

ギリシャ

β-アミロイド　281
γ-アミノ酪酸　47
Δ-9-tetrahydrocannabinol（THC）　257

数字

1/3の法則　88
100－7テスト　15
10-item CIWA-Ar（10-item clinical institute withdrawal assessment）　254
20週間-STEPPS　300
3,4-メチレンジオキシメタンフェタミン　258

欧文索引

A

Aaron Beck　330
abuse　245
acute dystonic reaction　345,366
acute stress disorders　158
addiction　245
ADHDと反抗挑発症　236
adjustment disorder　158
Adolf Meyer　295
affect　14
affective blunting　28
affective flattening　28
agoraphobia　34,131
agranulocytosis　346
akathisia　345
Alcoholic Anonymous（AA）　255
alcohol-related disorders　248
alogia　27
Alzheimer's disease　280
amyloid precursor protein（APP）　281
anhedonia　30,86
anorexia nervosa　187
anorgasmia　218
antidepressants　347
antipsychotics　341
antisocial personality disorder　298
anxiety disorders　119
anxiety neurosis　119
anxiety symptoms　34
anxiolytics　363
anxious distress　107
apathy　29
apnea　204
asociality　30
assertive community treatment（ACT）　93
attention　31
attention-deficit/hyperactivity disorder　67
atypical depression　356
atypical features　110
audible thoughts　21
auditory hallucinations　22
autism spectrum disorder　64
automatic obedience　86
avoidant personality disorder　303
avoidant/restrictive food intake disorder　185
avolition　29
A群β溶血性連鎖球菌（溶連菌）　75
A群パーソナリティ障害　290,295
A群溶連菌関連小児自己免疫神経精神疾患　141

B

B.F.Skinner　327
basal ganglia　38
Beery Developmental Test of Visual-Motor Integration　60
behavior therapy　327
Bender-Gestalt and Benton Visual Retention Test　59
benign senescent forgetfulness　276

bereavement 111
binge drinking 252
binge-eating disorder 188
bipolar disorders 97
bizzare or disorganized behavior 23
blocking 28
body dysmorphic disorder 143
borderline personality disorder 299
boundary violations 323
breathing-related sleep disorders 203
brief psychotic disorder 82
Broca's area 41
bulimia nervosa 188
bupropion 351
burnout 291
buspirone 365
B群パーソナリティ障害 290,298

caffeine-related disorders 256
CAGEアルコール乱用依存スクリーニングテスト 249
cannabis intoxication 258
cannabis withdrawal 257,258
cannabis-related disorders 257
carbamazepine 362
catalepsy 27
cataplexy 203
catatonia 110
catatonic excitement 86
catatonic motor behavior 26
catatonic stupor 86
catecholamine hypothesis 113
central sleep apnea 205
Cheyne-Stokes breathing 206
childhood-onset fluency disorder 63
cholinergic system 47
circadian rhythm sleep-wake disorders 207
circumstantiality 25

clanging 26
cocaine bug 265
cognitive enhancer 286
cognitive behavior therapy（CBT） 330
communication disorders 63
compulsions 35
compulsive shopping 242
conduct disorder 237
Conners' Teacher Rating Scale-Revised 59
continuous positive airway pressure（CPAP） 205
conversion disorder（functional neurological symptom disorder） 170
copy number variants（CNB） 51
couples therapy 337
Creutzfeldt-Jakob disease 284
cyclothymic disorder 101
C群パーソナリティ障害 290,**303**

delayed ejaculation 216
delirium 273
delirium tremens（DT） 253
delusional disorder 78
delusions 19
—— of being controlled 21
—— of jealousy 20
—— of mind reading 21
—— of passivity 21
—— of reference 21
—— of sin or guilt 20
dementia 272,276
dependence 245
dependent personality disorder 304
depersonalization 180
depressive disorders **101**
depressive symptoms 32
derailment 24
derealization disorder 180
desvenlafaxine 353

developmental coordination disorder 73
dialectical behavior therapy（DBT） 300,336
differential diagnosis 8
discontinuation syndrome 350
disinhibited social engagement disorder 150
disorganization dimension 86
disorganized speech 24
disruptive, impulse-control, and conduct disorders 234
disruptive mood dysregulation disorder 101
dissociative amnesia 179
dissociative disorders 176
dissociative identity disorder 176
distactible speech 26
diurnal variation 34
dopamine hypothesis 92
dopamine system 43
double depression 107
Draw-a-Person Test 59
DSM-Ⅰ 5
DSM-Ⅱ 5
DSM-Ⅲ 5
DSM-Ⅳ 5
DSM-5 5
——のパニック発作特定用語 127
DSM-5診断基準
——, 悪夢障害の 210
——, アルコール使用障害の **249**
——, アルツハイマー病による認知症またはアルツハイマー病による軽度認知障害の 280
——, 異食症の 183
——, 依存性パーソナリティ障害の 304
——, 演技性パーソナリティ障害の 301
——, 概日リズム睡眠-覚醒障害群の 207
——, 回避・制限性食物摂取症/回避・制限性食物摂取障害の 185

索 引

――，回避性パーソナリティ障害の 304
――，解離性健忘の 179
――，解離性同一症/解離性同一性障害の 177
――，過食性障害の 188
――，過眠障害の 201
――，間欠爆発症/間欠性爆発性障害の 237
――，ギャンブル障害の 270
――，急性ストレス障害の 159
――，境界性パーソナリティ障害の 300
――，強迫症/強迫性障害の 138
――，強迫性パーソナリティ障害の 305
――，月経前不快気分障害の 109
――，限局性恐怖症の 123
――，猜疑性パーソナリティ障害/妄想性パーソナリティ障害の 295
――，自己愛性パーソナリティ障害の 302
――，シゾイドパーソナリティ障害/スキゾイドパーソナリティ障害の 296
――，持続性抑うつ障害（気分変調症）の 108
――，自閉スペクトラム症/自閉症スペクトラム障害の 65
――，社交不安症/社交不安障害（社交恐怖）の 124
――，射精遅延の 217
――，醜形恐怖症/身体醜形障害の 143
――，重篤気分調節症の 102
――，女性の性的関心・興奮障害の 219
――，神経性過食症/神経性大食症の 187
――，神経性やせ症/神経性無食欲症の 186
――，身体症症状の 166
――，心的外傷後ストレス障害の 154

――，睡眠関連低換気の 206
――，性器・骨盤痛・挿入障害の 220
――，窃盗症の 242
――，選択性緘黙の 122
――，全般不安症/全般性不安障害の 133
――，せん妄の 273
――，躁病エピソードの 98
――，早漏の 221
――，素行症／素行障害の 238
――，脱抑制型対人交流障害の 152
――，ためこみ症の 145
――，他の医学的疾患に影響する心理的要因の 173
――，男性の性欲低下障害の 221
――，知的能力障害（知的発達症/知的発達障害）の 61
――，注意欠如・多動症/注意欠如・多動性障害の 69
――，中枢性睡眠時無呼吸の 205
――，適応障害の 160
――，トゥレット症/トゥレット障害の 74
――，統合失調型パーソナリティ障害の 297
――，統合失調感情障害の 95
――，統合失調症の 84
――，ナルコレプシーの 202
――，認知症（DSM-5）の 276
――，ノンレム睡眠からの覚醒障害の 209
――，抜毛症の 147
――，パニック症/パニック障害の 128
――，反抗挑発症／反抗挑戦性障害の 235
――，反社会性パーソナリティ障害の 298
――，反芻症/反芻性障害の 184
――，反応性アタッチメント障害/反応性愛着障害の 151
――，皮膚むしり症の 148
――，病気不安症の 169

――，広場恐怖症の 132
――，物質/医薬品誘発性性機能不全の 222
――，不眠障害の 199
――，分離不安症/分離不安障害の 121
――，閉塞性睡眠時無呼吸低呼吸の 204
――，放火症の 241
――，勃起障害の 217
――，妄想性障害の 80
――，抑うつエピソードの 103
――，離人感・現実感消失症/離人感・現実感消失障害の 181
――，レストレスレッグス（むずむず脚症候群）の 212
――，レム睡眠行動障害の 211
DSM 診断
　―― の欠点 6
　―― の利点 6
duloxetine 352
dyscalculia 72
dyslexia 72
dysmorphophobia 143

E

eating disorders 186
echopraxia 86
ECT 316
　――うつ病の治療 116
　――施行前の検査 368
　―― の施行手順 369
　―― の適応 368
　―― の副作用 369
effort syndrome 119
electroconvulsive therapy（ECT） 367
epidemiological catchment area study（ECA Study） 244
erectile disorder 216
Eric Kandel 40
Eugen Bleuler 86
excitement 27

438

excoriation（skin-picking）disorder 147
exhibitionistic disorder 230
externalizing disorders 234

factitious disorder 173
false suffocation alarm 129
family therapy 337
fatal insomnia 284
feeding and eating disorders 183
feeding disorders 183
female orgasmic disorder 218
female sexual interest／arousal disorder 219
fetal alcohol syndrome（FAS） 252
fetishistic disorder 231
flight of ideas **26**,32,99
flooding 126
fragile X syndrome 62
frotteuristic disorder 230

GABA system 47
gambling disorder 245,**269**
gamma-aminobutyric acid（GABA） 47
gender dysphoria 226
generalized anxiety disorder 133
genito-pervic pain／penetration disorder 219
genome-wide association studies 51
geophagy 184
Gerstmann-Sträussler-Scheinker syndrome 284
glutamate system 48
grandiose delusions 20
group therapy 335

habit reversal 147

hallucinations 22
hallucinogen-related disorders 258
high expressed emotion 338
HIPAA（Health Insurance Portability and Accountability Act） 321
histrionic personality disorder 301
HIV 感染による神経認知障害 284
hoarding disorder 144
Huntington's disease 285
hyperactivity and impulsivity 68
hyperprolactinemia 346
hypersomnia 33
hypersomnolence disorder 200
hypomanic episode 101
hypopnea 204

ICSD-2 196
ideas of reference 21
idiopathic central sleep apnea 205
illness anxiety disorder 168
illogicality 25
inappropriate affect 27
inattention 68
incoherence 25
individual psychotherapy **332**
infantilism 228
inhalant-related disorders 259
initial insomnia 103
insight-oriented psychotherapy 334
insomnia 33
insomnia disorder 198
intellectual disability（intellectual developmental diorder） 60
intermittent explosive disorder（IED） 236
internalizing disorders 234
internet addiction 243
internet gaming disorder 243
interpersonal therapy（IPT） 334

intoxication 245
Iowa Test of Basic Skills（ITBS） 59
Iowa Test of Educational Development（ITED） 59
irritable heart syndrome 119
Irvin Yalom 335

jet lag 208
Julius Axelrod 113

kleptomania 241
Kurt Schneider 85
kuru 284
K コンプレックス 197

lamotrigine 362
language disorder 63
late luteal phase dysphoric disorder 107
Leo Kanner 64
levomilnacipran 352
limbic system 38
lithium carbonate 359
long-term memory 40
loose associations 24
LSD 258

major depressive episode 103
major neurocognitive disorder 272,276
male hypoactive sexual desire disorder 220
malingering 175
manic episode 98
manic symptoms 31
mannerisms 27,86

439

索 引

Marsha Linehan　336
masked depression　105
Maurice Ravel　281
MDMA　258
melancholic　107
methylenedioxymethamphetamine
　（MDMA）　259
middle insomnia　103
mild cognitive impairment　276
mild neurocognitive disorder
　　　　　　　　　272,276
mini mental state examination
　（MMSE）　278
minimal brain dysfunction　71
mirtazapine　352
mixed features　107
MI テクニック　270
monoamine oxidase inhibitors
　（MAOI）　348,355
──，うつ病の治療　116
mood　14
mood disorder specifiers　107
mood disorders　**97**
mood stabilizers　358
motor disorders　73
multiple sleep latency test（MSLT）
　　　　　　　　　　　198
Munchausen syndrome　173

N₂O　267
narcissistic injury　303
narcissistic personality disorder
　　　　　　　　　　　302
narcolepsy　202
nefazodone　353
negative dimension　85
negativism　86
neurocirculatory asthenia　119
neurocognitive disorders　272
neurodevelopmental disorders　54
neuroleptic malignant syndrome
　（NMS）　347
nightmare disorder　210

NMDA 受容体機能低下仮説　48
non-rapid eye movement sleep
　arousal disorders　208
non-REM（NREM）睡眠　197
non-substance-related disorders
　　　　　　　　　　　269
norepinephrine system　44
normal-pressure hydrocephalus
　　　　　　　　　　　285
nutritional disorders　286

obsessions　34
obsessive-compulsive and related
　disorders　137
obsessive-compulsive disorder
　（OCD）　138
obsessive-compulsive parsonality
　disorder　305
obstructive sleep apnea hypopnea
　　　　　　　　　　　204
olfactory hallucinations　23
opioid-related disorders　260
oppositional defiant disorder
　（ODD）　234
overvalued ideas　19

PANDAS（pediatric autoimmune
　neuropsychiatric disorders
　associated with streptococcal
　infections）　141
panic attacks　34
panic disorder　119,126
paranoid personality disorder　295
paraphilic disorders　227
parasomnias　208
parental management training
　（PMT）　236
Parkinson's disease　284
Peabody Picture Vocabulary Test
　　　　　　　　　　　59
pediatric autoimmune

neuropsychiatric disorders
　associated with Streptcoccus
　infections（PANDAS）　75
pedophilic disorder　230
peripartum　110
persecutory delusions　20
perseveration　28
persistent depressive disorder
　（dysthymia）　107
personality disorders　289
pharmacokinetics　343
pica　183
Pick's disease　282
polysomnography　198
poop-out　115
Poppers　267
positive formal thought disorder
　　　　　　　　　　　24
postpartum psychosis　82
posttraumatic stress disorder
　（PTSD）　153
posturing　27
poverty of speech　27
Prader-Willi syndrome　145
premautre（early）ejaculation　222
premenstrual dysphoric disorder
　　　　　　　　　　　107
pressure of speech　26
pressured speech　99
principal diagnosis　8
pseudodementia　279
pseudoparkinsonism　345
psychological factors affecting
　other medical conditions　173
psychomotor agitation　33
psychomotor retardation　33
psychotic dimension　83
Purdue Pegboard Test　60
pyromania　240

rapid eye movement sleep
　behavior disorder　211
rapid-cycling　110

reactive attachment disorder　150
relapsse prevention methods　270
relationship psychotherapy　334
reliability　6
religious delusions　20
REM 睡眠　197
repeatitive Transcranial Magnetic Stimulation(rTMS)　116
restless legs syndrome　212
Richard Morton　186
rigidity　27
Rorschach Test　60
rum fits　252
rumination disorder　184

schizoaffective disorder　94
schizoid personality disorder　296
schizophasia　25
Schizophrenia spectrum and other psychotic disorders　78
schizophrenia　78, 83, 344
schizophreniform disorder　82
schizotypal personality disorder　297
seasonal　110
second generation antipsychotics (SGA)　287, 341
sedative-, hypnotic-, or anxiolytic-related disorders　262
selective mutism　121
selective serotonin norepinephrine reuptake inhibitors(SNRI)　352
selective serotonin reuptake inhibitors(SSRI)　349
separation anxiety disorder　120
serial 7s　15
serotonin syndrome　350
serotonin system　46
sexual dysfunction, gender dysphoria, and paraphilias　215
sexual dysfunctions　215
shakes　252
Sigmund Freud　333

Sir William Gull　186
sleep attacks　203
sleep debt　207
sleep drunkenness　200
sleep related hypoventilation　206
sleep terrors　208
sleep-wake disorders　196
sleepwalking　208
SNRI　354
social anxiety disorder(social phobia)　122
social phobia　34
social(pragmatic)communication disorder　64
social skills training(SST)　93, 338
soldier's heart　119
somatic delusions　21
somatic hallucinations　23
somatic symptom disorder　166
somatic symptom disorders and dissociative disorders　165
specific learning disorder　72
specific phobia　34, 122
speech sound disorder　63
SSRI　349
SSRI 離脱症候群　350
Stanford-Binet Intelligence Scale　58
stereotypy　86
Stevens-Johnson syndrome　363
stimulant-related disorders　265
stereotypic movement disorder　73
stupor　27
stuttering　63
subdural hematomas　285
substance/medication-induced sexual dysfunction　222
substance/medication-induced sleep disorder　212
substance/medication-induced neurocognitive disorder　283
substance-related and addictive disorders　**244**
sundowning 現象　287

supportive psychotherapy　335
Systems Training for Emotional Predictability and Problem Solving　300

tachyphylaxis　115
tactile hallucinations　23
tangentiality　25
Tarasoff rule　321
tardive dyskinesia(TD)　345
Tay-Sachs disease　62
temperament　289
terminal insomnia　103
Thematic Apperception Test　60
thought broadcasting　21
thought insertion　22
thought withdrawal　22
tic disorders　73
tobacco-related disorders　266
Tourette's disorder　74
transvestic disorder　231
trauma-and stressor-related disorders　150
traumatic brain injury　283
trazodone　353
trichotillomania(hair-pulling disorder)　146
tricyclic antidepressant(TCA)　347, 354

U

unchanged facial expression　29

V

Vagal Nerve Stimulation(VNS)　116
validity　7
valproate　361
vascular neurocognitive disorder　282
venlafaxine　353

vilazodone 354
Vineland Adaptive Behavior Scales 59
visual hallucinations 23
voyeuristic disorder 230

waxy flexibility 27
Wechsler Intelligence Scale for Children (WICS-Ⅳ) 58
Wernicke-Korsakoff syndrome 284

Wernicke's area 41
with mixed features 100
withdrawal 245
word salad 25
working memory 40